What Your Doctor May Not Tell You About
Menopause

여성호르몬의 진실
- 잘 알려지지 않은 폐경기 호르몬의 실체 -

지은이 : 의학박사　John R. Lee
옮긴이 : 의학박사　안우성

WHAT YOUR DOCTOR MAY NOT TELL YOU ABOUT MENOPAUSE :

The Breakthrough Book on Natural Hormone Balance

Copyright ⓒ 2004 by Dr.John R. Lee with Virginia Hopkins

This edition published by arrangement with Warner Books, New York, NY, USA.

All rights reserved.

Korean Translation Copyright ⓒ 2007 by Silsagusi Books Korea Co., Ltd.

This translation is published by arrangement with Warner Books, New York, NY, USA

through Imprima Korea Agency.

Printed in Korea

ISBN: 978-89-959156-0-8-03510

머리말

필자가 천연 프로게스테론 이야기를 처음 들은 것은 지금으로부터 25년 전, 저혈당증에 관한 논문을 발표하기 위해 샌프란시스코에서 열린 분자교정의학회(Orthomolecular Medical Society)에 참석했을 때였다. 그 당시 필자는 북부 캘리포니아 밀 밸리(Mill Valley, California)에서 20년째 가정의학과 진료를 하고 있었고, 의대를 졸업한 지 23년째였다. 논문을 발표한 후, 방청석에 돌아와 앉은 필자는 오레곤에서 오신 레이 피트 박사(Ray Peat, PhD)의 발표를 듣게 되었다. 그의 발표 내용은 천연 프로게스테론이 인간의 건강에 관여하는 여러 가지 중요한 역할에 대해 강조 하는 것과, 의사들이 여성의 건강을 관리하는 데 있어 이 중요한 호르몬을 간과해 온 것을 비판 하는 것이었다. 필자가 기억하기로는 피트 박사의 주장은, 의사들이 폐경기 이후의 여성에게 에스트로겐만을 단독으로 처방하는 에스트로겐 보충요법(estrogen replacement therapy, 즉 프로게스테론 없이 에스트로겐만을 홀로 보충하는 방법)은 단적으로 '잘못된 의료행위' 라는 것이었다.

그의 주장이 지닌 설득력과 그가 열거한 과학적 지식, 그가 발표한 참고자료들은 그 장소에 있던 대부분의 의사들이 그 때까지 널리 행해 왔던 일반적인 진료방식에 확실하고도 분명한 도전장을 던진 것이었다. 전통적으로 우리는 여성들이 폐경기(난소가 호르몬 분비를 멈추는 시기)가 되면 다양한 불편을 호소하게 되고, 그 불편함은 바로 여성 호르몬인 에스트로겐의 결핍을 의미한다고 배웠다. 그리고 의사들은 그러한 환자들을 에스트로겐으로 치료하는 것은 너무나도 당연한 것이라고 의심치 않고 믿어 왔다. 그런데 이 생화학 박사의 얘기로는 우리의 생각이 한참 잘못되었다는 것이다.

그의 발표가 끝난 직후 필자는 피트 박사와 함께 한 시간 가량 그 주제를 더 깊이 논의했고 참고자료 목록을 얻었다. 그 뒤로 몇 달 간 그가 열거한 논문 중에서 구할 수 있는 것들을 모조리 찾아 읽었는데, 그 결과 피트 박사의 말이 분명히 옳다는 것을 알게 되었다.

에스트로겐을 단독으로 투여하는 방법은 처음부터 이치에 맞지 않았는데, 그 이유는 그 때까지 알려져 왔던 바와는 달리 폐경이 됐다고 해서 에스트로겐의 생산이 전혀 되지 않는 것이 아니고, 다만 조금 줄어드는 데 비하여 프로게스테론은 생산이 현저하게 감소되어 거의 '0'에 가까운 수준이 되기 때문에 폐경기 여성에게 정작 필요한 호르몬은 에스트로겐이라기보다는 프로게스테론이라는 사실이 밝혀졌기 때문이다. 그뿐만 아니라 에스트로겐 단독 투여가 많은 여성들에게 원치 않는 부작용을 포함하여 심한 경우에는 죽음에도 이르게 할 수 있다는 증거가 계속해서 발표되었다.

그보다 약 1년 전에 에스트로겐을 사용하는 여성들은 그렇지 않은 여성들에 비해 자궁내막암(endometrial cancer)에 걸릴 위험성이 5배에서 6배 정도 높다는 사실이 밝혀진 바 있었다. 사실상 여성들과 의사들은 자궁내막암에 걸릴 위험을 무릅쓰고 에스트로겐을 사용해서 골다공증을 막을 것이냐, 아니면 에스트로겐을 쓰지 않고 골반 뼈 골절(hip fracture)의 위험을 감수할 것이냐 하는 잔인한 선택을 해야만 했었다. 더욱이, 에스트로겐 치료를 받는 여성 환자들 중 많은 수는 자궁내막암이나 골다공증 문제 이전에 아무리 다이어트를 해도 체중이 증가하는 증상과 더불어 수분정체와 두통, 유방압통 등의 부작용에 시달리고 있었다.

필자가 방향을 전환하게 된 계기는, 오래 전부터 알고 지내던 환자들 중 진행성 골다공증을 앓고 있으면서도 유방암과 자궁내막암, 당뇨병, 혈관 장애, 담낭 질환, 비만의 병력이 있거나 그 밖의 문제로 에스트로겐 처방이 전적으로 혹은 부분적으로 금지된 탓에 에스트로겐을 사용할 수 없는 사람들을 만나게 되면서부터였다. 그 즈음에 우리 사회에서는 골밀도(골 미네랄 밀도; bone mineral density)를 정확히 측정하기 위한 방법인 양광자 감마선 측정법(dual photon bone absorptiometry; DPA)을 실시할 수 있게 되었다. 비로소 골다공증의 여부를 미리 간단한 방법으로 측정할 수 있게 된 것이었다. 에스트로겐을 사용할 수 없는 골다공증 환자들을 위한 치료법을 찾던 중, 피부로 쉽게 흡수되는 천연 프로게스테론을 상당량 함유한 크림을 처방전 없이 살 수 있다는 레이 피트 박사의 말이 생각났다. 의사들도 잘 모르고 있었고 또 관심조차 없었던 이 프로게스테론 크림은 오랫동안 민간요법으로 스킨로션 화장품으로 사용되어 왔었기 때문에 안전할 것이라는 생각이 들었다.

그리하여 1979년 말부터, 위에서 기술한 바와 같은 에스트로겐을 사용할 수 없는 골다공증 환자들에게 천연 프로게스테론 크림을 추천하기 시작했다. 그리고 매년 실시하는 DPA 골밀도 측정을 통하여 이 환자들의 뼈 상태를 계속해서 추적했다. 골밀도 측정 결과 상당히 놀랍게도, 프로게스테론 크림을 사용한 환자들에게서 현저한 골밀도의 증가(평균 15퍼센트)가 나타난 반면, 에스트로겐을 단독 처방받은 환자들의 경우에는 아무런 증가 없이 기존 수치를 유지하거나 사실상 골밀도가 감소했음을 알 수 있었다. 뿐만 아니라, 프로게스테론 크림을 쓴 환자들은 크림을 바르기 시작한 후부터 여러 가지 개선된 상태들을 필자에게 이야기해 주었는데, 등의 통증이 사라지고, 밤에 잠을 잘 자게 되었으며, 기운이 나고, 체중을 줄이기도 쉬워지고, 얼굴 주름이 감소하고 피부에 윤기가 나면서 좋아졌고, 한동안 사라졌던 성욕이 되살아났다는 것이었다. 더군다나 암 병력이 있던 사람 중에는 누구에게서도 재발이나 전이가 일어나지 않았다.

골밀도의 증가가 특히 주목할 만했다. 의학 문헌 중에서도 프로게스테론이 골밀도의 증가를 가져오거나 혹은 이와 유사한 결과가 나왔다는 보고를 찾을 수 없었다. 우리가 떠받드는 에스트로겐조차도 골밀도를 증가시킨 경우는 없었으며, 다만 골다공증의 골밀도 감소 속도를 늦추어 줄 뿐이었다. 그나마도 폐경기가 시작된 지 5~6년 이내에만 효과가 있었고, 그 후에는 에스트로겐의 투여와 관계없이 골다공증으로 인한 뼈의 손실이 매년 1.5퍼센트의 비율로 진행되었다. 에스트로겐 홍보업체들은 골절을 막아 준다고 광고하지만 실제로는 골절을 지연시킬 뿐이다. 따라서 기존에 에스트로겐을 사용하고 있던 필자의 환자들에게 천연 프로게스테론 크림을 추가로 처방할 필요가 분명히 있다고 생각했다. 이 방법을 써 보니 똑같은 골밀도 증가 현상이 나타났다.

그러나 문제가 하나 있었다. 프로게스테론을 추가하자 환자들 중 몇몇이 수분정체와 유방 팽창, 체중 증가 등 에스트로겐의 부작용이 더 커졌음을 호소했다. 에스트로겐의 복용량을 줄이자마자 곧바로 이 문제는 모두 해결되었다. 이렇게 해서 필자는 신비로운 호르몬 균형의 세계에 발을 들여놓게 되었다. 이 두 가지 중요한 호르몬은 각기 상대 호르몬의 효과를 증대시킨다는 것을 알게 되었다. 지혜로운 대자연은 이 두 호르몬이 함께 작용하여 서로 협력하도록 만들어 놓은 것이다. 세월이 지나고 더 많은 환자를 다루면서, 필자는 이 호르몬들이 인체에 여러 가지 영향을 미친다는 것을 더 깊이 알게 되었다. 한때 수수께끼였던 것들이 점차 분명해졌고, 필자가 발견했다고 생각했던 것들은 더욱더 명확해졌다. 무엇보다 놀라운 점은, 호르몬과 관련된 질병에 대한 필자의 치료방침이 증상 위주의 처방보다는 좀더 근원적인 원인에 대한 이해를 바탕으로 하게 되었다는 점이다.

골다공증과 유방암을 비롯하여 폐경기, 자궁내막암, 섬유낭종성 유방질환(fibrocystic breasts), 임신, 폐경, 월경전 증후군(premenstrual syndrome; PMS), 그리고 호르몬에 관한 책과 논문들이 필자의 책장을 가득 채우고 책상 주위에도 산더미처럼 쌓여 갔다. 그러는 동안 환자들에게서 관찰한 바를 가지고 몇 편의 논문을 썼다.

미국 내에서 주류를 이루는 저널에는 싣지 못하고〔위약투여(placebo-controlled) 실험과 이중맹검(double-blind) 실험을 요구했기 때문에〕, 캐나다, 오스트레일리아, 영국, 그리고『대체의학(alternative medicine)』저널에만 실었다. 필자의 동료들에게 이야기도 하고 우리 병원 스탭 회의에서 발표하기도 했다. 반응은 좋았으나 그들의 당혹스러운 표정 가운데는, 사람들이 흔히 '인지부조화(認知不調和: cognitive dissonance)'라고 부르는 현상, 즉 서로 다르거나 일치하지 않은 신념이나 지식을 가지고 있는 상태가 일어났음을 알려 주었다. 동료들은 필자의 연구를 논박할 수가 없었는데, 그 이유는 필자가 발표한 정보는 그들이 그 때까지 받은 교육이나 신뢰해 왔던 논문들과(그리고 의약품 광고와도) 어떻게 해서 일치하지 않는지, 너무나 달라서 이해가 안 되었던 것이다. 그들의 머릿속에 있는 '프로게스테론'이라는 기억장치 파일에는 인위적인 합성 프로게스테론인 '프로게스틴'에 관한 지식들이 꽉 차 있었다. 그러나 이러한 인위적인 합성 프로게스테론은 자연계에 존재하는 프로게스테론과는 전혀 다른 물질이었던 것이다. 자연계에 존재하는 이 프로게스테론이 여성 호르몬이라는 기존의 개념과는 다르게 성인 남녀 모두 나이가 들면 부족하게 되는 중요한 호르몬이라는 것을 알게 되었다.

필자는 프로게스테론과 여성의 호르몬 균형에 관해 그 동안 알게 된 모든 것을 동료 의사들에게 설명해 줄 생각으로, 1993년에『천연 프로게스테론: 놀라운 호르몬의 다양한 역할』이라는 작은 책을 집필했다. 광고 한 번 하지 않았는데, 이 작은 책자는 대성공을 거두었다. 전문 의학 용어가 사용되었는데도 불구하고, 이 책에 관한 소문이 퍼지자 수천 명의 여성들이 다른 곳에서 얻지 못한 해답을 찾기 위해 이 책을 구입했던 것이다. 폐경기와 호르몬 균형이라는 주제에 관한 여성들의 알려지지 않은 비공식적 정보망은 실로 놀라운 것이었다.

필자는 이 책을 버지니아 홉킨스와 공동으로, 좀더 다양하고 개정된 내용으로 솔직하고 이용하기 좋고 읽기 쉽게 비전문용어를 사용하여 다시 써서, 많은 사람들이 프로게스테론의 효과와 호르몬 균형에 관한 정보를 더욱 쉽게 얻을 수 있도록 노력했다. 약물치료법이 확립되는 과정에서의 역사와 정책을 이해하고, 인공 합성 호르몬 대체요법(HRT)을 정확하게 파악하며, 신체 호르몬의 생화학과 역동성을 이해하고, 무엇보다 어떻게 하면 호르몬 불균형을 막고 건강한 생활을 유지할 것인가를 이해할 수 있도록 하기 위해 노력했다. 호르몬이 불균형 상태인지 아닌지를 알려 주는 수많은 가이드라인과, 천연 프로게스테론 및 그 밖의 호르몬들을 이용하는 방법에 관한 상세한 정보를 제시하였다. 이러한 지식을 기반으로 의사들에게 질문할 수 있게 되기를 원하는 바이다. 이 책을 처음부터 끝까지 읽고 나면, 독자들은 아마 프로게스테론에 관한 한 의사들보다 더 많은 것을 알게 될 것이다. 이 책의 내용이 사실임을 깨닫는다면 독자들은 의사들에게도 이 책을 권하게 될 것이고, 호르몬 대체요법(HRT) 분야에서 진행되고 있는 지식 발전과 치료 분야에서 조용하면서도 강력한 혁명을 계속하거나 시작하라는 권유를 하게 될 것이다.

1995년 이 책이 처음 집필된 뒤부터 호르몬에 대한 기존 의학계의 접근법에는 엄청난 변화가 일어났다. 이 책이 처음으로 출간되었을 때 필자는 "호르몬이 피부로 흡수될 수 있다."는 주장을 한다고 해서 동료들에게 따돌림을 받고 조롱거리가 되었다. 이제는 피부를 통해 호르몬을 전달하는 에스트로겐과 피임약 패치 제품들이 FDA의 승인을 받아 당당히 시판되고 있다. 불과 몇 년 전만 해도 에스트로겐과 프로게스틴(합성 프로게스테론)을 혼합 사용하는 호르몬 대체요법(hormone replacement therapy, HRT)은 심장 질환에서 알츠하이머에 이르기까지 폐경기 여성들이 겪는 모든 어려움에 도움이 되는 것으로 널리 광고되고 있었다. 지금은 WHI(Women's Health Initiative)의 연구와 영국에서 행해진 백만 여성 연구(Million Woman study) 덕분에 우리는 이러한 인공 합성 호르몬 혼합물이 심장병과 뇌졸중, 유방암, 담낭 질환의 위험성을 증가시킨다는 사실을 잘 알게 되었다.

지난 10년 동안, 처음에는 적게는 수십 명, 그 다음에는 수백 명의 용감한 의사들이 천연 프로게스테론과 그 밖의 천연 호르몬을 병원 진료에 사용하기 시작하면서 커다란 성공을 거두었다. 솔직히 이 사람들은 누구보다 바쁜 의사들이며, 건강하고 행복한 환자들을 두었으므로 가장 행복한 의사들이기도 하다는 말을 덧붙이고 싶다.『여성호르몬의 진실(What Your Doctor May Not Tell You About Menopause)』개정판에서는 호르몬들이 어떻게 상호 작용을 하는가와 최적의 건강을 증진시키기 위해서 어떻게 사용되는지에 관한 정보를 독자들과 함께 나누려고 한다. 우리는 새로운 연구들을 공유하고 새로운 의문들에 대한 답을 함께 찾아볼 것이다.

이 분야의 지식에 대한 수요는 엄청나다. 지난 세월 동안 여성들은 의사들의 치료가 자신들에게 적절치 못함을 알게 되었고, 그 동안의 연구 결과는 이러한 염려가 사실임을 거듭 확인시켜 주고 있다. 미국 내에서 해마다 65만 건 이상의 자궁적출술이 행해지고 있다는 것만 보아도 뭔가 잘못된 방향으로 가고 있다는 것을 여성들은 잘 알고 있으며, 자신들이 대자연이 저지른 실수의 희생양이 아니라는 것을 깨닫게 되었다. 자신들을 치료해 주어야 할 호르몬이 암을 유발해서는 안 된다는 것도 잘 알고 있는 많은 여성들은 의사들이 생각하는 것보다 훨씬 더 유능하고 똑똑하며 직관적인 이해력을 가지고 있다. 여성 건강관리에는 지금 쇄신의 바람이 부는 중이고, 균형을 되찾기 위한 천연 호르몬 사용의 효험은 여기에 부채질을 하고 있다.

그러나 호르몬 대체요법(HRT)과 호르몬 균형의 모든 것이 아직 완전히 파헤쳐진 것은 아니다. 지금까지 알려진 것보다 앞으로 더욱더 많은 발견과 더 나은 통찰이 발표되리라고 믿는다. 의학은 정지하지 않고 항상 변화를 요구하는 학문이기 때문이다. 이 개정판을 통해서, 필자는 필자가 밝혀 낸 바를 여러분과 공유하고 기존의 지식 위에 더 많은 것들을 보강하기를 원했다. 이는 30년 이상의 임상 경험과, 20년 이상 진행해 온 프로게스테론 및 그 밖의 호르몬에 관한 연구, 이 주제를 다룬 책과 기사에 대한 독파, 수백 명의 의사들과 필자가 진료한 수천 명의 여성을 포함하여, 필자와 연락하여 경험을 공유한 수천 명의 사람들과 나눈 대화 등이 모조리 결집되어 이루어진 것이다. 필자는 우리 의사들이, 여성 환자들의 호르몬 문제의 현실에 관해 겸허한 마음을 가지고 처음부터 다시 배워야 한다고 굳게 믿고 있다. 지금까지 전통의학계에서 알려진 바와는 다르게 기존의 인위적으로 만든 호르몬을 사용한 호르몬 대체요법(HRT)이 여성들에게 해로우며 효과가 없을 수도 있다는 사실이 입증되었으므로, 앞으로는 의사들도 여기에 귀를 기울일 것이라고 생각한다. 의사들에게 있어서 학습의 자극을 주는 데는, 유능하고 지적이며 자신감 넘치는 여성들보다 효과적인 사람들은 없을 것이다. 그들을 위해 이 책을 바친다.

필자의 공동 저자이며 과학 저술가인 홉킨스의 전문가적 도움이 없었더라면 이 책은 빛을 보지 못했을 것이다. 이번 과제에 대한 버지니아 홉킨스의 지칠 줄 모르는 헌신, 의사소통 능력과 필력, 그리고 무엇보다도 귀중한 여성 특유의 지혜는 이 중요한 주제를 이해하는 데 있어서 필자뿐만 아니라 이 책을 읽게 될 모든 독자들에게도 절대적인 도움을 줄 것이라고 확신한다.

의학박사 John R. Lee

서 문

　변화 – 북미 지역 및 기타 산업화한 나라에서 살고 있는 성인 여성들은 누구나 폐경과 더불어 인생이 변화하고 있다는 것을 잘 알고 있다. 여성들은 자신이 갱년기에 들어섰음을 어머니나 언니 혹은 친척, 친구의 경험을 들어 알기도 하지만, 여러 가지 증상으로 지난날과는 분명히 다른 어떤 시기에 들어섰음을 깨닫게 된다. 전신 열감을 느끼고, 식은땀이 나며, 기분이 쉽게 극단을 오가며 우울해지고, 질이 건조해지며, 가슴이 처지고, 엉덩이가 납작해진다는 등의 이야기를 이미 여러 경로를 통하여 익히 들어 왔는데도, 마치 갑자기 들이닥친 변화인양 어찌할 줄 몰라 당황스러워한다. 양로원을 방문할 때마다 볼 수 있는, 골다공증으로 체구가 작아지고 허리가 굽은 노인들의 모습을 보며 자신도 그렇게 될지 모른다는 생각에 불안해진다. 그렇지만 나이가 들어도 원기 왕성하고 활력이 넘치는 또 다른 여성의 경우를 보기도 한다. 이러한 퇴행 현상이 모든 여성들에게 올 수 있는 공통적인 것이 아니라는 사실도 알게 되면서, 그 차이는 무엇 때문일까 하는 의문을 가지게 된다. 성적인 만족도 잃지 않으면서 생기 있고 건강한 생활을 유지할 수 있으려면 어떻게 하면 좋을까 골똘히 생각하게 된다.

　폐경기는 출산이 가능한 시기에서, 월경으로 인해 혹시 모를 임신의 책임을 걱정하지 않아도 되는 인생의 시기로 넘어가는 과도기일 뿐이며, 질병이 아님을 여성들은 직관으로 알고 있다. 많은 문화권의 여성들은 심각한 문제점을 느끼지 않고 이 과도기를 넘기는 것으로 보이는데, 그렇다면 그들이 더 잘 참기 때문인가 혹은 불평해도 들어 줄 사람이 없어서인가? 정말 특별한 문제점을 느끼지 않고 이 변화를 헤쳐 나가는 것이라면 그들과 다른 점은 무엇인가를 설명하고자 한다.

　폐경기에 관한 책을 쓴 많은 저술가들에 의하면, 과거 의학 역사에서는 폐경기의 변화를 다룬 상세한 연구가 그리 많지 않았다고 한다. 그 이유는 예전 사람들의 평균 수명이 지금보다 짧았기 때문이라고 설명한다. 그들은 많은 포유동물이 죽을 때까지 생식 능력을 유지한다는 점을 지적하면서, 원래는 여성이 아이를 낳지 못하는 나이에 이르면 사망하는 것이 대자연의 섭리였다고 말한다. 또 다른 주장은 식단의 풍성함과 의료 관리의 개선으로 사람의 목숨이 부자연스럽게 연장되어 평균수명이 길어졌다고 말한다. 그러나 이러한 논리는 잘못되었으며 더 이상 통하지 않는다.

평균수명이란 평균적인 사람이 이러이러한 나이에 죽었음을 의미하는 것이 아니다. 그것은 다만 특정 시대에 태어난 수많은 사람들의 사망 연령이, 수치상의 평균을 계산하는 데 쓰였음을 의미할 뿐이다. 예컨대, 어떠한 시대에 태어난 아이들의 절반 가량이 만 2세가 되기 전에 사망하고 그 밖의 아이들은 무사해서 80세까지 살았다고 한다면, 계산적으로는 평균 수명이 40세 정도가 된다. 또는, 아이들이 하나도 죽지 않고 모두 40세까지 살다가 죽었다면, 그들의 평균 수명 역시 40세 정도가 된다. 우리가 잘 알다시피, 우리의 평균 수명이 길어진 주된 이유가 여러 가지 있겠지만 그 중에서 가장 중요한 것은 지난 세기에 시작된 항생제의 개발 이후에 세균감염 질환으로 인한 어린이들의 사망률이 극적으로 감소한 데 기인한다.

지난 수백 년만 봐도 유럽과 미국 문화권에는 나이 많은 여성들의 수가 많았다. 미국의 최초 7대까지의 대통령의 평균수명은 최근에 사망한 일곱 명의 미국 대통령의 평균수명보다 오히려 길었다. 유명한 아일랜드의 성 패트릭은 서기 385년부터 461년까지 살았다고 하는데, 76년이라는 생존기간은 그 시대에 특별히 이상한 것이 아니었다. 소크라테스는 독약을 받고 기원전 399년에 사망했는데, 이 때 그의 나이는 70세였다. 같은 시기의 인물인 플라톤도 기원전 427년에서 347년까지 80년을 살았는데도 그 역시 엄청난 장수를 누렸다고 생각되지는 않는다. 예로 든 사람들이 모두 남성이긴 하지만, 그렇다고 여성들이 특별히 남성보다 오래 살지 못했던 시기는 역사상 없었다. 여성 인생의 고비인 폐경에 대한 연구가 지금껏 부족했던 이유를 평균수명 탓으로 돌리는 논리는 더 이상 의미가 없다.

과거에는 여성의 질병이 의학서적에서 다루어질 만큼 중요하지 않았다고 주장하는 사람도 있다고 한다. 이 역시 신뢰할 수 없는 주장이다. 의학서적의 집필자가 대체로 남성이긴 했지만, 만약 이렇게 중요한 여성의 질병을 치료하는 데 성공한 적이 있다면 의사들은 주저 없이 거기에 대한 책을 썼을 것이다.

필자는 또 여권 운동가들이 언론을 이용하여 갱년기 문제들의 사례를 과장하고 있다는 주장도 들은 적이 있다. 또 이런 주장을 하는 미국 여성들은 잘못되었다고 우기는 남성도 본 적이 있다. 이러한 여성들을 치료하는 한 사람으로서 보기에는 이 또한 말도 안 되는 소리다. 임신과 출산을 겪으면서도 크게 불평불만을 늘어놓지 않는 여성은 강인하고 참을성 있는 사람으로 간주되어야 하며, 만약 그러한 사람이 조절 안 되는 안면홍조와 식은땀, 극심한 기분 변화, 우울, 그리고 골다공증에 대한 두려움 등으로 미치기 일보직전이라고 털어놓는다면 의사들은 그 사람의 말을 무시하지 말고 귀를 기울여야 할 것이다.

오늘날의 여성들이 실제로 겪고 있는 폐경기의 혼란에 대해 우리에겐 극히 기초적인 지식밖에 없으며, 현재 주류를 이루는 치료법 또한 만족스럽지 못하다. 에스트로겐을 보충하는 치료법은 안면홍조를 줄이고 질 건조증을 치료할 수 있을지는 모르지만, 그 대신 자궁내막암과 유방암의 발병률이 높아질 위험성을 감수해야 한다. 또 이 요법은 원치 않는 지방과 수분을 체내에 쌓이게 한다.

폐경기 증상을 에스트로겐 결핍 탓으로 돌린 결과에서 프레마린(**Premarin**, 임신한 암말의 소변(**pre**gnant **mare's urine**)으로부터 추출한 여성 호르몬)은 미국에서 판매되는 처방약품 상위 10위권 제품의 하나가 되었다. 요즘에도 갱년기의 미국 여성들이 의사를 찾아가서 어떤 불편함이든 호소하기만 하면, 아마 십중팔구는 프레마린과 프로게스틴(합성 프로게스테론)을 처방받게 될 것이다. 에스트로겐을 보충한 후에도 지속되는 증상이 있다면 별 일 아니라거나, 진정제 처방을 받으라거나 혹은 정신과 의사와 상담하라는 말을 듣게 될 것이다.

오늘날의 주류 의학은, 증상에 따라 약품을 처방하는 접근 방식 때문에 중요한 것을 많이 놓치고 있는데, 의사들이나 환자들이나 모두 건강 문제는 약품으로만 치료해야 한다는 고정관념에 사로잡혀 있다. 근래의 의학 치료법은 어떠한 건강 문제가 제시되면 마치 경찰이 범죄자를 체포하는 과정과 비슷하다. 범인을 찾아내어 반드시 체포하라, 만일 찾아내지 못한다면 그 범인을 추적하여 남긴 흔적이라도 제거해야 한다는 방식이다. 그러나 과거 수백 년 동안 우리의 선배 의사들은 이러한 방식으로 치료하지 않았다. 범죄를 예방하는 것이 경찰의 임무인 것처럼 치료의 개념도 신체, 영양, 감정, 환경, 심지어 영혼까지 포함한 모든 요소의 균형을 되찾아 질병을 예방하는 데 초점을 맞췄다. 그들은 대자연으로부터 지혜를 얻어서 최첨단의 시대에 살고 있는 우리들보다 훨씬 더 건강했다.

질병이란 증상이 나타나기 오래 전부터 시작된 어떠한 초기 단계의 조그마한 긴장 문제가 진행되어 뒤늦게 발현되는 것이다. 이것은 관상동맥 심장 질환(coronary heart disease), 골다공증(osteoporosis), 유방암(breast cancer) 및 기타 암, 자궁근종(fibroids), 고혈압(hypertension), 관절염(arthritis), 그 밖의 수많은 질병에 모두 적용된다.

주류 의학이 질병치료에 초점을 맞추는 것은 증상이 없을 때의 초기 단계가 아니라 증상이 나타나기 시작할 때부터이다. 건강관리가 발전하려면 초기에 원인을 파악해서 진행을 중지시켜야 하는데, 가만히 기다렸다가 증상이 나타나는 단계에 가서 치료를 하려고 하면 이미 늦게 된다. 원숭이를 이용하여 최근에 행해진 질병 발생 연구를 보면, 살찌지 않는 먹이를 준 원숭이들에게는 거의 나타나지 않는 당뇨병과 심장 혈관 질환이 유독 뚱뚱해진 원숭이들에게서 많이 발생했으며, 이 발병된 원숭이들은 뒤늦게 다이어트를 해서 체지방을 줄이더라도 질병 자체는 완전히 낫지 않았다. 이것은 우리 아이들을 기르는 데 지침이 되는 열쇠가 아닐까 한다. 현재 우리의 건강관리에서도 이와 비슷한 문제가 많다. 지금 미국에서 치료되고 있는 대다수 질병의 원인들은 미리 막을 수 있다.

『뉴잉글랜드 의학 저널(New England Journal of Medicine)』에 발표된 보고서에 따르면, "가벼운 병을 미리 예방한다면 중대한 질병과 그에 관련된 비용의 70퍼센트 가량을 줄일 수 있다."고 되어 있다. 주류를 이루는 질병 중심의 시각에서 근원적 원인으로 눈을 돌리면, 원인 단계에서 미리 막기만 해도 주요 질병의 9분의 8과 한해 98만 명의 죽음을 막을 수 있다는 사실을 알게 된다.

우리는 지금 중대한 변화가 이루어지고 있는 시점에 와 있다. 우리의 현재 의료 시스템은 지나치게 증상 치료 위주로 비뚤어진 시장경제 논리에 맞춰 움직여 왔는데, 앞으로는 대체의학으로 진료하는 의사들과 치열한 경쟁을 벌이게 될 것이다. 호르몬 균형이라는 기치 아래 한데 모인 여성들 스스로의 건강 문제는 주류 의학에서는 잠시 관심의 대상이었을 뿐이고 제대로 조명조차 받지 못했다.

여성들은 이제 의학적으로 외면당하던 과거의 모습에서 탈피하여 정당한 권리를 주장하고, 더욱 효과적인 방법을 찾아 앞장서고 있다. 이 책이 이들의 스스로 해결하고자 하는 노력에 방향을 제시할 수 있기를 바라는 바이다.

1993년에 필자의 저서 『천연 프로게스테론: 놀라운 호르몬의 다양한 역할』이 출간되고, 1995년에는 이 책의 초판이 집필된 이래 필자에게 수천 통의 편지와 전화가 답지했다. 그 내용에는 폐경기와 폐경전기의 문제를 다루면서 환자들의 괴로움을 이해하려는 노력도 없이 별 효과도 없는 치료를 하면서도 오히려 교만하게 환자를 대하는 의사들과 그 불손한 태도에 불만을 가진 수많은 여성들의 하소연이 담겨져 있었다. 이제 이러한 태도의 변화를 요구하는 혁명이 조용히 일어나고 있다. 기존 시스템은 경제적 유혹 덕에 여전히 유지되고 있지만, 여성들이 변화를 요구하고 있기 때문에 의료 쇄신은 필연적으로 올 것이다.

역자 서문

평균수명이 50세에 불과 했던 20 세기 초까지 중년기는 노년기를 향하는 중간 단계로만 인식되어 사회적, 학문적인 주목을 받지 못했습니다. 그러나 눈부신 과학과 의학의 발달로 삶의 질이 향상되고 평균수명이 현저하게 연장된 현대사회에서는, 중년기의 건강과 삶의 질에 대한 중요성이 부각되었습니다. 특히 신체적, 사회적인 급격한 변화로 인해 인생의 전환점에 직면한 중년 갱년기 여성들의 건강에 대한 다각적인 연구가 진행되어 왔습니다.

갱년기는 호르몬 감소와 불균형으로 인하여 생리적 기능 및 육체적 기능이 감소 또는 축소되는 시기로, 이 시기에 발생되는 신체적, 정신적 장애를 갱년기 증상이라고 합니다. 현대의학에서는 갱년기 장애가 난소기능의 감소로 인한 호르몬의 부족이 원인이라는 증후군의 개념에 기초를 두고 이들 질환의 예방과 치료를 위해 임신한 암말의 소변으로부터 추출한 외인적 합성 호르몬을 투여하는 합성 호르몬 대체요법을 적용해 왔습니다. 이러한 호르몬 대체요법은 골다공증뿐만 아니라 우울증이나 퇴행성관절염과 같은 다양한 폐경기 관련 증상에 대한 가장 중요하고 효과적인 처방으로 믿어져 왔으며, 경우에 따라 '선택 가능한 유일한' 처방으로 인식되기도 했습니다. 역자 역시 전문의 과정을 마치고 갱년기 증상 환자들을 대상으로 자연스럽게 호르몬 대체요법을 사용하게 되었는데, 초기에는 증상 완화에 안도했던 환자들이 시간이 지남에 따라 각종 부작용을 호소하게 되는 것을 보고 무엇인가 잘못되어 가고 있다는 것을 인식하게 되었습니다. 그리하여 지난 십여년간 이 문제의 답안을 찾기 위해 노심초사하던 중 1996년 John R. Lee 박사의 저서를 우연한 기회에 접하게 되었습니다. 그리고 책을 읽어나가는 도중에 그 동안 고민해 왔던 문제점들의 원인과 그 해결책을 찾게 되었습니다.

어떤 의학적 이론과 처방도 완전무결할 수는 없습니다. 이 책에서 말하는, '무시되거나 방치되어 온' 새로운 접근 역시 그럴 수 있습니다. 하지만 그 같은 논리로 환자들의 불평을 무시하거나 치명적인 부작용을 각오해야 하는 어떤 특정 처방이 용인되거나 방치되는 것은 '명백한' 잘못 입니다. 의심되는 부분은 점검되어야 하며 보완 수정되어야 합니다. 이 책은 의학적인 내용을 다루고 있지만 의학 전문가를 위한 책은 아닙니다. 이 책은 주류의학에 대해 도전하고 있는 '대안적 접근'을 제시하고자 하는 책입니다. 이 책은 충분히 만족할 만한 안전한 의학적 처치 방법이 마련되지 않은 상태에서, 신체적, 정신적인 어려움을 겪고 있는 수많은 중년 여성들이 자신에게 일어나는 어려운 변화를 좀 더 정확히 이해하는 것을 돕기 위한 책입니다. 그리고 그 어려움에 대해 '직접적인 고통을 느끼고 있는 환자'와 '환자의 고통을 덜어주기 위해 효과적인 의학적 접근을 시도하는 의학 전문가'가 함께 의논하고 방안을 모색하는 안내서가 될 수 있을 것입니다. 역자는 이 책이 우리의 어머니 세대를 포함하여 우리의 자매들과 딸들이 갱년기 변화에 긍정적으로 대처하고 풍요로운 삶을 영위할 수 있도록 하는 길잡이가 되길 희망합니다.

이 책을 번역하는 과정에서 의학 전문용어 등 적절한 한국어 표현을 찾는 데에 많은 어려움이 있었습니다. 번역 과정 동안 독자의 올바른 이해와 정확한 의미 전달을 위해 조언과 충고를 다해 주신 많은 분들에게 깊은 감사를 드립니다.

2007년 1월
미국 캘리포니아주 레이크우드에서
옮긴이 안우성

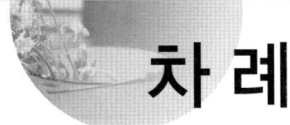

차례

머리말 / iii
서문 / ix

제1부 호르몬 균형의 내부 작용

1장 풀기 어려운 숙제: 폐경기의 이해와 여성의 호르몬 사이클 3

폐경기의 정책 / 3   폐경이란 무엇인가? / 5
월경주기의 호르몬 변화 / 6   폐경전기 / 8

2장 스테로이드의 춤 11

주요 스테로이드 호르몬의 특징 / 13
콜레스테롤 춤의 안무 / 15
스테로이드 호르몬의 경로 따라가기 / 15
스테로이드들의 춤(스테로이드 호르몬의 경로) / 17
네 가지 움직임: 몸 속에서 일어나는 스테로이드의 흐름 / 18

3장 호르몬 대체요법(HRT)의 역사와 에스트로겐에 대한 잘못된 인식 21

폐경이 질환으로 둔갑하다. / 22   호들갑에 가려진 진실 / 24
에스트로겐에 대한 오해가 계속되다. / 29
호르몬 대체요법(HRT)을 재조명하다. / 34

4장 에스트로겐이란 무엇인가? 39

에스트로겐은 체내 어디에서 어떻게 만들어지고 사용되나? / 43
에스트로겐과 세포분열 / 44
에스트로겐은 여성의 몸에 어떤 영향을 주나? / 45
에스트로겐 우세 / 46

에스트로겐에 관한 호르몬 대체요법의 오해 / 48
'정상적인' 에스트로겐 수치란? / 52

5장 호르몬 균형, 생체이물질, 그리고 앞으로의 세대 55

호르몬을 활성화시키다. / 57   석탄 광산의 카나리아? / 58
앞으로의 세대에 미치는 영향 / 59   에스트로겐의 바다에서 안전하게 살기 / 62
주위에서 흔히 접할 수 있는 제노에스트로겐 포함물 / 63
농약과 플라스틱 제품 / 64   솔벤트(유기용매) / 65
제노에스트로겐과 앞으로의 세대 / 69   더 많은 것을 알고 싶다면 / 71

6장 천연 프로게스테론이란? 73

프로게스테론의 발견과 이용 / 74   프로게스테론이란 정확히 무엇인가? / 78
프로게스테론 생산의 주기 / 82   프로게스테론과 자손 번식 / 82
프로게스테론은 몸에 어떠한 영향을 주나? / 84
프로게스테론과 스테로이드 합성 / 84
프로게스테론과 뇌 / 86   프로게스테론과 성욕 / 88
남성 몸의 프로게스테론 / 91

7장 프로게스테론과 프로게스틴의 엄청난 차이 93

합성 약품과 천연 복합제품의 차이 / 95
프로게스틴(합성 프로게스테론)은 무엇인가? / 98
프로게스테론과 프로게스틴 : 차이점은? / 99
프로게스틴, 성의 혁명을 낳다. / 104

8장 성호르몬과 뇌 107

뇌 커뮤니케이션의 기초 / 107
내뇌와 외뇌는 어떻게 신체를 조절하나? / 109
에스트로겐과 뇌 / 110   프로게스테론과 뇌 / 112
프로게스테론과 태아의 뇌 발달 / 112   프로게스테론과 뇌 손상 / 113
프로게스테론과 노년층 / 114   프로게스테론과 성욕 / 115
산후우울증 / 116   프로게스테론과 수면 패턴 / 117

9장 안드로겐이란? · 119

DHEA / 122   테스토스테론 / 124   안드로스테네디온 / 125

10장 호르몬 균형과 월경주기 · 127

호르몬 수치의 증감 / 129   무배란주기 / 132

제2부 호르몬 균형과 질병

11장 프로게스테론과 폐경기 증상 · 137

폐경의 신비 / 139   폐경전기 간단히 살펴보기 / 140
에스트로겐과 프로게스테론 감소, GnRH 증가, 안면홍조 / 141
프로게스테론 부족 / 143   폐경과 에스트로겐 / 144
안드로겐과 폐경기 / 145   폐경기 증상을 개선하려면? / 147

12장 호르몬 균형과 부신, 갑상선 · 149

폐경전기와 스트레스 / 149   난포소진 / 152
에스트로겐 과다 / 153   부신 / 155
부신피질 / 156   프로게스테론과 갑상선 호르몬 / 164

13장 호르몬 균형, 영양 그리고 골다공증 · 167

골다공증에 관한 잘못된 믿음들 / 168   골다공증이란 무엇인가? / 169
뼈는 어떻게 만들어지나? / 169   골다공증과 에스트로겐 / 171
골다공증과 프로게스테론 / 175   그 밖의 골다공증 치료법 / 184
튼튼한 뼈 유지하기 / 187   뼈는 어떻게 소모되나? / 197
의사도 잘 모르는 골밀도 측정의 진실 / 205

14장 여성과 심혈관계 질환 … 211

에스트로겐과 심장질환 / 212   프로게스테론과 심장질환 / 213
여성의 심장마비 사망 중 절반은 동맥경화 때문 / 214
인슐린과 심장질환 / 216   콜레스테롤은 어떨까? / 220
고혈압 / 221   철분과다 / 222   철분의 독특한 필요성 / 223
호모시스테인 / 225   C-반응성 단백질(CRP) / 227   영양과 생활습관 / 227
아스피린은 어떨까? / 229   뇌졸중과 호르몬 균형 / 232   결론 / 237

15장 호르몬 균형과 암 … 239

세포간 소통의 재개 / 240   암은 어떻게 발생하는가? / 241
에스트로겐은 세포성장을 촉진한다. / 243   프로게스테론의 암 예방 효과 / 249
유방암에서의 호르몬 수용체 / 254   마모그램(mammogram)이란? / 255
타목시펜(tamoxifen)과 아로마타제 억제제(aromatase inhibitor) / 259
자궁내막암 / 260   유방암과 자궁내막암에 대한 여러 문화적 요인 / 262

16장 기존의 호르몬 대체요법(HRT)을 탈피하여 천연 호르몬으로 … 265

천연 호르몬 대체요법에 관한 문답 / 266

17장 천연 호르몬 균형과 골반 질환 … 269

질염 / 270   골반염증 질환(PID) / 271   난소낭종과 배란통 / 271
자궁내막증 / 273   자궁근종 (유섬유종) / 275   자궁내막암 / 277
자궁적출술 / 277   자연이 준 건강 유지하기 / 279

18장 호르몬 균형과 그 밖의 흔한 건강 문제 … 281

월경전 증후군(PMS) / 281
갑상선기능저하(낮은 갑상선 호르몬 수치) / 286
섬유낭성 유방질환(fibrocystic breasts) / 291
편두통 / 293   피부문제(여드름, 지루, 주사, 건선, 각질) / 294
캔디다 / 296   알레르기 / 297   관절염 / 297   자가면역 질환 / 299
비뇨기계 문제 / 299   담낭 질환과 담즙 흐름 / 303

제3부 호르몬 균형 조절과 유지

19장 프로게스테론 보충제를 어떻게 사용할 것인가? 311

프로게스테론 보충제의 유형 / 311   호르몬 수치검사 / 316
'야생 얌 추출성분'이 전부 프로게스테론은 아니다. / 318
천연 프로게스테론은 언제, 어떻게 써야 하나? / 319
프로게스테론으로 인해 생길 수 있는 부작용 / 320
프로게스테론 크림을 최대한 활용하는 법 / 325
한 달 중 프로게스테론 크림을 사용하는 시기 / 326
천연 프로게스테론을 구할 수 있는 곳 / 337
마지막 조언 / 338

20장 에스트로겐, DHEA, 프레그네놀론, 코르티코스테로이드, 테스토스테론, 안드로스테네디온을 어떻게 사용할 것인가? 339

에스트로겐 / 340   DHEA / 341   프레그네놀론 / 342   코르티코스테로이드 / 343
테스토스테론 / 345   안드로스테네디온 / 347

21장 호르몬 건강을 위한 영양 섭취 349

정제된 탄수화물 / 350   지방 초과와 열량 초과 / 351
좋은 지방과 나쁜 지방 / 352   자연식이 최고 / 356
될 수 있으면 유기농 식품을 / 358   채식주의는 몸을 보호해 주는가? / 359
육류와 달걀은 방목해 기른 것으로 / 360   유제품이 몸에 맞는가? / 361
피토케미컬을 먹자. / 362   식이섬유를 더 많이 먹자. / 363
깨끗하고 좋은 물을 충분히 마시자. / 364   종합 비타민을 먹자. / 365
미네랄 / 369   당신에게 꼭 맞는 식단 / 372   운동을 하자. / 373
부신은 어떻게 작용하나? / 374   소화 / 375   호르몬 균형을 위한 약초 / 378

22장 천연 프로게스테론 사용에 관해 흔히 하는 질문들 383

용어집 / 393   추천도서 / 395
참고문헌 / 399   찾아보기 / 423

제1부

호르몬 균형의 내부 작용

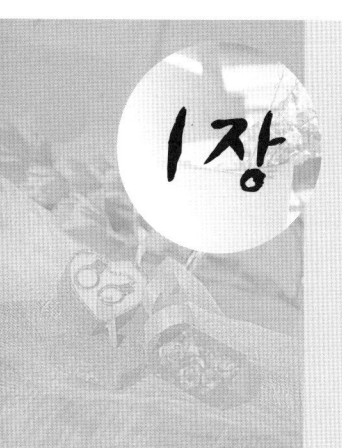

1장

풀기 어려운 숙제:
폐경기의 이해와 여성의 호르몬 사이클

불과 얼마 전까지만 해도 폐경기라는 말은 남들 앞에서 내놓고 이야기할 수 있는 분위기가 아니었으며, 이 주제에 관한 책을 찾아보려고 해도 의학 도서관에나 가야 찾을 수 있었다. 그러나 요즘에는 일반 서점에만 가 봐도 폐경에 관한 제목이 붙은 책을 수십 권은 찾을 수 있다. 그 내용은 에스트로겐과 호르몬 대체요법(HRT)의 경이로움을 찬양하는 것에서부터 '인생의 변화'를 겪어나가는 여성들의 개인적인 이야기까지 실로 다양하며, 천연 호르몬에 관한 내용을 다룬 책도 많이 있다. 한때는 금기였던 이 주제가 이제는 토크쇼와 여성 잡지 기사의 큰 축을 이루게 되었다.

폐경기의 정책

북미 지역 폐경기 여성의 수가 3천만 명이고 폐경기에 있거나 이제 진입하려는 베이비붐 시대 여성들의 수가 2천만 명인 요즈음에는 이에 관한 논의가 많은 것은 극히 자연스러운 일이다. 정말 이상한 것은 여성의 인생 사이클 가운데 지극히 자연스러운 부분인 폐경기가 어떻게 하여 지금까지 질병으로 취급되어 왔는가 하는 것이다. 월경과 임신, 출산은 병이 아닌 것과 마찬가지로 이제부터 우리는 폐경기가 병이 아님을 깨달을 필요가 있다. 제약회사들은 그 반대로 우리에게 폐경기가 질병이라는 인식을 심어 주기 위해 수백만 달러씩 들여서 광고를 하고 있다. 제약회사들은 폐경전기(premenopause)에 와 있는 여성들이 매년 엄청난 숫자로 계속 늘어나게 되어 있고, 이것이 곧 황금이 쏟아져 나오는 금맥이라는 사실을 알고 있다. 호르몬 대체요법(HRT)의 하나인 프레마린(Premarin, pregnant mare's urine으로 만듦)은 Wyeth-Ayerst사(社)가 새끼를 밴 암말의 소변에서 추출해서 제조한 에스트로겐 호르몬인데, 이것은 천연인 것은 분명하지만 사람의 여성 호르몬인 에스트로겐과는 화학적 구조가 완전히 다른 임신한 암말의 에스트로겐 호르몬으로, 2002년 WHI(Women's Health Initiative)의 발표에서 프렘프로(PremPro; Premarin과 Provera의 복합물)가 유방암과 심장마비, 담낭 질환의 위험성을 높인다는 사실이 밝혀지기 전까지 미국에서 가장 많이 판매되는 처방약에 속했다. 프레마린과 프렘프로는 2001년에 약 2억 달러 이상 판매되었고 Wyeth-Ayerst사의 약품 매출 중 22%를 차지했었는데, 2002년 WHI(Women's Health Initiative)의 발표 이후에는 프레마린과 프렘프로의 매출액은 현저히 감소했다.

1995년에 이 책을 처음 쓰면서 필자는 다음과 같은 내용을 적은 바 있다.

"광고비와 연구비로 지출되는 비용의 대부분은, 에스트로겐이 심장질환이나 알츠하이머 등의 모든 질병을 치료한다는 확신을 여성들에게 심어 주는 데 사용된다. 그러나 이러한 주장을 뒷받침할 증거는 빈약한 데 비해서, 합성 에스트로겐에 강한 독성과 발암성이 있다는 증거는 무더기로 쏟아져 나오고 있다."

이제는 WHI(Women's Health Initiative)의 연구 덕에 필자의 말이 옳았음이 밝혀졌고, 수백만의 여성들이 프렘프로 대신 사용할 수 있는 안전한 약물을 찾아 나서고 있다. 필자가 볼 때 독성과 발암성을 띠는 것은 에스트로겐 제품 자체가 아니라 에스트로겐 제품이 과도하게 사용되었을 때이며, 천연 프로게스테론이 아닌 합성 프로게스테론(Progestin)이 함께 사용되었을 때이다. 그러나 여기에 대한 것은 차차 읽으면서 알아보기로 한다.

반가운 소식은 여성들이 새로 권유받은 약에 대해 경계심과 의심을 품게 되었다는 점이다. 유산을 막는다는 호르몬 DES(diethylstilbestrol)는 한때 안전하다고 알려졌지만, 수십만 여성의 고통스러운 체험을 통해 이 호르몬이 자손에게

암을 유발한다는 사실이 밝혀졌다. 우울증과 불안을 안전하고 효과적으로 치료한다고 하던 발륨(Valium) 또한 중독성이 있다는 사실이 나중에야 밝혀졌다. 여성들은 또, 폐경기가 되면 당연히 합성 에스트로겐과 합성 프로게스테론(Progestin)을 이용한 호르몬 대체요법(hormone replacement therapy; HRT)을 사용해야 한다는 의사의 말을 들었다가, 이것이 노화의 과정을 완화시키기보다는 오히려 유방암에 걸릴 위험성을 높인다는 사실을 알게 되었다. 의사들과 대중 매체의 강권으로 기존의 호르몬 대체요법을 사용한 여성은 폐경기 여성의 10%에서 15%뿐이라고 한다. 그러나 진정한 비극은 수만 명의 여성이 호르몬치료를 자연적인 형태로 적절하고도 현명하게 사용했더라면 엄청난 효과를 볼 수 있었는데도 불구하고 인위적인 호르몬 대체요법을 사용하는 바람에 사망했거나 영구적인 피해를 입었다는 사실이다. 이제부터 에스트로겐과 프로게스테론이 여성의 체내에서 어떠한 작용을 하는지, 그리고 여성들에게 약품을 권하는 일에 어떠한 정책이 적용되고 있는지 좀더 자세히 살펴보기로 한다.

폐경이란 무엇인가?

엄밀히 말해서 폐경이란 지금까지 매달 찾아오던 월경의 중단, 즉 월경주기의 종료를 말한다. 일부 여성들이 겪는 폐경의 불쾌한 '증상', 즉 안면홍조나 질 건조, 극심한 기분 변화 등은 산업화한 문화권에서만 나타나는 현상이며, 필자가 알기로는 농경 사회에서는 알려진 바 없던 현상이다. 원시 문화에서 폐경기는, 여성이 출산의 시기를 완료하고 자기 발견과 영적 자각의 심도 있는 세계로 들어서게 되는 때라 하여 조용한 축하를 받았다. 비로소 현명한 여자가 된다는 것이었다. 이런 문화에서 폐경기의 여성은 우러름과 존경의 대상이었다. 사람들에게 조언을 해주고, 그 사회의 의사 결정 과정에서 누구보다도 의견을 존중받을 수 있었다. 오늘을 살아가고 있는 우리에겐 이것이 얼마나 이상하게 느껴지는가! 우리는 폐경기를 죽음의 종소리이자 여성의 성징이 끝나는 시기이며, 관절염과 골다공증으로 고생하는 건조한 노년으로 추락하는 시기라고 알고 있다. 어째서 갱년기가 이런 경험으로 전락했을까? 잘못된 식단과 건강하지 못한 생활양식, 환경오염, 문화적 경향, 합성 호르몬의 그릇된 사용, 그리고 광고 등이 결합된 결과라고 필자는 생각한다. 하지만 먼저, 갱년기가 다가오면서 여성의 체내에서 어떤 일이 일어나는가를 보기로 하자.

월경주기의 호르몬 변화

월경주기가 정상이라면, 난자들의 집합소인 난소는 매달 한 번씩 뇌로부터 수정될 준비를 할 때라는 신호를 받는다. 적게는 몇 개에서 많게는 수백 개에 이르는 난자들이 난포라고 불리는 주머니 안에서 성숙하기 시작한다. 월경을 시작한 지 10일에서 12일이 지나 한 개의 난자가 난소의 표면까지 이동해 가면 난포가 터지면서 난자를 나팔관 안으로 방출시켜 자궁까지 갈 수 있게 해 준다.

난소 안에서 난자가 성숙하는 동안 자궁은 태아를 기를 준비를 하면서 성숙한다. 자궁내막이 두터워지고 성장하는 배아에게 영양을 공급할 혈액으로 충혈된다. 수정란이 자궁에 자리를 잡지 않으면 자궁은 자궁내막을 떨구어 버린다. 이렇게 떨어져 나가는 것이 월경혈이다. 그런 뒤에, 뇌가 난소에게 난자를 성숙시키라는 신호를 새롭게 보내면서 월경주기가 다시 시작된다(그림 1 참조).

에스트로겐('열정' 혹은 '생식'을 의미하는 단어 estrus에서 유래함)은 월경이 시작된 지 1주쯤 후에 월경 전반부의 지배적인 역할을 맡으면서 자궁 내에 조직과 혈액이 축적되도록 자극을 가하고, 그러는 동안 난소의 난포는 난자를 발달시키기 시작한다. 배란기가 되면 에스트로겐은 질 점액에 변화를 일으켜 성행위시 남성 성기를 더 쉽게 받아들일 수 있고 정자가 생존하기 좋은 환경을 만든다. 이 단계의 질 점액은 날달걀의 흰자와도 비슷하여 희고 끈적끈적하다. 점액의 이러한 끈적끈적하게 되는 변화와 체온이 상승되는 시점이 배란 시기인데, 바로 일반인들이 배란 여부를 추정할 수 있는 시점인 것이다.

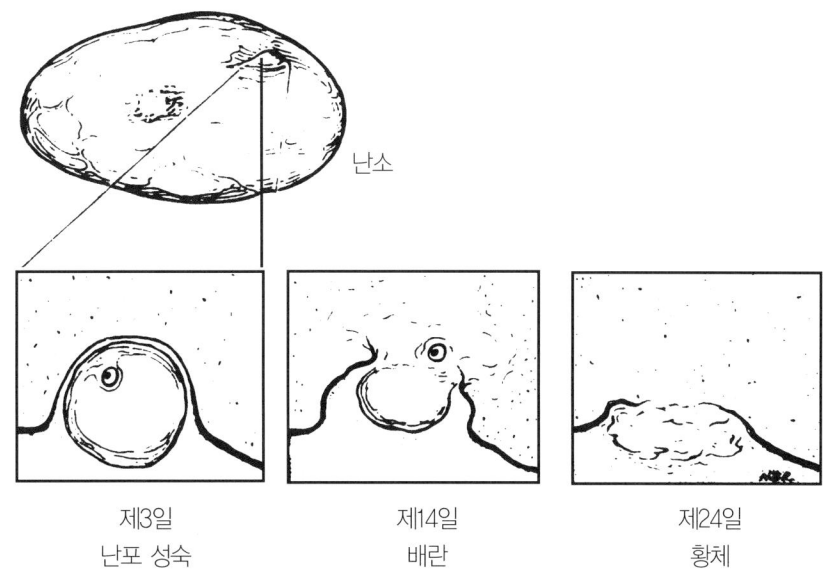

그림 1 난포에서의 배란

　월경 첫날로부터 12일 정도까지 에스트로겐 수치는 점차 증가하여 최고조에 이르렀다가 난포가 성숙해서 배란이 되기 직전부터는 점차 감소하기 시작한다. 배란이 되고 나면 텅 빈 난포는 황체(corpus luteum; 엷은 노란색을 띠고 난소 표면에 붙어 있어서 이런 이름을 얻었음)로 변하게 된다. 이 변한 황체는 월경주기의 후반기를 지배하는 프로게스테론(progesterone; pro는 위하여, gest는 임신, 즉 임신을 위한 호르몬이라는 뜻)을 분비하는 곳으로, 하루에 20mg 정도의 많은 양을 배출한다.

　이 시기에 분비되는 프로게스테론은 에스트로겐과 함께 자궁의 조직과 혈액을 정화하고 원숙하게 만든다. 프로게스테론은 또 배란시에 나타나는 질 점액의 변화에도 기여한다. 배란 때 프로게스테론의 증가 때문에 체온은 섭씨 0.2도 가량 상승하는데, 이를 이용해서 배란이 되는 시점을 찾아내기도 한다.

　배란이 된 후 임신이 되지 않은 상태로 10일에서 12일이 지나게 되면 프로게스테론 수치는 급격히 떨어져서 그 동안 임신 준비를 위하여 충혈됐던 자궁내막은 떨어져나가 월경을 일으키고, 그러면 주기는 또 다시 처음부터 시작하게 된다. 만일 임신이 되면 프로게스테론 분비량은 더 늘어서 자궁내막이 떨어져 나가는 것을 막고 발달하는 배아를 보호한다. 임신이 진행되면 이제 프로게스테론 분비는 난소 대신에 태반이 맡게 되고 분비량은 점차 늘어서 임신 마지막 3개월 동안에는 하루에 300mg에서 400mg 수준에까지 이른다.

폐경전기

여성의 호르몬 균형은 30대 중반부터 40대 후반 사이의 어느 시점에서 변하기 시작한다. 그 시기는 유전과 환경, 월경을 처음 시작한 연령, 생활 습관, 출산 경험의 유무, 출산했다면 몇 살에 몇 명을 낳았는지 등의 여러 가지 요소에 따라 달라진다. 직업과 가족 사이에서 줄타기를 하느라 지쳤는지, 정크푸드(junk food; 즉석식품, 패스트푸드 등을 의미)와 카페인, 당분, 알코올을 많이 먹었는지, 아니면 통낟알〔whole grains; 전곡(정제하지 않은 통곡물, 껍질을 벗기지 않은 곡물)〕과 신선한 채소, 과일 위주의 식사를 주로 했는지, 비타민제를 복용하는지, 도시에 사는지, 아니면 시골에 사는지 등의 요소에 따라 달라진다. 호르몬 균형은 스트레스와 영양, 날마다 접하는 환경상의 독소와 밀접한 관련이 있다. 이러한 요소들에 대해서는 후에 더 상세히 논할 것이다.

진짜 폐경기를 10년쯤 남겨 둔 시점에 도달하게 되면, 난자를 매달 성숙시켜서 방출시키던 난포의 기능이 갑자기 변화하기 시작하면서 여성이 배란을 하지 않는 월경주기가 생기는데, 이것을 '무배란(anovulatory)' 주기라고 한다. 배란이 되지 않으면 난소로부터 프로게스테론이 분비되지 않으므로 여성은 체중증가와 수분정체, 감정변화 등의 폐경기 증상을 겪을 수도 있다. 그러나 프로게스테론이 없더라도 월경주기는 계속되기 때문에 대부분의 여성들은 이런 증상들이 프로게스테론 부족 때문이라는 사실을 인식하지 못한다. 필자는 이 단계를 '폐경전기(premenopause)'라고 부른다. 이 폐경전기의 여러 증상에 대해서는 11장에서 좀더 상세히 다룰 것이며, 이것에 대하여는 『폐경전기의 진실(What Your Doctor May Not Tell You About Premenopause)』이라는 별도의 책자를 이미 집필한 바 있다. 폐경기 즈음해서 난소에 보내는 뇌의 신호가 불안정하여 호르몬이 동요하는 현상을 보이는 시기를 폐경주위기(perimenopause)라고 한다.

과거에는 대다수의 여성들이 40대 중반에서 50대 초반까지의 시기에 폐경기를 맞았다. 그렇지만 지난 30년 동안 상황은 좀 바뀐 듯하다. 요즘 여성들은 30대 초반에 이미 무배란 주기를 시작하면서도 50대에 가서야 월경주기의 중단(폐경)을 경험하기도 한다. 그 동안 난소는 규칙적 또는 불규칙적으로 월경을 하기에 충분한 양의 에스트로겐을 분비해서 필자가 '에스트로겐 우세(estrogen dominance)'라 이름 붙인 현상이 일어나게 되는데, 이에 대해서는 책 전체에 걸쳐 논하기로 한다.

폐경에는 불규칙한 주기가 한동안 계속되다가 천천히 하강곡선을 그리는 여성도 있고, 어느 날 갑자기 월경이 딱 멈춰서 다시는 시작되지 않는 여성도 있다. 불쾌한 증상들을 감당하기 어려울 정도로 심하게 고생하는 사람이 있는가 하면, 매월 피임이나 탐폰을 걱정했었는데 이러한 걱정을 더 이상 계속할 필요가 없다는 점 외에는 아무런 변화도 느끼지 못해서 오히려 편하다는 사람들도 있다. 폐경기가 어떤 경험으로 다가오느냐는 사람마다 각각 다르다.

여러 달에 걸친 무배란 주기가 계속되면, 에스트로겐 분비는 변덕을 부려 갑자기 많이 분비되다가 불규칙하게 적게 분비되기도 한다. 질 출혈(월경)도 변덕스러워져서 어떤 때는 평소보다 훨씬 양이 많아지기도 한다. 에스트로겐 분비량이 많아지면 이런 변화를 겪는 여성들은 유방이 부풀고 예민해지고, 기분이 극단을 오가고, 잠을 이루기 어렵고, 몸이 붓고, 체중이 증가하는 등의 현상을 느끼기도 한다. 이러한 증상들은 배란이 되지 않아 프로게스테론이 부족해지는데 비해서 에스트로겐 수준은 여전히 '정상적인' 범위에 머물러 있는데도 불구하고, 상대적으로 에스트로겐 수치가 높은 것처럼 나타나기 때문에 생기는 '상대적 에스트로겐 우세'로 인한 현상이다. 이러한 여성들을 진료하는 대부분의 의사들은 에스트라디올(E2) 수치와 난포 자극 호르몬(follicle stimulating hormone; FSH), 황체 형성 호르몬(luteinizing hormone; LH)의 수치는 체크하지만, 환자의 프로게스테론 수치가 지나치게 낮다는 생각은 좀처럼 하지 못한다. 흔히 하는 혈액검사를 통해, 의사들은 에스트로겐(인체의 estrogen은 estrone-E1, estradiol-E2, estriol-E3 등으로 구성되어 있는데, 보통 혈액검사에서는 E2를 에스트로겐을 대표하여 측정함)이 정상이거나 약간 낮은 편이고, 난포 자극 호르몬(FSH)의 수치가 좀 높다는 결과를 얻을 것이다. 다른 날 다시 가 보면 에스트로겐 수치는 올라가 있고 난포 자극 호르몬(FSH)의 수치는 정상이라는 결과가 나올 수도 있다. 전자의 결과가 나온다면 의사는 환자가 진짜 폐경기에 가까워지고 있다는 이론에 근거하여 약간의 에스트로겐을 처방할 것이다. 그러나 여성들은 대개 이 처방이 아무런 도움도 되지 않고 오히려 상황을 악화시키기도 한다는 사실을 발견하게 된다.

의사들은 이러한 여성들의 하소연을 괜한 기분 탓으로 돌리거나 여성이 참고 견뎌야만 하는 자연현상의 실수 정도로 치부해 버린다. 그러나 불행하게도 호르몬과 관련하여 폐경전기의 괴로움을 겪는 여성들의 비율이 점차 높아지고 있다. 환경상의 독소와 영양적 요인, 스트레스, 부신피질 호르몬, 운동, 체중 등과 관련된 자세한 이야기는 나중에 전개하기로 한다.

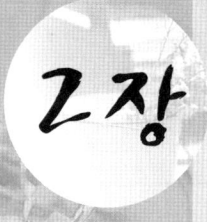

2장

스테로이드의 춤

'스테로이드'라는 말을 들으면 우리는 흔히 근육 덩어리인 보디빌더들의 모습이나 불쾌한 부작용 등을 떠올리지만, 사실 스테로이드는 콜레스테롤에서 만들어지는 수십 가지 신체 조절 물질(body regulators; 호르몬)들의 포괄적인 명칭이다. 콜레스테롤은 스테로이드 호르몬이라는 건물을 쌓는 벽돌과도 같으므로 이 호르몬들의 구조는 모두 유사하다. 이것은 기본적인 옷들을 섞어 입는 일에 비유할 수 있다. 우선 베이지색 자켓과 거기에 어울리는 바지부터 찾는다. 거기에 블라우스와 목걸이, 구두를 추가하면 회사에 출근하기 위한 업무용 복장이 완성된다. 옷 색깔을 검정으로 바꾸고 목이 깊이 파인 실크 블라우스를 매치시킨 뒤, 재킷을 허리선까지 자르면 밤 외출용 복장이 된다. 또는, 재킷과 바지를 진한 남색으로 하고 여기에 단추를 잠그는 셔츠를 입은 뒤 견장과 금줄을 달아 군복처럼 만들 수도 있다. 기본 정장이라는 형식은 그대로이지만 더하고 빼고 약간의 변형을 줌으로써 여러 가지 다른 역할을 수행할 수 있다. 이와 같이, 모든 스테로이드 분자들은 그 기본 구조가 콜레스테롤과 비슷하다. 몇 가지 원자만 바꿔 주면 전혀 다른 역할을 담당하는 호르몬으로 변하는 것이다.

콜레스테롤이 충분하지 못하면 스테로이드 호르몬도 역시 충분히 만들어지지 않는다. 우리들에게 낯익은 스테로이드 호르몬을 예로 든다면 에스트로겐, 프로게스테론, 테스토스테론, 코르티코스테로이드, DHEA(dehydroepiandrosterone)

등이 있다. 보디빌더들이 사용하는 스테로이드 약제는 동화작용을 하는 스테로이드(아나볼릭 스테로이드; anabolic steroid)라고 한다. 아나볼릭이라는 말은 '분해하는' 기능보다는 '만드는' 기능이 있음을 의미한다. 그 한 예로, 테스토스테론은 다른 안드로겐(남성 호르몬)들처럼 근육 생성을 돕는다. 스테로이드의 작용은 미묘하고 복잡하지만 약간의 불균형만 생겨도 엄청난 영향을 끼친다. 스테로이드 호르몬에 대해 조금만 알아 두면, 호르몬 대체요법(HRT)에 관한 결정을 할 때 큰 도움이 될 것이다. 다음 설명은, 시험을 앞둔 의과대학 학생 시절을 제외하고는 대부분의 의사들이 이미 오래 전에 잊어버린 내용이지만 호르몬 균형을 제대로 이해하기 위해서는 기본적으로 알아야 할 사항들이다.

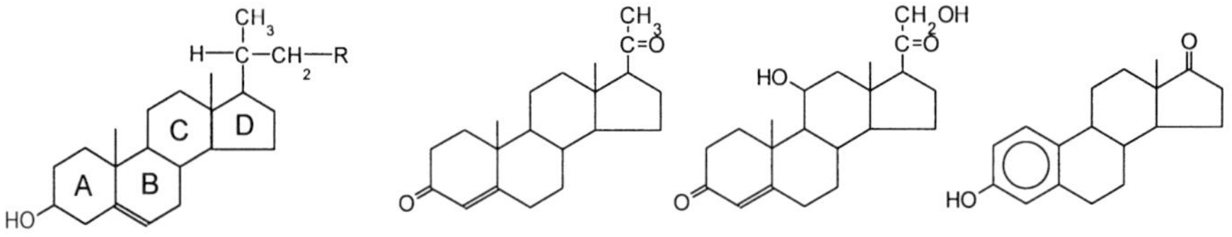

콜레스테롤　　　프로게스테론　　　코르티코스테론　　　에스트론

그림 2

사람의 몸이 콜레스테롤을 이용해 스테로이드 호르몬을 만드는 첫 번째 과정은 세포 안의 '사립체(mitochondria; 미토콘드리아)'라고 하는 아주 작은 에너지 꾸러미 속에서 일어나는데, 이 사립체는 적혈구를 제외한 인체의 모든 세포 속에 들어 있다. 이 사립체는 콜레스테롤을 이용하여 프레그네놀론(pregnenolone)이라는 호르몬을 만드는데, 이 호르몬은 프로게스테론이나 17-OH-프레그네놀론으로 전환된다. 그리고 프로게스테론과 17-OH-프레그네놀론, 이 두 가지 스테로이드는 몸의 요구에 따라 비교적 약간의 분자 변형을 거치기만 하면 어떤 스테로이드 호르몬으로든 변화할 수가 있다. 이러한 생성 과정을 통해 한 가지 스테로이드가 다른 종류로 변형되는 것이다. 스테로이드 경로에 있는 여러 단계들은 그 자체로 활동성이 있는 호르몬이면서 또 다른 호르몬으로 전환되는 기능까지 수행할 수 있다(그림 3 참조).

스테로이드 호르몬들의 외형은 모두 비슷비슷하지만 그 각각의 작용은 전혀 다르며, 이러한 차이는 그들의 분자구조가 아주 조금씩 다르기 때문에 생긴다. 끊임없이 변하는 스테로이드 호르몬들 중에 중요한 것들을 살펴보기로 하자.

주요 스테로이드 호르몬의 특징

- **프레그네놀론(pregnenolone)** 적혈구를 제외한 인체의 모든 세포에 있는 사립체(mitochondria)에 의해 콜레스테롤을 재료로 하여 합성된다. 이 분자는 모든 스테로이드 호르몬의 전구체이다.

- **프로게스테론(progesterone)** 대부분의 스테로이드 호르몬의 전구체로, 임신을 유지하고 월경주기를 규칙적으로 만드는 등의 무수한 중요 임무를 담당한다. 주로 난소에서 만들어지며, 이 책에서 자세히 다뤄질 가장 중요한 호르몬이다.

- **17α-OH-프로게스테론(17α-OH-progesterone)** 프로게스테론의 변형으로, 부신피질에서 코티솔을 분비시키고 다른 성호르몬들의 재료인 안드로스테네디온(androstenedione)을 생성시킨다.

- **DHEA(dehydroepiandrosterone)** 안드로겐과 테스토스테론, 에스트로겐의 전구체로, DHEA는 단백질을 만들고 복구하는 데 중요하다. 그 밖에도 DHEA가 수행하는 다른 중요 임무들이 아직도 발견되고 있다. 이것은 주로 부신피질에서 만들어진다. 사람이 나이를 먹으면 DHEA 수치가 급격히 떨어지므로 노화의 주된 생물학적 지표가 된다.

- **상기한 안드로스테네디온과 안드로스테네디올(androstenediol)** 남성(androgenic) 호르몬. 테스토스테론과 에스트로겐의 전구체로, 난소와 부신피질에서 분비되고 프로게스테론이나 DHEA를 재료로 해서 만들어지며, 폐경기 이후나 난소를 제거한 뒤에는 에스트로겐의 생성원이 된다.

- **17-OH-프레그네놀론(pregnenolone)** 부신피질과 고환, 난포에서 생성되는 프레그네놀론의 변형으로, 부신피질과 고환에서 DHEA를 만드는 데 사용된

다. 난소에서는 17-μ-OH-프로게스테론 생성을 대신하는 단계이다.
- **테스토스테론(testosterone)** 남성적 특징을 발달시키고 정자가 생산되도록 자극을 가하는 남성 성호르몬으로, 에스트로겐의 전구체이기도 하다. 주로 고환에서 만들어지지만 그보다 훨씬 적은 양이 난소에서도 분비된다.
- **에스트론(estrone; E1), 에스트라디올(estradiol; E2), 에스트리올(estriol; E3)** 에스트로겐으로 알려진 여성 성호르몬으로, 주로 사춘기에 여성적 특징을 성장시키고 월경주기를 규칙적으로 유지하는 일을 담당한다. 주로 난소에서 만들어지지만 폐경기 이후에도 지방세포, 근육세포, 피부 등에서 안드로스테네디온을 재료로 만들어진다.
- **코르티코스테론(corticosterone), 코티솔(cortisol)** 포도당과 에너지 균형 등 수많은 신체 기능의 조절을 돕는다. 몸 전체의 염증과 면역 반응을 완화시킨다. 부신피질에서 분비된다.
- **알도스테론(aldosterone)** 부신피질에서 분비된다. 혈중 나트륨과 칼륨 수치를 통제하며, 전해질과 혈압 조절에 중요하다.

생합성 경로에서 이들이 차지하는 위치는 그림 3에 표시되어 있다.

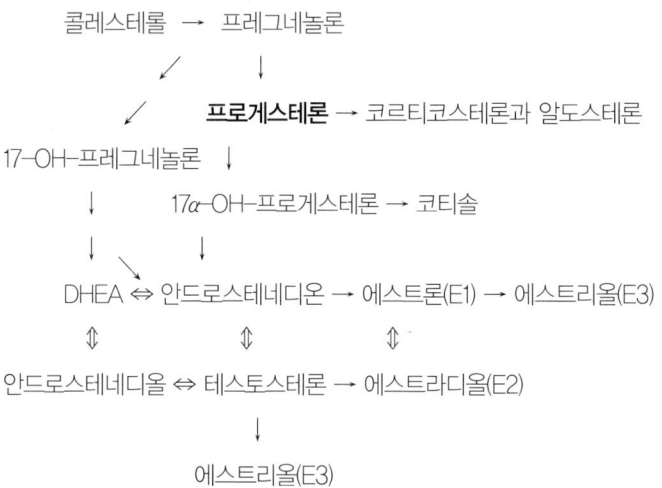

그림 3 난소와 정소, 부신피질에서 일어나는 기본적인 스테로이드 호르몬의 경로. 화살표는 각각 특정 효소에 의해서 작용되는 방향을 나타낸다. 어떤 작용은 반대 방향으로도 작용하는데, 이것은 이중 화살표로 표시하였다.

콜레스테롤 춤의 안무

그림 3에 나타난 스테로이드 호르몬들은 주로 여성의 난소와 남성의 고환, 그리고 여성과 남성의 부신피질에서 분비된다. 지금까지 알려진 바에 의하면 스테로이드 호르몬들은 모두 콜레스테롤을 재료로 만들어진다. 우리가 체중 감소를 위하여 너무 심한 무지방이나 무콜레스테롤 식사를 하지 말아야 하는 중요한 이유 중의 하나이기도 하다. 우리 몸은 우리가 먹는 다른 음식에서도 콜레스테롤의 75%를 만들어 내지만, 나머지 25%는 콜레스테롤을 함유한 식품에서 직접 얻어야 한다. 콜레스테롤을 전혀 섭취하지 않는다면 호르몬에 불균형이 생긴다. 노년기의 저콜레스테롤 식사는 우울증과 우울증으로 인한 자살과 관련되어 있다. 모든 일이 그렇듯이 콜레스테롤 문제도 절제와 균형이 있어야 한다. 하나의 호르몬이 다른 호르몬으로 전환되려면 효소가 있어야 하고, 효소는 비타민과 미네랄 보조인자(cofactor)들의 도움이 필요하다. 다른 물질의 근원이 되는 물질을 전구체(precursor)라고 한다.

스테로이드 호르몬의 경로 따라가기

지금부터 호르몬 경로를 그림 3의 다이어그램을 보면서 이해하기 바란다.
우리의 여행은 맨 위의 왼쪽, 콜레스테롤에서 나온 프레그네놀론에서 시작한다. 프레그네놀론에서 출발한 호르몬의 흐름은 두 가지 주요 경로를 따라가게 된다. 하나는 부신피질의 DHEA 경로를 따라 왼쪽 아래로 내려가는 것이고, 다른 하나는 난소와 부신피질에서 생기는 프로게스테론을 따라 아래로 쭉 내려가는 것이다. 어느 쪽 경로를 따르든 '물질 대사의 종료점'으로 일컬어지는 곳에 이르게 된다. 알도스테론과 코티솔, 에스트로겐이 스테로이드 호르몬 경로의 마지막 종점이자 물질 대사의 종료점인 것이다.
종료점이 되는 호르몬들을 제외한 다른 호르몬 분자들은 또 다른 분자로 전환될 수 있다. 예를 들어 테스토스테론은 에스트라디올이라는 에스트로겐 호르몬의 전구체가 될 수 있고, 안드로스테네디온은 테스토스테론의 전구체도 될 수 있으며, 또 다른 에스트로겐인 에스트론의 전구체도 될 수 있다. 에스트론과 에스트라디올은 간에서 일어나는 산화 환원 반응〔redox; 환원(reduction)과 산화(oxidation)가 더해진 말〕시스템에 의해 상호 전환할 수 있다. 프로게스테론은 여러 경로의 전구체로, 안드로스테네디온이 되어 에스트로겐으로도, 테스토스테론으로도 변할 수 있고, 코티솔이 될 수도 있고, 코르티코스테론과 알도스테론이 될 수도 있다. DHEA는 테스토스테론과 안드로스테네디온으로 가는 경로에 있는 전구체이며, 안드로스테네디온은 에스트로겐이 될 수는 있으나 다른 코르티코스테로이드로는 변할 수 없다.

스테로이드 호르몬이 정해진 길을 따라 내려오는 것은 뇌의 시상하부(hypothalamus)에서 영겁의 세월 동안 진화되어 온 생체자기제어(生體自己制御; biofeedback) 메커니즘에 의해 조절되고 통제되는 효소 활동의 결과이다. 호르몬과 마찬가지로 효소의 기능이 제대로 발휘되려면 정확한 분자구조가 꼭 필요하다. 효소는 염색체의 설계도에 따라 끊임없이 만들어지는 커다란 분자로서, 이것이 어떤 호르몬을 다른 호르몬으로 전환시키는 임무를 극대화하기 위해서는 대체로 특정 비타민과 미네랄을 필요로 한다. 신체 기능을 제대로 발휘하는 데 건강한 식단과 효과적인 비타민, 미네랄 보조식품이 필요한 이유도 이 때문이다. 하나의 효소는 한 가지 기능밖에 수행하지 못한다. 이를테면 특정 분자의 화학결합 하나만을 떼어놓을 수 있다거나 하는 식이다. 이 한 가지 기능을 수행하기 위해서는 효소가 복잡한 열쇠와 자물쇠처럼 그 분자의 구조에 정확히 '들어맞아야' 한다. 분자 구조, 다시 말해 어떤 분자의 정확하고 구체적인 구조는 이러한 효소의 경로가 원활하게 작용하기 위한 열쇠인 것이다.

천연 호르몬과, 제약회사가 생산 판매하는 합성 호르몬의 가장 뚜렷한 차이점이 바로 이 분자구조다. 합성 호르몬은 비정상적인 위치에 원자를 추가함으로써 자연에는 없는 변형된 모양을 지닌다. 따라서 전형적인 호르몬 대체요법(HRT)에서 처방하는 합성 호르몬은 인체의 효소가 인식을 못 하기 때문에 일반적인 경로대로 움직이지 않는다. 다시 말해서 자연에 존재하는 효소로는 어떤 합성 호르몬도 처리할 수 없기 때문에 합성 호르몬은 필요에 맞게 효과를 늘이거나 줄이거나 조절할 수도 없을 뿐만 아니라, 일반적인 효소 메커니즘에 따라 효율적으로 방출될 수도 없다. 광고는 요란하지만 합성 호르몬은 천연 호르몬과 비슷할 뿐이지 결코 같은 호르몬은 아니다. 생물학적으로 활동성을 지닌 합성 화합물이 스테로이드 호르몬의 경로(스테로이드의 춤) 속으로 들어오게 된다면, 건강한 신체의 특징이라고 할 수 있는 조화와 균형이 깨지는 것은 피할 수 없다. 생명의 유지에 절대적으로 필요한 스테로이드 호르몬의 정상적인 흐름을 합성 화합물이 방해하면서 인체에 끼치는 악영향은 막대한데, 이는 호르몬 불균형과 그로 인한 질병의 대부분을 차지한다.

스테로이드들의 춤(스테로이드 호르몬의 경로)

스테로이드를 이해하려면 보이지 않는 것들에 대한 상상력이 필요하다. 인간에게는 일반적인 경험을 넘어서는 현실을 창조하는 힘이 있다. 음악과 책, 이야기, 환상, 꿈, 그리고 특히 과학이 그렇다. 과학은 실로, 정상적인 감각으로는 볼 수 없는 힘과 요소들을 '보는' 기술이라 할 수 있다. 물리학자들은 원자를 본 적이 없으면서도, 원자의 움직임을 이해하기 위하여 상상적으로 이미지를 그려낸다. 우리는 원자들이 결합하여 분자를 만든다는 것을 알고 있다. 분자를 만드는 데 필요한 원자의 결합에 연관되는 전자에 대해서는 아직 잘 알려져 있지 않지만, 우리는 숨겨진 자연의 힘들로부터 조금씩 정보를 얻어내고 있다. 뿐만 아니라 분자를 이해하고, 이용하고, 심지어 만들어내기 위해 연구한다. 이제 등장하게 될 '움직임'에서는 필자의 생화학적 지식을 기초로, 우리가 스테로이드 호르몬이라 부르는 생물학적 분자들의 세계에 대한 필자의 환상을 묘사할 것이다. 이 환상을 '스테로이드들의 춤'이라고 부르겠다. 음악에 맞춰 일어나는 움직임으로 생각하면 된다. 논리적이고 일직선적인 마음으로 이해하려 하지 말고, 여러분의 직관이 스스로 깨우치게 내버려 두라.

네 가지 움직임:
몸 속에서 일어나는 스테로이드의 흐름

첫 번째 움직임. 안단테 콘 몰토(아주 느리게)

멀고도 가까운 어느 나라에, 아름답게 흐르는 물처럼 복잡하면서도 조화롭게 인체의 일을 수행하느라 바쁘게 일하는 수백만 명의 일꾼들이 있다. 이들은 스테로이드로서, 우리의 필요에 맞는 제품을 만들고, 세포와 조직들을 안정시키고, 에너지를 생산하고 영양을 공급한다. 살아 있는 몸 부분 부분의 회복과 재생을 돕고, 몸이 손상되지 않게 보호한다. 그리고 어른들의 생활에서 큰 부분을 차지하는 것으로는, 우리의 육신이 죽은 후에도 종족이 이어질 수 있도록 새 생명의 발생과 발달을 촉진시킨다. 분주하고 바쁘게 돌아가는 것처럼 보이지만 전반적으로 일사불란하고 균형 잡혀 있으며 바쁘면서도 조화로운 분위기다. 인생은 끊임없는 에너지의 흐름으로 고동친다. 활동의 크고 작음, 보이지 않는 리듬의 고동, 그 모든 것의 알 수 없는 복잡함을 우리는 느낀다. 그렇지만 그러면서도 질서와 조화, 목적이 존재한다는 것도 알 수 있다. 확실히 복잡하고 에너지로 넘치지만, 위엄과 계획성이 느껴지는 분위기다.

두 번째 움직임. 아다지오(느리게)

스틸 사진을 찍어 보면 작업대 앞에 서 있는 일꾼들과 가게 안에서 한창 바쁜 제빵사들, 가마에서 그릇을 굽는 도공들, 땀 흘리는 목수들, 가정을 꾸미는 가정주부들, 소방서의 소방관들, 경계를 늦추지 않는 경찰관들, 환자를 보살피는 간호사들, 그 밖에도 우리가 다 알 수 없는 여러 가지 활동을 하는 사람들의 모습이 보인다. 얼핏 보기엔 일꾼들의 모습은 다 같아 보인다. 하지만 자세히 관찰하면 다양한 계층의 일꾼들에게 조금씩 서로 다른 점들이 있음을 알 수 있다. 모두 같은 부품들로 이루어진 것 같지만 그 부품이 조립된 방식이 아주 조금씩 다른 것이다. 일꾼들 사이의 그런 차이는 그들이 맡은 임무와 관계가 있음을 예외 없이 확실히 볼 수 있다. 모두 다 스테로이드이지만, 제각기 다른 어떤 특정한 임무를 염두에 두고 만들어진 것이다. 처음에 혼돈으로 느꼈던 것은 우리가 잘못 이해했기 때문인데, 정확성과 일사불란함이 아주 탁월하다.

세 번째 움직임. 알레그로 콘 브리오(힘차고 빠르게)

비디오로 현장을 찍어 보면 무수한 활동이 벌어지느라 부산스럽고, 원료가 들어오고 완성된 제품이 나가고, 끊임없이 새로운 일꾼들이 들어오고 다른 곳으로부터 부름 받은 일꾼들이 빠져나간다. 카메라에 잡히지 않은 곳에서는 콜레스테롤 분자들이 신체 부품을 재배치 받으려고 이 현장에 일꾼으로 들어오고 있다는 말이 들린다. 놀랍게도 일꾼들 중에는 단절되었다거나 뭔가 빠진 느낌도 전혀 없이 눈 깜빡할 사이에 제빵사에서 요리사로, 간호사에서 소방관으로, 목수에서 도공으로 변신하는 사람들이 있다. 이들의 몸을 이루는 부품이 별안간 재배치되면서, 동시에 그들이 수행하는 기능도 새로워진 형태에 맞게 변하는 것이다. 이 마법의 변환은 그들 사이를 돌아다니는 단백질 소구체(protein globules)인 효소에 의해 이루어지는데, 이들이 선택된 일꾼 분자들을 살짝 감싸 안기만 하면 전자기 에너지가 한순간에 분자의 구조를 약간 바꾸고 새로운 기능을 주는데, 전체적으로 의도되고 계획된 일사불란한 인상을 준다.

네 번째 움직임. 라르고 마에스토소(장엄하고 매우 느린 속도로)

변환 과정을 통하여 종료점에 도달한 어떤 분자들은 균형 잡힌 농도를 유지한 채 눈에 보이지 않는 흐름을 따라서 휩쓸려 멀리 떨어진 부분(간)으로 간다. 이들은 모든 임무를 마쳤으므로 담즙산과 결합하고 조용히 우리의 시야에서 사라진다. 과학자들은 이들이 에스트로겐의 경우처럼 수산화반응을 일으켜(hydroxylation) 비활성화하거나, 프로게스테론의 경우처럼 수소화(hydrogenated)된 후 굴루쿠론산(glucuronic acid)과 결합하여 담즙으로 배출된다고 말한다. 우리가 찍은 비디오 화면을 보면 신기하게도 필수적인 기능의 변화에 충분히 대처하도록 새로운 일꾼들이 필요한 곳에 계속 투입되고 있음을 알 수 있다. 이렇게 해서 무엇이 부족하거나 남게 되는 상황이 발생하지 않고 질서 있게 유지되는 것이다.

스트로이도 호르몬의 생성경로는 그림 4와 같다. 화살표를 따라가기만 하면 변환과정을 이해할 수 있을 것이다.

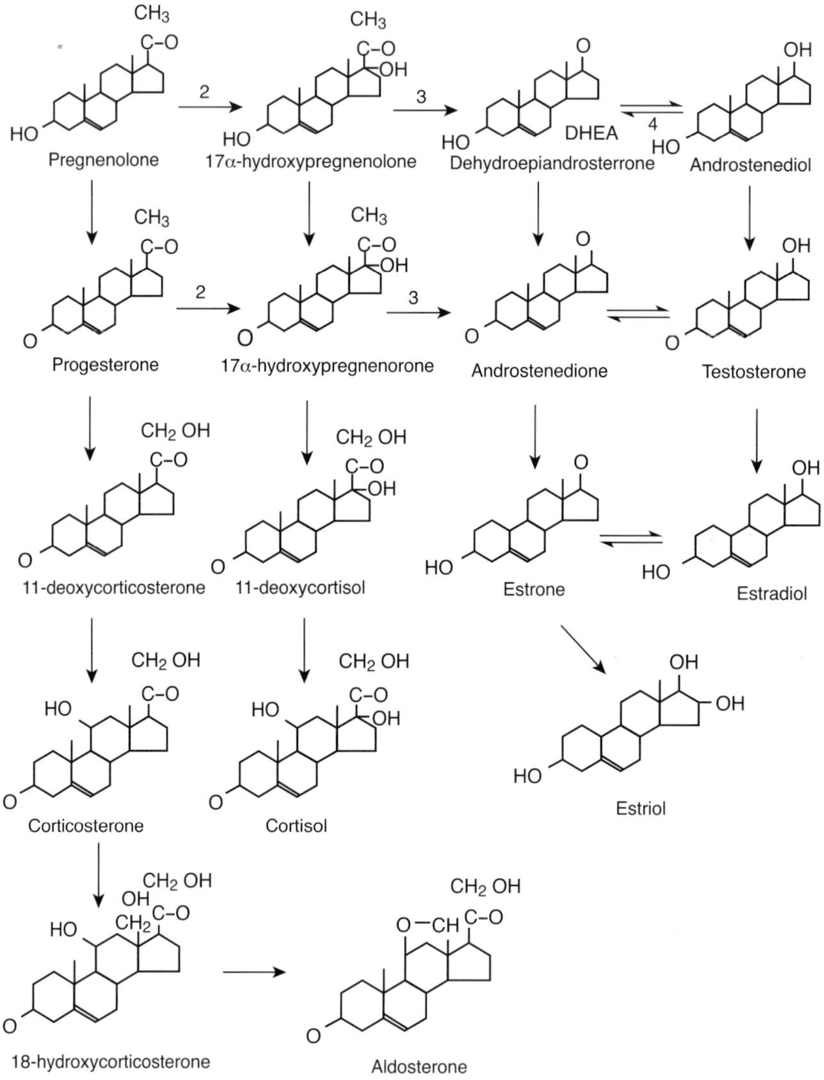

그림 4 스테로이드 생성경로

3장
호르몬 대체요법(HRT)의 역사와 에스트로겐에 대한 잘못된 인식

에스트로겐 보충요법(estrogen replacement therapy; ERT)이 처음으로 나오게 된 시기는 '화학을 통한 더 나은 생활'을 표방하던 1950년대였다. 이 시기는 성급하고 단순했던 과학만능의 전후 시대로, 자연환경을 화학으로 통제하려는 사람들의 열망이 어떻게 하면 자신들의 제품으로 커다란 수익을 올릴 수 있을까 하고 궁리하던 화학약품회사들의 욕구와 맞아떨어진 때였다. 동시에, 제약회사들 또한 "모든 인간의 병에는 반드시 치료할 수 있는 약품이 있다."는 철학으로 경제적 이익을 보기 시작하고 있었다. 플라스틱과 살충제, 항생제가 금방이라도 인류를 구원할 것만 같았다.

화학약품회사들과 제약회사들은 제품의 효능을 격찬하는 기사를 신문이나 잡지에 '심는' 식으로 교묘하게 위장한 기사성 광고가 얼마나 큰 가치가 있는지 깨달아 가고 있었다. 요즘도 그렇지만 대중 매체도 이런 방법에 협조하면서 기업들로부터 엄청난 광고비를 벌어들일 수 있었는데, 그 이유로는 사람들이 순진하게도 주요 일간지에 실린 기사들이라면 그대로 사실로 믿었기 때문이다. 제약회사들만큼 대중의 순진함을 이용해서 막대한 수익을 올린 기업은 없다. 이와 같은 현실은 오늘날에도 크게 다르지 않아서 주요 여성 잡지와 심야 TV 프로그램들은 '편집의 중립성'이라는 가면을 쓰고, 제약회사들의 제품을 선전하는 사실상의 제약 유통정보의 통로 역할을 하고 있다.

미국 기업들이 대중매체의 조작을 통한 제품 판매 수익으로 급성장한 배경에는 문화적 환경이 핵가족이라는 개념을 강조하던 시기였기 때문이다. 아버지는 나가서 돈을 벌어오고, 어머니는 오븐에 쿠키를 굽거나 무릎에 아기를 앉히고 집에 있는 사람이라는 인식이 그것이었다. 극단적으로 여성스러운 마릴린 먼로가 문화적으로 이상적인 아름다움이 되었다. 여성들은 성적으로 남편을 만족시키고, 아이들을 건강하고 행복하게 양육해야만 최선을 다하는 것으로 여겨졌다. 행복한 가정을 꾸리는 사람으로 키워진 미국 여성들이 중년과 갱년기에 가까워지면서 에스트로겐 보충요법(estrogen replacement therapy; ERT)이 탄생된 것은 결코 우연한 일이 아니다. 자녀들은 집을 떠나고, 머리에는 흰머리가 나고, 가슴은 늘어지기 시작했다. 여성들의 상징적 가치가 끝나 버린 것이다. 아이들을 키우는 일도 끝났고 남편에게 성적인 매력도 갖지 못한다면, 그들은 무엇 때문에 존재하는가? 우울증 같은 정신과적 문제가 이 연령층의 여성들에게 흔해졌다. 수백만의 여성들이 '엄마를 도와 주는' 발륨(valium; 신경안정제의 일종)과 그 밖의 신경안정제들에서 벗어날 수 없게 되었다.

폐경이 질환으로 둔갑하다.

그러는 사이, 프레마린이라는 복합 에스트로겐제를 처음으로 생산한 Wyeth-Ayerst사는 뉴욕의 브루클린에서 황금알을 낳는 거위를 찾아냈다. 바로 산부인과 의사 로버트 A. 윌슨 박사였다. 사무실의 벽에 가득 찬 여러 종류의 권위 있는 자격증과 엄청난 카리스마, 여성들에게 젊음과 여성스러움을 지켜 주어야 하겠다는 열정, 그리고 제약업계에서 지원받은 풍부한 자금의 도움으로 윌슨은 에스트로겐에 관한 희소식을 고대하고 있던 많은 사람들에게 전했다. 그는 선정적으로 느껴질 정도의 형용사를 구사하여 여성이 건조하고, 까다로워지며, 성행위라고는 모르는 마귀할멈으로 변하는 시기라는 식으로 폐경기를 비난조로 묘사했다. 그가 고안한 마법의 약은 여성을 그러한 '비극'에서 구원하여 '영원히 여성답게' 유지시켜 줄 것이라고 확신에 차서 말했다. 더욱 기가 막힌 것은 바로 그 때부터 폐경기에 관한 연구를 하거나 책을 쓰는 사람들 대개가 윌슨 박사의 말을 인용하고 그가 제공한 정보를 의심할 바 없는 사실로 받아들였는데, 실은 그의 말 중 대부분이 허구였다는 점이다.

에스트로겐 보충요법(estrogen replacement therapy; ERT)이 사람들의 주의를 끌기 시작한 대표적인 시기를 꼽으라면 그것은 1964년일 것이다. 1964년 1월 13일, 『뉴스위크』에 "더 이상 폐경기는 없는가?"라는 제목으로, 1920년대부터 폐경기를 연구했다는 윌슨 박사의 연구에 관한 1페이지짜리 기사가 실렸다. 이 기사에서 윌슨은 '인생의 변화'가 여성 호르몬인 에스트로겐과 프로게스테론의 부족 때문에 온다는 결론을 내렸다.

그 시기에, 진취적이지만 불행하게도 폐경기에 처해 있던 작가 앤 월쉬는 런던에서 『뉴스위크』 기사를 읽고 커다란 흥미를 느꼈다. 윌슨이 묘사한 난소가 기능을 멈출 때 생긴다는 증상들과, 자신을 괴롭히는 증상들이 너무도 비슷하다는 사실에 그녀는 놀랐다. 월쉬는 미국으로 돌아와서 호르몬 연구에 관련된 의학 분야의 권위자들을 닥치는 대로 만나 인터뷰를 시작했다. 그들이 하나같이 에스트로겐에 관해 경고하는 말들은 불행하게도 그녀의 열정에 찬물을 끼얹지 못했다. 1965년 말에 그녀는 『우와! 여성의 젊음을 지켜 주는 알약! ERT. 수백만 여성의 생활에 혁신을 일으킬 기적의 호르몬 치료에 관한 최초의 완벽한 설명서』라는 제목의 책을 펴냈다. 얼마 안 있어 윌슨 박사는 자기 이름으로 『영원한 여성다움』이라는 책을 집필했는데 이 책은 곧 Wyeth-Ayerst사의 신약 정보 담당자들에 의해 미국 전역의 의사들에게 배포되었다. 캘리포니아 밀 밸리에 있는 필자의 사무실에도 이 책이 왔다. 윌슨 자신이 행한 연구의 결론은 폐경기의 여성들에게 프로게스테론과 에스트로겐이 부족하다는 것이었는데도 불구하고, 그가 낸 책에서는 에스트로겐만을 호르몬 보충요법에 사용하라고 주장하고 있었다.

1964년과 1965년, 신문과 잡지에는 갑자기 ERT에 관한 기사들이 연이어 실리기 시작했다. 1964년 1월 『뉴스위크』지의 기사 외에도, 다음의 기사들이 줄을 이었다.

『패전트』(1964년 8월) "더 이상 폐경기는 없다"

『레이디스 홈 저널』(1965년 1월) "여성 호르몬에 관한 진실"

『굿 하우스 키핑』(1965년 4월) "폐경기: 과연 있어야 하나?"

『타임』(1965년 4월 16일) "젊음의 샘물"

『코스모폴리탄』(1965년 7월) "아, 사랑스런 알약이여"

『보그』(1965년 4월) "평생 젊게 사는 법 ― 명의에게 들어보는 호르몬에 관한 이야기"

『맥콜스』(1965년 10월) "ERT: 당신의 젊음을 지켜 주는 약" (앤 월쉬 본인이 작성)

에스트로겐 '보충요법(ERT) 혁명'의 경제적 효과는 금융권에도 영향을 미쳤다. 심지어 『월 스트리트 저널』에도 이 주제에 관한 주요 기사가 두 편 정도 실렸다. 젊음과 여성스러움을 영원히 유지한다는 데 마다할 여자가 이 세상 어디에 있겠는가?

호들갑에 가려진 진실

그러나 사실은, 에스트로겐은 애초부터 오랜 연구 끝에 나온 완전한 제품이 아니었다. 에스트로겐이 처방약으로 승인받게 된 것도 피임약을 복용한 비교적 적은 수의 푸에르토리코 여성들을 상대로 행해진 미심쩍은 연구에 근거한 것이다. 이 약은 처음에는 합성 프로게스테론인 프로게스틴(progestin)만을 사용했는데, 이후에는 에스트로겐과 비슷한 물질이 섞여 있었던 것으로 밝혀졌다. 피임약에서 에스트로겐을 뺐더니 약이 잘 듣질 않아서 일부러 합성 에스트로겐을 첨가했다. 연구에 참가한 여성들의 20%가 부작용을 호소했지만 신경성으로만 치부되었다. 이 약들을 복용하던 중에 사망한 세 사람의 여성들에게는 정확한 사인을 알아보기 위한 부검도 실시되지 않았다. 그 이후 이 약들이 혈전과 심장마비를 일으킬 수 있다는 증거가 나왔지만, 이 증거는 인구 폭발을 억제한다는 최선의 이익에 가려져서 무시되어 버렸다. 그러는 동안, 제약회사들은 부작용이 적은 합성 호르몬 화합물을 찾으려고 비상이 걸렸다. 샌드라 코니의 훌륭한 책 『폐경기 사업: 여성은 의료기관에 어떻게 이용당하는가』의 머리말에서 폴라 B. 도레스-워터스는 다음과 같이 말했다.

호르몬 요법은 시장을 찾아 헤매는 제품이라고 칭해져 왔다. 폐경기에 관한 연구들은 대개 폐경을 질환으로 취급하는 의사가 개입하는 것이 얼마나 바람직한가 하는 것을 보여 주기 위한 목적으로 행해졌다. 여성들이 안면홍조 등 폐경기에 흔한 징후들에 대처할 수 있도록 호르몬을 사용하기 시작한 것은 1937년부터였지만, 호르몬 치료는 1960년대가 되어서야 대중화되고 대형 시장에 진출하였다. 이것은 폐경기의 불편을 일시적으로 완화해 주는 약이 아니라 인생의 변화와 관련된 '신경성 문제들'을 해결해 주는 만병통치약이라고 홍보되었다. 이러한 주장은 사실성이 입증되지 않았는데도 불구하고 상식으로 취급되었다. 이것은 또 폐경기 이후의 노인 여성들을 "여자도 아니고, 신경이 날카로우며, 매력도 없다."고 보는 편견을 키웠다. 그 결과, 인체가 생산하지 아니하고 외부에서 인위적으로 만든 에스트로겐(exogenous estrogen)이 적절한 테스트도 거치지 않고 처방약 승인을 받았으며, 그 후 얼마 안 있어 처방약 시장에서 가장 잘 팔리는 5대 의약품 중 하나가 되었다.

1965년에서 1970년대 중반 사이, 에스트로겐 보충요법(ERT) 광고 덕분에 점차 많은 수의 여성들이 젊음을 지켜 준다는 이 작은 알약을 선택하게 되었다. 그러나 1975년에 이르러서는 먹구름이 끼기 시작했다. 에스트로겐 보충요법 치료를 받던 여성들이 그렇지 않은 여성들에 비해 4배에서 8배까지 높은 자궁내막암 발병률을 보였던 것이다. 다수의 연구를 통해 에스트로겐 보충요법(ERT)과 자궁내막암의 연관성이 확인되었다. 이 나쁜 소식이 뉴스에 실리자, 에스트로겐 보충제의 판매량은 급격히 감소했다. 여성들은 에스트로겐 보충요법을 아예 시작하지 않거나 에스트로겐 보충요법을 사용하던 여성들도 사용을 중지하기로 결심했을 뿐 아니라, 의사들조차 에스트로겐 보충요법의 장점이 분명히 있다고 말하면서도 이것을 처방하기를 주저하게 되었다.

그렇지만 에스트로겐 광고의 행진은 일시적으로 주춤했을 뿐이었다. 에스트로겐이 자궁내막암을 '유발하느냐', 아니면 암의 진행을 '촉진시키느냐'(대부분의 여성 환자들과 의사들이 이 질문에 딱 잘라 대답하지 못했다)를 문제 삼는 논문들이 쏟아져 나오면서부터, 의료 기관들은 정신을 차리고 에스트로겐 보충요법(estrogen replacement therapy; ERT)에서 호르몬 대체요법(hormone replacement therapy; HRT)으로 방향을 전환했다.

둘의 차이점은 에스트로겐에 프로게스틴(progestin; 인공 합성 프로게스테론)을 첨가했다는 점이었다. 꽤 믿을 만한 연구들을 통하여, 에스트로겐은 프로게스테론으로 억제시키지 않고 단독으로 사용되었을 때에만 해를 끼친다는 사실이 알려졌다. 프로게스틴과 에스트로겐을 함께 사용하면 자궁내막암을 예방할 수 있다는 것이었다. 실제로 난소에서 만들어지는 에스트로겐과 프로게스테론이 적당한 균형을 이루는 여성들은 자궁내막암에 걸리지 않는다. 조지아 의과대학의 R. 돈 갬브렐 박사와 뉴욕 골드워터 메모리얼 병원의 릴라 E. 나흐티걸 박사의 연구에서는, 에스트로겐과 프로게스틴의 혼합요법을 사용하는 여성의 자궁내막암 발병률은 호르몬 치료를 받지 않는 여성들에 비하여 상당히 낮다고 보고했다. 그리하여 자궁적출술을 통해 자궁이 없기 때문에 자궁내막암이 발생할 위험이 없는 여성들에게는 에스트로겐 보충요법(ERT; 에스트로겐만 단독으로 사용함)을, 자궁이 있는 여성들에게는 자궁내막암이 발생할 위험이 있기 때문에 호르몬 대체요법(HRT; 에스트로겐과 프로게스틴을 함께 사용)을 처방하는 방법이 최근까지 이어져 오고 있었다.

에스트로겐이 유방암을 유발하지 않을까 하는 염려도 똑같은 방식으로 다뤄졌다. 호르몬 대체요법을 사용하는 여성들에 관한 연구를 통해, 이들이 호르몬 대체요법을 받지 않는 여성들보다 적은 유방암 발병률을 보였음이 보고되었다. 의문점이 제대로 풀렸든 안 풀렸든(실은 풀리지 않았지만), 호르몬 대체요법에 관한 홍보와 함께 에스트로겐 보충요법 광고도 본궤도로 돌아왔다.

호르몬 대체요법(HRT) 홍보업체들은 또 에스트로겐과 프로게스틴이 다른 질병들도 치료할 수 있다는 결론을 내리고, 곧 이어 호르몬 대체요법이 여성의 심장질환 위험을 낮추고 골다공증을 예방할 수 있다고 선전하기 시작했다. 이러한 주장이 나온 뒤로 골다공증을 '대중화' 시키고 여성들에게 널리 알리기 위한 대규모 마케팅 캠페인이 행해졌다. 실제로 수많은 여성들이 의사들로부터 에스트로겐 치료를 받지 않으면 심장병과 골다공증에 걸릴 수 있다는 불길한 말을 들었다. 이 책을 읽다 보면 알게 되겠지만, 호르몬 대체요법이 여성들의 심장질환을 예방한다는 첫 번째 주장은 사실이 아니다. 더구나 호르몬 대체요법은 골다공증의 진행을 되돌리지도 못한다. 그러나 이러한 잘못된 믿음은 극히 최근까지 이어져 왔다. 대개의 사람들은 의학적 지식이 없기 때문에 이러한 주장의 근거가 되는 연구를 확인하거나 반론을 제기할 수가 없었다.

호르몬 대체요법(HRT) 산업이 발전을 시작하던 초기에, 천연 프로게스테론은 까맣게 잊혀졌을 뿐 아니라 비슷한 구조를 가진 합성 프로게스테론(프로게스틴)으로 오인받기도 했다. 폐경기에 관한 서적들 중에 충분한 연구 검토를 거친 책조차 그런 실수를 저질렀다. 심지어 많은 문헌들이 합성호르몬인 프로게스틴을 표현하고자 할 때 프로게스테론이라는 용어를 사용하는 바람에 의사들을 포함하여 많은 읽는 사람들조차 천연 프로게스테론과 혼동하게 되었다. 마치 비슷하게 생긴 쌍둥이 형제가 같은 어머니에게서 태어났을지라도 서로 분명히 다른 것과 마찬가지로, 합성 프로게스테론인 프로게스틴은 천연 프로게스테론과 분자구조가 비슷하기는 하지만 역할과 하는 일은 분명하고도 확실하게 다르다. 사람들은 천연 호르몬을 사용했을 때의 효과를 전혀 궁금해하지 않았고, 천연 프로게스테론은 어떤 것인가 하는 질문조차도 하지 않았다.

에스트로겐 보충요법(ERT)에 관한 초기 논문들을 다시 읽어 보면 저자들의 열정과 정직한 확신이 느껴진다. 그렇지만 돌이켜보면 그들의 견해가 편협하다는 것도 알 수 있다. 그들은 여러 가지 중요한 의문점들을 무시했는데, 그 의문점이란 다음과 같은 것들이다. 다른 문화권의 여성들도 미국 여성들과 같은 폐경기 증상을 경험하는가, 아니라면 그것은 무엇 때문인가? 여기에 다른 요인은 작용하지 않는가? 체중 증가와 수분정체, 편두통, 유방팽창, 섬유낭성 유방질환(fibrocystic breasts) 등의 부작용은 어떻게 발생하는 것인가? 어째서 이런 증상들은 에스트로겐 수치가 아직 높을 때인 폐경기 이전에 시작되는가? 프로게스테론에는 어떤 일이 일어나는가? 호르몬 대체요법(HRT)의 프로게스틴의 부작용은 무엇인가? 특정 문화권에서 여성들 간의 증상의 차이는 운동과 식생활, 혹은 작업환경 등과 관련이 있는가? 그들은 에스트로겐을 향한 열정에 눈이 멀어 이처럼 더 넓은 곳을 내다보지 못했다.

사람들은 대부분의 여성이 폐경기 증세로 고통받는다고 생각한다. 그렇지만 연구들을 확인해 보니 이러한 가정을 뒷받침해 주는 어떠한 증거도 찾을 수 없었다. 대개가 이렇다더라 하는 이야기뿐이었다. 30년 간 가정의학 전문의로서 진료를 하고 수만 명의 미국 여성들과 이야기를 나눠 온 경험을 기반으로 필자가 생각하기에는, 정상적인 환경에서는 소수의 여성들만이 천연 호르몬 치료를 받을 만큼 심각한 안면홍조와 질건조증을 겪는다고 본다. 그러나 많은 여성들이 앉아서 생활하는 습관과 올바르지 않은 식생활, 피임약, 호르몬 대체요법(HRT), 그리고 일회용품이나 합성세제 등으로부터의 환경 에스트로겐에 노출되는 등의 이유로 30대 중반 이후부터 에스트로겐 우세 현상을 경험한다. 이들 중 대부분은 운동과 올바른 식생활만으로도 안정을 되찾을 수 있다. 또 다른 여성들은 몇 가지 생약과 비타민, 미네랄 보조식품 등으로 문제를 해결할 수 있다. 그렇지 않은 여성들도 대개는 천연 프로게스테론 크림을 사용하면 편안해진다. 필자가 볼 때 에스트로겐은 아주 소수의 여성들에게, 그것도 천연 에스트로겐을 짧은 기간 동안 사용하는 경우에만 필요하다.

『폐경기 산업』의 저자인 샌드라 코니는 폐경기 여성이 실제로 얼마나 아픈지를 주의 깊게 조사했다. 그녀 역시 폐경기 여성의 대다수가 건강하지 않다거나 몸이 쇠약해진다거나, 성욕을 잃는다는 주장에 대해 뚜렷한 증거를 찾지 못했다. 문제가 있어서 의사를 찾은 여성들의 대부분은 자궁이나 난소를 제거한 사람들로 폐경기 중에서도 아주 특별한 경우였다. 폐경기를 질환으로 보는 시각은 의사들과 제약회사들이 만든 것이다. 더욱이 에스트로겐 단독 사용으로 노화를 지연시킨다거나 여성들의 '젊음과 여성다움'을 영원히 지켜 준다는 주장을 뒷받침할 만한 증거는 전혀 없었다. 반면 에스트로겐 치료는 여성들에게, 작게는 짜증스럽고 크게는 생명까지 위협할 수 있는 부작용들을 일으켰는데, 그 이유는 인체의 에스트로겐과는 구조가 다른 합성 에스트로겐이 과도하게 처방되었기 때문이다.

에스트로겐에 대한 오해가 계속되다.

폐경기 문제를 에스트로겐 결핍 때문으로 보는 시각이 어떻게 아직도 의사들과 대중을 지배하고 있는가? 잡지에 실리는 기사를 통제하는 검열 같은 것이라도 있는가? 답은 그렇기도 하고 아니기도 하다는 것이다. 공식적인 검열은 없지만, 제약회사가 광고의 지배를 받는 잡지들에게 계속해서 미묘한 압력을 가함으로써 에스트로겐에 대한 오해를 지속시키는 눈에 보이지 않는 경제적 검열은 존재한다. 캐나다 밴쿠버에 있는 브리티시 컬럼비아 대학 산부인과 내분비학 교수인 제릴린 C. 프라이어 박사(Jerilynn C. Prior, M.D.)가 쓴 '폐경기에 관한 목소리' 라는 제목의 기사 중에서 다음의 글을 읽어 보기로 한다. 프라이어 박사의 글을 보면 그녀의 생각이 잘 드러난다.

> 그는 신중하게 단어를 골라 쓰며 말했다.
> "그럼 안 쓰시는 편이 낫겠습니다. 애써 쓰신 글이 책에 실리지 못한다면 제 마음이 편하지 않을 것 같습니다."
> 나는 가정의들을 대상으로 하는 폐경기의 치료에 관한 지침서 중 골다공증에 관한 짧고 실용적인 원고 한 챕터 하나를 써 달라는 의뢰를 받은 참이었다. 나는 내가 맡은 원고의 방향을 어떻게 잡을 것인지 의논하려고 이 책 편집장인 젊은 산부인과 의사에게 전화를 걸었다. 대화를 나누는 동안 내가 써야 할 주제가 점차 분명해졌다. 바로 "모든 폐경기 여성은 에스트로겐 치료를 받아서 골다공증을 예방해야한다."는 것이었다.
> "어쨌든 감사합니다. 안녕히 계십시오."
> 그가 말했다.
> 나는 수화기를 내려놓으면서 수많은 감정이 교차하는 것을 느꼈다. 맨 처음 느낀 것은 안도감이었다. 데드라인에 시달리지 않아도 되는 것이다. 다음 순간 씁쓸한 억울함이 밀려들었다. 나는 버림받았고, 깨끗이 제거되었다. 내가 진실이라고 믿고, 의사들과 환자들에게 도움이 되리라고 믿는 것을 입 밖에 내지 못하게 되었다. 이 젊은 산부인과 의사의 세계관에는 정직하고도 과학적인 의견이 비집고 들어갈 자리가 없었다. 이 모든 감정이 정리되고 나자 나는 화가 났다. 그 의사

는 어떻게 감히 그의 세계관을 내게, 그리고 여성들에게 강요할 수가 있단 말인가! 그는 세상 인구의 절반을 차지하는 여성들이 맞이할 수밖에 없는 자연스러운 삶의 단계를 추호의 망설임도 없이 질환으로 규정지어 버린 것이다.

나는 나 자신이 폐경기에 관한 전문가가 아니라는 것은 인정한다. 나는 생식에 관한 미래 지향적 연구를 해 온(그리고 그 중 몇 편은 출판도 한) 15년 경력의 생식 내분비학(reproductive endocrinology) 전공의 산부인과 전문의이자 폐경주위기에 처한 수많은 여성 중의 한 여성일 뿐이다. 개인적 경험과 내 환자들의 병력을 잘 알고 있으며, 내가 연구하는 학문이 타당성을 중시하고 미래 지향적이며 피시험자를 임의로 추출해 연구하는 과학이기 때문에, 나는 폐경기가 과연 치료해야 할 분야인지, 특히 에스트로겐 결핍이 정말 큰 문제인지 의구심을 품게 되었다. 예컨대, 내가 소위 '과학'이라는 것을 연구하면서도 정작 나 자신의 폐경주위기에 대해서는 제대로 대비하지 못했다는 사실에 스스로 놀랐다. 주기가 계속 길어지면서 에스트로겐 수치가 점차 줄어들고, 아주 낮아지다가 월경이 끝나 버린다는 요즘의 견해는 여덟 명의 여성을 상대로 한 연구에 바탕을 두고 있다. 이 연구란, 폐경기로 이행해 가는 데 일반적으로 걸리는 4년 가운데 얼마 동안인지 특별히 밝혀지지 않은 월경주기를 택해서 그 며칠 동안 대상 여성들의 피를 매일 뽑아 검사한 연구였다. 그러나 이와는 대조적으로, 나는 지난 2년 동안 안면홍조와 식은땀을 경험하면서도 단 한 차례의 월경도 거르지 않았다. 내 주기는 여전히 정상적이거나 가끔씩 짧아질 때도 있었고, 양이 좀 많은 편이었으나 두 번의 예외를 제외하고는 배란시의 특징(ovulatory characteristics)도 지극히 정상이었다(10일 이상의 정상적 황체기가 있음).

지금 내가 경험하는 것이 에스트로겐 과다현상인 것 같다고 이 편집장에게 얘기한다면 그 사람은 어떻게 생각할까? 난포기가 짧아지고 많은 양의 경부점액이 일찍부터 분비되고, 주기가 짧아질 때가 있으며, 유방이 부풀고 유두가 예민해지는 현상을 그 편집장은 무엇 때문이라고 설명할까? 내가 겪고 있는 증상들은 그저 나의 상상에 불과한 것일까? 하지만 내 경험들은 학계에도 보고된 것인데…

예를 들어 뉴가르텐(Neugarten)은 폐경전기의 여성들이 겪는 증상이 폐경기 이후보다도 청소년기에 관찰되는 증상과 유사하다는 사실을 발견했다(청소년에게 안면홍조 현상이 덜하다는 점만 제외하고). 그러나 유방의 예민함과 체중 증가, 몸의 부종, 기분 변화를 청소년기에 겪는다고 하면 의사들은 그 이유를 에스트로겐 수치가 높기 때문이라고 할 것이다. 그런데, 똑같은 증상들이 폐경기로 이행해 가는 시기에 나타나면 그 때는 '에스트로겐 결핍' 때문이라고 할 것인가? 뭔가 잘못되어 있었다.

나는 전화 통화 내용을 되짚어 보았다. 폐경기는 모든 여성의 인생에서 정상적인 단계라고 생각한다는 내 말에 그는 별로 좋아하지 않았다. 그런 글을 쓰면 독자들이 혼란스러워한다는 것이다.

"폐경은 심장질환과 골다공증을 유발한다고 문헌에 분명히 명시되어 있습니다. 그리고 혈관운동성 증상이라든가 기분 변화, 성욕감소, 그 밖의 여러 가지 문제를 일으킨다고 기록되어 있습니다."

그는 말했다. 호르몬 치료를 받을지의 여부를 최종적으로 결정할 사람은 여성들 자신이라고 내가 얘기하자, 그는 별 일 아니라는 듯 대꾸했다.

"그야 그렇죠. 하지만 여성들이 올바른 선택을 하려면 의사들이 여성들에게 에스트로겐 결핍이 원인이라는 것을 알려 주어야 합니다."

"사십 대 후반이나 오십 대 초반에 병자가 될 수밖에 없다고 한다면 여자들 기분이 어떻겠어요?"

그는 내 질문에 대답하지 않았다. 그저 다음과 같이 대꾸할 뿐이었다.

"제가 여자라면 에스트로겐을 쓰겠습니다."

"그렇지만 여자들 중에는 에스트로겐이 잘 받지 않는 사람도 있어요."

나는 항변했다.

"에스트로겐 치료, 그러니까 호르몬 치료는 말이죠 …"

그는 에스트로겐이 중요한 여성 호르몬이기도 하다는 내 믿음을 알고 있었기 때문에 어휘를 수정해서 말을 계속했다.

"그건 몸에 좋은 겁니다. 대부분의 여성들이 호르몬 치료를 아주 잘 견디고 있습니다."

내가 대답하지 않자 그는 말을 이었다.

"다른 곳에 있는 제 동료들도 저를 찾아와서, 마흔 살인 아내가 심장마비를 일으키지 않도록 에스트로겐 치료를 해 달라고 합니다."

"어째서 마흔 살의 아내들이 직접 찾아오지 않나요?"

나는 이런 질문을 던지면서 무력함까지 느꼈다.

그는 내 질문에 대답하지 않았다.

어쩌면 그 의사들의 마흔 살의 부인들은 자기가 병에 걸렸다고 생각하지 않는 게 아닐까 하고 나는 생각했다. 그 여성들은 자궁내막암에 걸릴 위험을 무릅쓰느니 차라리 심장마비에 걸릴 가능성을 감수하는 편이 낫다고 생각할는지도 모른다.

"많은 여성들이 골다공증보다는 자궁내막암을 더 두려워하고 있어요. 치료를 받지 않으면 자궁내막암에 걸리지 않을 것이고, 건강한 생활 습관을 유지하면 골다공증에 걸리지 않는다고 생각하는 거죠."

내가 말했다.

"프로게스틴을 에스트로겐과 함께 투여하면 자궁내막암에 걸릴 위험성은 아주 낮습니다."

그는 재빨리 대답하고 나서 다음과 같이 덧붙였다.

"자궁내막암에 걸릴 경우에도 대개 완치가 가능합니다."

'별 것 아닌' 자궁내막암 정도는 성가시다는 투였다.

나는 에스트로겐 치료가 심장마비를 예방한다는 견해에 대해서도 충분한 증거가 없는 것 같다고 말했다. 많은 실험에서 에스트로겐을 투여받은 여성 그룹은 원래가 건강 상태도 좋고, 비만하지도 않고, 하루의 대부분을 앉아서 생활하지도 않으며, 심장질환도 없는 여성들이었던 반면, 에스트로겐을 투여받지 않았거나 앞으로도 투여받을 생각이 없는 여성 그룹 쪽은 피험자들이 무작위로 추출되지도 않고 맹검(blind test)되지도 않았다. 그가 대답할 말을 찾기 전에 나는 말을 계속했다.

"에스트로겐 치료에 대해 남성들을 상대로 실시된 한 차례의 이중 맹검 무작위 임상실험에서 심장마비와 여러 가지 합병증〔폐색전증(pulmonary embolism)과 혈전증(thrombosis)〕을 예방하는 효과가 전혀 나타나지 않아서 이 실험이 조기 중단되었다는 거 알잖아요. 게다가 이유는 밝혀지지 않았지만 에스트로겐 치료를 받은 남성들 쪽에서 모든 종류의 암에 걸릴 위험이 크게 증가했어요."

"네, 알아요. 그러니까 제가 에스트로겐 치료를 받지 않는 겁니다."

그는 무례하게 대답했다.

소용이 없었다. 도대체가 말이 통하지 않았다. 그가 하고 싶은 말은 이거였다. "폐경기는 에스트로겐이 부족한 질환이고 따라서 에스트로겐으로 치료해야 한다." 나는 폐경전기 여성으로서 내 경험과 생식내분비학에 관한 과학적 지식을 모두 꿰뚫고 있었다. 그렇지만 내 경험은 요즘 유행하는 이론적 견해에 맞지 않기 때문에 퇴출 대상이었다. 폐경기에는 에스트로겐이 부족하다는 요즘 유행하고 있는 의견에 확신을 가진 사람은 이 편집장 한 사람뿐이 아니다. 주위에 영향력 있는 다른 의사들도 모두 똑같다.

"우리는 호르몬 부족 증상을 겪는 모든 여성들이 에스트로겐 치료를 받기를 권합니다."

하지만 우리가 아는 게 뭐가 있나? 출산이나 가족력, 체중, 운동 여부를 기초로 여성의 호르몬 변화나 경험을 예측할 수 있는가? 그렇지 않다. 오히려 우리는 마지막 월경 전까지 일어나는 모든 일들을 '에스트로겐 결핍' 탓으로 돌리면서 정해진 패턴에 들어맞지 않는 여성들의 불만을 신경성 질환이라고 매도하고 정신과에 의뢰한다. 사실 우리들은 월경의 과도기에 대해 아는 것보다 에이즈 질환의 자연적 역사를 더 잘 알고 있다.

나는 수화기를 내려놓고 사색에 잠겼다. 최소한 이번만큼은 폐경기를 바라보는 시각을 두고 싸움을 벌일 수 있었다. 나는 그 책자의 편집장과 아는 사이였고, 그 또한 내가 하는 연구를 알고 있었다. 원고 한 챕터를 써 달라는 부탁까지 받았다. 그렇지만 이 모든 유리한 조건에도 불구하고 내 목소리는 철저히 무시당했다. 내가 그의 선배이며 학문적 동료인데도 거부당하고 만 것이다.

산부인과 의사인 내 목소리가 이토록 쉽게 무시되고 묵살되는 판에, 다른 일반 여성들의 말이 귀에 들릴 리가 있겠는가?

바로 그것이다. 개인적 경험과 학술적 성과, 관련 문헌들에 대한 전문적인 지식을 갖춘 여성 생식학자가, 자신이 잘 아는 주제의 집필 의뢰를 받았다가 취소당했다. 그녀의 결론이 에스트로겐에 관한 그 시대의 이론적 유행과 일치하지 않는다는 것이 이유였다. '용납 가능한' 선에서 벗어나는 결론을 가진 다른 전문가들도 그녀와 똑같은 상황을 겪었다.

호르몬 대체요법(HRT)을 재조명하다.

1990년대 중반이 되자 호르몬 대체요법(HRT)의 실제 효능이 광고와 다르고 심지어는 도움을 주기보다 해악을 끼치고 있다는 과학적 증거들이 나오기 시작했다. 그러나 수많은 연구 결과, 이와 같은 증거들조차 제약회사들이 호르몬 대체요법으로 예방되는 질환에 관한 과대광고를 계속하는 가운데 여전히 무시되어 왔음이 드러났다. 대다수의 의사들은 여전히 폐경기 여성들이라면 반드시 호르몬 대체요법을 받아야 한다고 굳게 믿고 있었지만, 여성 환자들의 경우에는 부작용 때문에 그런 믿음을 가진 사람이 25%에 불과했다. 체중 증가와 복부 팽만감, 유방의 예민한 느낌, 불안감, 우울증과 불면증 등을 호소한 여성들은 호르몬 대체요법의 중단은커녕 수면제와 항우울제 처방을 받았고 그래서 상태는 더 나빠졌다.

그러던 중 2002년 여름, 두 건의 중요한 연구 결과가 『미국 의학 협회 저널(JAMA; Journal of the American Medical Association)』에 발표됨으로써 호르몬 대체요법(HRT)에 대한 의사들의 굳은 신념을 바꿔 놓기에 이르렀다. 그 즈음 나는 한 여성으로부터 이메일을 받았는데, 그 환자는 필자의 책을 읽고 의사에게 가서 프렘프로 복용을 중단하고 천연 호르몬을 쓰게 해 달라고 말했다고 한다. 그러자 의사는 이렇게 말했다고 한다.

"대체 왜 그러시는 건데요?"

그녀가 이유를 말하려 하자 그는 그녀의 말은 듣지도 않고 또 다시 프렘프로 처방전을 써 주었다는 것이다. 필자는 10년이 넘도록 이와 비슷한 사연이 적힌 편지를 1천 통이 넘게 받았다.

두 건의 논문 중에서 호르몬 대체요법을 향해 최초의 직격탄을 날린 것은 2002년 7월에 발표된 WHI(Women's Health Initiative)의 대규모 연구 결과였다. 이 연구 중에는 가장 흔한 형태의 호르몬 대체요법인 프렘프로가 어떤 효과를 주는지 관찰하는 과정이 포함되어 있었다. 이 연구는 5년 후에(원래 계획은 8년 예정이었으나 예정보다 3년이나 앞당겨짐) 서둘러 중단했는데 그 이유는 프렘프로〔Prempro-Premarin(임신한 암말의 에스트로겐)에 Provera (합성 프로게스테론)를 첨가한 것〕를 사용한 여성들에게서 침윤성(invasive) 유방암과 심장질환, 심장마비의 위험이 뚜렷하게 증가했기 때문이다.

이 연구는 50세에서 79세에 이르는 여성 1만 6천여 명의 건강 상태를 분석했는데, 5년이 지났을 때 프렘프로를 사용한 그룹은 유방암 위험성이 29%, 심장질환 위험이 26%, 심장마비 위험이 41% 더 높았다.

이 수치가 좀더 구체적으로 와 닿게 하려면 인구 수에 대비시켜 보면 된다. 프렘프로를 사용한다고 알려진 6백만 명의 여성 중(이것은 상당히 적게 잡은 수치이고 다른 호르몬 대체요법(HRT)의 합성물을 사용하는 9백만의 여성들은 계산에 들어가 있지 않음), 이 형태의 호르몬 대체요법을 사용함으로 인해서 5년 후에 유방암에 걸릴 수 있는 사람이 4천 2백 명, 심장질환에 걸릴 수 있는 사람이 4천 8백 명, 심장마비를 일으킬 수 있는 사람이 1만 8백 명이라는 얘기다. 지난 10년의 세월에 이 수를 적용시켜 보면, 4만 명 가까이 되는 여성이 이 약을 복용해서 건강에 해를 입은 셈이 된다(물론 사망도 포함된다). 이것은 엄청난 수치이며, 이 약을 복용하여 체중 증가와 피로, 불안, 우울, 신경과민, 두통, 불면, 복부팽만감, 갑상선 기능저하, 성욕감소, 담낭 질환, 혈전 등으로 고생하는 여성들의 수는 포함되지도 않았다.

이 시나리오에서 가장 마음에 걸리는 부분은 이것이 의사들의 판에 박힌 부주의한 진료 방식 때문에 생겨났다는 것이다. 나이 50이 넘은 여성이 무슨 증상을 하소연하기만 하면, 설령 그것이 폐경기와는 별로 관계없는 증세라 하더라도 무조건 호르몬 대체요법을 만병통치약처럼 처방하는 태도가 문제였다(필자가 볼 때는 안전성과 효과조차 충분히 검증되지 않았는데도 불구하고). 많은 경우, 어떤 호르몬이 얼마나 필요한지를 알아보기 위한 호르몬 수치 검사조차 해 보지 않고 한 가지 용량이 모든 환자에게 맞는다(One-dose-fits-all)는 생각으로 수백만의 여성에게 과량의 에스트로겐을 투여한 것이다. 게다가, 호르몬 대체요법에서 프로게스테론의 효능은 거의 무시되고, 특허의 대상이 되는(따라서 경제적인 이득을 챙길 수 있는) 합성 대체물인 프로게스틴이 선호되었다는 점도 문제였다.

WHI(Women's Health Initiative) 연구가 중단되고 그 후 얼마 되지 않아 두 번째 또 한 편의 연구 결과가 발표되었다. 이번 것은 전국적인 유방암 집단 검진 프로그램의 일환으로 실시된 유방암 발견 논증 계획(Breast Cancer Detection

Demonstration Project)을 통해 나온 결과였는데, 에스트로겐만을 사용하는 에스트로겐 보충요법(ERT)이 난소암에 걸릴 위험성을 전체적으로 세 배나 끌어올린다는 사실을 보여 주었다. 에스트로겐 단독 투여가 여성의 생식계에 암을 유발할 수 있다는 것이 최소한 20년 전부터 알려져 왔는데도 불구하고 자궁이 없는 여성들에게 에스트로겐만을 처방하여 왔던 일은 애초부터 의료계에서 행해져서는 안 될 일이었다.

기존의 호르몬 대체요법(HRT)을 사용하면 득보다는 실이 크다는 증거가 쏟아져 나왔는데도 불구하고 제약회사들은 미국 여성들에게 호르몬 대체요법을 받으라고 권하는 노력을 포기하지 않고 있다. 의학 연구로 밝혀진 좋지 못한 결과들을 감추고 왜곡하기 위해 가장 일반적으로 사용되는 방법은 통계를 교활하게 조작하는 것이다. 정보를 전달하는 과정은 흔히 생각하는 것만큼 솔직하지 못하다. 경우에 따라 완전하고 심오한 지식을 전할 수도 있지만, 어떤 경우에는 거짓말을 하는 것도 아니면서 진실을 흐리고 꼬아서 전달할 수도 있는 교묘한 기술을 이용한다. 약삭빠른 사람들은 이런 것이 가치 있는 자산으로 여겨지는 분야, 그러니까 광고계라든가 부동산 중개업, 정치 같은 부분에서 후자 쪽의 태도를 통해 꽤 많은 수익을 올린다. 융통성이라는 것이 전혀 있을 수 없는 물리학이나 화학 같은 과학 분야에서는 진실을 오도하고 흐리는 기법이 그래도 덜 사용되는데, 그 이유는 발각될 경우 그 사람의 평판에 아주 심각한 손상을 가져오기 때문이다. 그러나 보건학에서는 뭐든 끼워 맞추기 나름이다. 그럴지라도 생명을 다루는 의학 분야에서는 그런 일이 있어서는 안 된다.

WHI(Women's Health Initiative)의 프렘프로 연구 결과가 발표된 지 몇 달이 지난 어느 날 오후 필자는 우연히 아주 인기 있는 토크쇼를 보게 되었는데, 그 날의 대체적인 주제는 유방암에 관한 것이었다. 그 날의 게스트 중에는 대중매체에서 호르몬 대체요법을 열심히 홍보하는 것으로 유명한 여의사가 한 사람 있었는데, 그 의사는 호르몬 대체요법이 대단히 안전하고 효과가 크며, WHI의 연구 결과에 대해서는 걱정할 필요가 없다고 강변했다. 자신이 그 연구에 동의하는 부분은 호르몬 대체요법을 평생 쓰지 말고 폐경기에 즈음하여 몇 년 동안만 사용해야 한다는 부분뿐이라고도 했다. 그리고 자신의 태도를 정당화하기 위하여, WHI에서 발표된 통계에 대해 이론적으로는 맞지만 대단히 잘못된 해석을 내렸다. 즉, 이 연구에서 유방암의 발병률이 26%(42명 차이) 증가한 것은 그리 중요한 현상이 아니라는 것이다. 왜냐 하면 호르몬 대체요법 치료를 받는 8천 명 가운데 42명이 더 암에 걸렸다는 것은 적은 숫자인 데다 8천 명 중에 0.5%에 불과해서 의미가 없다는 것이었다.

잘 모르는 일반 사람들이 듣기에는 정말 대단치 않은 비율로 느껴진다. 그러나 그 시기에 미국에서 프렘프로를 처방받고 있던 여성은 6백만 명이 넘었다. 6백만은 8천보다 750배나 많은 수다. WHI 연구의 42명을 전국으로 확대해 보면, 프렘프로와 명백히 상관이 있는 유방암 환자가 3만 1천 5백 명이나 증가한다는 의미가 된다.

그 중에 독자 여러분의 가족이 포함되어 있다면 어떻게 할 것인가? 이러한 이유 때문에 이 연구가 서둘러서 조기 중단되었던 것이다. 유방암 환자를 3만 1천 5백 명이나 증가시킬 가능성이 있다면 그 '치료법'은 더 이상 처방되어서는 안 된다. 게다가 심장마비와 담낭 질환의 증가는 계산에 들어가지도 않은 수치였다.

여기서 더욱 심각한 것은, 실제 숫자는 이보다 훨씬 많을 수도 있다는 것이다. 왜냐하면 WHI(Women's Health Initiative) 연구의 피실험자로 뽑힌 여성들은 신중하게 심사되고 심장질환이나 당뇨, 심장마비, 유방암의 병력이 있을 경우 실험에서 제외되었기 때문에 실제 병원에서 호르몬 대체요법(HRT)을 처방받는 여성들의 다수를 대표한다고 말하기란 어렵기 때문이다.

이 숫자는 또 애초에 피실험자로 참가했던 여성 중 40%가 부작용 때문에 중도 하차했다는 사실도 말해 주지 않았다. 실험을 일찍 그만둔 40%의 여성들에게는 무슨 일이 있었을까? 『뉴욕 타임스』지의 과학 기자인 지나 콜라타가 쓴 기사에 따르면, 미국 국립보건원(NIH)은 다음과 같은 보고서를 제출했다고 한다.

"연구에 참가했다가 호르몬 복용을 중단한 여성들은 호르몬 치료를 전혀 받지 않은 여성들보다 더 많이 유방암에 걸렸다… 국립 노화연구소 소장 리처드 로즈 박사는 '호르몬을 4, 5년쯤 복용하지 않고서 유방암의 위험성이 높아지지 않았다고 생각하는 사람들은 이 연구결과를 확대해서 잘못 해석하고 있는 것이다.' 라고 말했다. 다시 말해, 호르몬 대체요법을 한 두 해만 사용해서는 안전성 여부를 알 수 없는 것이다. 그러므로 구매자들은 조심해야 한다."

　　이제 분위기를 바꾸어서 현실을 직시할 때가 왔다. 그것은 이 책이 목표하는 바의 일부분이기도 하다. 주류 의학은 폐경기가 에스트로겐 결핍에 의한 질환의 시작이고, 따라서 에스트로겐으로 치료해야 한다는 믿음을 확고하게 지키고 있다. 여러분도 앞으로 알게 되겠지만 이는 과학적으로도 부정확할 뿐만 아니라 편협하고 권위주의적이며 속 좁은 견해로, 이 문제를 더 깊숙이, 더 건설적으로 바라보는 데에 커다란 장애가 되고 있다. 이 책을 통해 여러분은 더 나은 해답을 찾게 될 것이다.

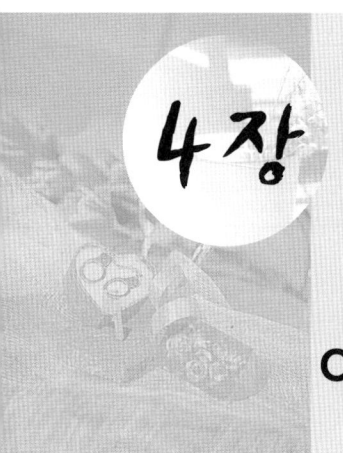

4장
에스트로겐이란 무엇인가?

폐경기의 여성들에게 보편적으로 호르몬 대체요법(HRT)을 처방해 온 지난 40여 년 가량의 진료 역사 덕분에, 에스트로겐은 이제 귀에 익은 단어가 되었다. 그러나 불행하게도 여성들과 의사들 사이에는 에스트로겐에 관한 잘못된 정보가 엄청나게 많이 퍼져 있다. 이 장에서는 에스트로겐에 관한 진실을 필자가 알게 된 그대로 여러분과 나누어 보려고 한다.

에스트로겐과 프로게스테론의 적절한 균형, 즉 호르몬 균형에 관한 중요한 열쇠를 얻으려면, 프로게스테론이 부족하고 에스트로겐이 과다하게 많을 때, 에스트로겐은 몸에 독이 된다는 사실을 알아야 한다. 따라서 프로게스테론은 에스트로겐에 대해 균형을 맞춰 주거나, 혹은 완화 작용을 한다. 서양에는 에스트로겐이 정말로 부족한 여성들은 별로 없으며 대부분 프로게스테론이 부족하다. 그 동안 필자는 에스트로겐을 공격한다고 많은 비난을 받았지만, 사실은 호르몬 대체요법(HRT)에서 진짜 프로게스테론이 얼마나 필요한가를 알지도 못하고 알려고도 하지 않는 의료인들의 태도를 공격했을 뿐이다. 에스트로겐이 원래부터 잘못된 것은 아니다. 충분한 양의 에스트로겐은 건강을 유지하는 데 필수적이지만, 과량사용되거나 프로게스테론이나 그 밖의 호르몬들과 균형을 이루지 못할 때는 몸에 해롭다는 것이다. 폐경기에 이르러 약간의 에스트로겐 보조식품을 섭취할 필요가 있는 여성도 물론 많다. 이들은 체구가 작고 마른 체형이며, 정말 에스트로겐이 부족한

지 여부는 타액으로 호르몬 수치를 검사하면 쉽게 알 수 있다.

  신체기능이 정상적인 폐경전기 여성의 경우, 에스트로겐의 대부분은 프로게스테론과 안드로겐(남성 호르몬)을 재료로 해 난소에서 만들어진다. 폐경기가 지나면 에스트로겐의 대부분이 난소와 부신피질에서 여전히 분비되는 남성 호르몬을 재료로 하여 체지방세포 내에서 만들어진다. 체지방이 많은, 즉 비만인 폐경전기 여성들의 에스트로겐 수치가 더 높고, 체형이 야윈 사람들이 에스트로겐 결핍 현상을 보이는 것은 바로 이러한 이유 때문이다.

  에스트로겐과 프로게스테론은 보기에는 정반대의 기능을 수행하는 것 같지만 실은 음양처럼 서로 상반되면서도 서로에게 상당히 밀접한 영향을 미친다. 프로게스테론은 에스트로겐이 신체에 좋지 않은 부작용을 일으키지 않게 균형을 맞춰 주면서도, 에스트로겐의 도움 없이는 체내에서 적절한 기능을 수행하지 못한다.

  그러나 에스트로겐에 관한 얘기를 더 진전시키기 전에, 먼저 의미론적 문제를 확실히 해 둘 필요가 있다. 에스트로겐이 처음 발견되었을 때, 연구원들은 이것이 바로 성욕을 일으키는(estrus) 호르몬이라고 생각했다. 시간이 지나면서 여러 가지 타입의 에스트로겐이 발견되었고 각각 특정한 화학적 명칭이 붙었다. 따라서 에스트로겐이라는 단어는 일정 부류의 호르몬들을 일컫는 이름이 되었고, 그 하나하나가 에스트로겐으로서의 기능을 수행하며 자기만의 고유한 이름을 갖는다. 예컨대 에스트론(E1)과 에스트라디올(E2), 에스트리올(E3) 등이 그것이다. 에스트로겐은 한 가지 호르몬의 이름이 아니라 비슷한 호르몬들을 묶어서 부르는 이름인 것이다. 사과에 비유해 보자. 사과라는 품종을 가진 사과는 없다. Winesap, Red Delicious, Jonathan(한국 사람에게 익숙한 사과이름으로 바꾸면 홍옥, 국광, 후지 사과 등) 등의 이름이 있고, 각각의 이름은 특정한 타입의 사과를 일컫는다. 에스트로겐도 마찬가지다. 에스트로겐이라는 이름의 에스트로겐은 없다. 호르몬에 관하여 의학서적과 대중서적들에서는 일반적으로 작가가 이러 저러한 기능을 수행하는 호르몬을 일부러 에스트로겐이라고 잘못 부르고 있다. 이러한 잘못 때문에 각 타입의 에스트로겐은 체내에서 각각 서로 다른 기능을 수행하는데도 불구하고 모든 에스트로겐들이 한 가지 역할만을 하는 것 같은 오해를 불러 일으켜 왔다. 사과를 일반화시켜 말할 수 없듯이, 에스트로겐도 일반화시켜 말할 수 없다.

이에 비하여 프로게스테론이라고 하면 한 가지 특정 호르몬만을 일컫는 것이다. 따라서 프로게스테론은 한 가지 부류의 호르몬에 대한 이름도 되고 그 부류를 이루는 유일한 구성원의 이름도 된다. 신체는 프로게스테론을 이용하면서 17-α-OH-프로게스테론 등의 유도체(derivatives)들과 대사산물(metabolites)들을 만들어 내는데, 이것들은 엄밀히 말해서 프로게스테론의 기능이 아닌 자기만의 고유의 기능과 활동 영역을 가지고 있다.

프로게스테론의 대사산물[간에서 대사(metabolization)됨] 중에는 알로프레그나놀론(allopregnanolone)이라는 것이 있는데, 이것은 양이 충분하면 뇌세포에 마취제 같은 역할을 한다. 이렇듯 다양한 유도체들과 대사산물에는 모두 이름이 있고, 그 모두가 프로게스테론과는 기능과 역할이 다르다. 안드로겐(남성 호르몬의 총칭)도 테스토스테론을 비롯하여 여러 대사산물이 있는데, 마찬가지로 기능과 역할이 서로 다르다.

에스트로겐이라는 말이 일반적으로 체내에서 생성되면서 성욕을 일으키는 활동을 하는 호르몬 집단을 칭하는 말이긴 하지만, 인체가 아닌 곳에서 찾을 수 있는 에스트로겐도 있다.

피토에스트로겐(phytoestrogen; 식물성 에스트로겐)이란 에스트로겐과 유사한 활동을 하는 식물성 화합물을 말한다. 이것은 대체로 인체가 만들어 내는 내인성 에스트로겐보다 약하게 작용하기는 하지만, 내인성 에스트로겐이 결합하는 인체 내의 에스트로겐 수용체(estrogen receptor)와 똑같은 수용체와 경쟁적으로 결합하기 위해서 온몸 전체에서 각축전을 벌인다. 따라서 에스트로겐 과다 증상을 감소시키기 위해 피토에스트로겐(phytoestrogen)을 사용했을 때 에스트로겐 과다 증상을 감소시키는 성공적인 치료 결과를 얻은 경우도 있었다.

제노에스트로겐(xenoestrogen)이란 외부로부터 들어온 에스트로겐(foreign estrogen)으로, 그 밖의 환경합성물질(대개 석유화학물질)로서 활동이 에스트로겐과 유사하면서도 아주 강력하게 작용하기 때문에 대단히 유해하다고 볼 수 있다. 이에 대해서는 다음에 간단히 설명할 것이고, 후에 더 깊이 다룰 것이다.

우리가 논의할 네 번째 타입의 에스트로겐은 제약회사들이 만드는 합성 에스트로겐이다. 이것들은 특허를 받기 위해 분자구조를 변형시킨 에스트로겐이다. 제노에스트로겐처럼 이것도 내인성 에스트로겐(body's own estrogen)보다 강하게 작용하고 몸에 더 해로운 경향이 있다.

합성 에스트로겐의 예로는 DES(diethylstilbestrol)를 들 수 있다. 이 약은 회향풀(fennel)과 아니스(anise)에서 나오는 P-anol이라는 피토에스트로겐(phytoestrogen)과 분자구조가 비슷하다. DES 변종은 P-anol 분자 두 개를 나란히 연결시켜 놓은 듯한 모양이고, 내인성 에스트라디올(body's own estradiol)만큼 강력하게 작용한다. DES는 합성 비용이 많이 들지 않아 값이 저렴하고 경구복용했을 때 활동성이 매우 강하다. 과거에는 월경주기를 규칙적으로 정상화시키는 데 사용되기도 했다. 하지만 식물에서 나는 P-anol은 인체에 적은 양만 사용하면 해가 없는 반면, DES는 특정 종류의 암을 유발할 수 있다(DES를 복용한 임산부의 경우, 딸에게는 질암이나 자궁경부암이, 아들에게는 고환암이 나타남). 이러한 사실이 알려진 이후 DES는 다른 약, 그러니까 덜 위험하다고 생각되는 합성 에스트로겐 화합물로 대체되었다. 에스트로겐에는 지방을 축적시키는 작용이 있기 때문에, DES는 축산농가에서 도살용 소들을 단기간 내에 더욱더 빨리 살찌우게 하는 데에도 광범위하게 사용된다. DES로 살찌게 한 이러한 쇠고기들을 먹고 있는 우리도 이러한 질환들에 노출되어 있는 것이다.

에스트로겐성 물질의 공통적인 특징은 화학계에서 페놀 A 고리(phenolated A-ring)로 불리는 부분을 지녔다는 점이다(그림 2 참조). 이 A 고리는 일부 세포에 있는 분자라고 하는 자물쇠를 열 수 있는 분자의 열쇠라고 볼 수 있다. A 고리는 에스트로겐에는 있지만 프로게스테론과 테스토스테론, 코르티코스테론 등 여타의 스테로이드 호르몬 분자에는 존재하지 않는다. 이 A 고리야말로 에스트로겐의 성질을 가진 물질을 다른 물질과 구분해 주는 것이 특징이며, 에스트로겐의 성질을 가진 물질이 인체 내에서 특정 작용을 수행할 수 있는 것도 이 때문이다. 환경을 서서히 오염시키는 석유화학 유도체(플라스틱, 제초제, 살충제, 그리고 다이옥신 등의 산업 부산물)에서 나오는 제노에스트로겐에는 모두 이 A 고리가 있다. 이중 일부는 나노그램 단위만 사용해도 지극히 강력한 효과를 발휘하는 에스트로겐의 성질을 가진 물질이다. (나노그램이란 1억분의 1g으로, 일반인들에게는 감조차 잡히지 않는 굉장히 적은 양이다.). 만일 제노에스트로겐에 노출되면 유방암과 난소암, 남성의 정자 수 감소, 고환암, 그리고 전립선암 등에 걸릴 수 있다는 증거가 산더미처럼 쌓여 있다.

에스트로겐은 체내 어디에서 어떻게 만들어지고 사용되나?

에스트로겐에 관한 몇 가지 재미있는 사실

에스트론과 에스트라디올, 에스트리올은 여성의 몸에서 분비되는 세 가지 중요한 에스트로겐이다. 에스트론은 E1으로, 에스트라디올은 E2로, 에스트리올은 E3로 불리기도 한다. 여성이 임신하지 않은 상태일 때 에스트론과 에스트라디올은 난소에서 하루에 100에서 200마이크로그램 정도만 분비되며, 에스트리올은 에스트론의 대사 과정에서 발생하는 극소량의 부산물일 뿐이다. 그러나 임신기에는 에스트로겐의 대부분을 태반에서 맡아 분비하게 되는데, 에스트리올은 mg 단위로 분비되는 데 비하여 에스트론과 에스트라디올은 몇 마이크로그램 정도밖에 분비되지 않으며, 에스트라디올이 가장 적게 분비된다.

폐경기가 지나면 에스트론은 주로 체지방과 근육세포에서 부신피질 스테로이드인 안드로스테네디올이 전환됨으로써 계속 만들어진다. 체지방이 많을수록 더 많은 에스트론이 생성된다. 실제로 비만한 여성들은 폐경기가 지난 뒤에도 폐경전기의 마른 여성들보다 더 많은 에스트로겐을 만들어 낸다. 그러나 비만한 여성들도 안면홍조라는 문제 앞에서는 어쩌지 못한다. 비만한 여성들이 안면홍조를 호소할 때, 에스트로겐이 상당히 많은데도 불구하고 의사들은 아직도 여전히 에스트로겐 호르몬을 처방하고 있다.

태반에서 생성되는 에스트리올은 태아의 부신피질이나 모체에서 공급되는 호르몬 DHEA(dehydroepiandrosterone)로부터 만들어진 것이다. 에스트리올 형성에 태아가 관여한다는 점 때문에, 에스트리올 수치는 태반이나 태아가 건강한지의 여부를 알려 주는 척도가 된다. 태반은 또 프로게스테론의 주요 분비 장소로, 임신 후에 서서히 분비가 증가되기 시작하여 임신 말기의 석 달 동안(third trimester) 매일 300mg에서 400mg의 프로게스테론을 분비한다. 따라서 에스트리올과 프로게스테론은 임신 기간 동안의 커다란 두 축을 이루는 성호르몬이다.

에스트리올은 질과 자궁경부, 외부성기에 가장 큰 도움을 주는 에스트로겐이다. 여성의 폐경전기에 자주 나타나는 질염 및 방광염의 원인이 되는 질건조증과 질위축(atrophy)의 경우, 에스트리올 보충요법은 증상을 다스리는 데 가장 효과적이고 에스트로겐 중에서 가장 안전한 호르몬으로 간주되고 있다.

에스트로겐과 세포분열

일반적으로 에스트로겐은 세포분열을 촉진시키는 경향이 있는데, 특히 유방과 자궁내막처럼 호르몬에 민감한 부위의 조직에서 더 심하다. 세 가지 에스트로겐 중에 에스트라디올이 유방에 가장 큰 자극을 주고 에스트리올이 가장 적은 자극을 준다. 에스트라디올은 유방 조직에 에스트리올보다 천 배나 강력한 영향을 준다. 30여 년 전 행해진 연구에 의하면 에스트라디올에 과도하게 노출되면 유방암의 위험성이 높아지는 반면(에스트론은 그 위험성이 조금 덜함), 에스트리올은 보호하는 역할을 한다는 사실이 명확히 밝혀졌다.

에스트로겐 보충제와 피임약에 흔히 쓰이는 합성 에티닐 에스트라디올은 유방암의 위험성을 특히 더 높이는데, 그 이유는 복용했을 때 쉽게 흡수될 뿐 아니라 대사(metabolize)되고 나서도 배출되는 속도가 느리기 때문이다. 합성 에스트로겐은 체내에 오래 머물수록 더 큰 해를 끼칠 가능성이 높아진다. 대사와 배출에 시간이 많이 걸린다는 점은 모든 합성 에스트로겐의 공통 사항이므로, 에스트로겐을 보충할 때는 천연 호르몬을 쓰는 것이 훨씬 낫다고 할 수 있다.

합성 에티닐 에스트로겐 화합물로 이루어진 피임약의 상품명은 다음과 같다.

알레스	네오로바
에이프리	노데트
브레비콘	노라이닐
데뮬렌	오르소사이클렌
데소젠	오르소셉트
에스트로스텝	오르소노붐
제네스트	오브콘
레블렌	오브랄
레블라이트	트라이레블론
레보라	트라이노라이닐
로에스트린	트라이페이실
로/오브랄	트라이보라
머세트	조비아
모디콘	

에스트로겐은 여성의 몸에 어떤 영향을 주나?

에스트로겐은 질과 자궁, 나팔관의 성장 및 발달 등 사춘기 여자 아이들에게서 일어나는 변화를 주도한다. 유방이 부풀고 체지방이 쌓여 여자다운 신체 윤곽이 만들어지며 골격이 성숙하는 것도 에스트로겐에 의해서다. 겨드랑이와 음부에 털이 자라고, 유방과 유륜이 착색되는 것 역시 에스트로겐 때문이다.

수분정체라든가 체중증가 등, 얼핏 부정적으로 느껴지는 에스트로겐의 작용에도 진화학적으로 보면 충분히 그럴 만한 이유가 있다. 생식과 태아의 생존이라는 측면에서 에스트로겐을 생각해 보면, 굶주릴 때를 대비하여 임산부의 몸에 체지방을 축적시키는 것은 태아에게 큰 이익이 된다고 여겨진다. 따라서 에스트로겐은 여성의 체형을 다듬어 주고 자궁과 유방을 자극하는 일 외에 훨씬 많은 역할을 담당하는 것이다. 여성이 임신을 유지하기에 충분한 영양을 섭취하기 어려울 만큼 심한 기근이 닥치면, 에스트로겐 분비량은 줄어들어서 임신이 중단된다. 그렇지만 언제나 풍족하게 먹을 수 있는 시기라면 에스트로겐은 몸에 해로울 정도의 영향을 끼치게 된다. 여성이 필요 이상으로 많은 열량을 소비한다면, 에스트로겐의 분비량도 그에 비례하여 엄청나게 늘어나서 에스트로겐 우세 현상이 시작되고 폐경기에 이르면 상대적으로 과도한 에스트로겐 감소가 시작될 것이다. 미국을 비롯하여 대부분의 산업화한 국가 여성들은 동물성 지방과 당분, 정제된 녹말(refined starch), 가공식품 등을 많이 섭취함으로써 필요 이상의 열량을 과도하게 공급받기 때문에, 이들의 에스트로겐 수치는 제3세계 농업국가 여성들의 두 배에 이른다.

에스트로겐 우세

에스트로겐이 프로게스테론과 더불어 균형을 이루지 못하고 과도하게 분비되면 바람직하지 못한 결과를 낳는다는 것은 분명한 사실이다. 달리 말해서, 프로게스테론이 있으면 에스트로겐의 좋지 못한 부작용들을 효과적으로 예방할 수 있다는 얘기가 된다. 여기서 필자는 새로운 증후군의 명칭을 제시하고자 한다. 바로 '에스트로겐 우세' 현상이다. 이 증후군의 여러 증상은 산업화한 국가의 여성들에게 널리 알려져 있으며, 다음과 같은 상황에서 흔히 발생한다.

1. 기존의 호르몬 대체요법(에스트로겐의 복용량이 지나치게 많고 프로게스테론 대신 프로게스틴을 사용하였기 때문)
2. 폐경전기〔조기난포기능장애(early follicle dysfunction)로 배란이 잘 안 되고, 따라서 폐경기가 찾아오기 훨씬 전부터 프로게스테론이 부족해짐〕
3. 제노에스트로겐에 노출(조기난포기능장애의 원인)
4. 경구피임약(과도한 에스트로겐 성분과 신체 호르몬 분비의 억제)
5. 자궁적출술(난소기능장애나 난소기능퇴화를 수반할 수 있음)
6. 폐경후기(특히 과체중 여성에게서)

모든 폐경기 증상은 에스트로겐 결핍으로부터 온다는 서양 의학계의 보편적인 오해 덕분에, 의사들은 자궁이 없는 여성(자궁적출술을 받은 여성을 말함)들에게 습관적으로 에스트로겐을 단독 처방하고 있다. 폐경전기의 에스트로겐 우세 현상이 너무나 간단히 무시되고 있다는 점 역시 불행한 현실이다.

서양의 산업화 사회에서 나타나는 이상한 현상은, 자궁근종(uterine fibroids), 유방암과 자궁내막암, 섬유낭성 유방질환(fibrocystic breats; 섬유낭포성 유방질환), 월경전 증후군(PMS), 난소암, 자궁내막증, 폐경전기의 골밀도 감소 등이 너무 흔하고 폐경기 여성의 골다공증 유병률도 높다는 점이다. 필자가 보기에 이러한 현상의 대부분은 환경 호르몬에 의해서 생긴 에스트로겐 우세 때문이다.

에스트로겐 우세로 인해 생기거나 악화될 수 있는 증상은 다음과 같다.

노화 현상 촉진
알레르기
불안 증세
전신 홍반성 루프스(SLE)와 갑상선염, 쇼그렌 증후군(Sjögren disease) 등의 자가 면역 질환
유방통증
유방암
성욕감퇴
우울증
체지방 축적, 특히 복부와 엉덩이, 허벅지 부위
피로감
섬유낭성 유방질환(fibrocystic breasts; 섬유낭포성 유방질환)
안개 낀 것 같은 사고력(foggy thinking)
담낭 질환
탈모
두통
저혈당증
혈전 증가(심장마비 위험성 증가)

불임
불면증
짜증
기억력 감퇴
편두통(특히 월경 전에)
유산
골다공증
폐경전기 골밀도 감소
월경전 증후군
경련(seizure; 월경과 관련된)
중풍
갑상선기능저하증과 유사한 갑상선기능장애
자궁내막암
자궁내막증
자궁내막폴립(endometrial polyp)
자궁유섬유종(자궁근종)
수분정체, 부종

에스트로겐에 관한 호르몬 대체요법의 오해

2002년에 WHI(Women's Health Initiative) 연구 결과가 발표되기 전까지(3장 참조), 대부분의 의사들은 합성 에스트로겐과 프로게스틴을 사용한 호르몬 대체요법(HRT)을 모든 폐경기 여성에게 강권해 왔다. 그러나 이 약에 대한 의사들의 열심과 열정에 비하면 사실상의 근거는 턱없이 부족했다. 앞으로 또 다시 이러한 실수를 저지르지 않도록, 호르몬 대체요법이 그토록 오랜 기간 동안 맹신되었던 이유를 살펴보기로 한다.

지금도 계속되고 있지만 폐경후기에 에스트로겐을 보충해야 한다는 주장은 폐경기가 지나면 에스트로겐이 부족해진다는 뿌리 깊은 믿음에서 나왔다. 이러한 주장을 대변하는 부류는 제약회사의 에스트로겐 광고와 주요 언론매체의 호르몬 대체요법에 관한 소비자 광고, 의학서적, 비전문서적, 주류의학자들이었다. 여성들은 기분의 극단적 변화, 불안, 우울, 안면홍조, 질건조증, 성욕상실, 골다공증의 가속화 등이 에스트로겐 결핍의 명백한 증거라는 애기들을 귀에 못이 박히도록 들어왔기 때문에 폐경기를 에스트로겐 결핍이라는 질환의 시작단계인 것으로 자연스럽게 생각하게 되었다.

폐경기가 에스트로겐 수치의 감소와 관련이 있다고 알려진 것은 사실이지만, 실제로 폐경기에 나타나는 모든 증상의 원인이 에스트로겐 수치의 감소 때문인지의 여부는 알려져 있지 않았다. 20년 이상 환자를 진료한 여성 건강 전문의로, 저서 『당신의 몸을 책임져라(Take Charge of Your Body)』를 출판하였고, 그 밖에 많은 글을 집필하였으며, 보건심의회에도 참여하고 있는 캐롤린 드마르코는 다음과 같이 말한 바 있다.

"심장질환을 비롯하여 폐경에 관련된 각종 질병의 원인이 에스트로겐 결핍이라는 직접적인 증거는 없다."

또, 『변화(The Change)』의 저자이며 유명한 여권 운동가인 거메인 그리어는 이런 글을 썼다.

"호르몬 대체요법(HRT)을 지지하는 사람들은 에스트로겐 결핍이 실제로 존재한다는 것을 입증하지도 못했고, 호르몬 대체요법이 어떤 식으로 작용해서 기적을 일으켰는지도 설명하지 못했다. 그들은 치료법을 먼저 만들고 나서 질환을 규정짓는 비정상적인 코스를 밟았다."

캐나다 브리티시 컬럼비아 주 밴쿠버에 있는 브리티시 컬럼비아 대학의 내분비학 교수인 제릴린 프라이어 박사는, 에스트로겐 결핍이 폐경기 증상 및 관련 질환과 상관관계가 있다는 주장은 아직 어떤 연구로도 입증되지 않았다는 점을 지적했다. 프라이어 박사는 다음과 같이 말했다.

"입증은커녕 그들은 에스트로겐 수치가 낮아진다는 점만을 내세우면서, 이것이야말로 가장 중요한 변화이며 폐경기와 관계가 있는지 없는지도 모를 여러 증상의 원인이라고 주장했다. 그러므로 이러한 단계에서 에스트로겐 치료를 하는 것은 시기상조이다. 이를테면 거꾸로 가는 과학이라고 할 수 있겠다. 이것은 두통이 아스피린 부족으로 인한 질환이라고 말하는 것처럼 우스꽝스러운 개념이다."

많은 여성들이 에스트로겐 보충을 통해 일부 폐경후기 증상에서 벗어나는 것은 흔히 있는 일이지만, 그 증상의 원인이 과연 에스트로겐 결핍이었는지는 아직 확실히 입증되지 않았다. 그 예로, 에스트로겐 요법을 지지하는 사람들은 폐경기 이전과 이후의 프로게스테론 수치조차 체크해 본 적이 없다. 프라이어 박사가 지적한 바와 같이, 폐경기에 걸쳐 프로게스테론 수치는 폐경전기의 20분의 1 수준으로 심각하게 감소하는 반면, 에스트로겐 수치는 2분의 1에서 3분의 1까지밖에 감소하지 않는다.

서구 여성들은 폐경기에 앞서 대개 10년에서 15년 정도 에스트로겐 우세를 경험하며 에스트로겐 우세에 따른 증상으로 고통받는데, 의사들은 에스트로겐이 상당히 많이 남아 도는 이런 환자들에게 더 많은 에스트로겐을 처방한다. 뭔가 엄청나게 잘못되어 있지 않은가?

의사인 헬렌 레오네티는 1999년 『산부인과』 저널에 프로게스테론 크림 이중맹검 연구 결과를 발표했는데, 이에 따르면 안면홍조 등의 폐경기 증상에 프로게스테론 크림 처방 그룹 여성 83%에서 아주 좋은 반응이 나타난 반면, 위약(placebo)을 사용한 여성들은 19%만이 개선되었다. 『Maturitas』 저널에 발표된 노르웨이의 한 연구에서는 안면홍조로 괴로움을 겪는 폐경후기 여성들의 호르몬 수치(프로게스테론만 빼고)를 측정했다. 그 결과, 테스토스테론과 DHEA의 수치가 낮은 것이 안면홍조와 상당한 관계가 있다는 사실과, 이 호르몬들의 수치가 정상이거나 높을 때 안면홍조를 막을 수 있다는 사실을 발견하였다.

그렇다면 폐경후기 증상과 골다공증, 심장질환, 우울증, 성욕상실 등의 관련 질환을 평가할 때 프로게스테론을 비롯한 그 밖의 호르몬들이 신체에 끼치는 영향도 함께 고려하는 편이 현명하지 않을까 한다.

하버드 의과대학 부교수 그레이엄 콜디츠 박사는 에스트로겐이 유발하는 유방암의 위험성에 관한 연구의 권위자이다. 콜디츠 박사는 1994년 2월에 샌프란시스코에서 있었던 미국 과학 진흥 협회(The American Association for the Advancement of Science; AAAS) 모임에서 한 가지 발표를 했는데, 여기에는 폐경전기와 폐경후기의 혈장(plasma) 중 에스트로겐과 에스트라디올 수치에 관한 흥미로운 그래프가 있었다. 콜디츠 박사의 그래프를 보면 폐경전기의 전형적인 수치는 2.35, 아무런 치료도 받지 않은 여성들의 폐경후기 수치는 2(scale dimensions는 확인되지 않음)로 나타났다. 15%만이 감소한 셈이다. 이 정도의 감소로도 월경이 멈추기엔 충분하다. 그러나 85%의 에스트로겐은 아직도 건재한 것이다!

그림 5의 그래프는 정상적인 월경주기와 무배란성 월경주기, 그리고 폐경기 이후에 이루어지는 에스트로겐과 프로게스테론의 상대적 균형을 나타낸다.

이 그래프에서, 정상적 월경주기의 분비기(secretory phase)에 에스트로겐과 프로게스테론은 균형을 이루는 것으로 생각된다. 무배란성 월경주기가 되면 에스트로겐에는 변함이 없는데, 프로게스테론의 분비량은 아주 낮은 수준으로 떨어진다. 폐경기가 지나면, 에스트로겐 분비는 40%에서 60% 감소하고 프로게스테론은 거의 '0'에 가까운 대단히 낮은 수준을 유지한다. 따라서 무배란인 시기와 폐경기에는 상대적인 에스트로겐 우세 현상이 지속되는 것이다.

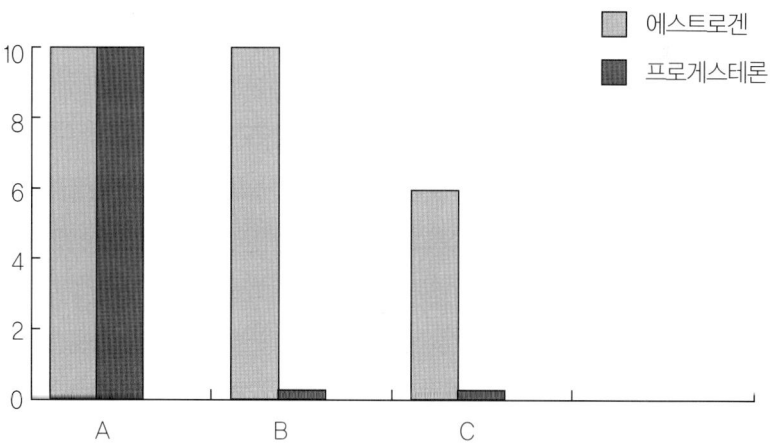

그림 5
A = 정상적인 월경주기의 분비기(secretory phase)에 에스트로겐과 프로게스테론이 이루는 균형
B = 폐경전의 무배란성 월경주기에 에스트로겐에 대한 프로게스테론의 상대적 분비량 감소
C = 폐경기 이후 에스트로겐과 프로게스테론의 분비량 감소

'정상적인' 에스트로겐 수치란?

폐경기장애에 관하여 서구 주류의학이 가지고 있는 또 하나의 이상한 습관은 전 세계에 걸쳐 있는 서로 다른 문화권의 폐경기 증상의 특성을 간과한다는 점이다. 산업화가 적게 이루어진 농업 위주의 문화권에서는 여성들이 서양보다 덜 먹고 더 많이 움직이는데, 이런 곳에서는 폐경기에 관한 불만이 많지 않거나 아예 없다. 이런 문화권의 일상용어에는 안면홍조를 의미하는 단어 자체가 없는 경우가 많다. 그러나 지난 10년 동안, 서구화된 식생활과 산업화가 도입되면서 사람들은 덜 움직이고 더 많은 열량을 섭취하게 되었고, 그 덕에 제3세계 국가에서도 폐경기 증상을 호소하는 여성의 수가 급증했다. 최근 중국에서 행해진 폐경기 증상에 관한 연구에서, 전문적인 직업을 가진 여성은 폐경기 증상을 심하게 많이 겪는 반면, 농업에 종사하는 여성들은 이를 거의 느끼지 못하는 경향을 나타냈다.

하버드 대학의 피터 엘리슨 박사는 타액을 이용하여 여성의 난소 호르몬을 측정함으로써 자연적인 환경에서의 호르몬 수치를 비교적 쉽게 연구할 수 있었다. 그는 유전적·생태학적·문화적 배경이 각기 다른 다양한 여성들의 난소 호르몬 수치를 측정하여 발표했다. 그는 서양 여성들의 폐경전기 에스트로겐 수치는 전체 연구 그룹 중에서도 극히 상위를 차지하고 있고, 따라서 이는 비정상적이라는 것을 발견했다. 더 나아가, 이러한 비정상적인 수치는 유방암과 난소암이 많이 발생하는 현실과 무관하지 않다고 주장했다.

엘리슨 박사는 에너지 균형, 즉 식사를 통해 섭취한 에너지와 운동에 소비된 에너지 간의 균형이 호르몬 수치와 직접적인 관계가 있다고 믿는다. 마이너스 에너지 균형(몸은 많이 움직이면서 충분히 먹지는 못하는 여성)은 호르몬 수치를 낮추는 경향이 있는데, 이는 임신으로 에너지를 더 많이 소비하지 않도록 여성을 보호하는 것이다. 반대로 플러스 에너지 균형(신체적으로 많이 움직이지 않으면서 필요 이상으로 많이 먹는 여성)은 호르몬 수치를 높인다. 서구 문화에서 나타나는 높은 호르몬 수치는 이 문화권에 흔히 있는 과식 및 운동 부족 현상을 반영하는 것이라고 엘리슨 박사는 추측했다. 뿐만 아니라, 서구인들이 대체로 난소기능이 높기 때문에 그에 비례해서 폐경기의 호르몬 수치가 더 많이 떨어지고, 이로 인해 폐경기 증세가 더 흔히, 더 심하게 나타날 수 있다는 것이다. 산업화하지 못한 국가 여성들의 경우 폐경전기와 폐경후기의 호르몬 수치 차이는 산업화한 국가의 여성들에 비해 상당히 적은 편이다. 유의해야 할 것은, 폐경후기에 에스트로겐 수치는 '0'으로 떨어지는 것이 아니라 다만 혈액으로 충만한 자궁내막이 떨어져 나가 월경 출혈을 일으키기에 부족한 수준으로만 떨어질 뿐이라는 점이다. 엘리슨 박사의 가설이 사실이라면, 폐경기 증상을 막기 위해서는 덜 먹고 운동을 많이 하는 것도 하나의 방법이라는 의미가 된다. 서구 산업화 문화권의 폐경기 여성들을 상대로 연구를 실시하여 운동과 식생활 습관이 크게 다른 여러 그룹들과 폐경기 증상이 어떤 관계가 있는지 알아본다면 상당히 의미가 있을 것이다.

우리들의 식생활 문제는 지나친 열량(칼로리) 섭취뿐만 아니라 우리가 먹는 식품의 영양이 질적으로 너무 문제가 많다는 것이다. 지방질이 많은 육류와 당분, 정제된 탄수화물, 경화유, 가공식품 등을 많이 먹는 식단은 식이섬유와 영양소, 피토에스트로겐(phytoestrogen), 항산화성분, 복합탄수화물이 풍부한 채식 위주의 식사와 전혀 다르다. 요즘 한창 인기를 끄는 고단백 다이어트는 질 높은 단백질과 신선한 채소를 많이 먹고 탄수화물(빵, 옥수수, 감자) 섭취를 줄이며 당분은 거의 먹지 않는 방법으로, 이 역시 전형적인 서양식 식단과는 크게 다르다. 이러한 식단은 호르몬 분비에 직접 영향을 준다. 게일 바인스가 영국판 『보그』지에 쓴 '에스트로겐 과다복용'이라는 제목의 기사에서, 파리의 르네 데카르트 대학의 생리학자 릴리안느 로제타는 채식 위주에 콩을 더 많이 먹는 저지방 고식이섬유 식단으로 바꾼 여성들의 경우, 체중에 변화가 없는데도 에스트로겐과 프로게스테론 수치가 떨어졌다는 사실을 발견했다고 보고했다. 이 여성들은 고지방에 단당류 위주의 전통적인 서양 식단대로 먹은 콘트롤 그룹의 여성들과 똑같은 열량을 섭취했다. 채소는 많이, 당분은 적게 먹는 고단백 저탄수화물 식사를 한 여성들의 호르몬 수치를 테스트하여 본다면 대단히 흥미로운 결과를 볼 수 있을 것이다.

또 한 가지 흥미로운 점은, 호르몬에 관한 권위 있는 저서들을 살펴보았을 때, 폐경후기 여성들의 에스트로겐 '결핍' 상태라는 것을 제약회사 광고마다 얼마나 다르게 보고 있는지 알 수 있다는 점이다. 『노박의 부인과 교과서(Novak's Textbook of Gynecology)』(1987년 Williams & Wilkins 간행, 11판)에서 인용한

다음의 글은 경제적인 이익과 관계없이 에스트로겐을 연구하는 전문가들의 견해를 대표하고 있다.

> 따라서 폐경기 여성들이 분비하는 에스트로겐은 생식에 필요한 양보다 적기는 하지만, 그 양은 결코 하찮거나 없는 것이 아니라 조직을 유지하는 데 충분한 양이다. 그렇다면 폐경기는 원하지 않는 생식과 그와 관련된 성장 자극으로부터 여성들을 자연스럽게 보호하기 위한 생리학적 현상이라고 볼 수 있다.

부인과학의 대표적인 교과서라는 『노박의 부인과 교과서(Novak's Textbook of Gynecology)』에 기록되어 있는 이 내용은, 쉽게 말해서 대부분의 폐경기 여성의 몸에서 생산되는 에스트로겐 수치는 임신에 필요한 정도는 아니지만 그 밖의 정상적인 신체기능을 수행하기에는 충분할 뿐만 아니라 훨씬 안전하게 유지된다는 의미이다. 폐경후기 증상이나 건강상의 문제를 에스트로겐 '결핍' 탓으로 돌리는 것은 혈중 에스트로겐 수치라든가, 전 세계에서 행해지는 생리학적 연구라든가, 내분비학 전문가들의 견해를 보아도 지지할 수 없는 것이다.

원래 폐경기란, 여성의 생물학적 삶이 출산에서 벗어나 개인적인 능력과 성취의 새로운 시기로 접어들 때 일어나는 변화에 적응하기 위한 정상적인 생리 현상으로 봐야 한다. 에스트로겐 결핍 때문에 좋지 못한 증상과 질환이 나타나는 시기라고 보는 서구의 인식은 사실적 근거가 없는 오류일 뿐이다. 더 정확히 말하자면, 폐경기의 문제들은 산업화하는 과정의 산물로, 건강한 생활 패턴으로부터 벗어난 비정상적 현상으로 보아야 한다.

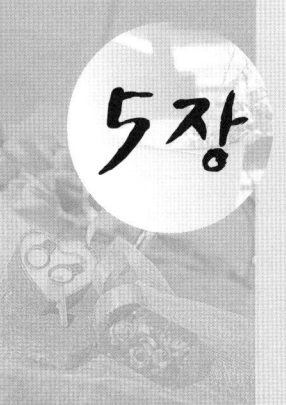

5장
호르몬 균형, 생체이물질, 그리고 앞으로의 세대

이 책에서 필자는 계속해서 생체이물질(xenobiotics), 또는 제노에스트로겐(xenoestrogen)과 환경 호르몬 등을 언급할 텐데(xen과 xeno는 '외래의' 혹은 '외부로부터 유래한'이라는 의미를 가지고 있는 결합사이다.), 이 물질들은 신체 외부에서 몸 안에 들어온 이물질로 체내에서 에스트로겐 및 기타 호르몬과 비슷한 활동을 하기 때문에 호르몬 균형에 엄청나게 나쁜 영향을 끼친다. 신체 내에서 호르몬과 같은 작용을 하는 물질을 통틀어 '생체이물질'로, 그 중에서도 신체 내에서 에스트로겐과 같은 작용을 하는 물질을 '제노에스트로겐'으로 칭하려고 한다. 이 오염물질들은 환경 호르몬이라고도 알려져 있는데, 이 환경 호르몬이란 말은 학술적으로 명명된 어휘가 아니다. 학술적으로는 내분비 교란물질(endocrine disruptor)이라 부르며, 인체에 유입되어서는 생명체의 거의 모든 생리기능에 관여하게 되는 호르몬처럼 작용하는 환경 내 화학물질들을 통칭하는 말이다. '환경 호르몬'이라는 이름이 붙은 이유는 환경 호르몬의 화학적 구조가 생체 호르몬과 비슷해서 몸 속에서 마치 천연 호르몬인 것처럼 작용하기 때문이다. 내분비계에는 뇌 호르몬, 생식계 호르몬, 부신피질 호르몬, 인슐린과 갑상선 호르몬 등을 만드는 내분비 기관들이 포함된다.

1990년대 초반에 필자는 의료인들을 위하여 천연 프로게스테론에 관한 책을 처음 펴냈는데, 환경오염물질과 화학물질이 인간의 생식기관에 영향을 줄 수 있고,

태아의 생식계를 손상시킬 수도 있으며, 그 피해는 그 당시가 아닌 나중에야 발현된다는 필자의 주장에 동료들은 회의에 가득 찬 경멸의 눈총을 보냈다. 그로부터 20여 년이 지난 지금에 와서 이 주장은 이제는 더 이상의 논란의 여지가 없는 사실이 되었다. 석유화학적 오염물질이 호르몬에 미치는 영향에 관하여 이미 수천 건의 연구가 행해진 바 있다. 국회에서도 이 주제를 연구할 재정을 마련하고 직접 연구를 행하기 위한 논의가 진행 중이며, 매주 새로운 사실이 밝혀지고 있다.

대부분의 생체이물질은 석유에서 뽑아 낸 석유화학물질이다. 우리는 석유로 뒤범벅된 세계에서 살고 있다. 기계도 석유로 가동되고, 건물 난방에도 석유가 사용되며, 수백, 아니 수천만 가지 물건(플라스틱, 마이크로칩, 약, 의류, 식품, 비누, 살충제, 심지어 향수까지)들이 석유화학물질로 만들어지거나 석유화학물질을 포함하고 있다. 이 물질들이 우리 삶의 질을 향상시킨 것은 부인할 수 없는 사실이지만, 그 대가로 우리는 대기와 물, 흙, 우리 몸까지도 석유화학물질에 오염된 채 살고 있다.

사람을 포함한 생물체에게 전해진 이와 같은 오염에는 생식기 계통의 암과 불임 증가, 정자 수 감소, 남성의 여성화 등 생식적으로 비정상적인 현상들이 포함된다. 에스트로겐은 본래 여성 호르몬이지만, 우리는 이미 에스트로겐과 분자구조가 비슷하기만 할 뿐 그 성질이 완전히 다른 석유화학제품인 제노에스트로겐이 흘러넘치는 바다에 빠져 허우적거리고 있다. 이러한 과다한 환경오염이 유발할 수 있는 결과는 가공할 만하다. 특히 이러한 결과들이 생식 관련 이상 현상을 통해 자손에게까지 이어질 수 있다는 점을 고려하면 더욱 그렇다. 최근에는 환경 호르몬으로 인하여 남자도 여자도 아닌 이른바 중성(intersex)으로 태어나거나 자라는 과정에서 중성화하는 현상을 보이는 경우도 있다.

염소를 사용한 제품 생산 과정에서 발생하는 부산물들과, 염소와 유기물이 상호 작용할 때 생성되는 화합물들을 총체적으로 일컬어 유기염소 화합물(organochlorines)이라고 하는데, 이것은 발암물질[다이옥신과 PCB(polychlorinated biphenyls; 폴리염화비페닐)]이자 생체이물질로, 우리의 건강과 환경을 심각하게 위협한다. 빌 클린턴 대통령과 세계보건기구(WHO), 미국·캐나다 합동위원회(IJC)는 염소와 염소화합물을 단계적으로 사용 금지할 것을 요구한 바 있다.

호르몬을 활성화시키다.

어째서 많은 석유화학물질들이 에스트로겐처럼 작용하는 것일까? 이들 화학물질의 분자구조상 어떤 부분이 에스트로겐과 비슷하여 세포 내의 호르몬 수용체를 '점화'시키는 '열쇠' 역할을 하는데, 인체는 이 '비슷하게 생긴 열쇠'를 에스트로겐의 '열쇠'로 오인하여 호르몬의 작용을 활성화시키기 때문이다. 미국립환경보건원(NIEH)장을 역임한 바 있고, 현재 튤레인 재비어 생물환경연구소장으로 있는 존 맥래클란 박사(John McLachlan, PhD)는 기존 독물학이 사용하던 방법으로는 이러한 화학물질들을 추적하기가 어렵다고 설명한다. 이 물질들이 끼치는 영향이 다음 세대 이후에 가서야 나타날 뿐만 아니라, 석유화학물질의 분자구조가 갖는 특성을 가지고는 그것이 얼마만큼 인체 내에서 호르몬과 같은 작용을 할지 판단할 수 없기 때문이다. 따라서 화학적 성질보다는 그것이 기능적으로 어떻게 작용하는가를 놓고 화학물질을 정의하는 '기능독물학'을 연구 발전시켜야 한다고 주장하고 있다. 그는 문제가 되는 호르몬의 수용체를 가진 세포로 구성된 일종의 등록명부를 제안했는데, 이를 이용하면 화학물질이 세포수용체를 점령하고, 활성화시키고, 작용을 정지시키는 능력을 시험해 볼 수 있을 것이다.

맥래클란 박사는 앞으로 이러한 정보에 융점이나 분자의 무게, 수용성과 같은 화학적 정보가 포함되어야 한다고 했다. 필자 개인적으로는 벌레 잡는 스프레이와 농약, 세제, 노닐페놀(nonylphenol)이 든 욕실 세제 등의 용기 표면에 이러한 물질의 작용이 명시되었으면 좋겠다고 생각한다. 식품제조업체들은 식품의 겉포장에 식품의 열량과 지방 함량, 염분 함량을 반드시 명시하고 있는데, 화학약품업체들도 그 제품이 우리 자손들에게 생식계의 이상을 일으킬 수 있다는 사실을 명시해야 할 것이라고 생각한다.

여러분이 기억하는 바와 같이, 합성의약품은 자연 유도체보다 훨씬 강력하게 작용한다. 제노에스트로겐도 마찬가지인데, 제노에스트로겐은 에스트로겐과 유사하게 작용하지만 난소에서 분비되는 에스트로겐보다 훨씬 강력하다. 물고기에 미치는 영향을 볼 때, 이 중 일부는 나노그램 단위만 있어도 강력한 에스트로겐 물질로 활동한다는 사실이 밝혀졌다. 나노그램은 1억분의 1g으로, 1g이 올림픽 수영경

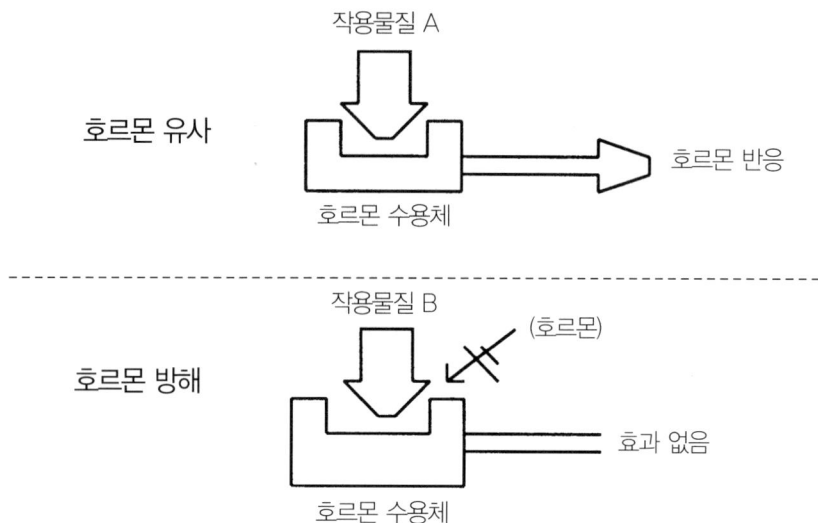

그림 6 호르몬 유사물질 중 일부(프로게스틴과 제노에스트로겐 등)는 수용체를 활성화시켜 호르몬과 같은 효과를 내지만, 다른 일부는 수용체를 점령하고 천연 호르몬의 작용을 방해하기도 한다.

기장이라고 한다면 그 중의 모래 한 알이 1나노그램이라고 할 수 있다. 이를 인체에 적용한다면, 에스트로겐과 같은 작용을 하는 데 필요한 제노에스트로겐의 양은 대단히 적은 양일 것이다. 제노에스트로겐이 무해하다고 생각하는 사람들이 흔히 내놓는 주장은 하나의 원인물질을 통해 우리가 접하는 제노에스트로겐의 양은 극히 미량이라는 것이다. 이들은 우리가 날마다 여러 가지 경로를 통해 접하는 이런 미량의 물질들이 축적되어 나중에 문제를 일으킨다는 사실을 간과하고 있다.

호르몬 유사물질의 작용에 관한 맥래클란 박사의 설명이 그림 6에 나타나 있다.

석탄 광산의 카나리아?

생체이물질은 여러 경로에서 접할 수 있으며 생물체에게 수많은 생화학적 영향을 준다. 다양한 과학자들이 연구를 행한 덕분에, 생체이물질이 북미의 많은 조류와 파충류, 포유류의 생존을 위협하고 있음을 우리는 확실히 알고 있다. 이 동물들에게 벌어지고 있는 일에 대해 주의를 기울여야만 한다. 과거에 광부들은 광산에 내려갈 때마다 카나리아를 새장에 넣어서 들고 내려갔다. 자극에 민감한 카나리아가 갑자기 쓰러져 죽으면 광부들은 광산 안의 공기가 독성을 띠고 있다는 것을 알고는 자기들까지 쓰러지기 전에 서둘러 밖으로 나왔던 것이다. 인간보다 예민한 탓으로 생체이물질의 과용 앞에서 먼저 죽어 가는 많은 동물들은 새장 안의 카나리아를 더 넓은 자연환경에 옮겨 놓은 것으로 볼 수 있다.

최근에 행해진 한 연구에 의하면, 인체가 환경 호르몬에 노출되면 면역계의 작용이 억제되고, 특히 T-임파구의 기능이 방해를 받으면서 자연살해세포(natural killer cell; NK세포)의 비율과 수가 줄어든다는 사실이 밝혀졌다. T-임파구와 NK세포는 면역계통에서 가장 중요한 방어기능을 가진 물질이다. 근래에 나온 연구 결과는 면역계통에 가해진 손상이 이보다 훨씬 광범위하다는 것을 보여 준다.

환경 호르몬에 지속적으로 노출된 여성들이 낳은 아기들은 모유를 통해 특히 면역계통에 손상을 입기 쉬우며, 어른보다 어린이들이 더 취약한 것으로 보인다. 많은 생체이물질들은 에스트로겐을 4-카테콜로 전환시키는 1B1 효소를 활성화시키는데, 4-카테콜은 DNA에 손상을 입혀 유방암을 일으킬 수 있는 '나쁜' 에스트로겐이다. 이와는 반대로 프로게스테론은 1B1의 활동을 막아 주기 때문에, 생체이물질이 1B1 효소를 활성화시켜서 생기는 에스트로겐 대사산물로 인하여 발생하는 유방암을 예방하는 것으로 생각된다.

앞으로의 세대에 미치는 영향

생체이물질이 미래의 세대를 해롭게 할 것이라는 증거는 수없이 많다. 캘리포니아 주립대학 데이비스 캠퍼스에서 행해진 연구에서, 에스트라디올을 주입한 갈매기의 알에서 태어난 새끼들은 DDT에 노출된 새끼들과 똑같은 선천적 결손을 보인다는 사실이 밝혀졌다. 즉 수컷의 경우 생식선이 여성화되어 화학적으로 거세되고, 암컷의 경우 난소가 과다하게 발육하는 것이다. 캘리포니아 주립대학 데이비스 캠퍼스의 교수인 마이클 프라이 박사(Michael Fry, PhD)는 대기와 수중에 살포되는 유기염소살충제가 새들의 발육과 생식에 미치는 해로운 영향을 연구하고 있다. 관찰 결과 생체이물질에 노출된 새들에게서는 두텁고 굵은 발 모양과 십자 모양의 부리, 갑상선비대 외에도 새 한 마리가 둥지에 낳는 알의 수가 비정상적으로 많고, 암컷의 개체 수가 더 많으며, 암컷끼리 짝짓기를 하고, 수컷들의 생식계통이 여성화되고, 고환에서 난소피질세포가 발견되고, 수컷들에게서 수란관이 퇴화되지 않고 계속 남아 있게 되며, 종족번식이 잘 안 되는 등의 비정상적인 현상이 발견되었다. 갈매기알에 유기염소화합물을 주입한 실험에서도 새끼들에게 이러한 비정상적인 현상들이 나타났다. 배아단계에서 에스트로겐 유사 화학물질에 노출되었던 갈매기들은 자라서 껍질이 얇은 알을 낳는 모습을 보였다.

플로리다 주립대학 게인스빌 캠퍼스의 과학자들은 DDT와 비슷한 dicofol이라는 살충제에 노출된 악어로부터 태어난 암컷과 수컷 악어들이 비정상적으로 높은 에스트로겐 수치와 낮은 테스토스테론 수치를 보인다는 사실을 알아냈다. 게다가, 암컷은 비정상적인 난소와 소진된(burned out) 난포를, 수컷은 비정상적으로 작은 음경을 갖게 되었다. 1980년 플로리다의 아포프카 호수에서 살충제가 유출된 사건 이후로, 새끼 악어의 수는 90% 가량 감소했다. 이는 그 지역의 악어들이 생식능력을 잃었음을 의미한다.

1993년 5월 『란셋』지에 실린 기사를 보면, 스코틀랜드와 덴마크의 연구원들은 남성들의 정자 수가 계속 감소하는 이유가 생체이물질 때문이라는 가설을 세우고 있다. 코펜하겐 대학의 닐스 스카케베크 박사(Niels Skakkebeak, PhD)에 따르면, 1940년 이후 남성의 정자 수는 50% 이상 감소하였고, 한편 미국과 유럽 지역 고환암의 발병률은 지난 50년 동안 세 배가 넘게 증가했으며, 정류고환(undescended testicles; 정상적인 위치로 내려가지 못하고 복강 내에 남아 있는 고환)과 같은 생식계통이상도 점차 흔해지고 있다는 것이다. 정자 수가 감소하기 시작한 시기는 '화학을 통한 더 나은 생활'이 미국과 유럽에서 국가처럼 울려 퍼지고 사람들이 석유화학 오염물질에 무심하게 노출되기 시작하던 시기와 맞물려 떨어진다. 남자들로 인해 불임이 되는 경우가 점차 증가하게 된 시기도 이와 비슷하다.

지금까지 밝혀진 바에 의하면, 환경 호르몬의 작용에 가장 취약한 세포는 성장단계의 배아세포이다. 배아 중에서도 가장 취약한 부분은 현재까지 알려지기로는 생식기관이다. 그러나 조만간 뇌 또한 이러한 물질의 작용에 똑같이 민감하다는 사실이 밝혀질 것으로 보인다. 날마다 수백만의 임신부들이, 평생 가지고 있을 생식계통의 문제와 비정상적인 생식기의 발달을 일으킬지도 모르는 해로운 물질 앞에 뱃속의 아이들을 자기도 모르게 노출시키고 있다. 그것은 그 임산부가 먹는 생선 속의 다이옥신일 수도 있고, 그녀가 타는 엘리베이터나 비행기 안에 뿌려진 살충제일 수도 있으며, 사무실에 새로 깔려서 독기를 내뿜는 카펫일 수도, 발톱에 바르는 매니큐어 제거제, 혹은 새로 태어날 아기의 방을 칠하는 데 사용된 페인트일 수도 있다.

유기염소화합물로 알려진 살충제(이 중에서 DDT가 가장 악명 높지만)류는 매우 광범위하게 사용되고 있으며, 무엇보다도 강력한 형태의 에스트로겐 유사 오염물질이다. 클레어 호이의 저서 『유방암에 관한 진실(The Truth About Breast Cancer)』에는 다음과 같은 대목이 있다.

"그린피스(핵실험, 포경반대, 환경보호를 주장하는 국제단체)는 유기염소 살충제의 사용을 금지한 국가(이스라엘)의 유방암 발병률이 곧 세계에서 가장 높았던 수준을 벗어나 다른 산업화 국가들과 비슷한 정도로 떨어졌다는 사실을 발견했다. 또 미국에서 폐기물 처리장이 있는 카운티들의 유방암 발병률이 그렇지 않은 카운티의 6.5배에 달한다는 것과, 유방암을 앓는 여성의 세포조직에서 검출되는 유기염소 살충제 및 PCB 성분 수치가 그렇지 않은 다른 여성들보다 높은 편이라는 것도 알게 되었다."

유기염소화합물은 실험실 동물들에게 유방암을 일으키는 것으로 관찰되어 왔음에도 불구하고, 여전히 미국의 농업에서 중요한 부분을 차지한다. 경제적으로 수익성이 크다는 이유로 인해 이런 식으로 해마다 수많은 여성들이 목숨을 잃고 있다.

우리가 지금부터 각성한다 해도 환경 호르몬으로부터 발생하는 폐해를 피하기 위해서는 아직 갈 길이 멀지만, 결국 큰 틀을 바꾸려면 사람들의 힘을 모은 정치적 행동이 필요할 것이다.

에스트로겐의 바다에서 안전하게 살기

제노에스트로겐은 에스트로겐과 유사한 작용을 할 뿐만 아니라, 지방에 용해되거나 미생물에 의해서도 분해되지 않는다. 이것은 제노에스트로겐이 피부를 쉽게 통과해서 지방조직에서 변화되지 않은 채 머물 수 있으며, 신체와 환경 속에서 시간이 흘러도 분해되지 않고 남아 있게 된다는 것을 의미한다. 유기염소 생산물은 주위의 생활환경에서 워낙 광범위하게 사용되고 있으므로, 아주 피할 수는 없겠지만 가능한 한 노출을 줄여야 한다.

입으로 제노에스트로겐을 섭취하는 경우는 에스트로겐 유사물질로 사육한 동물의 지방, 특히 붉은 빛을 띠는 고기와 낙농제품을 통해서다. 수익성을 높이기 위하여 에스트로겐 유사물질을 먹여 동물이 살 찌게 한다는 사실 외에도, 이 동물들에게는 살충제가 뿌려진 곡물사료가 주어진다. 그리하여 이들의 체지방에는 제노에스트로겐이 축적된다. 수송아지 한 마리가 15kg의 곡물을 먹을 때마다 1kg의 쇠고기가 생산되므로, 이러한 동물의 고기에는 비교적 많은 양의 살충제가 들어 있는 셈이다. 유기농이 아닌 쇠고기와 낙농제품을 섭취하는 사람은 이 화합물들을 간접적으로 섭취하게 되는 셈인데, 이 모든 것들이 합쳐져 체내에서 강력한 에스트로겐으로 작용하게 되는 것이다. 이는 우리 몸의 지방조직(유방, 뇌, 간 등)에 축적되어 에스트로겐 우세 현상과 거기에 수반되는 증상을 일으킨다. 필자는 육류를 먹는 것을 반대하는 입장은 아니지만, 될 수 있으면 호르몬이 첨가되지 않은 고기와 낙농제품을 섭취하라고 권하고 싶다. 요즘에는 자연환경에서 키운 유기농제품을 구하기가 과히 어렵지 않다.

굴뚝새에서 흑표범, 철갑상어, 거북이에 이르는 모든 동물의 생식기관이 생체이물질로 인해 기형으로 변화된 예는 북미와 유럽 지역의 과학자들에 의해 이미 수없이 보고된 바 있다. 이 동물들의 조직에서는 DDT나 PCB, 다이옥신 등의 환경 호르몬들이 종종 발견되고 있다. 그러나 이들은 평생 체내에 머물러 있는 세 가지의 가장 강력한 생체이물질일 뿐이다. 그 밖의 어떤 생체이물질은 체내에 남지는 않지만 몸 구석구석에 나쁜 영향을 미친 후에 배출되기도 한다. 그 밖의 생체이물질 대부분은 석유화학물질의 오염을 통해 우리 몸에 들어오는데, 이 중에는 다소 기괴한 경로도 있다.

영국 억스브리지의 브루넬 대학의 섬터 타일러(Sumpter Tyler)와 찰스 타일러(Charles Tyler)는 여러 지역에서 폐수처리된 하수에 송어를 노출시켰다. 노출된 송어는 비텔로제닌(vitellogenin)이라는 화학물질에 높은 수치의 양성반응을 보였는데, 이는 물고기들이 과다한 에스트로겐에 노출되었음을 의미한다. 이 제노에스트로겐의 원천이 되는 공업시설을 찾을 수 없었으므로, 타일러 형제는 결국 이 성분이 에티닐에스트라디올(ethinylestradiol; EE)이라는 합성 에스트로겐을 함유한 피임약을 복용하는 여성들의 소변에서 나왔다는 가설을 세웠다. 실험실에서 물고기를 EE에 노출시키는 실험으로 이 가설을 시험해 본 결과, 이들은 이 에스트로겐이 나노그램 단위만으로도 송어의 체내 비텔로제닌 수치를 끌어올릴 수 있음을 발견했다. 이 발견은 엄청난 의미를 내포하고 있다. 왜냐하면 현재 많이 사용하고 있는 피임약의 합성 에스트로겐 성분은 유럽과 북미 전 지역의 하수구에 버려져서 먹이사슬로 들어가고 있기 때문이다.

물고기들에게 영향을 미친 에스트로겐의 원천을 찾는 과정에서 타일러 형제는 또 다른 종류의 제노에스트로겐을 우리 주위에서 쉽게 접할 수 있음을 알게 되었다. 바로 노닐페놀(nonylphenols)로, 이는 세제(식기세척세제 포함)와 화장품, 각종 비누·치약 등을 포함하는 세면용품, 살충제, 제초제 등에 흔히 사용되는 계면활성제의 부산물이다. 노닐페놀은 에티닐에스트라디올(ethinylestradiol; EE)만큼 강력하지는 않지만 에티닐에스트라디올처럼 대량으로 하수구에 버려지고 있다. 이러한 이유 때문에라도 우리는 슈퍼마켓에서 '녹색' 제품(환경친화 상품)을 구입해야 하는 것이다. 아이러니하게도, 페서리 젤리와 콘돔 등의 피임용 살정자제와 윤활용 젤리에도 노닐페놀이 들어 있는데, 이로 인하여 질과 자궁경부가 제노에스트로겐에 직접 노출된다.

주위에서 흔히 접할 수 있는 제노에스트로겐 포함물

- 석유화학물질로 제조된 살충제와 제초제, 곰팡이 제거제

- 자동차 배기가스
- 매니큐어와 페인트 제거제, 본드 등의 솔벤트와 접착제
- 비누와 화장품에 들어 있는 유화제와 왁스
- 드라이 클리닝 화학제품
- 대부분의 플라스틱 제품
- 프탈레이트(플라스틱 제품을 부드럽게 만들기 위해 첨가되는 합성화합물. 환자들에게 사용되는 주사액을 보관하는 비닐 백과 플라스틱 튜브, 고무류 장난감 등에 사용됨. 태아기와 신생아 때에 프탈레이트에 노출될 경우 살충제와 솔벤트처럼 고환과 난소에 손상을 입힘.)
- PCB와 다이옥신 등의 산업폐기물
- 체중을 늘리려고 에스트로겐성 물질이 든 사료를 먹인 동물의 고기
- 폐수처리장에서 방류된 하수 중 노닐페놀(세제에 들어 있는 에스트로겐 유사물질)이 포함된 물
- 경구 피임약을 복용하거나 호르몬 대체요법 치료를 받는 수백만 여성들의 소변에 포함된 채 변기로 흘러나가서 결국에는 먹이사슬에 들어가는 합성 에스트로겐과 프로게스틴

농약과 플라스틱 제품

석유화학 제품인 살충제(농약)와 제초제, 곰팡이 제거제는 노닐페놀(nonylphenols)이 첨가되지 않았더라도 강력한 생체이물질이다. 이 물질이 해마다 수억 kg씩 과일과 채소에 살포되는데, 많은 부분이 씻겨 내려가지 않고 표면에 그대로 남는다. 과일이나 채소를 먹는 순간, 거기에 묻은 농약도 비록 소량이기는 하지만 우리 입에 들어가게 된다. 어린이들의 독소 노출에 관한 최근의 연구에서, 유기농 과일과 채소를 먹는 어린이들의 경우 소변에서 검출된 유기인산 농약 부산물의 농도가 농약을 뿌려 재배한 농산물을 먹는 어린이들의 6분의 1에 불과하다는 사실이 밝혀졌다. 이것만 봐도 필자가 가급적 유기농 농산물을 먹기를 권하는 이

유를 알 수 있을 것이다. 우리가 소비자로서 유기농 농산물을 더 많이 요구하면 할수록 유기농으로 재배되는 농산물의 양은 증가할 것이다. 농부들이 처음 유기농법으로 회귀하기 시작하던 수십 년 전만 해도 유기농 과일은 일반 과일보다 크기도 작고 모양도 예쁘지 않았다. 그러나 유기농 재배농가들이 30년 가까이 실전 경험을 쌓은 지금은 유기농 과일도 보기 좋고 맛이 뛰어나며, 풍성하고 건강한 토양에서 자란 탓에 오염된 토양의 농산물보다 영양가도 훨씬 높다.

일반 가정에서도 스프레이 모기약이나 정원용 살충제를 통해 석유화학살충제를 쓰고 있다. 집에서까지 이런 독성 물질을 사용할 필요는 절대 없다. 살충제를 쓰지 않고 효과적으로 벌레와 해충을 억제하는 쉽고 간단한 방법에 관한 책들도 많이 있다(추천도서 참조). 미국의 많은 지역이 도시나 카운티의 후원을 받아, 살충제 없이 정원을 가꾸고 해충을 없애는 방법에 관한 강좌를 열고 있다.

전 세계 사람들이 접하는 또 하나의 제노에스트로겐은 플라스틱이다. 플라스틱 중에는 가열될 때 제노에스트로겐을 내뿜는 것이 있다. 제노에스트로겐이 나오는 플라스틱을 구별하기란 불가능에 가깝기 때문에, 우리가 할 수 있는 최선의 방법은 플라스틱이라면 일단 경계하고 보는 것이다. 뜨거운 음료를 플라스틱 컵에 담아 마시거나 플라스틱 용기에 담긴 음식물을 전자레인지로 데우는 것을 피해야 한다. 우리가 플라스틱 컵에 담긴 커피와 플라스틱 용기에 담긴 냉동식품을 사지 않으면, 제조업체들도 결국 소비자의 요구에 부응하여 이런 제품을 생산하지 않게 될 것이다.

솔벤트(유기용매)

우리가 흔히 접할 수 있는 강력한 제노호르몬 물질로 솔벤트(유기용매)라는 화학물질이 있다. 모든 유기용매는 친유성(親油性)이며 실온에서 휘발성을 갖는다. 이들은 피부를 통해 아주 쉽게 체내에 침투하며, 뇌와 미엘린(myelin; 신경초(nerve sheath)), 체지방처럼 지질이 풍부한 조직에 축적된다. 이들 유기용매들이 결합하게 되면 상승작용을 일으켜 부가적인 기능을 발휘하거나 효력이 증대된다. 즉 따로 작용할 때보다 둘 이상이 결합해서 작용할 때 더욱 강력하고 신체에 유해하게 작용한다.

솔벤트에 노출되는 산업은 자동차 생산과 수리, 페인트와 니스 제조, 전자제품 조립, 공업 클리닝, 금속 부품의 기름 제거, 드라이 클리닝 등으로 알려져 있다. 작업 환경 이외에 취미활동을 통한 노출 역시 피해야 한다. 본드와 섬유유리를 다룰 때도 솔벤트에 노출된다.

매니큐어와 매니큐어 제거제는 은근히 솔벤트에 노출되면서도 유독성이 높다. 어린 아가씨들이 특히 이들 독성물질에 취약하고 솔벤트에 든 제노호르몬의 영향을 받게 되는데도 불구하고, 이들은 수십 가지 색깔의 매니큐어를 방안에 늘어놓는 일이 흔하다. 화장품의 종류와 숫자가 늘어나는 데 비례하여 호르몬 불균형으로 인한 여러 가지 증상들은 증가하고 잘 낫지 않는 여드름 환자도 점점 늘어난다.

솔벤트의 작용이 즉각적으로 나타나는 현상으로는 피로나 우울증과 유사한 중추신경계억제(CNS; central nervous system), 운동실조(incoordination)와 집중력부족 같은 정신운동장애 또는 주의력결핍, 뇌부종(두통), CNS 모세관손상 등이 있으며, 뇌의 산소결핍과 영구적인 뇌손상으로 인지(cognitive) 능력이 떨어질 수도 있다.

장기간 솔벤트에 노출되면 우울과 짜증, 피로, 불안 등의 기분장애 외에도 집중력 부족과 운동실조, 단기기억상실 등이 일어날 수 있다.

뿐만 아니라, 솔벤트는 극히 적은 양으로도 태아의 발달 과정에 손상을 입힐 수 있으므로 임산부는 절대로 피해야 한다. 매니큐어 병에 임산부를 위한 경고 문구를 부착하도록 법으로 규정해야 하며(미국 일부 주에서는 이미 시행 중이다.), 매니큐어를 바르거나 지워 주는 미용실에도 경고문을 붙여야 한다.

유기용매의 일반적 종류

제품 라벨에 다음 목록과 같은 성분이 있는지 확인해 보라〔화장품과 매니큐어, 매니큐어 제거제, 본드, 모든 종류의 페인트, 니스와 여러 종류의 마감재(finishes), 청소용품, 살충제와 제초제, 카펫, 섬유판을 비롯한 가공목재, 심지어 의류와 매트리스도 확인이 필요하다.〕.

지방족탄화수소(알리파틱 하이드로카본)류—노말헥산 등
할로겐화 탄화수소류—사염화탄소, 트리클로에틸렌 등
알코올류—메탄올, 에탄올 등
사이클로탄화수소류—사이클로헥산 등
에스테르류—에틸아세테이트 등
에테르류—에틸에테르 등
니트로탄화수소류—질산에틸 등
케톤류—아세톤, 메틸에틸케톤 등
글리콜류—에틸렌 글리콜 등
방향족탄화수소류—벤젠 등
알데히드류—아세트알데히드 등

집안 청소

- 살충제와 제초제, 곰팡이 제거제는 모두 버린다. 유기농으로 정원 가꾸기 강좌를 수강하고, 환경친화적인 방법으로 해충을 박멸한다. 집안이 뿌옇게 되도록 모기약을 뿌린다든가, 연막형 약을 터뜨린다든가, 집 정원에 화학약품을 뿌리는 일은 하지 않는다.

- 여러분이 쓰는 화장품에 유독한 원료가 들어 있는지 확인해 보고 될 수 있으면 '천연' 화장품을 많이 사용하도록 한다. 시중에 나와 있는 헤어스프레이 제품 중에 정말 무해한 것은 없다. 매니큐어와 매니큐어 제거제는 버린다. 들이마시는 것도 해롭고 손톱에 바르는 것도 좋지 않다. 현재 우리가 알기로 안전한 매니큐어 제품은 없다.

- 세탁할 때에 섬유연화제를 사용하지 않는다. 섬유연화제를 쓰면 석유화학 제품이 직접 피부에 닿게 되는데, 피부는 어떤 물질이든 흡수할 수 있다.

- 인위적으로 향을 첨가한 제품과 석유화학 계통의 향수를 조심한다. 여러분이 들이마시는 냄새는 직접 여러분의 뇌로 가게 된다. 석유화학 계통의 방향제나 공기정화 스프레이를 사용하지 않는다. 여러분의 몸이나 집, 자동차에서 나는 냄새를 없애고 싶다면 천연 아로마 오일 제품을 사용하기를 권한다. 같은 맥락에서, 빨래할 때도 인공 향이 첨가되지 않은 세제를

사용하고 샴푸와 린스 역시 향이 첨가되지 않은 제품을 사용한다.
- 수돗물이나 플라스틱 병에 담긴 물을 식수로 사용하지 않는다. 집 전체에 품질 좋은 정수기를 달거나 식수용 수도꼭지에 정수기를 달아서 사용한다.
- 모든 플라스틱 제품은 주변 물질 속으로 스며들어 간다는 사실을 인식한다. 침투 속도가 더 빠른 것도 있고 작용이 아주 강력한 것도 있다. 유아용 장난감과 물병에 사용되는 연성 플라스틱이 가장 잘 침투한다. 절대로 아기가 플라스틱 장난감을 입 안에 넣게 두면 안 된다.
- 플라스틱 용기에 담긴 음식을 전자레인지에 돌리지 말아야 하고, 특히 비닐 랩으로 포장된 식품을 전자레인지에 돌리는 일은 절대 피한다.
- 이들 화학물질에 오염되었을 가능성이 높은 식품은 먹지 않거나 양을 줄인다. 붉은 빛을 띠는 고기와 닭고기, 달걀, 육류와 생선을 먹을 때는 유기농 제품을 택하고, 반드시 호르몬과 항생제를 먹이지 않은 것을 확인한다.
- 콘돔이나 자궁경부 젤에 쓰이는 살정자제 등의 계면 활성제를 피한다.
- 새로 지은 집이나 사무실은 본드와 섬유판, 새 카펫, 새 페인트 등에서 나오는 유독 가스의 온상이라는 사실을 알아 둔다. 새로 지은 집에 들어가 살면서 몸이 아프다면 그것은 기분 탓만은 아닐 수도 있다. 집안 공기를 검사해 보면 분명히 포름알데히드와 솔벤트의 독기로 가득할 것이다. 임신 중이거나 어린 아기가 있다면 새 집에 들어가 사는 것이나 리모델링, 심지어 페인트를 새로 칠하는 것조차 좋지 않다. 임산부가 태어날 아기의 방을 예쁘게 꾸미고 싶은 욕구를 참기란 어려운 일이지만, 태어날 아기의 건강을 제일 먼저 생각해야 한다.

사무실 청소
- 새로 깐 카펫은 유독 가스를 발산한다는 사실을 기억해 둔다.
- 섬유판(fiberboard)은 어떤 종류든 유독 가스를 발산하며, 특히 새 제품은 더하다. 대부분의 사무실용 가구는 섬유판으로 제작된다.
- 복사기와 프린터에 사용되는 토너와 잉크에서 유독 가스가 발생한다는 사

실을 알아 둔다.
- 업무용 빌딩에서 살충제를 사용할 때는 해당 건물을 이용하는 사람들에게 미리 알려야 한다는 규정이 있다. 정확히 어떤 종류의 살충제가 사용되며 그 이유는 무엇인지, 대안은 없는지 등에 적극적인 관심을 보인다.
- 사무실 건물의 내부 공기에는 곰팡이에서 환경 호르몬에 이르는 다양한 독성 물질이 우글거린다는 사실을 알아 둔다.
- 컴퓨터와 모니터, 프린터, 그 밖에 업무용 전자제품에서 아주 높은 수치의 전자파(electromagnetic fields; EMF)가 발산된다는 점을 염두에 둔다. 이 책에서는 전자파에 관하여 자세히 다루지는 않지만, 가급적 전자파를 피하는 것이 좋다는 과학적 근거가 많이 있다. 한 가지 다행스러운 점은 전자제품에서 1미터 정도만 떨어져도 대부분의 전자파를 피할 수 있다는 사실이다. 컴퓨터 하드 드라이브 옆이나 컴퓨터 모니터 바로 뒤에 장시간 앉아 있지 않는다. 소형 가우스미터를 구입해서 사무실과 집의 전자파 수치를 측정해 보는 것도 좋다.

제노에스트로겐과 앞으로의 세대

임신기간의 초기 석 달(first trimester) 동안 과도하게 에스트로겐에 노출되면 태아의 성 발달에 영향을 줄 수 있다. 우리가 이처럼 고통스러운 교훈을 처음 얻게 된 것은 임신 중에 DES(diethylstilbestrol)를 복용한 여성들의 자녀를 통해서이다. DES는 유산을 막고, 유방암을 치료하고, 폐경기 증상을 감소시키기 위해 여성들에게 투여되었던 합성 에스트로겐이다. 1948년부터 1971년까지 미국과 유럽에서 적게는 200만, 많게는 600만의 여성들이 이 약을 복용했다. 1970년대 초, 젊은 여성들의 높은 자궁경부암 발병률과 DES의 연관성을 알아보기 위해 이 여성들의 어머니 세대를 조사했더니 이들이 임신 중에 유산을 방지할 목적으로 DES를 처방받았다는 사실이 밝혀졌다. 조사를 계속한 결과 임신 중의 DES 복용이 남성의 고환암과 불임, 선천적 결손, 남성과 여성 모두의 생식계통의 이상에 관련되어 있다는 것을 알게 되었다. 1979년에 사용이 금지될 때까지 식용으로 사용할 가축을 살찌우기 위해 2만 2천 5백 kg이 넘는 DES가 사료에 쏟아 부어졌다. 이것이 사용 금지된 이유는 슈퍼마켓에서 판매되는 쇠고기에서 엄청난 양의 DES가 검출되었기 때문이다(일부에서는 수익성을 높이기 위하여 아직도 불법으로 DES를 가축 사료에 넣는다는 소문도 있다.).

아직 명확히 밝혀지지는 않았지만, 석유화학제품에 오염된 환경에서 발견되는 생체이물질이 태아에게 작용하여 성적 취향의 발달에 영향을 미칠 가능성도 있다. 필자는 연구 발표를 통해 몇 차례 이러한 점을 언급해 왔는데, 이런 말을 할 정치적 위치가 못 된다는 것은 알고 있지만, 필자로서는 이것이 한 번쯤 고려해 보아야 할 중요한 요소라고 생각한다. 생체이물질이 나노그램 단위의 양만으로도 바다갈매기와 악어의 성 구분을 모호하게 만들 수 있다면, 바로 그 오염물질이 사람에게도 유사한 현상을 일으킬 수 있다는 추측이 터무니없다고 봐야 하는가? 임신 중에 DES를 복용한 여성들의 딸은 질과 자궁경부에 암을 일으킬 확률이 높을 뿐 아니라, 성인이 되어서 양성애자나 동성애자가 될 확률도 높다는 사실이 최근 밝혀졌다.

제노에스트로겐이 우리 아이들에게 미치는 영향은 심각하다. 과거에는 여자아이들이 16세 정도가 되어서야 초경을 시작했다. 지금은 10세 이하의 빠른 시기에 초경을 시작하는 경우도 있다. 이제는 사람들도 이런 현상을 정상으로 여기게 되었다. 그러나 이것은 정상이 아니다. 영양 상태가 좋아졌기 때문이라고 주장하는 과학자들도 있다. 이렇게 일찍 사춘기가 시작되는 이유는 우리가 음식과 공기 등을 통해 주위 환경에 가득한 제노에스트로겐에 노출되어 있는데다가, 우리 몸을 보호하는 피토에스트로겐(phytoestrogen)이 포함된 자연식품을 제대로 섭취하지 못하고 있는 현실이 함께 작용했기 때문이라고 본다. 월경이 일찍 시작된다는 것은 장기적으로 보면 더 오랜 기간 동안 에스트로겐에 노출된다는 의미이며, 이로 인하여 유방암과 자궁내막암 등 호르몬에 좌우되는 암의 발병률이 높아지게 된다.

이제는 앞으로의 세대를 위해 각성하고 이와 같은 경고에 주의를 기울일 때다. 우리 자신을 지키는 것이 우리의 손자와 증손자들을 지키는 길이기도 한 것이다. 살충제를 쓰지 않고, 플라스틱 사용을 최소화하고, 호르몬을 먹이지 않은 동물의 고기와 유기농 농산물을 구매하며, 환경친화세제를 사용하고, 석유화학제품보다 '천연' 제품을 사용하는 일이 그 방법이다. 이런 제품들은 지금은 좀 비싼 편이지만, 장래 우리의 후손들의 건강을 위해 치러야 할 작은 대가라고 생각한다.

더 많은 것을 알고 싶다면

1990년대 후반에 테오 콜본은 『도둑맞은 우리의 미래』라는 참신한 내용의 책을 공동 집필했는데, 이 책은 딱딱한 과학 탐정소설의 형식을 빌려 합성화학 제품들이 생태계에 얼마나 광범위한 손상을 입혔으며, 현재도 인간에게 얼마나 해를 끼치고 있는가를 묘사하였다. 이 책이 출간된 이후로 환경 호르몬과 생식계 손상을 다룬 뛰어난 책들이 많이 출간되었기 때문에, 여러분이 이 주제에 관해 더 깊이 알고 싶다면 다음과 같은 책들을 읽어 볼 것을 권하고 싶다.

• 『위기에 처한 세대 : 생식계의 건강과 환경(*Generations at Risk: Reproductive Health and the Environment*)』 테드 셰틀러와 지나 솔로몬 지음(1999년 MIT 출판). 이 책은 생식과 발달의 생리학을 설명하면서, 독성물질이 이러한 생리학에 어떻게 작용하는가를 알려 준 뒤, 독성물질에 노출되는 경로를 알고 우리 사회와 직장을 변화시키기 위한 가이드라인을 제시한다.

• 『호르몬의 혼돈 : 환경 호르몬 가설의 과학적 사회적 기원(*Hormonal Chaos: The Scientific and Social Origins of the Environmental Endocrine Hypothesis*)』 셸던 크림스키 지음(2000년 존스 홉킨스 대학 출판). 이 책은 환경 호르몬 가설이 어떻게 대두되었는지에 초점을 맞추고 수십 년 동안이나 이러한 발견을 모른 체하려고 했던 과학계와 경제계·정치계의 윤리와, 이러한 물질들이 환경에 버려지는 것을 묵인했던 사회와 의료계에 관한 내용을 다룬다.

• 『판도라의 독(*Pandora's Poison*)』 조 손튼 지음(2000년 MIT 출판). 인간의 생리기능에 가장 심각한 영향을 주는 원인물인 유기염소화합물(살충제와 플라스틱, 종이, PCB, 다이옥신 등 염소기체를 이용하여 만든 제품들)의 문제에

중점을 둔 책이다.

- 『**석유산업의 하류부문에서 살기**(*Living Downstream*)』 샌드라 스타인그레이버 지음(1997년 빈티지 북스 출판). 세심한 과학과 명쾌한 문체가 방광암으로 투병했던 작가의 개인적 경험과 어우러지고 있다. 이 책은 우리 환경에서 축적되는 석유화학 유해물질이 얼마나 많은가를 알려 준다.

이제 우리의 건강뿐만 아니라 인간의 정상적 발달까지 위협하고 있는 석유화학 환경 호르몬을 줄이자고 요구해야 할 때가 됐다. 환경 호르몬은 우리의 식생활과 환경에 널려 있고, 이 독성 화합물에 노출된 지역의 수많은 동물들이 멸종 위기를 맞고 있는 이유로 알려지고 있다. 인간의 장래 세대의 운명은 우리가 석유화학 환경 호르몬에 의한 환경오염을 얼마나 확실하게 줄일 수 있느냐에 달려 있다.

6장

천연 프로게스테론이란?

프로게스테론은 새로운 생명의 수정과 임신을 유지하는 데 필요한 중요한 호르몬이다. 자손의 번성이란 옛날부터 인류의 최대의 관심을 끌게 하는 것이었다. 생명과 임신의 상징과 의식, 우상들은 동서양의 모든 문화권에 넘쳐난다. 서구에서 다산과 임신이 종교와 숭배의 근원이 되지 못한 것은 구약시대 이후부터였다. 매달 피를 흘리면서도 죽지 않는 여성의 능력과 새 생명을 탄생시키는 능력은 신성시되었다. 이 놀라운 능력들은 초기 인간의 역사에 널리 퍼져 있던 여신숭배를 불러 일으켰다.

일부 동물의 경우 매년 한 차례, 인간 여성의 경우 매월 한 차례씩 꼬박꼬박 자연적인 출혈이 일어난다는 사실 덕분에 사람들은 생식에서 남성과 여성이 맡는 역할을 처음으로 이해할 수 있었다. 이러한 자손번식의 사이클은 기원전 수천 년 전에 이미 인식되었다. 고대 그리스 어에 의학 용어로 oestrus 또는 estrus라는 말이 있었는데, 이것은 그리스 사람들에게는 '열광(frenzy)'을 의미했으며, 현대의 우리들에게는 성적 활동의 순환적인 주기를 의미한다. 다른 문화권에서는 이 단어가 열기(heat)를 의미하는 뜻으로 쓰였으며, 대부분의 포유류와 인간 여성이 임신할 수 있는 시기를 일컫는 데 사용되기도 했다. 그리스 인들은 생명을 잉태시키는 능력과 출혈이 일정한 주기를 두고 반복되는 원인을 알지 못한 채 그것을 신성하게 여겼다.

남성 중심 문화가 우세하면서, 여성들에게는 생식에 있어 전과는 다른 역할이 주어졌다. 유럽 중세시대에 여성은 새 생명을 탄생시킬 수 있는 남성의 씨를 받아들여 키우는 그릇에 불과하다고 여겨졌다. 이러한 믿음이 대체 어디서 나온 것인지 희한할 따름이다. 엄마를 쏙 빼 닮은 아이들이 많은 것만 봐도 여성이 자손 번식에 크게 공헌한다는 사실을 분명히 알 수 있는데도 불구하고 1800년대 중반이 되기 전까지 과학자들은 여성도 남성과 똑같이 자손들에게 유전적 특성을 물려 줄 수 있다는 사실을 인정하지 않았다.

　　1866년, 무명이던 오스트리아의 수도승 그레고르 멘델이 완두콩의 이종교배에 관한 논문을 발표했는데, 이는 식물이 대를 잇는 데 있어 유전적 특질을 전달하는 과정에서 남성과 여성의 역할이 똑같이 중요하다는 내용이었다. 비슷한 시기인 1858년에 발표된 찰스 다윈과 A. R. 월리스의 논문과, 큰 성공을 거둔 다윈의 책 『종의 기원(1859)』이 유전형질의 선택을 진화의 근본 원리로 설명했다는 점이 멘델의 논문에 힘을 실어 주었지만, 당시 서구 문화에는 남성 중심적 시각이 워낙 우세했던 탓에 멘델의 연구는 거의 무시되어 버렸다. 이러한 유전적 원리는 한 세대가 지난 1900년에 이르러 위고 드 브리스와 C. G. 코렌스, 에리히 체르막-자이제네크 등 세 명의 과학자가 각각 서로 다른 나라에서 서로 독립적으로 행한 연구를 통하여 재발견되기에 이른다.

프로게스테론의 발견과 이용

　　1900년대 초반에는 유전학 분야뿐만 아니라 생식을 연구하는 생화학 분야도 비약적인 발전을 보였다. 1900년에 난소에서 생성된 호르몬이 여성의 생식계통을 조절한다는 사실이 알려지게 되었다. 1926년에는 오늘날 우리가 에스트로겐으로 부르는 호르몬이 월경 중인 여성의 소변에서 발견되었고, 이후 과학자들은 월경주기의 단계가 바뀜에 따라 호르몬의 농도가 달라지는 것을 관찰하게 되었다.

　　많은 초기 과학자들이 난소에서 두 가지의 호르몬 물질이 분비된다는 주장을 폈다. 이미 1897년부터 과학자들은 임신한 여성의 난소 표면에서 발견되는 작은 황색 물체(corpora lutea; 황체)들이 임신 중에 필수적인 기능을 수행하는 것이 분명하다고 주장했다. 1903년에는 임신한 토끼의 황체가 파괴되면 새끼가 유산된다는 사실이 밝혀졌다. 호르몬 생식에서 황체의 중요성이 알려지면서 나머지 호르몬의 정체도 밝혀졌다. 1929년에 마침내 황체 호르몬의 존재가 확실시되고, 이것이 임신의 성공에 필수적임이 입증됨에 따라 프로게스테론(pro는 도움을 주는, gestation은 임신, 즉 임신에 도움을 주는 호르몬)이라는 이름이 붙여졌다.

출생시의 난소에는 난포라는 작은 주머니가 수십 만 개나 들어 있고, 각각의 난포에는 장래의 난자(ovum)가 들어 있다. 월경주기마다 약 150개의 난포들이 난자들을 성숙시킨다. 이 중 하나가 난소 표면으로 이동해서 난자를 내보낸(배란) 뒤에는 황체로 변하는데, 이것이 바로 프로게스테론의 주요 생산공장이다.

한동안 프로게스테론에 관한 연구는 암퇘지의 난소에서 얻어지는 프로게스테론의 양이 너무 적은 탓에 더 진척되지 못했다. 그러나 1930년대 후반에 많은 양의 프로게스테론이 태반에서 합성됨을 알게 되고, 이에 따라 출산 후 태반을 거두어서 급속냉동시켜 두었다가 실험과 임상적 응용에 충분한 만큼의 프로게스테론을 추출하는 방법을 사용하게 되었다. 그러던 중 1939년에 러셀 E. 마커가 사르사 사포제닌(사르사라는 식물에서 나오는 사포제닌)을 프로게스테론과 유사한 화합물로 변환시키는 방법을 고안해 냈다. 얼마 후에 마커는 야생 고구마(wild yam, dioscorea villosa)에서 얻은 디오스게닌으로부터 40%의 추출률로 프로게스테론으로 변환시키는 데 성공했다. 이러한 대량생산 방법으로 프로게스테론의 가격은 g당 80달러에서 50센트로 감소했다.

프로게스테론은 지용성 화합물로서 경구 복용했을 때는 효과가 별로 없는데, 그 이유는 대부분 간에서 신속히 대사가 이루어지기 때문이다. 그러나 프로게스테론을 식물성 기름에 녹여서 주사하면 빠른 속도로 흡수되어 큰 효과를 발휘한다. 불행히도 근육 주사는 주사 부위를 자극하고 통증을 유발하기 때문에 널리 사용하기에는 어느 정도 제한이 있었다. 그럼에도 불구하고 호르몬 균형의 복잡함에 익숙해진 의사들은 오늘날 우리가 PMS라고 부르는 증상들, 난소 물혹이라고 일반적으로 알려진 난소낭종(ovarian cyst), 혹은 유산을 방지하기 위하여 프로게스테론을 사용하였는데, 이러한 환자들에게 탁월한 효과를 발휘한다는 것을 알아냈다. 프로게스테론은 또 직장(rectum)이나 질에 좌약으로 삽입했을 때 흡수가 잘 되며, 현재 유럽과 영국에서는 이 프로게스테론 투여법이 널리 사용되고 있지만 대부분의 여성들은 이 방법이 성가시기 때문인지 좋아하지 않는다. 런던의 여의사 카타리나 돌튼은 항문에 넣는(transrectal) 프로게스테론을 이용하여 수많은 PMS 환자들의 고통을 성공적으로 덜어 줌으로써 세계적으로 유명해졌다.

    1950년대 초반에는 수천 종류의 식물에서 호르몬과 유사한 물질들이 발견되었다. 앞에서 언급한 대로 스테롤 디오스게닌은 Dioscorea라는 라틴어 이름이 붙은 여러 종류의 열대지방의 야생고구마(tropical wild yam)에 풍부하게 들어 있고, 실험실에서 사람의 프로게스테론과 똑같은 분자로의 전환이 가능하다(wild yam은 미국인들이 먹는 yam과는 다른 종류다. 우리가 먹는 것은 진짜 yam이 아니며 식물성 스테로이드로 작용하지 않는다.). 뿐만 아니라, 디오스게닌으로 만든 프로게스테론은 별로 비용을 들이지 않고도 프로게스테론과 유사하게 작용하는 여러 종류의 합성 프로게스테론(프로게스틴)으로 전환이 가능하고 합성 에스트로겐과 테스토스테론으로도 전환될 수 있으며, 이를 응용해서 상업적으로도 많은 이익을 거둘 수 있다는 사실이 밝혀졌다. 최근에는 미국에서 가장 많이 생산되는 농산물 중 하나인 콩에서 디오스게닌을 추출하고 있다.

    제약회사의 입장에서는 천연 호르몬보다는 자연에서 찾을 수 없는 인공 호르몬이 훨씬 이익이 되는데, 그 이유는 특허 대상이 되지 않는 천연물질과는 달리 특허를 받아 경제적 이윤을 얻을 수 있기 때문이다. 이 때문에 초기 프로게스테론 연구에 자금을 댔던 제약회사들은 yam에서 뽑아낸 천연 프로게스테론과도 비슷하면서 특허 출원이 가능한 새로운 합성 프로게스테론을 만드는 쪽으로 방향을 돌렸다. 이렇게 해서 체내에서 더 오래 지속되며 경구 복용했을 때 더 효과가 좋은 이른바 프로게스테론 약품(progestational agent)이라는 새로운 종류로 탄생하게 되었다. 이 약품은 프로게스틴(progestins), 프로게스토겐(progestogens), 게스타겐(gestagens) 등으로 불리는데, 이 이름들은 모두 '인간의 분비기 자궁내막(secretory endometrium)을 유지시킬 수 있는 합성화합물'을 의미한다. 이 합성된 프로게스테론 약품들은 인체 내에서 천연 프로게스테론과 똑같은 넓은 범위에서 작용하지도 않을뿐더러 천연 프로게스테론만큼 안전하지도 않다. 안전상 염려되는 부분이 한두 가지가 아닌데도 (100페이지 참조), 합성된 프로게스테론인 프로게스틴은 피임 효과가 있고, 에스트로겐으로 인한 자궁내막암으로부터 여성들을 지켜 준다는 점 때문에 널리 쓰이게 되었다. 우리 몸이 잘 알고 이용할 수 있는 질 좋은 천연 호르몬을 만들고 있는데, 그것과 유사한 호르몬 효과뿐 아니라 우리가 원하지 않는 해로운 부작용까지 지닌 합성화합물을 만든다는 사실은, 제약회사들이 여성의 건강을 먼저 생각하기보다는 우선 막대한 이윤을 추구하고 보자는 슬픈 현실을 말해 준다. 지난 30년 동안 천연 프로게스테론에 관한 연구는 전무하다시피 했다. 그러니, 사업상의 이익은 과학의 나아갈 방향에도 영향을 미치는 셈이다.

이렇듯 특허받은 처방약품들을 판매하는 제약회사들은 의사들이 '프로게스테론'이라는 말의 의미를 혼동하게 만드는 데 성공했다. 이제 보통 의사들은 합성 제품이 진짜 프로게스테론이라고 생각하고 있다. 제약회사에서 생산된 합성 프로게스테론인 프로게스틴은 자연에 존재하는 천연 프로게스테론과는 이름부터 다를 뿐만 아니라, 인체가 원하지 않는, 위험할 수도 있는, 부작용을 많이 유발할 수도 있다. 의사들은 자기들이 사용하는 프로게스테론이 천연인지 합성인지에 관하여는 관심조차도 없이 생리학적 복용량을 지키면 부작용이 없다고 알려져 왔기 때문에 조심스럽게 처방하고 있다. 특정 호르몬인 프로게스테론과 합성 프로게스틴을 혼동하는 이러한 실수는 의학서적에서도 흔히 볼 수 있다. 많은 저자들이 프로게스틴의 건강상 위험성을 '프로게스테론'의 위험이라면서 나열해 놓았고, 이에 따라 진실을 잘 모르는 독자들은 점점 혼동에 빠지고 잘못된 정보를 갖게 되었다.

프로게스테론에 대한 무지가 시작된 지는 오래 되어서, 필자가 의대를 졸업한 1955년에도 이미 그런 현상이 나타나고 있었다. 가정주치의로 진료해 온 얼마 동안 필자 역시 에스트로겐을 처방하는 의사 중 하나였다. 필자는 하버드 대학에서 생물학을 전공한 후 미네소타 주립 의과대학을 졸업하고 미네아폴리스 종합병원에서 레지던트를 수료했으며, 미네소타의 작은 마을에서 명의로 꼽히는 의사와 근 1년간 함께 진료한 뒤, 태평양 지역에서 미 해군 군의관으로 2년간의 흥미로운 생활을 마치고, 1959년에 북 캘리포니아 지역에 병원을 개업하여 일반 진료를 시작했다. 필자는 자신감에 차 있었고 좋은 의과대학과 좋은 병원에서 수련을 잘 받았다는 확신에 차 있었다. 피임약의 원리를 설명하는 데도 능숙했고 월간 『의학 저널』의 편집장도 맡았다. 그러나 필자는 월경 전의 포만감, 수분정체, 정서적 불안 문제 때문에 필자를 찾아와서 전에 다른 의사들은 '프로게스테론 주사'로 치료해 주던데 아주 좋더라고 얘기하면서 그 좋은 주사를 한 번만 더 맞게 해 달라고 조르는 여자들 때문에 골치가 아팠다. 그 당시에 이미 우리 지역 약국에서는 더 이상 프로게스테론 주사제를 취급하지 않았기 때문에 이뇨제와 호르몬 피임약, 약한 진정제를 써서는 이러한 환자들을 성공적으로 치료할 수가 없었다. 현대 최초의 천연 프로게스테론 시대는 필자가 개업하기도 전에 시작했다가 합성 호르몬의 물결에 떠밀려 이미 끝나 버렸던 것이다.

그러나 최근 천연 프로게스테론의 이점이 분명히 드러나고, 합성 호르몬 대체요법(HRT)을 처방받는 여성들의 불만이 높아지면서 천연 프로게스테론의 임상적 사용량은 점차 늘어가는 추세다. 한때 복잡한 호르몬 균형의 세계를 떠나서 산부인과나 내분비 전문의로 일하고 있던 많은 의사들이 환자들의 요구에 자극을 받아 교과서로 돌아가서 오랫동안 무시해 왔던 호르몬 공부를 새롭게 다시하고 있다. 북미와 유럽 지역의 여성과 의사들, 그 외에 천연 프로게스테론으로 여성의 여러 가지 건강 문제를 치료하는 데 성공한 전문 의료인들로부터 매주 수백 통의 편지와 이메일이 내게로 답지하고 있다. 천연 프로게스테론을 발견하고 그것을 즐겁게, 건강하게 사용하는 사람들 사이에 조용한 혁명이 일어나고 있는 것이다.

프로게스테론이란 정확히 무엇인가?

월경을 하는 여성의 경우, 프로게스테론은 난소에서 분비되는 세 가지 주요 호르몬 중 하나이며 나머지 두 가지는 에스트로겐과 테스토스테론이다. 이미 언급한 바와 같이 프로게스테론은 난소에서 황체가 만드는 것으로, 배란 직전에 분비가 시작되어 배란이 일어난 후에 급속히 증가한다. 이것은 여성의 월경주기 후반부 2주 동안 가장 두드러지는 여성 생식 호르몬이다. 임신이 된 이후에는 이미 수정된 태아를 성장시키는 역할을 담당하는 태반에서 난자와 그로 인해 생기는 배아 및 태아가 임신기간 내내 생존하는 데 반드시 필요한 프로게스테론의 생산을 맡게

표 1. 에스트로겐과 프로게스테론의 시너지 효과 비교

에스트로겐 효과	프로게스테론 효과
증식기 자궁내막 형성	분비기 자궁내막 유지
유방세포 자극(만성 낭종 유방[a])	만성 낭종 유방 예방
체지방과 체중증가[a]	지방이 에너지로 쓰이는 것을 도움
염분과 수분정체	이뇨작용
우울, 불안, 두통[a]	항우울성이 있어 불안증세 완화
주기성 편두통[a]	정상적 수면패턴 조성
수면패턴 장애[a]	갑상선 호르몬 기능촉진
갑상선 호르몬의 기능방해[a]	혈당수치 정상화에 도움
혈당 조절력 약화[a]	혈전 정상화
혈전 위험성 증가[a]	정상적인 성욕 회복에 도움
성욕상실 혹은 감소[a]	아연과 구리 수치 정상화
아연 결핍과 구리 정체[a]	적절한 세포 산소수치 회복
모든 세포의 산소수치 감소[a]	유방암 예방에 도움
자궁내막암 유발[a]	전립선암 위험성을 줄임
유방암 위험성 증가[a]	새로운 골형성 촉진
전립선암 위험성 증가[a]	혈관긴장 개선
골밀도 감소 속도 완화	자기면역 질환 예방
혈관긴장 감소(혈관 확장)	에스트로겐 수용체 민감성 향상
자기면역 질환 유발[a]	태아의 생존에 필수
프로게스테론 수용체 생성	코르티코스테로이드 생합성의 전구체
안면홍조 감소[c]	관상동맥경련과 죽상경화판
질건조증과 점막위축 예방[a]	(atherosclerotic plaque) 예방
기억력 향상[c]	졸음, 우울증[b]
수면장애 호전[c]	소화장애[b]
요로 건강상태 호전[c]	
식은땀 감소[c]	

a는 이러한 효과가 에스트로겐 우세, 혹은 지나치게 적은 프로게스테론에 의한 에스트로겐 불균형 때문에 발생함을 의미.
b는 이러한 효과가 프로게스테론 과다로 인해 발생함을 의미.
c는 이러한 효과가 에스트로겐 결핍으로 인해 발생함을 의미

된다.

　프로게스테론은 프레그네놀론을 재료로 하여 만들어지는데, 이 프레그네놀론의 재료는 콜레스테롤이며, 콜레스테롤은 또 체내의 당과 지방이 분해되면서 생기는 아세테이트를 재료로 해서 만들어진다. 적혈구를 제외한 신체의 모든 세포 속에는 에너지를 생산하는 사립체(mitochondria)라는 작은 공장이 있는데, 이것이 콜레스테롤을 프레그네놀론으로 전환시키고, 프레그네놀론은 다시 난소와 부신피질에서 프로게스테론으로 전환된다. 프로게스테론은 혈류를 따라 이동하면서 체내에서 이용되거나 간을 통과하면서 분해된 후 배설된다. 프로게스테론은 에스트로겐과 테스토스테론, 그 외 모든 중요한 부신피질 호르몬들의 전구체로서 난소에서 각각 이들 호르몬으로 전환된다.

　프로게스테론을 모체로 만들어지는 것에는 에스트로겐을 비롯한 성호르몬뿐만 아니라 코르티코스테로이드도 있다. 이는 생존하는 데 필요한 것은 물론이고 스트레스 반응, 당과 전해질 균형, 혈압 등에 필수적이다. 프로게스테론을 전구체로 하는 호르몬이 이렇게 많기 때문에, 프로게스테론이 부족할 경우 그토록 다양한 문제들이 발생하는 이유를 쉽게 알 수 있다.

　간단히 말해서 프로게스테론은 다음과 같은 세 가지 중요한 기능을 수행한다.

1. 배아와 태아의 생존을 유지시키고 성장발달을 촉진시킨다.
2. 인체 내에서 폭 넓은 영향을 미친다.
3. 다른 스테로이드 호르몬들의 전구체로 작용한다.

　프로게스테론은 다른 호르몬들의 생합성에 중심이 되는 요소이기도 하지만, 체내에서 그보다 훨씬 광범위한 기능을 수행하고 있다(그림 7 참조).

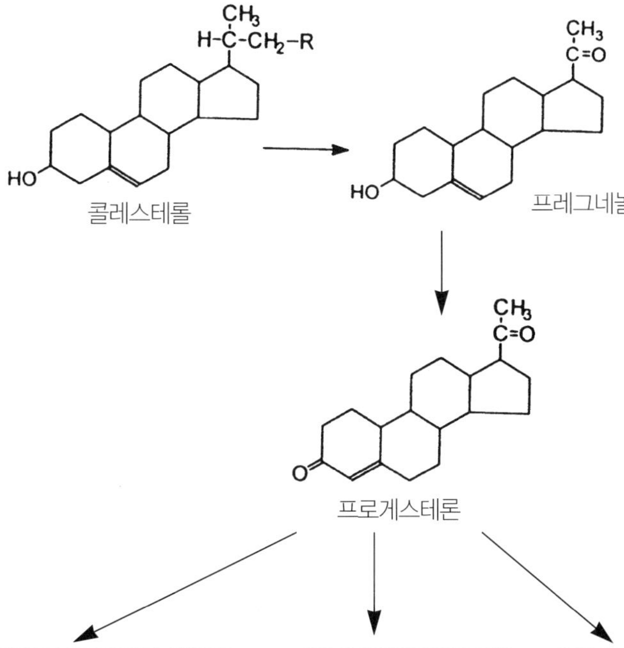

생합성 경로
안드로스테네디온
테스토스테론
에스트론, 에스트라디올, 에스트리올
모든 코티솔과 코르티코스테로이드
알도스테론

생식 효과
자궁내막분비
배아의 생존
임신기간 동안 태아의 발달을 돕는다.
성욕

내적 효과
약한 이뇨작용
지방이 에너지로 사용되는 것을 돕는다.
천연 항우울제
갑상선 호르몬의 작용을 돕는다.
응혈을 막는다.
혈당수치 정상화를 돕는다.
아연과 구리 수치 정상화시킨다.
세포 산소치 적절히 유지
유방낭종 발생을 예방
유방암으로부터 보호
자궁내막암으로부터 보호
국부 사용시 피부를 촉촉이 함
에스트로겐의 부작용을 막아줌

그림 7. 천연 프로게스테론의 다양한 역할

프로게스테론 생산의 주기

여성의 체내 프로게스테론 수치는 월경주기에 따라 급격하게 올라갔다가 떨어진다. 황체가 발달하고 배란이 되면, 난소에서 분비되는 프로게스테론은 하루 2~3mg에서 평균 22mg으로 급격히 증가하고, 배란 후 1주 가량이 지날 즈음에는 하루 30mg으로 최고조를 이룬다. 배란이 끝나고 10일에서 12일 정도가 지나도 수정이 이루어지지 않으면 난소에서 분비되는 프로게스테론의 양은 급격히 감소된다. 프로게스테론 수치가 에스트로겐 수치와 더불어 이렇게 급작스럽게 떨어지면서 월경(자궁내막이 떨어져 나가는 것)이 유발되고, 전체 월경주기가 새롭게 다시 시작되는 것이다.

프로게스테론과 자손 번식

프로게스테론은 수정란의 생존을 가능케 하는 호르몬이다. 이 호르몬이 자궁내막을 유지시켜 주기 때문에 수정란이 착상되기 쉽고, 세포분열을 시작한 수정란과 배아가 자리 잡아 성장 초기에 생명을 유지할 수 있는 것이다. 배란기에는 프로게스테론 분비량이 급증하기 때문에 자손을 번식시키려는 욕구, 즉 난자와 정자를 결합시키려는 성적 충동으로서의 성욕이 증가하게 된다(대자연이 배란기에 증가하는 호르몬과 성욕을 연결시켜 놓은 것은 합리적이지 않은가?).

임신 기간 중의 프로게스테론은 자궁내막이 조기에 떨어져 나가는 것을 막는 역할을 담당한다. 이 때 프로게스테론 수치가 떨어지거나 이 호르몬의 수용체가 차단되면 배아를 잃게 된다(유산). 이것은 항프로게스테론(antiprogesterone) 화합물이자 낙태약인 RU-486의 작용원리이기도 하다.

태반이 발달하면서, 태반은 출산시까지 임신을 지속시키기 위해 프로게스테론의 분비를 떠맡고 분비량을 증가시킨다. 임신 후기 3개월 동안(third trimester)에는, 태반에서 분비되는 프로게스테론의 양이 하루 300mg에서 400mg에 달하는

데, 이는 호르몬 분비량으로는 놀라울 정도로 높은 수치다. 보통의 경우 일일 호르몬 분비량은 마이크로그램 단위이기 때문이다. 많은 여성들은 임신으로 인하여 갑자기 늘어난 체중과 방광 등의 장기에 느껴지는 압박감을 제외하면 프로게스테론이 이렇게 많이 분비되는데도 불구하고 임신 후기 3개월이 가장 편안한 시기라고 말한다.

출산과 동시에 그 동안 프로게스테론을 대량으로 생산하던 태반이 태아와 함께 나오게 되므로, 프로게스테론 분비량은 급격히 줄어서 일부 여성들이 산후 우울증을 겪는 원인이 되기도 한다. 이 때 혹시라도 산후 우울증을 겪게 되는 경우 천연 프로게스테론을 사용하면 효과적으로 치료할 수 있다.

에스트로겐이나 테스토스테론과는 달리 프로게스테론은 제2차 성징에 관여하지 않으며, 이는 프로게스테론의 존재 여부가 남성 혹은 여성적 특성에 영향을 주지 않는다는 것을 의미한다. 따라서 태아의 발달을 촉진시키는 효과와 아기의 성별은 별개이다. 태아는 스스로의 DNA 코드를 따라 발달해 가게 되어 있고, 엄마의 호르몬에 영향을 받지 않는다.

프로게스테론은 에너지 생산을 높이기 때문에(부신피질 호르몬이 효과적으로 작용하는 것을 돕기 때문인 듯) 체온을 경미하게 상승시킨다. 이를 프로게스테론의 '열생산 효과(thermogenic effect)'라고 하며, 배란이 일어나는 시기를 알고 싶어 하는 여성들에게 그 배란 시점을 알려주는 데 사용된다.

폐경기의 프로게스테론 수치는 에스트로겐보다 훨씬 큰 폭으로 감소한다. 캐나다의 내분비학 의사인 제릴린 프라이어 박사가 행한 연구에 의하면 에스트로겐은 평균 기준치의 40%에서 60% 정도만 감소하는 데 반해, 프로게스테론 수치는 열두 배나 더 크게 감소한다. 일부 여성의 경우 폐경후기 프로게스테론 수치가 남성들보다도 더 낮게 나타나는데, 이것이 아마 폐경후기 여성들이 같은 나이의 남성들보다 몸이 더 많이 아픈 원인일 것이다. 모든 스테로이드 호르몬의 전구체인 프로게스테론은 건강을 유지시키기 위해 꼭 필요한 그 밖의 중요한 고유의 기능을 많이 가지고 있다. 폐경후기의 여성들이라고 해서 프로게스테론이 남성보다 적게 필요한 것이 아니라 건강을 유지하기 위하여서는 오히려 더 많이 필요한 것이다.

프로게스테론은 몸에 어떠한 영향을 주나?

프로게스테론은 몸 전체에 걸쳐 많은 유익한 작용을 한다. 79페이지의 표 1을 보면 프로게스테론의 다양성과 중요성을 알 수 있다. 무배란 주기가 원인이든, 에스트로겐 보충제나 제노에스트로겐에 노출된 것이 원인이든, 에스트로겐 우세(과잉) 상태가 가져오는 부작용을 감소시키기 위한 프로게스테론의 역할도 이 표에 포함되어 있다. 에스트로겐 우세 상태가 되면 세포에 수분과 염분이 유입되어 수분정체(부종)와 고혈압이 생긴다. 에스트로겐 우세는 또 세포 속의 산소량을 감소시키고, 갑상선의 활동을 방해하며, 히스타민 방출을 촉진시키고(이로 인해 전에 없던 알레르기 증상이 일어남), 혈전 생성을 촉진시키고(심장마비와 색전증 발병률이 높아짐), 담즙을 탁하게 만들어서 담석증을 유발하고, 구리의 정체와 아연의 소실을 가져온다. 프로게스테론이 병행되지 않은 에스트로겐 단독 과잉 상태는 성욕을 감소시키고, 섬유낭성 유방질환과 자궁근종, 자궁내막암, 유방암의 위험성을 높인다. 프로게스테론을 사용하면 이러한 에스트로겐의 모든 부작용들에 적절하게 대처할 수 있다. 알맞은 프로게스테론 수치를 회복하는 것을 일컬어 호르몬 균형의 회복이라 부른다.

프로게스테론과 스테로이드 합성

프로게스테론의 또 한 가지 중요한 기능, 즉 스테로이드 호르몬을 만드는 역할에 관해 논하기 전에, 콜레스테롤과 프로그네놀론이 생성되는 과정을 다시 한 번 살펴볼 필요가 있을 것 같다. 콜레스테롤은 몸 전체의 세포, 특히 간세포 속에서 생성되는데, 당과 지방이 분해되면서 생기는 물질인 아세테이트를 이용하여 만들어진다. 흔히들 콜레스테롤을 섭취하면 콜레스테롤 수치가 높아진다고 잘못 생각하는데, 사실은 설탕이나 흰 밀가루 등의 정제된 탄수화물을 너무 많이 먹기 때문에 콜레스테롤 수치가 높아지는 것이다. 우리 몸의 콜레스테롤 중 75%는 콜레스테롤 섭취 자체보다 이러한 식품으로 인하여 생성된다. 콜레스테롤 수치의 증가 여부를 결정하는 것은 우리가 얼마나 많은 설탕과 정제전분을 먹느냐, 식생활을 통해 식이섬유와 비타민, 미네랄을 충분히 섭취하느냐, 얼마나 많이 운동하느냐, 얼마나 많은 스트레스를 받느냐 하는 것이다.

호르몬의 생산은 변화하는 몸의 컨디션과 필요에 따라 지속적으로 반응하는 역동적이고 변동이 심한 시스템이다. 호르몬은 서로 밀접한 관계를 갖고 항상 변화하는 몸의 여러 다양한 기관을 조절하는 데 필요한 신호를 전달하는 역할을 한다. 그렇기 때문에 그때그때의 상황의 필요에 맞게 끊임없이 합성되어야 하고, 요구량이 감소됨에 따라 분비량도 줄어야 하며, 더이상 필요가 없어지게 되면 대사되어 시스템에서 사라져야만 한다(호르몬은 혈류를 타고 흐르면서 간에서 끊임없이 대사되고 방출된다.). 프로게스테론은 자체적인 호르몬 효과 외에도 이 모든 호르몬들의 전구체로 이들 호르몬의 생성에 주된 역할을 담당한다. 몸 전체의 중요 장기를 이루는 다양한 세포들은 프로게스테론을 이용하여 필요한 만큼의 특정 호르몬을 만드는데, 구체적으로는 부신피질 코르티코스테로이드와 에스트로겐, 테스토스테론을 생성한다.

이렇듯 전구체로 작용한다는 것은 물질대사의 최종산물인 다른 호르몬들과는 구분되는 프로게스테론만의 특성이다. 물질대사의 최종산물이란 분해되어 배출되는 것 외에는 더 이상 이용될 곳이 없음을 뜻한다. 호르몬 대체요법(HRT)이 그렇게도 권유하는 합성 프로게스테론인 프로게스틴은 프로게스테론 분자의 한쪽 구석의 부분을 인위적으로 변형시켜 합성한 것이다. 자연계에서는 찾아볼 수 없는 이 기묘한 분자는 호르몬 경로를 따라 이동하면서 프로게스테론 수용체를 점령하게 되는데, 이것은 천연 프로게스테론과 인체에 다르게 작용하고, 프로게스테론과는 달리 다른 호르몬들의 전구체로도 이용될 수 없으며, 우리 신체가 자연스럽게 대사하고 배출하기도 어렵다. 이 분자 변형은 우리 몸이 필요로 하는 프로게스테론과 다르기 때문에 바람직하지 않은 부작용을 낳을 가능성이 매우 높다. 그럼에도 불구하고 합성 프로게스테론 마케팅은 중단될 기미가 없어 보인다. 제약회사들의 엄청난 광고에서 표적이 된 의사들이 마케팅의 압력에 대체로 순응하기 때문이다(이들은 대부분 천연 프로게스테론을 쉽게 구할 수 있다는 사실을 알지 못한다.).

인체의 모든 스테로이드 호르몬들이 적절하고도 균형 있게 공급되기 위해서는 천연 프로게스테론을 필요로 한다. 천연 프로게스테론이 의료계에서 적절한 위치를 회복하려면 기존의 마케팅 관습을 극복하고 환자와 의사 모두가 천연 프로게스테론의 다양하고 중요한 역할을 다시금 이해하고 깨달아야 한다.

프로게스테론과 뇌

프로게스테론은 그 존재 여부가 남성의 성이나 여성의 성에 영향을 주지 않는다는 점에서 본질적으로 성호르몬이 아니라는 것을 알 수 있다. 프로게스테론은 다른 성호르몬들처럼 중앙신경계(CNS; 뇌와 척수)의 기능에 중요하다. 프로게스테론은 뇌세포에 혈장(plasma) 수치보다 20배나 높은 수치로 농축되어 있다. 이 정도로 농축되어 있다는 것은 단순한 호르몬 전달 때문일 리는 없고 뇌세포에 어떤 중요한 작용을 하기 때문으로 봐야 한다. 이 점만으로도 뇌세포 속의 프로게스테론이 중요한 목적에 사용된다는 것을 짐작할 수 있다.

프로게스테론은 오래 전부터 마음을 편안하게 하는 진정 효과가 있는 것으로 알려져 왔다. 이 효과는 '알로프레그나놀론(allopregnanolone)'이라고 하는 프로게스테론의 대사산물 때문에 생기는데, 이것은 GABA(gamma aminobutyric acid) 수용체에 작용한다〔GABA는 신경전달물질 억제제(neurotransmitter inhibitor)로 작용하며 진정효과가 있는 아미노산이다.〕. 프로게스테론의 중앙신경계 진정 작용은 투여량을 높이면 대단히 강력해지기 때문에 마취제로도 사용되고 있다. 소량으로 사용될 경우 프로게스테론은 정상적인 수면 패턴을 되찾게 하고 기분을 가라앉혀서 마음을 편안하게 하는 효과가 있다.

프랑스의 에티엔 에밀 볼리유 교수는 프로게스테론이 신경세포에 미치는 영향을 폭넓게 연구해 왔다. 그는 프로게스테론이 뉴로스테로이드처럼 중앙신경계와 말초신경계의 슈반세포(Schwann cell)에서 합성된다는 사실을 발견했다. 슈반세포는 말초신경계에서 신경섬유의 수초(myelin sheath; 미엘린 수초)를 형성하고 유지하며 절연작용을 한다. 더 나아가, 프로게스테론과 프레그네놀론이 손상된 미엘린(수초를 이루는 물질)의 회복을 촉진시킨다는 것도 알아냈다. 미엘린 수초는 전선의 플라스틱 피복과 마찬가지로 신경세포를 둘러싸는 백색 지방질 물질로 뉴런을 통해 전달되는 전기신호가 누출되거나 흩어지지 않게 보호한다. 전깃줄의 단면을 본다고 할 때, 내부의 구리동선이 신경조직이라고 한다면 미엘린 수초는 그 구리동선을 외부로부터 보호하는 전기 절연체인 비닐 부분에 해당한다고 할 수 있다. 미엘린 수초는 신경세포를 보호하며 다발성 경화증(multiple sclerosis) 등의 신경계 질환을 앓으면서 손상된다.

마찬가지로 흥미로운 연구는 에모리 대학에서 행해진 설치류의 뇌손상 결과에 관한 연구로, 수컷보다는 암컷의 생존율과 회복률이 더 높다는 사실이 밝혀졌다. 그러나 수컷 설치류에게 프로게스테론을 보충해 주면, 뇌손상을 견디고 회복하는 확률이 암컷 설치류와 같아졌다. 에스트로겐을 보충했을 때는 이러한 효과가 나타나지 않았다. 에모리 대학의 신경과학자 도널드 스타인이 밝힌 바에 의하면, 에스트로겐 수치가 높을 때는 암컷 설치류들이 뇌손상 이후 '많은 증상'을 보이지만, 프로게스테론 수치가 높고 에스트로겐 수치가 낮을 때는 똑같은 손상을 입고도 증상이 거의 없거나 전혀 나타나지 않았다. 뿐만 아니라, 수컷이든 암컷이든 뇌손상을 입은 후 프로게스테론을 주사하면 뇌의 부종을 막을 수 있다는 사실도 발견되었다. 뇌부종은 다친 뇌가 영구히 손상되는 주요 원인이며 이는 설치류나 인간이나 마찬가지인 것이다. 뇌를 다친 후 프로게스테론이 일찍 투여될수록 보호효과는 더 커진다. 스타인은 "뇌의 부상을 당한 뒤 뇌를 보호하기 위해 프로게스테론을 사용할 수도 있을 것"이라고 보고했다. 그는 또 프로게스테론이 심장마비에 해당하는 사고를 당한 설치류에게도 보호효과를 나타낸다는 것을 알아냈다. 이것은 폐경전기 여성들이 남성이나 폐경기 여성들보다 심장마비에서 더 순조롭게 회복한다는 역학조사 결과와도 일치한다.

현재 스타인은 사람들을 대상으로, 경미한 수준에서 심각한 상태에 이르는 외상성 뇌손상에 대해 프로게스테론을 치료제로 사용하는 임상실험을 주도하고 있다. 해마다 뇌손상으로 5만 명의 미국인이 사망하고 8만 명 이상이 장애를 입는다. 이는 분명 널리 퍼진 심각한 문제인데도 불구하고, 기존의 의학적인 방법으로는 치료법이 거의 없다시피 하다. 3년이 걸리는 이 연구는 미국 식약청의 승인을 받고 미국 국립보건원(NIH)의 후원을 받아 현재 진행 중이다. 스타인은 프로게스테론이 뇌손상 후 발생되는 위험한 뇌부종의 원인이 되는 염증을 줄여 주며, 뇌손상을 당했을 때 실질적으로 뇌세포를 죽게 만드는 자유라디칼[free radical; 짝짓지 않은 전자(不對電子)를 가지는 원자단, 유리기(遊離基) 혹은 활성산소(活性酸素)라고도 함]의 형성을 늦추거나 막아 준다고 믿고 있다. 이 실험에 사용될 프로게스테론은 정맥 주사를 통해 3일간 투여될 것이다. 이 연구의 결과가 희망적일 경우, 조만간 다른 미국 도시에 있는 1단계 외상치료센터(level 1 trauma center)에까지 연구가 확대될 것으로 기대하고 있다.

필자가 아끼고 사랑하는 사람들 중 누군가가 뇌손상을 입는다면, 필자는 그 사람에게 프로게스테론 크림을 충분히 발라 줄 것이다.

지금까지 우리가 프로게스테론과 뇌에 관해 알게 된 것은 프로게스테론이 유독 뇌세포에 많이 농축되어 있고, 진정 효과가 있으며, 뇌손상에서 회복되는 데 도움을 준다는 사실이다. 이제는 프로게스테론이 성욕에 중요한 영향을 끼친다는 점을 살펴보기로 한다.

프로게스테론과 성욕

에스트로겐 보충요법(estrogen replacement therapy; ERT)의 초기 제안자들은 여성들에게 에스트로겐이 '여자답게' 해 주고, '영원히' 성적 매력을 지켜 줄 것이라는 잘못된 믿음을 심어 주었다. 이 마법의 알약이 없으면 중성적인 마귀할멈으로 변해서 남편에게 매력을 발휘하지 못하리라는 것이었다. 사람들은 나이 든 여성들이 더 이상 성에 관심을 갖지 않는다는 잘못된 생각을 가지고 있었다.

필자의 진료 경험에 의하면 많은 폐경전기 여성들이 성에 대한 관심이 줄었다고 말했다. 그러나 성적인 스태미나가 줄어든 사람들은 자기 남편들이지 자기들은 폐경기가 다가올수록 성적 욕구가 더 강해진다는 여성들도 있었다. 필자가 볼 때, 여성들 간에 차이가 나는 이유는 에스트로겐의 효과(월경주기)가 프로게스테론 없이(무배란성 주기) 지속되고 있는 에스트로겐 우세를 경험하고 있는가의 여부와 연관이 있는 것 같다. 성욕이 감소하는 여성들은 수분정체, 섬유낭성 유방질환, 우울증, 건조하고 주름살지는 피부, 불규칙적인 월경주기와 때로는 엄청난 양의 월경혈을 겪고 있었다. 필자는 이러한 신호와 증상들이, 에스트로겐은 계속해서 분비되는 데 배란은 되지 않기 때문에 나타나는 프로게스테론 부족 현상을 의미한다는 것을 점차 깨닫게 되었다. 성욕상실은 에스트로겐 부족이 아니라 프로게스테론 부족과 관련되어 있다는 얘기다. 에스트로겐 보충요법(ERT)을 사용하면서 골다공증을 치료하러 온 여성들 역시 엉덩이와 복부에 지방이 축적되고 유방이 부어오르며 성욕을 잃게 되어 행복하지 않다고 말했다. 에스트로겐 보충이 과거의 왕성했던 성욕으로 회복시켜 주지 못했던 것이다.

이 여성들에게 프로게스테론 크림을 추천하여 보충하게 한 결과 상황은 완전히 달라졌다. 이들은 성욕이 되살아났음을 알리며 즐거워했다. 필자가 한 여성에게서 받은 크리스마스 카드에는 뼈 상태도 좋아지고 피부도 젊어졌다는 내용과 함께 남편의 감사 인사가 적혀 있었다. 필자는 프로게스테론을 사용하는 환자들에게 성욕에 관한 질문을 던졌고, 질문받은 환자들은 하나같이 눈을 반짝이며 프로게스테론 요법을 사용한 뒤로 폐경기 시작 10년 혹은 15년 전만큼이나 성생활이 좋아졌다고 대답했다. 성욕을 회복시키는 데 필요한 호르몬은 프로게스테론이었던 것이다.

이 환자들을 진료한 경험은 필자가 의과대학에서 배운 지식과 전혀 일치하지 않았다. 정상적인 성욕을 유지하는 데 필요한 호르몬은 에스트로겐과 테스토스테론뿐이라고 배웠기 때문이다. 약리학적(비정상적으로 많은) 양의 프로게스테론을 수컷 쥐와 도마뱀에게 투여하면 성적 행동을 억제하는 것으로 밝혀졌다. 그렇지만 1994년의 연구에 의하면 생리학적(몸에 필요한 훨씬 적은) 양의 프로게스테론을 썼을 때는 정반대의 효과(성욕 회복)가 있음이 나타났다. 성욕의 회복에는 생리학적으로 적절한 양의 프로게스테론이 필요했던 것이다.

그렇다면 암컷의 경우는 어떨까? 최근 행해진 또 다른 연구에서, 난소를 제거한 암컷 햄스터들은 성욕에 중요한 두뇌 영역을 프로게스테론으로 자극하지 않으면 성적 행동을 보이지 않았다. 에스트로겐으로만 자극했을 때 이 두뇌 영역은 정상적인 성적 행동을 유발하지 않았다. 프로게스테론을 추가해야만 성적 행동이 되살아났다.

햄스터와 사람이 다르기는 하지만, 대부분의 암컷 포유류에서 성호르몬의 증감이 성적 행동을 조절함으로써 배란기 즈음에 짝짓기를 가능케 한다는 점은 분명하다. 결국, 이것이 성욕의 주된 기능인 것이다. 따라서 이 연구는 에스트로겐과 프로게스테론이 모두 작용해야만 성욕이 생기며 테스토스테론 역시 여기에 관여할 가능성이 높음을 보여 준다. 프로게스테론 없이 에스트로겐만 투약해서는 성욕을 자극할 수 없다(프로게스테론만을 투약했을 때를 관찰한 연구는 아직 알려지지 않았다.). 인간의 경우 에스트로겐 분비는 폐경기가 되어도 40%에서 60%만 감소하는 반면, 프로게스테론은 배란이 일어나지 않으면 거의 '0'에 가까운 수치로 떨어진다. 폐경전기 환자(에스트로겐은 아직 월경이 지속될 정도로 분비되지만 프로게스테론은 부족한 여성)들과 에스트로겐 보충요법(ERT)을 받는 폐경후기 여성들이 성욕을 잃었다가, 프로게스테론을 추가로 투여받고 다시금 정상적인 성욕을 느끼는 것은 바로 이 때문이다.

많은 과학자들은 테스토스테론이 남성과 여성 모두의 성욕에 밀접하게 관련된 호르몬이라고 믿고 있다. 가임기 여성의 성욕이 배란기에 증가하는 현상은 때맞추어 일어나는 테스토스테론의 분출과 관계 있는 것으로 널리 생각되어 왔다. 이 가설을 시험하기 위해, 하버드 대학의 벤 C. 캠벨과 피터 T. 엘리슨 박사는 규칙적인 월경주기를 지닌 여성들의 타액에서 나타나는 테스토스테론 수치를 매일 측정한 결과 예상했던 대로 아주 작은 상승곡선을 발견했다. 또한 이들은 여성들에게서 실제로 배란이 일어나는지 확인하기 위해 월경주기 중간의 프로게스테론 수치까지 측정했다. 놀랍게도 연구에 참여한 18명의 여성 중 7명이(이들의 나이는 24세에서 42세로 평균 29세였다.) 월경은 하는데도 배란은 일어나지 않았다. 이는 미국의 경우 비교적 젊고 규칙적으로 월경을 하는 여성들에게 무배란성 주기가 흔히 나타난다는 구체적인 증거다.

인체에서 일어나는 호르몬의 복잡한 상호 작용과 미묘한 균형을 되새겨 보고, 호르몬의 약리학적 투여량과 생리학적 투여량에는 차이가 있음을 다시 한 번 기억할 필요가 있다. 생리학적 투여량(정상적인 신체기능에 필요한 정도의 양)은 특정 호르몬의 부족을 보충하기 위한 투여량이다. 이것은 정상적인 신체의 분비량을 넘어서지 않으며 비정상적인 신체기능을 촉발시키지 않는다. 반면 약리학적 투여량은 정상적인 분비량보다 상당히 많고, 천연 호르몬의 분비를 억제할 뿐 아니라 호르몬 수치가 정상적일 때와 다르게 작용한다. 프로게스테론의 경우, 약리학적 투여량은 성욕을 막아 버리는 데 반해 생리학적 투여량은 성욕을 자극한다. 필자는 환자들에게 정상적인 프로게스테론 분비량과 유사한 하루 15mg에서 30mg 정도만의 프로게스테론 크림을 사용할 것을 권한다. 나로서는 이해가 가지 않지만 무슨 이유인지 많은 의사들이 이보다 10배에서 20배 정도나 많은 약리학적 투여량을 택하고 있다. 성욕이 회복된 필자의 환자들의 경우와는 다르게 이들의 성욕은 오히려 감소됐다는 보고를 들었다.

남성 몸의 프로게스테론

프로게스테론은 테스토스테론과 코르티코스테로이드의 전구체다. 우리 몸이 프로게스테론을 이용하여 이들 호르몬들을 만든다는 뜻이다. 남성 몸의 프로게스테론은 고환에서는 테스토스테론으로, 부신피질에서는 코르티코스테로이드로 각각 합성된다. 남성의 프로게스테론 수치는 가임기의 여성보다 훨씬 낮다. 폐경기가 지나면(혹은 폐경기가 오기 10년에서 15년 전에도) 일부 여성들의 프로게스테론 수치는 동년배의 남성들보다 훨씬 낮은 정도로 떨어진다. 대개 건강한 남성은 70대와 80대까지도 정상적인 테스토스테론과 코르티코스테로이드 수치를 유지한다.

15년도 더 된 일이지만 『메디컬 트리뷴』지에서 남성을 대상으로 프로게스테론을 보충한 연구 결과를 읽었던 적이 있다. 대학생 연령의 남성들에게 약리학적 투여량(많은 양)의 프로게스테론을 투여했더니 일반적인 체력이나 원기, 성욕에서는 뚜렷한 차이가 나타나지 않았다. 그렇지만 테스토스테론 수치는 정자의 성숙을 저해할 정도로까지 떨어졌다. 많은 테스토스테론 수용체가 프로게스테론도 받아들이기 때문에(그로 인한 결과도 비슷하다.), 프로게스테론 수치가 높아지면 뇌의 바이오피드백 메커니즘이 테스토스테론 분비량을 줄이는 것으로 보인다. 따라서 남성의 경우 약리학적 투여량의 프로게스테론은 피임약으로서의 기능만을 수행하는 것 같다.

전립선암을 앓는 남성들에게는 테스토스테론 수치를 가능한 한 낮추기 위해 외과적으로, 혹은 화학적으로 생식능력을 제거하는 경우가 흔하다. 이렇게 하면 전립선암을 억제할 수 있다는 믿음 때문이다. 갑자기 테스토스테론이 몸 안에서 거의 없어져 버리면 일종의 남성 폐경기가 찾아오고 안면홍조 현상도 일어난다. 이것만으로도 불안한데, 더 중요한 것은 테스토스테론이 없으면 1년 안에 골다공증이 가속화한다는 사실이다. 프로게스테론과 마찬가지로 테스토스테론도 새로운 골형성을 활성화시켜서 골밀도를 증가시키기 때문에 이것이 없으면 골다공증이 생기는 것이다. 전립선암으로 외과적 혹은 화학적으로 생식 능력이 제거된 환자의 안면홍조 현상을 포함한 일종의 남성 갱년기 증상을 치료하는 경우에도 프로게스테론 크림이 필요한데, 그 이유는 프로게스테론이 테스토스테론의 전구체로 필요한 만큼의 테스토스테론을 만들어 줄 것이라고 생각하기 때문이다.

프로게스테론과 테스토스테론은 골형성에 관해서는 서로 유사하게 작용하는 호르몬이다. 이 두 가지 호르몬과 코르티코스테로이드는 뼈를 생성하는 조골세포의 수용체를 차지하기 위해 서로 경쟁을 벌이는데, 테스토스테론과 프로게스테론은 골형성을 활성화하는 반면, 코르티코스테로이드(corticosteroid)는 골형성을 저해한다. 거세술로 인한 골다공증을 예방하거나 치료하고 싶으면, 이러한 남성들에게 안전한 양의 프로게스테론을 보충하게 해서 테스토스테론을 대신해서 조골세포를 자극시키는 것도 좋은 방법일 것이다. 현재까지의 결과는 고무적이다. 앞으로 더욱 심도 있는 연구가 진행되어 프로게스테론의 장점을 잘 평가해 줄 수 있기를 기대해 본다.

7장
프로게스테론과 프로게스틴의 엄청난 차이

아직도 많은 의사들이 프로베라(medroxyprogesterone acetate)와 같은 합성 프로게스테론인 프로게스틴(progestin)과 천연 프로게스테론을 같은 것으로 생각하고 있다. 의사들은 대개 최신의학이나 약학연구들을 때맞추어 파악할 시간적 여유가 없기 때문에 제약회사의 광고나 세일즈맨을 통해서 정보를 얻곤 한다. 제약회사들은 특허를 딸 수 없는 천연 프로게스테론을 판매하는 데는 관심이 없으며, 따라서 이에 관한 연구를 지원하거나 정보를 제공하는 데도 관심이 있을 리 없다. 그렇기 때문에 미국 의사들 사이에서는 천연 프로게스테론이 프로게스틴과 같은 부작용을 일으킨다는 잘못된 인식이 널리 퍼져 있다. 이것은 수백만 미국 여성들의 건강과 행복에 엄청난 영향을 주는 잘못이다. 사실, 천연 프로게스테론은 생리학적 투여량(몸이 정상적으로 분비하는 양 정도)만큼 사용하면 사실상 아무런 부작용도 없지만 합성 프로게스테론인 프로게스틴은 많은 부작용을 일으킨다.

천연 프로게스테론을 다룬 훌륭한 연구들이 꽤 있는데, 이는 402페이지에서 403페이지에 걸친 참고문헌에 소개되어 있다. 작지만 흥미로운 연구가 하나 있는데, 그것은 조엘 하그로브 등이 경구용 프로게스테론을 프로게스틴의 하나인 프로베라(medroxyprogesterone acetate)와 비교한 연구이다. 이들은 이 두 가지를 여러 형태의 에스트로겐과 혼합하여 폐경기 여성에게 사용했다. 프로게스테론을 사용한 집단은 폐경기 증상이 개선되고 콜레스테롤 수치가 떨어졌으며, 자궁에 비정상적인 세포가 증식하는 현상도 없고(프로게스틴과 에스트로겐을 혼합사용할 때 전형적으로 나타나는 문제) 아무런 부작용도 없었다. 프로게스테론과 에스트라디올을 복용한 열 명의 여성 모두가 계속해서 호르몬 치료를 받기를 원한 반면, 에스트론과 프로베라를 사용한 여성 다섯 명 중 두 명은 부작용 때문에 치료를 중단했다.

이보다 대규모로 1995년에 행해진 연구(PEPI 실험)에서는 성호르몬이 콜레스테롤 및 HDL 콜레스테롤에 미치는 영향과 자궁내막에 미치는 영향을 조사했다. 많은 의료기관이 참가한 연구로서 3년에 걸쳐 행해지고 무작위, 이중맹검, 위약 투여를 거쳤으며(탁월한 의학연구의 모델), 연방정부에서 연구비 지원을 받아 2천 200만 달러의 비용이 소요된 이 실험 결과, 에스트로겐을 단독으로 사용한 경우에는 자궁이 있는 여성들에게 '심한 자궁내막 증식(severe hyperplasia)'의 발생률을 현저히 높이는 반면(자궁내막 증식은 암에 이르는 단계의 하나로 간주되고 있다.), 천연 프로게스테론이나 프로베라를 에스트로겐과 함께 사용한 경우의 여성들은 이런 부작용을 보이지 않았다. 에스트로겐은 에스트로겐을 단독 사용한 여성 중 3분의 1에게 전암성 변화(precancerous change)를 일으켰다. 그러나 콜레스테롤 수치를 낮추고 HDL 콜레스테롤('좋은' 콜레스테롤) 수치를 높이는 데는 에스트로겐이 효과적이었으며, 에스트로겐과 천연 프로게스테론 혼합사용이 그 뒤를 이었다. 이러한 효과는 에스트로겐과 프로게스틴 혼합사용보다 확실히 월등한 것이다. 이 연구가 발표된 후에 보도된 신문기사에서는 "천연 프로게스테론은 야생 고구마(wild yam)나 콩(soybean)에서 추출된 잘 알려지지 않은 '자연적인' 형태의 프로게스테론"이라고 표현되어 있었다. 필자의 입장에서 봤을 때 이 실험에 천연 프로게스테론만을 사용한 집단도 포함되어 있었더라면 훨씬 좋았을 것 같다.

프로게스테론을 써서 큰 효과를 보고 있다는 전 세계 건강 관련 전문가들의 전화가 날마다 필자에게 걸려 오고 있지만, 앞으로 우리에겐 프로게스테론 단독요법과 프로게스테론/에스트로겐 요법을 비교하는 임상실험연구가 필요하다. 폐경기 에스트로겐의 감소는 겨우 40%에서 60% 정도이므로 진정한 에스트로겐 부족이라고 할 수 없다. 필자에게 전화를 준 많은 의사들과 필자의 경험상 대개의 폐경기 증상은 프로게스테론을 보충했을 때 충분히 개선된다. 개선되지 않는 경우, 이런 여성들에게는 매우 적은 양의 천연 에스트로겐을 수년간 보충했다가 서서히 중단해도 증상이 재발되지 않은 채 개선된 상태로 유지된다.

합성약품과 천연 복합제품의 차이

합성약품(synthetic drug)에 대해 개인적으로 정의를 내린다면 '자연에서는 찾을 수 없는 물질'이라고 하겠다. 그러나 천연 프로게스테론은 실험실에서 야생 고구마(wild yam)나 콩(soybean)을 재료로 해서 추출하지만, 결과적으로 인간의 몸에서 발견되는 것과 전적으로 동일한 분자구조를 지니므로 천연물이라고 할 수 있다. 자연의 재료로부터 유래한 약품의 예가 아스피린이다. 이 약품은 흔히 버드나무와 포플러라 불리는 버드나무속 식물을 원료로 하여 추출하기도 하는데, 예로부터 미국과 유럽, 아시아에서는 버드나무껍질을 차로 마시거나 달이거나, 물에 우려내거나, 혹은 습포제로 만들어서 통증을 줄이는 데 사용했다. 이것은 특히 고열, 두통, 관절염에 효과가 있었다.

1800년대 말에 미국에서는 천연물질이 아닌 경우에만 의약품에 특허를 주는 법안이 통과되었다. 만약 제약회사가 자연에서 존재하는 약품을 발견했다고 하더라도 특허 대상이 아니기 때문에, 누구든지 아무나 이 발견을 가지고 돈을 벌 수 있었으므로 제약회사들이 천연 약품에 관심을 끊었음은 말할 필요도 없다. 그러므로 제약산업에서는 무엇인가 남들과는 다르게 만들어야만 했다. 오늘날에는 의학적 가치가 있는 식물이 발견되면 '활성성분'만을 분리해서 변형시키는데, 이렇게 해서 새로 만들어진 분자는 당분간 남들이 흉내낼 수 없는 특허 대상이 된다. 버드나무껍질의 통증과 고열에 효과가 있는 '활성성분'인 살리신(salicin)은 천연 성분이기 때문에 특허가 되지 않았다. 1897년에 독일의 바이엘 사에 근무하던 화학자 Felix Holtmann이 아세틸살리실산(acetylsalicylic acid; ASA; Aspirin)의 합성에 성공함으로써 아스피린이 탄생하게 되었는데, 이것이 근대적인 제약산업의 시초가 되었다. 제약회사들은 버드나무를 구할 필요도 없이 버드나무의 껍질의 작용과 유사하면서도 버드나무껍질의 부작용을 덜 수 있는 '자연에서는 찾을 수 없는 물질'인 아스피린을 실험실에서 합성을 통하여 대량생산함으로써, 그들 본래의 목적인 경제적인 부를 축적할 수 있게 되었다.

미국에서 해마다 300억 정이나 소비되는 아스피린이 놀라운 약품임에는 의문의 여지가 없지만, 버드나무 껍질에는 없는 부작용이 아스피린에는 있다는 데 문제가 있다. 아스피린과 비 스테로이드성 항염진통제(nonsteroidal anti-inflammatory drugs; NSAID) 제품군에는 속쓰림 등의 다양한 부작용이 있고, 이 때문에 해마다 위장이나 장의 출혈로 1만 명 이상이 사망하고 3만 명 이상이 입원 치료를 받는다. 타이레놀(Tylenol, acetaminophen)은 과량을 사용하는 경우 간에 손상을 일으킨다. 그렇지만 아스피린과 타이레놀은 언제든지 구할 수 있고 사용하기 쉬운 반면, 버드나무껍질은 그렇지 못하다.

식물에서 이른바 활성성분이라는 것을 분리시켜 만든 자연에는 없는 합성물질이 거의 항상 해로운 부작용을 가져오는 것에 반하여, 순수한 식물성 약품은 적절히만 사용하면 해로운 부작용이 거의 없다. 대자연은 인간이 합성약품으로는 결코 복제할 수 없는 위대한 지혜를 가지고 있는 것이다. 수백만 년의 진화과정을 통해 우리 몸의 생화학적 특성은 자연계와 아주 독특한 조화를 이루어 왔다. 우리 몸은 많은 천연물질을 어떻게 받아들이고, 에너지원으로 사용하고, 유지하고 수리했다가, 다 쓴 뒤에는 어떻게 효과적으로 배출할 것인지를 알고 있다. 반면, 화학적 변형을 거친 합성 호르몬 약품이 세포수용체와 결합하면, 이들은 천연물질과 다르거나 심지어 원래의 호르몬과는 전혀 반대되는 메시지를 전달하기도 하는데, 이러한 반대되는 작용을 부작용이라고 한다. 그뿐 아니라 정상적인 물질대사 과정과 전혀 다르기 때문에 몸 밖으로 쉽게 배출되지도 않는다.

자연에서 생성되는 아미노산으로서 우유와 칠면조에 풍부하게 들어 있는 트립토판은 30여 년 전 수면제와 항우울제로 큰 인기를 끈 적이 있다. 효과도 좋았고, 상식적인 수준에서 사용하면 부작용도 거의 없었다. 그러다가 오염된 일본산 트립토판 제품 때문에 몇 사람이 죽고 많은 사람들이 쇠약해지는 일이 발생하자, FDA는 제조업체에게 영양보충제로 제조된 이 제품을 자발적으로 리콜할 것을 요구했는데, 이는 차후 미국에서의 판매를 실질적으로 금지한다는 의미였다. 그렇지만 아이러니컬하게도 트립토판은 아직도 미국에서 유아용 분유와 노인들의 튜브로 영양을 공급해 주는(tube feeding) 용도의 식품에 사용되고 있다. 이런 식품에 트립토판이 들어가지 않으면 영양적으로 완전하지 않기 때문이다. '오염되지 않은' 트립토판을 적정량 복용했을 때 위험하다는 증거는 아무 데도 없다. 우연히도(어쩌면 우연이 아닐는지도 모르지만) 트립토판이 금지된 것과 비슷한 시기에 제약 업계에서는 선택적 세로토닌 재흡수억제제(selective serotonin reuptake inhibitors; SSRI)로 알려진 프로작(prozac)과 졸로프트(zoloft) 등의 항우울제를 광고하고 홍보하는 데 수백만 달러를 쏟아 부었다. 이 약품들은 트립토판과 유사하게 작용하지만 부작용의 위험성 면에서 큰 차이가 있다. 세로토닌 재흡수억제제를 복용하는 환자들 가운데 자살 충동으로 인하여 많은 사람들이 자살을 하자, 미국 식품의약국(FDA)은 특히 젊은이들이 복용했을 경우의 자살충동의 가능성을 경고하는 문구를 크게 표시하라고 제약회사들에게 강조하고 있다. 그러나 적정량의 트립토판으로 자살했다는 이야기는 아직까지 들어 본 적이 없다.

많은 합성 약품들은 천연물질의 원자 몇 개만 바꿔서 특허 출원이 가능하게끔 만들어진다. 듣기에는 별 해가 없을 것 같지만, 분자구조에 몇 개의 원자를 추가하거나 빼는 일은 신체의 영향에 큰 차이를 가져온다. 호르몬의 경우는 더욱 그렇다. 소량만으로도 인체에 큰 영향을 줄 수 있기 때문이다. 예컨대 테스토스테론과 에스트라디올의 분자상 차이는 하나의 수소원자와 두 개의 이중결합뿐이다. 분자의 특정 위치에서 수소분자 하나를 빼거나 더하는 것만으로 남성과 여성으로 갈라져서 차이가 생긴다는 것은 실로 놀라운 일이다.

이와 같이 절묘한 생화학적 특수성을 염두에 두고, 제약회사가 천연 호르몬을 가공하는 과정을 보도록 한다. 그들은 분자고리 전체를 덧붙이는데, 그것도 더 좋은 약품을 만들기 위해서가 아니라, 유사하게 작용하면서도 특허 출원이 가능할 만큼의 차이가 나도록 만드는 것이다.

캐나다에서 온 폐경기 여성이 있었는데, 그녀는 자신이 찾아갔던 대여섯 명의 의사로부터 무게가 5kg에 육박하는 의학기록을 받아서 나에게 보내면서 조언을 구해 왔다. 소포 속에는 혈청 프로게스테론 검사 결과가 포함되어 있었다. 이 환자는 프로게스틴(medroxyprogesterone acetate; 상품명 프로베라)을 처방받았고, 그 후 의사는 혈청 프로게스테론 수치를 검사했다. 그래도 여전히 수치가 '0'으로 나타나자, 그는 프로게스틴 투여량을 두 배로 늘린 뒤에 두 번째 검사를 실시했다. 이번에도 수치는 '0'이었다. 그는 이번에도 프로게스틴 투여량을 두 배로 늘리고 세 번째 검사를 했는데, 이번에도 프로게스테론 수치는 '0'으로 나왔다. 그렇지만 검사실 생화학 기사는 이 실험실 보고서에 다음과 같은 내용을 적어 놓았다. "선생님, 선생님은 지금 이 환자분에게 프로베라를 투여하시면서 혈청 프로게스테론 검사를 요구하고 있습니다. 프로베라는 프로게스테론이 아닙니다." 의사들도 제대로 몰라서 혼동을 하고 있던 프로게스테론과 프로베라(합성 프로게스테론)의 차이를 이 검사실 생화학 기사는 알고 있었던 것이다. 이 시기에 환자는 이미 약품 때문에 여러 가지 부작용을 겪고 있었다. 특히 식욕저하와 메스꺼움, 소화불량, 피로감, 우울증이 심했다. 필자는 이 실험실 생화학 기사의 말에 붉은 동그라미를 쳐서 천연 프로게스테론에 관한 정보와 함께 환자에게 돌려보냈다. 몇 개월 후, 이 환자는 천연 프로게스테론을 쓰기 시작한 후로 기분이 얼마나 좋아졌는지 모른다고 하면서, 우리 병원을 포함하여 그 동안 다니던 병원 중 한 곳만 제외하고는 다시 가지 않기로 했다는 편지를 보내 왔다.

프로게스틴(합성 프로게스테론)은 무엇인가?

프로게스틴은 종종 "인간의 자궁내막을 유지시키는 능력이 있는 화합물"로 정의된다. 즉 임신을 대비해 자궁내막이 건강하고 혈액으로 충만하도록 유지시키고, 성장하는 배아를 유지시켜 주는 능력을 말한다. 여성의 월경주기가 끝나가도록 임신이 되지 않으면, 생식 호르몬 수치가 급감하면서 자궁내막이 떨어져 나가 월경을 일으킨다.

많은 의학서적들이 천연 프로게스테론을 프로게스틴과 같은 것으로 혼동하거나 프로게스틴 종류의 하나로 분류하고 있는데, 이는 엄밀히 말하면 틀린 말이다. 프로게스테론의 종류는 단 한 가지뿐이며, 배란으로 인해 부신피질이나 난소에서 만들어지는 특정한 분자를 말한다(더 골치 아픈 문제는 유럽에서 출판된 책들이 프로게스틴을 프로게스토겐이나 게스타겐이라고 칭한다는 점이다.). 필자는 프로게스틴을, "천연 프로게스테론이 아니면서도 인간의 자궁내막을 유지시키는 물질이며 분자구조는 천연 프로게스테론과 비슷하기는 하지만 성질은 완전히 다른 유사 화합물"로 정의하고 싶다.

프로게스테론과 프로게스틴: 차이점은?

"의사들이 그러는데 프로게스테론과 프로게스틴은 같다고 하더라."는 여성들의 편지를 종종 받는다. 아직도 프로게스테론과 프로게스틴이 같다거나, 프로게스테론이라는 일반적 용어 속에 프로게스틴도 포함된다고 주장하는 의사들은 다음의 질문을 잘 생각해 보기 바란다. 프로게스테론과 프로게스틴이 같은 것이라면?

- 불임의사(fertility doctors)들은 어째서 항상 프로게스테론을 사용하고 프로게스틴은 쓰지 않는가?
- 프로게스테론은 건강한 임신 유지에 필수적인데, 프로게스틴은 어째서 선천적 결손과 관계가 있는가?
- 프로게스틴은 어째서 프로게스테론 수치를 측정하는 혈액검사나 타액검사에 나타나지 않는가? 달리 표현하자면, 어째서 프로게스틴을 복용해도 체내 프로게스테론 수치는 올라가지 않는가?
- 임신한 여성의 몸은 임신 후기 3개월(third trimester) 동안에는 날마다 300mg에서 400mg의 프로게스테론을 만들어 낸다. 그런데 프로게스틴(합성 프로게스테론)을 사용하는 여성들이 유방암에 많이 걸리는 것에 비해서 이들은 어째서 이렇게 많은 양의 프로게스테론에 노출이 되어도 유방암에 걸리지 않는가?
- 호르몬 대체요법(HRT)에 가장 널리 사용되는 합성 프로게스테론인 프로베라(medroxyprogesterone acetate)가 일으키는 각종 부작용들을 어째서 천연 프로게스테론은 일으키지 않는가?

프로게스틴의 부작용에 어떤 것들이 있는가를 이해하려면 미국에서 발행되는 『의사처방참고서(Physicians' Desk Refence; PDR)』에서 프로베라(medroxyprogesterone acetate)에 관한 부분을 읽어 보면 좋을 것이다. PDR에 실린 목록을 간추리면 다음과 같다.

프로베라(medroxyprogesterone acetate)가 일으킬 수 있는 부작용

여성들을 위한 경고
- 임신 초기의 4개월 동안 이 약품을 복용한 여성의 자녀는 '경미한' 선천적 결손을 가지고 태어날 위험성이 높다(생식기 기형. 이렇게 하여 태어난 어린이들은 이 세상에서 살아가는 동안 결코 이를 '경미하다'고 여기지 않을 것이다.).

경고
- 이 약품을 투여받은 동물실험에서 비글(Beagle)종 개들에서 유방결절(mammary nodules)이 나타났으며, 이 가운데 일부는 악성(암)이었음.
- 의사는 극히 초기의 혈전성 질환(혈전정맥염, 뇌혈관 질환, 폐색전, 망막혈전증)의 발현에도 기민하게 대처해야 한다.
- 급작스런 부분적 혹은 전체적 시력손실이 발생할 경우 이 약의 투여를 중단할 것.
- 이 약품을 복용하는 여성의 모유에서 프로게스틴이 검출되었음. 모유를 먹는 신생아 및 영아에 대한 영향은 아직 확실히 밝혀지지 않았음.

금해야 할 경우
- 혈전정맥염, 색전증, 뇌졸중, 간기능장애나 간질환 환자. 유방이나 생식기에 악성종양이 있거나 있다고 의심되는 경우. 진단이 확정되지 않은 질출혈. 계류유산. 임신부 혹은 임신했을 가능성이 있는 경우.

주의

- 프로게스틴은 일정한 정도의 수분정체를 일으킬 수 있으므로 이러한 요소로 인해 영향을 받을 수 있는 간질, 편두통, 천식, 심장 혹은 신장기능장애의 경우에는 주의 깊은 관찰을 요한다.
- 하혈(breakthrough bleeding) 혹은 월경불순을 일으킬 수 있다.
- 우울증을 야기하거나 그 원인이 될 수 있다.
- 이 약품의 장기사용이 뇌하수체와 난소, 부신, 간, 자궁의 기능에 미치는 영향은 알려져 있지 않다.
- 당부하(glucose tolerance)를 감소시킬 수 있다. 따라서 당뇨병 환자의 경우 반드시 주의를 기울여 관리해야 한다.
- 에스트로겐과 관련된 혈전성 질환의 발병률을 높일 수 있다.

부작용

- 유방의 민감성과 유즙누출증(galactorrhea).
- 두드러기, 가려움증, 부종 혹은 발진 등의 민감성 반응(sensitivity reaction).
- 여드름, 탈모증, 다모증(과도한 체모의 성장).
- 부종, 체중변화(증가 혹은 감소).
- 자궁질부 미란 및 자궁경부 분비액(cervical secretion)의 변화.
- 담즙울체성 황달(cholestatic jaundice).
- 우울증, 발열, 메스꺼움, 불면 또는 졸음.
- 아나필락시스양 반응(anaphylactoid reactions)과 아나필락시스(anaphylaxis; 극심한 알레르기 반응).
- 혈전정맥염과 폐색전.
- 하혈, 부정출혈(spotting), 무월경, 월경의 변화.
- 피로감, 요통, 가려움증, 현기증, 신경질, 모발의 탈모.

에스트로겐과 함께 복용시 다음과 같은 현상이 관찰된 바 있음.
- 혈압 상승, 두통, 현기증, 신경질, 피로감.
- 성욕의 변화, 다모증, 모발 탈모, T3 업테이크(uptake) 수치 저하.
- 월경 전 증후군과 유사한 증상, 식욕 저하.
- 방광염과 유사한 증상.
- 다형성홍반(erythema multiforme), 결절성홍반, 출혈성발진, 가려움증.

대부분의 프로게스틴은 대개 프로게스테론이나 노르테스토스테론이라는 또 다른 합성 호르몬으로부터 합성시켜 만드는데, 프로게스틴은 자연에는 존재하지 않는 물질이다. 이들은 천연 프로게스테론과 비교해서 분자 한두 개 차이밖에 없지만, 별 것 아니게 보이는 이러한 분자 변화가 임신의 성공과 실패 같은 큰 차이를 보이는 것이다.

프로게스테론은 천연 호르몬이기 때문에 몸에서 필요한 만큼 정상적으로 생성되고, 사용되고, 제거될 수 있다. 반면에 프로게스틴은 우리 몸에서 그렇게 쉽게 처리되지 못한다. 이들은 우리 몸에서 훨씬 오래 머물며 작용하는데, 천연 프로게스테론과는 다른 반응들을 체내에서 일으킨다.

프로게스틴은 세포 내에서 프로게스테론이 결합하는 수용체와 똑같은 수용체에 경쟁적으로 결합하지만, 이 시점부터 프로게스테론과는 다른 메시지를 세포에 전달하기 시작한다. 다시 말해, 프로게스테론을 필요로 하는 우리 몸의 부분이 프로게스틴을 프로게스테론이라고 인식한다는 것이다. 프로게스테론과 프로게스틴의 차이는 아주 적지만 이로 인해 전달되는 메시지로 인한 결과는 크게 달라지게 된다. 바로 이 점 때문에 위에 열거한 바와 같은 경고와 금지, 부작용들이 프로게스틴에 뒤따르는 것이다. 천연 프로게스테론은 이러한 특징들을 갖지 않는다. 더 골치 아픈 것은, 프로게스틴은 프로게스테론 수용체와 더 단단하게 결합되기 때문에 천연 호르몬의 작용을 강력하게 막는다는 사실이다. 뿐만 아니라, 다양한 프로게스틴 약품들은 저마다 차이가 있고 각각 다른 부작용을 지니고 있다.

일반적으로 프로게스틴은 피부를 통해 쉽게 몸에 흡수된다는 점에서 프로게스테론 및 에스트로겐과 비슷하다. 따라서 일부 호르몬 대체요법(HRT) 약품과 경구

피임약들은 호르몬을 서서히 체내로 전달하는 패치 형태로 바뀌어 생산되고 있다.

프로게스틴과 에스트로겐은 수분정체를 유발하면서 종종 고혈압을 수반한다. 천연 프로게스테론은 세포 간 수분 균형에 도움을 주고 고혈압을 예방하는 효과가 있는 것으로 보인다. 프로게스테론은 지방을 사용하고 제거하는 신체의 능력을 높여 주는 장점이 있는 반면, 프로게스틴은 정반대의 효과를 갖는다. PEPI 연구에서 묘사된 바와 같이, 에스트로겐과 프로게스테론을 함께 사용했을 때가 에스트로겐과 프로베라를 함께 사용했을 때보다 콜레스테롤 수치를 낮추는 데 월등한 효과를 보였다. 프로게스틴은 천연 프로게스테론처럼 새로운 뼈를 형성하는 능력을 갖지만 성공률은 낮다. 제릴린 프라이어 박사는 폐경후기 골다공증 환자들에게 프로베

표 2 천연 프로게스테론과 프로게스틴(합성 프로게스테론)의 효과 비교

에스트로겐 효과	천연 프로게스테론	프로게스틴
염분과 수분을 세포내에 축적시킴		∨
미네랄 전해질을 세포밖으로 내보냄		∨
세포내 부종(intracellualar edema)		∨
우울증		∨
선천적 결손의 위험		∨
다모증 유발, 두발은 가늘게		∨
혈전정맥염, 색전의 위험성		∨
당부하 감소		∨
알레르기 반응		∨
담즙울체성 황달의 위험성		∨
여드름, 피부발진		∨
자궁내막암으로부터 보호	∨	∨
유방암으로부터 보호	∨	
성욕 정상화	∨	
다모증 완화, 두발 재생	∨	
지질농도(lipid profile) 개선	∨	
체외수정에 도움	∨	
새로운 골생성을 도움	∨	어느 정도
수면 패턴 개선	∨	

라(medroxyprogesterone acetate)를 사용하여 골밀도가 5% 증가하였음을 발견했다. 필자의 경험으로는, 골밀도가 상당히 낮아진 여성들에게 천연 프로게스테론을 사용했을 때 증가되는 골밀도는 일반적으로 15%였다.

표 2는 천연 프로게스테론과 합성 프로게스틴의 몇 가지 차이를 보여 주고 있다.

프로게스틴, 성의 혁명을 낳다.

우리가 위에서 알게 된 바와 같이 프로게스테론과 프로게스틴의 작용과 안전성에는 큰 차이가 있는데, 어째서 프로게스틴이 프로게스테론 보충의 역할을 대신하고 있는가? 특허 출원이 가능한 분자여야 돈벌이를 할 수 있다는 사실 이외에도, 답은 프로게스틴을 피임약으로 사용하는 데에 있다.

성의 혁명이 1960년대 말까지 미루어진 데는 두 가지 중요한 요소가 있었다. 하나는 원치 않는 임신에 대한 두려움이고, 다른 하나는 성병의 두려움이었다. 산업화한 문화권에서, 자동차의 발달 덕분에 젊은이들은 어른들이 던지는 감시의 눈길에서 효과적으로 멀리 벗어날 수 있었다. 다음으로 페니실린의 출현과 임질, 매독의 치료가 쉬워짐에 따라 성병의 위험이 사라졌다는 인식이 생겼다. 이제 성의 혁명이 폭발하는 데 필요한 것은 편리하고 효과적인(그리고 은밀한) 피임약뿐이었다. 이로써 프로게스틴 약품을 위한 무대가 마련된 셈이다. 의욕적인 연구를 펼치기에 충분한 양의 프로게스테론을 민간 생화학업체들이 식물로부터 얻을 수 있게 되면서, 피임용으로 대단히 효과 높은 경구용 프로게스틴이 개발되는 데는 오랜 시간이 걸리지 않았다.

그렇지만 임신기간 동안 태아의 생존과 발달에 절대적으로 중요하다는 호르몬이 어떻게 해서 반대로 피임약의 기능을 하는 것인가? 매 월경주기마다, 배란이 될 때까지 두 개의 난소 중 하나에서 난자들이 성숙하여 황체를 만들고, 이것이 프로게스테론 분비량을 높인다. 프로게스테론의 증가는 다른 한 쪽 난소에서의 배란을 중단시킨다(이러한 이유로 이란성 쌍둥이의 출생률이 300 건의 임신 중 한 번

꼴밖에 안 되는 것이다.). 배란이 되기 전에 이미 충분한 양의 프로게스테론이 공급되어 버리면, 어느 쪽 난소에서도 난자가 나오지 않는다. 이 배란 억제 기능이 프로게스틴 피임약의 기능적 메커니즘인 것이다.

프로게스틴의 이점은 첫째, 약물 전달 수단의 편의성(경구용 정제), 둘째, 강력한 효능의 일관성(확실한 피임 효과) 셋째, 체내 지속성(신체가 대사할 수 없음), 그리고 넷째로 특허 가능성(수익성이 있음)이 있는 제품이라는 점이다. 예전에는 천연 프로게스테론 보충제가 비싸고 고통스러운 주사제나 항문좌약, 질 좌약의 형태를 취하고 있어서 사람들이 쉽게 사용하기가 매우 불편했었다.

피임약에 들어 있는 프로게스틴이 가져올 수 있는 심각한 부작용에 대해서는 PDR뿐 아니라 약품 설명서에도 길게 나열되어 있지만, 대개 너무 작은 깨알 같은 글씨로 쓰여져 있어서 정말 호기심 많은 사람이 아니면 잘 읽지 않았었다. 그러나 실은 임신의 두려움이 없는 성행위의 편리한 이점 때문에 어느 누구도 그런 부작용을 알고 싶어 하지 않는다는 것이었다.

그 후에 프로게스틴의 또 다른 사용법이 발견되었다. 의사들이 폐경기 증상에 에스트로겐 치료법을 사용하기 시작하면서 문제가 발생했다. 1970년대에 폐경기 증상 치료용으로 에스트로겐만을 복용하던 폐경후기 여성들에게 자궁내막암 발병률이 크게 높아지는 것이 분명히 드러나기 시작했다. 이 자궁내막암은 에스트로겐과 프로게스테론 수치가 정상의 시기인 가임기에는 발병하는 일이 드물다. 이를 이용하여 폐경후기 여성들에게 혼합 호르몬 요법(에스트로겐과 프로게스틴을 함께 사용)을 시험해 본 결과 에스트로겐 때문에 생기는 자궁내막암을 대부분 예방할 수 있음을 알게 되었다. 1970년대 중반, 메이요(Mayo)클리닉 합의도출회의에서는 자궁내막암을 예방하기 위하여, 자궁적출술을 받지 않은 여성에게는 프로게스테론이나 프로게스틴을 함께 처방하지 않고는 절대로 에스트로겐을 단독 투여해서는 안 된다는 결론을 내렸다. 이 때문에 프로게스틴 시장이 '모든 여성들(생리 가능한 여성이든 폐경후기 여성이든)'에게로 확장되고 말았다. 제약회사들은 더 이상 과장으로 포장을 할 필요가 없어졌다.

유방암의 위험도 에스트로겐과 에스트로겐 호르몬 요법 시장을 중단시키지는 못했다. 이미 1989년에, 리프 버크비스트 등이 작성한 보고서를 보면 에스트로겐 보충제(적어도 에스트라디올)를 프로게스틴과 혼합사용할 경우 "유방암의 위험을 '약간' 높일 위험이 있는 것으로 보이며, 유방암은 막을 수도 없고, 프로게스틴을 첨가하면 유방암이 '증가' 할 수도 있다."고 말하고 있다. 그래도 프로게스틴 열풍은 사그러지지 않았고, 유방암의 발병률이 의심할 여지가 없을 정도로 확실하게 높아진다는 사실을 2002년에 WHI(Women's Health Initiative)가 발표하기 전까지 프로게스틴 처방량은 폭발적으로 증가했다(4페이지 참조).

　　우리 몸에 더 안전하며 더 적합한 천연 호르몬을 얼마든지 구할 수 있었는데도 불구하고, 그들에게 주어진 호르몬 '균형을 맞춰주는' 약품 속에 진짜가 아닌 비정상적인 합성 호르몬이 들어 있다는 사실 앞에서 여성들은 불쾌감을 느껴야 했다.

　　과연 프로게스틴은 미래의 물결인가? 아니기를 바란다. 꼭 호르몬 요법을 사용해야 한다면 생리학적 투여량만큼의 천연 호르몬을 쓰는 것을 목표로 삼아야 한다. 스테로이드 호르몬의 경우 분자 조성에 어떤 식으로든 인위적인 변화가 생기면 그 효과도 반드시 달라지게 되어 있다. 분명한 것은, 자연이이야말로 우리에게 최상의 것만을 제공한다는 사실이다.

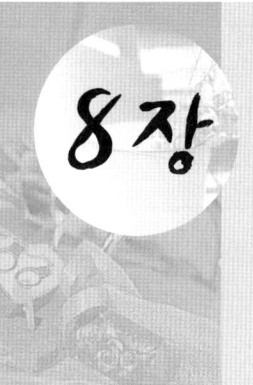

8장

성호르몬과 뇌

뇌는 신체의 모든 기능을 조절하는 중앙 통제 시스템의 역할을 담당하고, 성호르몬은 몸 전체와 긴밀히 연관되어 우리의 일상의 삶을 유지시키는 중요한 역할을 담당한다.

뇌 커뮤니케이션의 기초

무게로는 1.5kg도 되지 않지만, 뇌는 특정한 구조로 배열되고 가는 실로 고정된 80억 개의 신경세포들과 그보다 작은 결합조직세포로 뇌 무게의 절반을 차지하는 신경교세포(glial cell)들로 이루어져 있다. 성인의 신경세포에는 저마다 평균 5천 개의 시냅시스(synapsis)라고 하는 잔가지(extension)들이 있는데, 이 연결고리에서 다른 뇌신경세포들과 연결되어 신경 자극을 전달하는 역할을 한다. 다시 말하면 뇌에는 80억×5천, 즉 4×10^{13}개의 연결고리가 있다는 것인데 이 수는 너무 커서 느낌이 잘 오지 않는 숫자이다. 뇌를 컴퓨터라고 할 때 연결고리의 수는 세상에서 가장 큰 컴퓨터에 있는 것보다 몇 배나 많은 셈이다.

포유류에서 뇌의 크기보다 중요한 것은 기능이다. 어른 코끼리의 뇌는 인간의 네 배, 고래의 뇌는 인간의 일곱 배나 더 크지만 이 동물들의 정신적 능력은 뇌 크기가 인간의 3분의 1에 불과한 오랑우탄보다도 못하다. 인간의 뇌의 기능이 무엇보다 놀라운 이유는 상호 연결고리의 숫자와 신경세포의 민감도의 범위가 이렇게 복잡한데도 불구하고 일관성 있게 움직인다는 것이다.

뇌세포들은 시냅시스 사이를 오가는 신경전달물질(아미노산으로 만들어진 물질)이 전달하는 전기화학적 자극을 이용해서 소통한다. 뇌는 또 신체의 모든 조직 및 세포들과 신경전달물질을 통해 소통하는데, 이것들은 혈류를 타고 순환하며 몸 전체의 신경가지(nerve extension)에서 생성된다.

다른 곳으로 연결되는 신경들은 미엘린(myelin)이라는 회백색 절연물질로 된 수초(sheath; 덮개)에 감싸여 보호받는다. 미엘린은 신경을 외상과 화학적 침식에서 보호하고 전기 자극 신호가 전달되는 과정에서 발생할 수 있는 과전류를 차단시키는 역할을 한다. 몸 전체의 말초신경에 슈반세포(Schwann cell)라는 특별한 세포들이 있어서 이것이 미엘린 수초를 유지시킨다. 미엘린 수초가 어떤 이유로 침식당하면 신경 기능이 손상된다. 이것을 말초신경병증(peripheral neuropathy)이라고 하며, 당뇨병성 신경병증(diabetic neuropathy)과 길랭-바레 증후군(Guillain-Barre syndrome), 다발성 경화증(multiple sclerosis) 등의 경우에 나타난다.

슈반세포가 이렇게 중요한 기능을 수행할 수 있는 것은 프로게스테론 덕분이다. 슈반세포는 그 기능을 발휘하기 위해 스스로 프로게스테론을 만들어 낸다. 최근의 연구에 의하면, 어떤 물질(예를 들어 '모닝 애프터'라는 상품으로 시판되고 있는 피임약인 RU-486)이 슈반세포 내 프로게스테론 수용체와 결합하여 프로게스테론의 역할을 방해하면 미엘린의 생성이 중단된다는 사실이 알려졌다.

뇌의 내부를 보면, 뇌의 한 부분에 있는 신경세포들은 다른 부분의 신경세포들과 소통하는데, 이 세포들 역시 미엘린 수초에 의하여 보호 받는다. 아직은 밝혀지지 않았지만, 여기에도 역시 프로게스테론이 필요할 가능성이 높다.

뇌세포는 다른 방법을 통해서도 신체와 교류한다. 어떤 뇌세포에서는 특별한 신경전달물질이 분비되는데, 이것은 모세혈관을 통해 뇌하수체로 전달되어 뇌하수체에게 신체의 다양한 장기(난소와 고환, 부신, 갑상선 등)에 영향을 주는 호르몬들을 만들라고 명령을 내린다. 미세한 양의 신경전달물질은 혈류를 타고 흘러서 백혈구를 비롯한 모든 조직 내의 수용체로 전달된다. 창자에도 신경전달물질이 풍부한데, 이것 때문에 위장에 탈이 나면 뇌기능에도 영향이 미치는 것이다. 뇌는 언제나 우리 몸의 모든 부분 구석구석과 교류한다. 뇌는 신체에게 지시만 내리는 것이 아니라 우리 몸의 반응(전해질 균형, 호르몬 분비, 산소 수치, 영양소, 염증, 체온, 혈압 등)을 우리가 깨어 있는 동안은 물론이고 잠자는 동안에도 쉬지 않고 항상 체크하면서 다음 할 일들을 결정한다. 이것들은 우리의 건강을 유지하기 위해 절대적으로 필요한 생체자기제어(生體自己制御 ; biofeedback) 사이클이다. 성호르몬은 쉬지 않고 항상 돌아가는 이 사이클에서 매우 중요한 역할을 하는 물질이다.

내뇌와 외뇌는 어떻게 신체를 조절하나?

우리 뇌는 내뇌(뇌의 안쪽 부분)와 외뇌(뇌의 바깥 부분)로 나뉘는데, 이 두 부분은 서로 다르다. 우리가 뇌 전체의 사진에서 볼 수 있는 뇌의 바깥 부분을 대뇌피질(cerebral cortex)이라고 한다. 뇌 속 깊은 안쪽도 피질 영역에 속하는 부분이 있는데, 이 부분을 변연계(limbic brain)라고 한다.

뇌의 외부와 내부는 모두 학습과 조절에 좌우되고, 최상의 기능을 유지하기 위해 최적의 영양 상태를 필요로 하는데, 이 중요한 역할을 두 부분 모두에서 성호르몬이 수행한다.

외뇌는 우리가 흔히 알고 있는 뇌이다. 우리는 대뇌피질을 통해 시각과 청각, 촉각을 받아들이고, 말과 근육운동, 자발적 행동을 조절한다. 계획을 세우고, 미래를 생각하며, 언어와 식료품점 영수증, 수학, 그 외의 상징적 사고와 수없이 많은 일들을 가지고 씨름한다. 외부 대뇌피질 내의 여러 서로 다른 영역들은 다소 독립적으로 자기만의 특정 기능을 수행한다. 예컨대 뇌의 시각영역이 손상을 입더라도 청각영역이 무사하면 청력은 영향을 받지 않는다.

내부의 변연계는 감정과 통증, 기본적인 욕구(싸우고, 도망치고, 먹고, 성행위하고 싶은 충동)들과, 비자발적 반응을 조절하며, 면역기능과 같이 신체기능에 필수적인 자동조절기능을 맡는다. 외부의 대뇌피질기능이 여러 해부학적 부위로 영역이 나누어져 분리되어 있는 데 반해, 변연계는 각기 다른 기능들이 상호 관계를 유지하고 있어서 서로에게 영향을 준다. 예를 들어, 우리가 무슨 일로 깜짝 놀라면 동공이 커지고, 입이 마르고, 근육이 긴장하며, 위장에 몰려 있던 혈액이 근육으로 분산되고, 피부가 창백해지며, 때로는 자기도 모르게 대소변을 보기도 한다. 스트레스에 대한 반응은 변연계의 기능이다.

이미 살펴본 바와 같이, 월경주기는 하나로 통합된 여러 메시지가 변연계의 시상하부(hypothalamus)에서 출발, 뇌하수체와 난소로 전달되었다가 다시 시상하부로 돌아가면서 생기는 반응고리(feedback loop) 때문에 생긴다. 따라서 스트레스에 대하여 뇌에 있는 변연계의 시상하부가 반응을 하게 되면 월경주기가 영향을 받게 되는 것은 당연한 일로, 단순한 스트레스 때문에도 월경불순이 생길 수 있다는 사실을 항상 기억해 두어야 한다.

에스트로겐과 뇌

많은 여성들이 폐경기가 되면 어느 정도의 우울증이 오고, 에스트로겐을 보충하면 기분이 좋아지는 것을 경험한다. 여기에는 타당한 이유가 있다. 뇌에 작용하는 아드레날린의 일종인 노르아드레날린이 늘어나면 기분이 상승한다. 이런 일은 예컨대 상당히 격한 운동을 한 뒤라든가 기분 좋은 일로 흥분을 느꼈을 때 생긴다. 노르아드레날린은 모노아민산화효소(enzyme monoamine oxidase; MAO)에 의하여 비활성화 된다. 만약 어떤 이유로 MAO가 노르아드레날린 분비량보다 높아지면 우울한 기분이 생기는 것이다. 에스트로겐은 MAO를 막음으로써 기분을 상승시킨다(그러나 합성 프로게스틴은 MAO의 작용을 활발하게 하기 때문에 기분이 우울해진다.).

과다한 에스트로겐은 우리 기분에 부정적으로 작용한다. 이것은 구리와 아연 비율과 관계가 있다. 구리와 아연은 뇌 효소에 중요한 역할을 하는 보조인자(cofactor)다. 에스트로겐은 혈액 단백질인 세룰로플라스민(ceruloplasmin)의 양을 증가시키는데, 이 단백질은 구리와 결합하기 때문에 음식물 섭취로 얻은 구리가 뇌세포로 가는 것을 막는다. 과다한 에스트로겐으로 인하여 세룰로플라스민이 지나치게 많아지면 혈액에 지나치게 많은 구리가 생기고, 이 때문에 뇌와 혈액의 아연 수치가 떨어진다. 구리와 아연 사이의 균형이 깨지면서 과도한 스트레스 반응과 극심한 기분 변화, 우울증 등이 생긴다(PMS와 비슷하지 않은가?). 구리는 신경을 불안하게 하고 아연은 신경을 안정시키는 역할을 한다.

과도한 에스트로겐은 몇 가지 작용으로 뇌에 악영향을 미칠 수 있다. 에스트로겐은 혈전이 생성될 가능성을 높인다. 예를 들면 간호사 설문서 연구(Nurses' Questionnaire Study)에서, 연령과 그 밖의 위험 요소들을 계산에 넣는다 하더라도, 에스트로겐을 사용하는 간호사들이 허혈성뇌졸중(ischemic stroke; 혈전 때문에 뇌혈관이 막히는 것)으로 사망할 위험성은 에스트로겐 비사용자들에 비해 46%나 높은 것으로 나타났다. 즉, 에스트로겐을 사용하는 간호사들은 허혈성뇌졸중〔흔히 뇌혈전증(thromboembolic ischemia)으로 불림〕으로 사망할 확률이 46% 더 높다는 뜻이다.

혈전이 생길 위험성을 높이는 대신, 에스트로겐은 혈관 확장을 촉진시키는 역할도 한다. 이로써 에스트로겐이 여성들에게 수분정체 효과와 함께 편두통을 일으키는 이유가 된다는 것을 알 수 있다. 주기적인 편두통발작(대체로 월경 직전에 옴)은 에스트로겐 우세의 전형적 증상이다. 다행히 프로게스테론은 정상적인 혈관 긴장도를 촉진시킴으로써 편두통을 예방해 준다. 다시 한 번 말하지만 중요한 것은 호르몬 균형이다.

에스트로겐은 또 갑상선기능을 억제하는 경향이 있다. 에스트로겐 우세를 겪고 있는 여성들의 경우 혈액검사에서는 T3과 T4가 정상 수치인데도 불구하고 갑상선기능저하증(hypothyroidism) 진단을 받는 일이 흔하다. 모든 세포의 대사율은 갑상선 호르몬 기능에 달려 있으며 뇌세포도 예외는 아니다. 낮은 갑상선 호르몬 수치는 여러 가지 측면에서 뇌에 영향을 준다.

뇌의 주된 신경전달물질 중에 GABA(gamma aminobutyric acid)라는 물질이 있는데, 이 물질의 기능은 세포흥분성(cell excitability)을 '낮추는' 것이다. GABA 생성은 세포의 물질대사와 관련되어 있다. 대사율이 낮으면 GABA도 적게 생성된다. 에스트로겐이 갑상선 호르몬의 분비를 저해하고 뇌세포의 물질대사

속도를 늦추면 간접적으로 GABA 생성을 줄임으로써 뇌세포의 흥분성을 높이는데, 이는 간질(epilepsy)의 한 원인이 된다.

뿐만 아니라, 세포의 호흡효소 역시 갑상선에 의지한다. 갑상선기능이 저하되면 세포의 산소 수치도 같이 낮아진다(세포 저산소증; cellular hypoxia). 따라서 에스트로겐이 갑상선의 작용을 방해하면 뇌가 기능을 제대로 수행하지 못하게 된다. 다행히도 세포 산소는 비타민 E와 프로게스테론에 의해 강화된다. 아마도 이런 점 때문에 치매 기운이 있는 많은 노인 여성들이 프로게스테론을 사용하기 시작하면서 정신적으로 호전되는 것으로 보인다.

호르몬 대체요법(HRT) 약품의 제조업체들은 호르몬 대체요법을 받는 노인 여성들의 뇌기능이 예민해졌다는 보고를 받곤 했는데, 이는 아마도 에스트로겐 때문일 것이라고 추측되어 왔었다. 그렇지만 그보다는, 호르몬 대체요법을 받으려는 여성들이 사회 경제적으로 상류층에 속했기 때문에, 통제 그룹(control group)의 여성들보다 식생활이나 학력 면에서 월등하고, 더 좋은 의료 혜택을 받으며, 그 동안 갑상선 보충제와 비타민 E를 적절하게 복용했을 가능성이 더 높기 때문이었던 것으로 보인다.

프로게스테론과 뇌

지방에 용해되는 다른 복합물질과 마찬가지로 프로게스테론 역시 뇌세포에 존재한다. 놀라운 것은 뇌에 몰려 있는 프로게스테론의 양이 혈장(plasma) 수치의 20배나 된다는 사실이다. 테스토스테론과 DHEA의 경우에도 마찬가지다. 이는 뇌세포 나름의 목적이 있기 때문이라고 생각한다. 프로게스테론이 뇌에 영향을 준다는 증거를 몇 가지 살펴보기로 한다.

프로게스테론과 태아의 뇌 발달

프로게스테론은 태아의 뇌 발달에 절대적인 역할을 수행하는 것으로 나타났다. 임신 중에 태반에서 분비되는 프로게스테론은 하루에 20mg에서 임신 후기 3개월 동안(third trimester)에는 하루 300에서 400mg으로 증가한다. 이는 경이로울 정도로 높은 호르몬 수치다. 프로게스테론은 모체의 지방대사를 증진시켜 에너지로 사용하고 혈당치(blood glucose)를 안정적으로 유지시키는데, 이 두 가지는 태아의 성장과 발달에, 특히 태아의 뇌의 발달에 중요한 역할을 한다. 뇌는 다른 신체 조직보다 약 세 배 정도의 에너지를 필요로 한다. 신생아들의 뇌는 성인에 비해서 신체구성비율상으로 훨씬 크기 때문에 신생아의 뇌가 필요로 하는 에너지를 충분히 공급하는 것은 특히 중요한 의미를 가진다.

이런 맥락에서, 카타리나 돌튼 박사의 보고에 의하면 천연 프로게스테론을 투여받은 여성들의 아기는 대단히 향상된 지능을 나타냈다. 레이 피트 박사는 1993년에 간행된 그의 책 『분자교정의학에서의 프로게스테론(Progesterone in Orthomolecular Medicine)』에서 다음과 같이 보고했다. "다른 연구원들의 조사 결과 프로게스테론을 사용한 산모의 아기들은 더 강하고 침착하며 독립적인 기질을 지닌 것으로 나타났다." 어떤 메커니즘 때문인지는 아직 알 수 없지만, 프로게스테론은 세포 에너지 증진과 안정적인 당 수치 외에도 뇌세포가 안정적으로 성숙하는 데 특별한 도움을 주는 것으로 보인다. 이것은 놀라운 일이 아니다. 척추 이분증(Spina bifida; 척추의 아래끝 부분이 완전히 닫히지 않은 상태)은 소량의 엽산(folic acid)을 복용함으로써 대부분 예방할 수 있는데, 이러한 작용의 메커니즘 역시 아직 알려져 있지 않기 때문이다.

프로게스테론과 뇌 손상

프로게스테론은 뇌 손상의 심각성을 줄여 줄 수 있다. 에모리 대학 교수인 도널드 스타인과 동료들이 행한 실험에서, 설치류에게 고의로 두부외상(head trauma)을 입혔을 때, 수컷보다는 암컷의 사망률이 낮고 기능 회복도 더 빠른 것으로 나타났다. 수컷 동물들에게 에스트로겐을 투여했을 때는 생존이나 회복에서 어떤 향상도 보이지 않았다. 해부 검사 결과, 다친 뇌 부위 자체보다도 뇌좌상과 뇌부종 때문에 훨씬 더 많은 뉴론(neuron; 신경계의 단위)이 죽는다는 사실이 드러났다. 그러나 수컷 동물들에게 프로게스테론을 투여했을 때는, 이들의 생존율과 회복률이 암컷 쥐들과 같은 정도로 향상되었다. 현재 스타인과 동료들은 뇌를 다쳐 응급실로 실려 온 인간 환자들에게 프로게스테론이 미치는 영향을 조사하고 있다.

프로게스테론과 척추손상시 신경의 퇴화에 관한 다른 연구에서, 연구원들은 척추가 퇴화된 특별 변종쥐들을 사용했다. 일부 쥐의 몸에 20mg의 프로게스테론 환약을 15일간 주었더니 신경계에 상당히 긍정적인 변화가 나타났다. 세포 수준에서도 그렇고, 악력(握力; grip strength)과 15일의 관찰 기간이 종료된 후의 생존 기간 등 물리적 기능 수준에서도 그랬다. 연구원들은 "이 호르몬이 척수 퇴행성 신경 질환을 예방하는 데 중요한 역할을 할 수 있음을 시사한다."는 결론을 내렸다.

쥐들이 사람과 똑같지는 않겠지만, 만일 누가 머리를 다치게 되었을 때 적절한 양의 천연 프로게스테론을 시도하면 좋은 결과가 나올 것을 기대한다.

프로게스테론과 노년층

"의사 선생님, 저 다시 생각할 수 있게 됐어요!"

이제 일상화되어 버렸지만 프로게스테론 요법을 받기 시작한 환자들에게서 필자가 흔히 듣는 말이다. 한 작가는 쓰고 있던 책을 다시 집필할 수 있게 되었다고 했다. 또 다른 여성은 그림을 다시 그릴 수 있게 되었다고 한다. 다른 여성들 역시 편지를 쓰고, 가계부를 쓸 수 있어서 너무나 행복하다고 말한다. 무배란성 폐경전기 여성들이나 폐경후기 여성들에게 프로게스테론을 보충하면 정신이 맑아지고 집중력이 향상된다. 많은 가정이, 양로원에서 풀 죽어 생활하던 나이 많은 여성 친척들에 관한 얘기를 들려 준 바 있다. 이들은 프로게스테론 요법을 시작하고 나서 여성 환자들의 정신이 맑아지고 태도가 변한 것을 보고 놀랐다고 말한다. 한번은 브라질 상파울루에서 연세가 든 학자인 조지 모라에스 박사가 필자를 찾아온 적이 있다. 그는 몸이 쇠약해지고 치매가 생겨 양로원에 들어갈 수밖에 없었던 91세 된 자신의 노모 이야기를 들려 주었다. 모라에스 박사는 건조하고 연약해진 피부와 골다공증을 완화하기 위해서 프로게스테론 크림을 드렸다가, 다음번 방문했을 때 악화 일로를 걷고 있던 노모의 인지능력과 대화능력, 사교능력이 개선된 것을 보고 놀랐다고 했다.

분명 더 많은 연구가 행해질 필요가 있다. 알츠하이머 환자와 그렇지 않은 여성들을 상대로 프로게스테론과 그 밖의 호르몬(에스트로겐, 테스토스테론, 코티솔, DHEA) 수치를 측정해 보는 것도 흥미로울 것이다. 미국에서는 에스트로겐 우세와 조기폐경(early follicle failure)이 흔하기 때문에, 프로게스테론 부족이 뇌기능의 조기 쇠퇴의 원인이 되는지 조사하면 좋은 결과가 나올 것이다.

프로게스테론과 성욕

성욕은 성호르몬에 의해 조절되기도 하지만 사실은 뇌의 기능에 의해 생긴다. 쥐와 햄스터에서는, 성욕을 느끼고 성적 행동을 나타내는 데 꼭 필요한 특정 뇌영역이 이미 밝혀진 바 있다. 실험을 통해 이 영역을 없애면 호르몬 수치와 관계 없이 성적인 행동이 사라졌다. 난소를 제거한 암컷 햄스터의 경우, 에스트로겐만으로는 성욕이 회복되기 어렵고 프로게스테론이 반드시 필요했다. 적은 양의 에스트로겐은 뇌세포를 '준비'된 상태로 만들고, 프로게스테론은 성욕의 '스위치를 켜는' 것으로 보인다.

수컷 쥐의 경우 약리학적(많은) 투여량의 프로게스테론은 성적 행동을 저해하지만 생리학적(몸이 자연적으로 만들어 내는 양과 비슷한) 투여량은 그와 반대의 효과, 즉 수컷의 교접행위를 자극하는 것으로 나타났다. 여기서 알 수 있는 것은 지금까지 흔히 여성 호르몬으로 여겨졌던 호르몬(프로게스테론)이 남성에게도 작용한다는 사실이다.

물론 쥐와 햄스터는 사람이 아니며 사람의 성욕은 수많은 사회적·행동적 요소 및 그 밖의 여러 가지 요소에 의해 조절되는 것이 사실이다. 그렇지만 모든 포유류의 기본적인 성욕은 분명히 성호르몬이 조절하는 뇌의 중심부에서부터 나온다.

프로게스테론이 인간의 성욕에 미치는 영향은 주류의학에서는 거의 무시되다시피 하고 있다. 에스트로겐이 여성의 성욕을 좌우하는 주된 호르몬이라는 것이 널리 알려져 왔다. 그러나 필자가 환자들에게 프로게스테론을 써 본 경험으로 미루어 볼 때 이것은 사실이 아니다. 쇠퇴한 성욕은 프로게스테론을 함께 썼을 때에만 회복된다. 테스토스테론 또한 성욕을 회복시키는 역할을 한다.

산후우울증

많은 여성이 출산 후 며칠 동안(길게는 몇 주까지) 우울증을 경험한다. 그 밖의 증상으로는 두통과 짜증, 불면 등이 있다. 산후우울증은 여성을 무력하게 만들고 산후 회복기간을 더 길고 힘들게 한다. 웨일즈의 브라이언 해리스와 동료들이 실시한 연구에 따르면 120명의 여성들 가운데 프로게스테론 수치가 산전에 높고 산후에 낮은 여성들일수록 산후우울증을 심하게 앓는 것으로 나타났다.

임신이 진행되면서 태반에서 분비되는 프로게스테론의 양은 하루에 300에서 400mg까지 증가하며, 이 시기에 난소에서는 전혀 분비가 되지 않는다. 출산과 동시에 태반에서 분비되던 프로게스테론은 갑자기 사라져 버린다. 이제 프로게스테론이 생성되는 곳은 오로지 부신피질뿐이다. 출산 후에는 부신피질의 피로로 인하여 여성의 몸에서 소량의 프로게스테론조차도 생성되지 않을 수 있다. 산후우울증은 다루기 까다롭기로 유명하다. 출산 후 하루 이틀 간의 프로게스테론 수치를 측정해 보고, 수치가 낮게 나타나면 즉시 프로게스테론을 보충해 주는 것이 적절하다고 생각된다. 간단하고 안전한 이 요법이 산후우울증 치료에 큰 도움이 될 수도 있다. 영양과 호르몬, 산후우울증에 관해 더 자세한 정보를 얻고 싶다면『임신과 산후 건강에 관한 자연스러운 안내(A Natural Guide to Pregnancy and Postpartum Health)』라는 책자를 읽어 보기를 권한다.

프로게스테론과 수면 패턴

필자로부터 치료받고 있는 많은 환자들에 의하면, 천연 프로게스테론을 사용하면서 가장 도움이 된 것은 바로 수면 패턴이 개선되었다는 점이라고 한다. 오랫동안 불안정한 수면을 겪었는데, 이제는 푹 자고 일어나 개운한 아침을 맞이할 수 있다는 것이다. 잠자리에 들기 전에 프로게스테론 크림을 목 부위에 발라서 수면 효과를 보는 경우도 있다.

프로게스테론이 뇌세포기능에 어떤 역할을 하는가에 관한 연구는 아직 극히 초기단계에 있다. 연구가 진행되면 프로게스테론이 주는 이점이 더 많이 발견될 것으로 보인다.

9장

안드로겐이란?

안드로겐이란 안드로스테네디온, 테스토스테론, 그리고 디하이드로 테스토스테론(DHT) 등을 포함하는 호르몬 종류들이다. 엄밀히 말해서 DHEA는 안드로겐이 아니지만, 여성의 몸에서 빠른 속도로 안드로스테네디온과 테스토스테론으로 전환되기 때문에 이 장에서는 안드로겐의 하나로 다루기로 하겠다. 안드로겐은 남성화(masculinizing) 작용을 하기 때문에 흔히 '남성 호르몬'으로 간주되지만, 실은 여성의 건강에도 중요한 역할을 한다. 여성은 남성보다 적은 양의 안드로겐을 분비하기 때문에 정상적으로는 대머리나 수염, 낮은 목소리 등의 남성적 특성을 갖지 않는다. 안드로겐은 여성의 몸에 많은 긍정적 작용을 발휘하는데, 이 장에서는 그 점에 관해 더 자세히 알아보기로 한다.

여성의 몸에서 만들어지는 안드로겐 중 절반 정도는 부신피질에서 분비되며, 나머지 절반은 난소에서 분비된다. 여성이 '전자궁적출술(자궁과 난소가 모두 제거됨)'을 받으면, 테스토스테론과 DHEA 수치가 정상수치의 절반으로 떨어지게 된다. 전자궁적출술을 받은 후에 가장 고려되지 않는 호르몬이 바로 안드로겐과 프로게스테론이다. 에스트로겐 우세 증상과 뚜렷한 안드로겐 부족 증상에도 불구하고, 대개의 여성들이 에스트로겐만을 처방받는다. 난소가 절제된 후에 안드로겐 수치가 낮아지면서 가장 흔히 나타나는 증상들로는 성욕감소, 우울증, 기억력저하, 골밀도감소, 질건조, 요실금 등이 있다.

안드로겐은 또 피부 건강에도 매우 중요하다. 피부(진피), 모낭, 피지선(피부를 매끄럽게 하는 지방을 분비하는 기관)의 세포에는 높은 수치의 안드로겐 수용체들이 있다. 안드로겐은 이 수용체들과 결합함으로써 피부의 세포가 세포분열되어 두터워지며, 머리카락이 굵어지고, 피지가 더 많이 분비되도록 자극을 준다. 남성들은 안드로겐이 더 많이 분비되기 때문에 여성들보다 피부가 두껍고 얼굴과 몸에 털이 많이 나며, 여드름이 나기가 쉽다. 다낭성난소 증후군(polycystic ovarian sydrome; PCOS; Stein-Leventhal syndrome이라고도 함)을 겪는 여성들은 안드로겐이 과다하게 분비되어 얼굴과 몸에 털이 나고 여드름과 지성피부를 갖게 된다. 이러한 여성들은 대체로 근육도 많고 힘도 더 센 편이다.

주요 스테로이드 호르몬으로 변환하기 위한 중간 단계의 안드로겐 중합체(conjugate)도 많은데, 이들은 세포에 직접 작용하지는 않지만 테스토스테론보다 더 많은 양이 혈액을 통하여 순환한다. 이 중합체들은 몸의 수많은 시스템 중 하나로 스테로이드 호르몬의 균형을 맞추기 위해 고안된 것이다. 많은 안드로겐이 간에서 결합하기 때문에, 간 기능이 손상되면(이를테면 수많은 처방약을 복용한 결과로) 안드로겐 불균형이 생길 수 있다.

지방조직에 있는 효소인 아로마타제(aromatase)는 안드로겐을 에스트로겐으로 전환시킨다. 난소에서 에스트로겐 분비가 줄어드는 폐경기 이후가 되었을 때 체지방이 많은 여성들의 에스트로겐 수치가 더 높은 이유는 이 때문이다. 산업화한 문화권의 여성들의 대부분은 폐경기 후에도 충분한 에스트로겐을 가지고 있다. 이들에게는 충분한 에스트로겐을 만들고도 남을 만큼의 지방세포가 있기 때문이다.

안드로겐이 여성에게 중요한 이유는 에스트로겐 생성의 중간물이기 때문이다. 다시 말해서 몸이 콜레스테롤을 생성하면, 콜레스테롤은 프레그네놀론으로 전환되고, 프레그네놀론은 또 DHEA와 프로게스테론으로 전환되며, 이들이 안드로겐으로 전환되고 나면, 안드로겐이 에스트로겐으로 전환되는 것이다. 에스트로겐은 스테로이드 호르몬 경로의 맨 마지막 단계인데, 이 때문에 적절한 에스트로겐 균형을 위해서는 적절한 안드로겐 균형이 필수적인 것이다.

안드로스테네디온이 에스트로겐으로 전환되는 과정에서 어떤 무엇이 간섭을 하여 생화학적인 방해를 하게 되면 안드로겐 과다증상이 일어나게 된다. 즉 얼굴에 수염이 자라고, 머리에 탈모가 일어나며, 여드름이 생기는 등이다. 이러한 증상들은 다낭성난소 증후군(polycystic ovarian sydrome; PCOS; Stein-Leventhal Syndrome이라고도 함)에서도 발생한다.

안드로겐의 영향은 자궁에서 시작된다. 모든 태아는 처음에 여성이었다가 Y 염색체가 안드로겐을 만들라는 지시를 전달하면 비로소 남성으로서의 생리기능이 발달하기 시작한다. 남아의 안드로겐 분비에는 두 단계가 있다. 부신피질이 DHEA를 만들기 시작하는 소년기와, 고환에서 테스토스테론이 분비되기 시작하는 사춘기가 그것이다. 남아와 여아의 소년 소녀기는 대개 같은 시기에 시작된다. 남아의 DHEA 분비량이 여아보다 약간 더 많을 뿐이다. 사춘기가 되면 남자 아이의 고환은 더 많은 테스토스테론과 DHT를 분비하기 시작하고, 여자 아이의 난소는 에스트로겐과 프로게스테론을 주기적으로 분비하기 시작한다. 소년에게서 분비되는 안드로겐의 양이 많을수록 얼굴과 몸에 털이 많이 나고, 수염이 짙어지고, 근육이 늘고, 목소리가 낮아지는 남성 특유의 특징을 보인다.

소녀들의 경우 에스트로겐은 피부와 모낭, 피지선에 있는 안드로겐 수용체가 발현되지 못하도록 억제함으로써 사춘기의 소년들에게서 흔히 볼 수 있는 안드로겐의 발현을 막는다. 난소에서 분비되는 프로게스테론은 테스토스테론의 DHT(dihydrotestosterone; 가장 강력한 형태의 천연 안드로겐) 전환을 차단하여 젊은 여성들의 얼굴에 돋는 털과 여드름을 막는 데 중요한 역할을 하게 된다. 테스토스테론은 피부와 모낭, 피지선의 세포 속에서 DHT로 변환되고 나서야 이 세포들 속의 안드로겐 수용체를 활성화시킬 수 있다. 이렇게 테스토스테론이 DHT로 전환되는 것은 5-알파 환원효소(5-alpha reductase) 때문이다. 프로게스테론은 5-알파 환원효소의 테스토스테론 결합 부위를 차지하기 때문에, 이것이 테스토스테론과 결합하여 더 강력한 DHT로 변환시키는 것을 막는다. 5-알파 환원효소가 과잉으로 존재할 때 테스토스테론의 DHT로의 전환이 증가하여 전립선비대증(benign prostate hypertroph; BPH)과 남성형탈모증(male pattern baldness)이 발생한다는 이론으로 인하여 5-알파 환원효소억제제(5-alpha reductase inhibitor)가 약품으로 나와 있는데, 그 중에서 대표적인 Proscar(finasteride 5mg)는 전립선비대증, Propecia(finasteride 1mg)는 탈모증(alopecia; hair loss; 대머리)의 치료용으로 각각 처방되고 있다. 프로게스테론도 5-알파 환원효소를 억제하기 때문에 프로게스테론 크림을 계속해서 바르는 경우, 전립선비대증세가 호전되고 머리칼이 덜 빠진다는 보고를 자주 듣는다.

안드로겐에는 이른바 단백동화효과(anabolic effect)가 있어서 근육과 뼈, 장기를 성장시킨다. 성별에 관계 없이 근육량이 많을수록 체내에서 더 많은 안드로겐이 분비된다. 역으로, 몸에서 안드로겐이 더 많이 분비될수록 근육도 많아지게 된다. 바로 이 때문에 남성과 여성 운동선수들이 안드로겐 호르몬을 복용하는 것이다. 운동경기에서는 대개 근육이 많으면 더 좋은 성적을 거둘 수 있기 때문이다.

머리에 탈모가 일어나고 입술 위에 털이 짙어지며 복근이 두드러지는 등의 안드로겐 우세 증상을 경험하는 여성들은 안드로스테네디온을 에스트로겐으로 전환시키는 데 필요한 효소나 효소공동인자(enzyme cofactor; 비타민과 미네랄 등)가 부족하기 때문일 가능성이 높다. 안드로겐 우세는 당분과 정제된 탄수화물을 지나치게 많이 섭취한 탓에 인슐린 수치가 만성적으로 높아져서 생기기도 한다. 이와 같은 현상은 십대 소녀들에게 점차 흔해지고 있다.

DHEA

DHEA(Dehydroepiandrosterone)는 에스트로겐과 프로게스테론 같은 스테로이드 호르몬이다. 이것은 부신피질에서 만들어지는 150가지 이상의 호르몬 중 하나다. 에스트로겐과 테스토스테론은 주로 DHEA를 재료로 하여 만드는데, 프로게스테론으로도 이보다는 적지만 어느 정도는 만들어진다. 우리 몸에서 생성되는 DHEA의 양은 어떤 스테로이드 호르몬보다도 많다. 체내 DHEA의 95%는 혈액을 통하여 순환하면서 유황 분자와 결합(DHEAS)하여 쉽게 활성화가 가능한 형태로 비축된다. DHEAS(Dehydroepiandrosterone sulfate)는 테스토스테론과 DHT로 전환되는 안드로겐 전구체의 주된 원천이지만, 안드로겐 전구체로서의 기능과는 별도로 건강한 면역계를 유지하는 데도 분명히 중요한 역할을 한다. 우리는 DHEA가 건강 유지에 중요하다는 것은 알지만 DHEA의 특수한 작용을 완전히 이해하지는 못하고 있다.

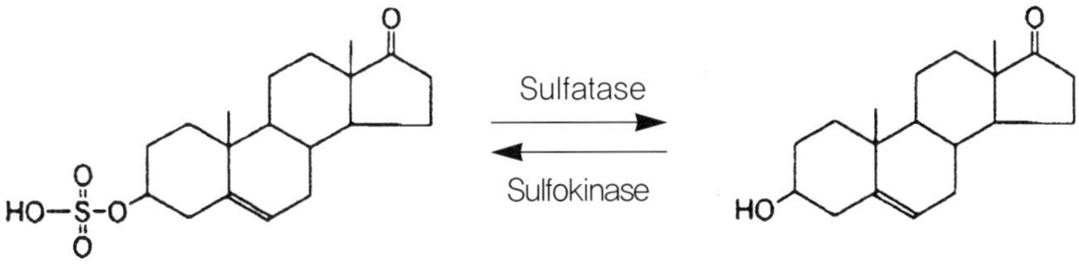

그림 8

Dehydroepiandrosterone sulfate DHEA-S ⇌ (Sulfatase / Sulfokinase) Dehydroepiandrosterone DHEA

20세에서 25세 사이에 DHEA 분비는 최고조에 이른다. 여성보다는 남성에게서 더 많은 양이 분비되지만, 25세가 지나면 여성과 남성 모두의 분비량은 해마다 2%씩 줄어든다. 여성이 40대 중반에서 후반에 이르면 DHEA 수치는 상당히 낮아지는데, 특히 스트레스 때문에 부신피질이 지쳐 있는 사람의 경우에 더 심하다.

암이나 심장병, 알레르기, 당뇨병, 자가면역기능장애 등은 이렇게 DHEA 수치가 점차 떨어지는 현상과 관련되어 있다. 그렇다고 해서 낮은 DHEA 수치가 이러한 질환의 원인이 된다거나, 낮은 DHEA 수치를 흰머리나 노안 같은 노화의 생체 지표로 해석해도 좋은지는 아직 알 수 없다. 다만 노인의 경우 DHEA 수치가 높을수록 건강하고 수명이 길다는 사실만은 확실히 알려져 있다. DHEA를 보충하면 수치상의 나이에서 몇 년은 젊어진다고 느끼는 사람이 많다. 또 적절한 DHEA 수치가 골다공증 예방에 도움을 준다는 증거도 있다. 아마도 DHEA가 건강한 뼈에 필수적인 에스트로겐과 안드로겐으로 전환되기 때문인 듯하다.

DHEA 보충제를 복용하려면 먼저 DHEA(혹은 DHEAS)와 코티솔 수치를 확인해야 한다. 코티솔 수치가 낮으면 DHEA 보충을 해도 별로 효과를 보지 못하고 이미 낮아진 혈당(낮은 코티솔 수치로 인한 저혈당증)을 더 악화시킬 수도 있기 때문이다. 코티솔 수치가 낮으면 생활습관을 고치고(잠을 더 자고, 더 많이 웃고,

스트레스를 줄일 것), 식단에 신경을 쓰고(단백질은 늘리고 당은 줄일 것), 영양보조 식품〔특히 비타민 C와 B5(pantothenic acid]〕)과 약초(감초뿌리 등)를 복용해 볼 필요가 있다. 이렇게 함으로써 부신피질의 코티솔 분비에 도움을 줄 수 있을 것이다.

코티솔 수치가 정상이고 40세가 넘었으며 DHEA 보충제 복용에 관심이 있다면 의사에게 혈액이나 타액 검사를 부탁하여 DHEAS(황 결합 형태) 수치를 측정하도록 하라. 40세에서 50세 사이의 여성에게 정상적인 혈액 범위는 400ng/ml에서 2,500ng/ml까지다. 50세 이상 여성의 경우는 200ng/ml에서 1,500ng/ml로 떨어진다. 이는 대단히 넓은 범위다. 만일 이 수치 이하이거나 범위 내의 중간 수치에 미치지 못하면서 평소 피로를 느끼고 있고 다른 호르몬들과 식단, 스트레스 수치의 균형을 맞추기 위해 노력해 왔다면 DHEA 보충요법을 시도해 볼 수 있겠다. DHEA 보충에 관해 좀 더 자세히 알고 싶다면 20장을 읽어 보기 바란다.

테스토스테론

여성에게서는 남성의 10분의 1 정도의 테스토스테론이 분비된다. 여성이 적절한 테스토스테론 수치를 유지하도록 하는 것은 부신피질과 난소의 몫이다. 테스토스테론은 나이가 들면서 점차 감소하다가 폐경기 즈음에는 가장 급격한 감소를 보인다. 폐경주위기 여성의 테스토스테론 수치는 20대 초반 여성의 절반 정도다. 그러나 폐경기 이후에도 난소는 테스토스테론과 안드로스테네디온 모두를 계속해서 분비한다.

테스토스테론은 여성의 성욕을 유지시키는 호르몬이다. 폐경기 즈음해서 테스토스테론 수치가 떨어지면 성욕이 저하되지만, 실제로 성욕이 저하되는 더 흔한 원인은 에스트로겐 우세와 이에 관련된 갑상선 호르몬 결핍(thyroid deficiency) 때문이다. 여성의 호르몬 대체요법(HRT)에 관한 여러 연구에서, 천연 테스토스테론을 약간 추가하면 다른 호르몬들에 긍정적인 영향을 주고 성욕을 회복시킬 수도 있다는 사실이 밝혀졌다. 그러나 다른 한편으로 생각해 보아야 할 점은, 많은 경우에 난소의 기능이 쇠퇴하면 여성들이 에스트로겐 우세보다 안드로겐(남성 호르몬) 우세 현상을 더 많이 보이며 테스토스테론은 이 과정을 더 확대시킬 뿐이다.

일부 폐경기 여성의 경우, 난소간질(ovarian stroma)에서 안드로겐이 더 많이 생성되면서 안드로겐 분비량이 증가하기도 한다. 난포에서는 이제 에스트로겐과 프로게스테론이 주기적으로 분비되지 않고, 폐경기에 일어나는 LH(황체형성 호르몬) 수치 증가에 따라 난소간질에서 안드로겐을 생성하기 시작한다. 얼굴의 모발(수염) 증가와 남성형 탈모는 이러한 변화를 알려 준다. 이러한 현상은 에스트로겐 우세를 겪는 폐경전기 여성에게서도 나타날 수 있는데, 그 이유는 몸에서 소모되는 테스토스테론의 양이 에스트로겐과 프로게스테론의 균형에 의해 어느 정도 좌우되기 때문이다. 과다한 에스트로겐은 테스토스테론을 증가시키고 천연 프로게스테론은 테스토스테론의 소모를 촉진한다. 생화학에 관심이 있는 사람을 위해 좀더 설명하자면, 이것은 프로게스테론이 에스트로겐이 증가시킨 성호르몬 결합 글로불린(sex hormone binding globulin; SHBG)을 억제하기 때문이다. 프로게스테론은 5-알파 환원효소를 억제하여 테스토스테론이 더 강력한 DHT로 전환되는 것을 막기 때문에 DHT의 증가로 인한 불편한 증상들을 감소시킨다.

테스토스테론 보충에 관한 자세한 내용은 20장을 참조하기 바란다.

안드로스테네디온

이 스테로이드 호르몬은 테스토스테론과 에스트로겐의 전구체이고, 이론상으로는 DHEA 전구체로도 작용할 수 있다. 안드로스테네디온은 부신피질과 난소에서 분비되어 체내를 순환하면서 나름의 기능을 수행한 뒤에 다른 호르몬으로 전환된다. 노인 여성들의 경우 안드로스테네디온은 난소로부터 지방세포로 가서 에스트로겐으로 전환된다.

안드로스테네디온은 보디빌딩을 하는 사람들에게 인기 있는 보충식품으로, 이들은 안드로스테네디온으로 테스토스테론 수치를 높여 근육량을 증가시키고 힘든 운동으로부터 몸이 회복하는 데 필요한 시간을 단축시킨다. 테스토스테론 증가로 인한 여러 가지 긍정적인 효과들(에너지 증가와 성욕, 심신의 편안함과 행복감)은 안드로스테네디온 덕분인데, 이는 안드로스테네디온이 테스토스테론으로 전환되기 때문이다.

안드로스테네디온은 또 뼈의 강도를 유지하는 것과도 관계가 있는데, 이는 안드로스테네디온이 테스토스테론으로 전환되면 근육과 뼈를 증진시키는 데 도움을 주고, 에스트라디올로 전환되면 골밀도 감소를 지연시키는 데 도움을 주기 때문이다.

10장

호르몬 균형과 월경주기

인간의 월경주기가 과학적 탐구의 주제가 되기 시작한 것은 1890년대부터였다. 월경을 뜻하는 영어 단어 'mense'는 '월(month)'을 뜻하는 그리스어에서 온 것인데, 이 그리스어는 '달(moon)'을 뜻하는 고대 그리스어에서 유래했다. 즉 새로 뜬 달이 찼다가 이울어져서 또 다른 달이 찰 때까지의 기간을 말하는 것이다. 백여 년간이나 연구를 계속해 왔는데도 우리는 아직도 월경주기를 완전히 이해하지 못하고 있다. 최첨단의 과학의 시대에 살고 있는 오늘날에도 대자연은 우리가 이해할 수 있는 수준을 훨씬 초월하고 있기 때문이다.

월경주기를 다시 한 번 간략히 살펴보기로 한다. 월경의 특징은 사춘기부터 폐경기까지 매달 정기적으로 일어나는 출혈로, 여성의 자궁내막은 임신을 대비해 증식하여 매달 특별히 두터워지고 혈관으로 충만해진다. 난자의 수정이 이루어지지 않으면 이 자궁내막은 떨어져 나가고, 또 다른 자궁내막의 증식이 새롭게 시작된다. 자궁내막의 준비와 배출주기는 대략 한 달 정도의 간격을 두고 일어난다. 이러한 주기가 난소에서 분비되는 호르몬, 즉 에스트로겐과 프로게스테론의 지배를 받는다는 사실을 우리는 알고 있다.

월경이 일어난 뒤 첫 한 주 정도는 에스트로겐이 지배하기 때문에 자궁내막이 증식하기 시작하고 난소의 난포도 난자를 발달시키도록 자극받는다. 한편, 에스트로겐은 질 점액을 증가시켜서 성행위시 남성의 성기가 쉽게 들어갈 수 있게 만들 뿐 아니라, 자궁경부의 분비선에서 나오는 분비액도 증가시켜 정액을 받아들이기 좋게 만든다.

월경이 시작된 지 12일 가량이 지나면 에스트로겐(주로 에스트라디올)의 증가량은 최고치에 이르렀다가 난포가 성숙하고 배란이 가까워지면서 조금씩 줄어든다. 난자가 난포에서 방출되고 나면 난포는 황체로 변하는데, 황체라는 이름이 붙은 이유는 난자를 내보낸 뒤의 난포가 난소 표면에 붙은 작고 노란 공처럼 보이기 때문이다. 황체는 프로게스테론이 분비되는 장소로, 월경주기의 후반부를 지배하며 분비량이 최고치일 때는 하루에 20mg 정도에 달한다. 황체기(luteal phase; 월경주기 12일째부터 26일째까지)에 분비되는 프로게스테론은 임신을 대비하여 두터워지고 혈액으로 충만한 자궁내막이 성숙하게 발달하도록 이끈다. 프로게스테론은 자궁경부의 분비선에도 영향을 주어 평소에는 묽던 점액을 마치 생계란 흰자처럼 끈적끈적하게 만든다[프로게스테론 지배 기간의 자궁경부 점액이나 타액을 유리 슬라이드에 놓고 건조시키면 나뭇가지처럼 여러 가닥으로 뻗은 수지상 형성(ferning pattern)모양 을 이룬다. 이러한 현상은 에스트로겐 지배 기간에는 나타나지 않는다.].

배란기의 프로게스테론 증가로 인하여 체온이 섭씨 0.2도(화씨 1도) 정도 상승하게 되는데, 이 약간의 체온상승이 배란이 되고 있는 시기임을 알려 준다. 배란이 일어난 지 10일에서 15일 내로 임신이 이루어지지 않으면 에스트로겐과 프로게스테론 수치가 갑자기 떨어지면서 쌓였던 자궁내막이 떨어져 나가고 월경혈이 배출된다. 만약 임신이 이루어진 경우에는 프로게스테론 분비가 더욱 증가하여 자궁내막이 떨어져 나가는 것을 막음으로써 성장하는 배아를 보존해 준다. 임신이 진행되면서 태반이 프로게스테론 분비를 떠맡게 되고, 프로게스테론 분비량은 임신 후기 석 달간(third trimester)은 하루에 300mg에서 400mg 수준까지 증가하게 된다.

호르몬 수치의 증감

에스트로겐과 프로게스테론 수치의 증감은 월경주기 동안에 일어나는 일들을 알려 준다. 매달 이 두 호르몬의 반복되는 주기를 결정하는 것은 무엇인가? 답은 뇌하수체전엽(anterior pituitary gland)에서 분비되는 두 가지 호르몬에서 찾을 수 있다. 즉 성선자극 호르몬인 난포자극 호르몬(follicle-stimulating hormone; FSH)과 황체형성호르몬(luteinizing hormone, LH)이 그것이다. 간단히 말해서 FSH는 난소가 에스트로겐을 분비하게 만들고, 난포의 성숙을 촉진시키면서 난포 수용체를 LH에 민감하게 만든다. 한편, LH는 배란 하루 이틀 전에 증가해서 배란을 유도한 다음 황체가 프로게스테론을 분비하기 시작하면 급격히 감소한다.

그러면 여기서 FSH와 LH가 놀랄 정도로 딱 맞아떨어지는 이유는 무엇 때문인가? 답은 변연계 내부의 시상하부에 있다. 시상하부는 원시적이지만 대단히 복잡하고 민감한 중앙통제시스템으로서 뇌하수체 바로 위에 위치해 있는데, 에스트로겐과 프로게스테론 수치뿐만 아니라 이들이 신체에 미치는 다양한 영향까지 모두 체크하고, 성선자극 호르몬 유리호르몬(gonadotropin-releasing hormone, GnRH)이라는 호르몬을 절묘하게 타이밍을 맞춰 만들어서 정맥혈관 비슷한 특별 통로를 통해 뇌하수체로 보낸다. GnRH는 열 개의 아미노산이 연결되어 만들어진 호르몬으로, 뇌하수체를 자극하여 두 가지 성선자극 호르몬인 FSH와 LH를 분비시키는 역할을 한다. 시상하부에서 분비된 하나의 호르몬이 어떻게 해서 FSH와 LH를 모두 조절할 수 있는지는 아직까지 알려지지 않았다.

생식 호르몬 주기는 그림 9에 나타난 대로이다.

정상적 월경주기에 일어나는 호르몬 변화는 그림 10에 설명되어 있다.

시상하부 내에 있는 이 중요한 핵(nucleus)의 작용 메커니즘은 현재까지 완전히 알려져 있지 않다. 그러나 시상하부를 포함하는 변연계가 생체자기제어(生體自己制御; biofeedback) 정보를 관리하는 통제센터로서 생화학, 호르몬, 면역, 감정의 무수한 상태를 공유하고 통합하는 신경센터를 많이 가지고 있다는 사실을 알면 이해에 도움이 될 것이다. 변연계는 거대한 아날로그 컴퓨터 같은 역할을 하면서 신호를 만들어 뇌하수체로 보내고, 자율신경계 균형과 면역조절물질을 조정하며, 우리로 하여금 감정을 느끼게 하고 생리학적 반응을 이끌어 낸다. 이 모든 작용들을 충분히 이해한다면, 우리의 생각과 스트레스, 식생활, 다른 호르몬들(갑상선 호르몬 등), 질병과 약품 등이 월경(그 외의 많은 현상 포함)에 영향을 미치는 것도 당연하게 느껴질 것이다.

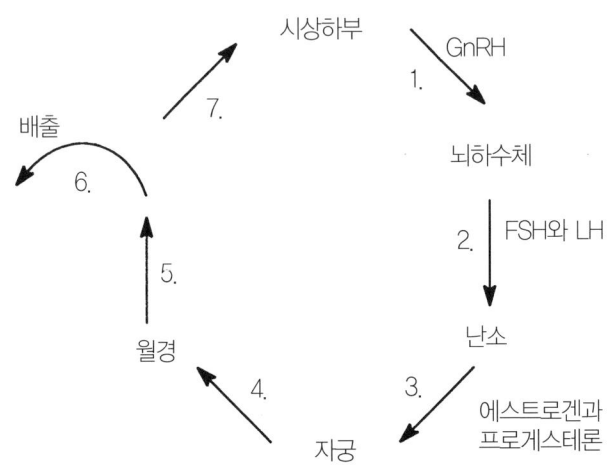

그림 9

1. 에스트로겐과 프로게스테론 수치가 낮으면 시상하부가 자극을 받아 성선자극 호르몬 유리호르몬(GnRH)을 뇌하수체로 보낸다.
2. GnRH에 의하여 자극받은 뇌하수체는 난포자극 호르몬(FSH)을 난소에 보내는데, 이는 난소에서의 난포 성숙과 에스트로겐 분비를 유도한다. 10일 가량 지나면 높아진 에스트로겐 수치가 뇌하수체에 배란을 촉진시키는 황체형성 호르몬(LH)을 분비하라는 신호를 보낸다.
3. 성숙한 난포는 에스트로겐을 분비하고 이것은 자궁내막세포의 증식을 촉진한다. 배란이 일어나면 난포는 황체로 되어 프로게스테론을 분비하는데, 이것은 월경주기 후반부를 지배하는 생식 호르몬이 되어 증식된 자궁내막을 분비기 자궁내막으로 변화시킨다.
4. 임신이 되지 않으면 황체는 퇴화하고 에스트로겐과 프로게스테론 분비량은 감소한다. 이를 신호로 자궁 내막이 떨어져 나가게 되는데, 이것이 월경으로 나타난다.
5, 6. 에스트로겐과 프로게스테론은 간에서 대사되어 담즙과 소변으로 체외로 배출되기 때문에 혈청(serum) 수치는 감소하게 된다.
7. 시상하부에서 에스트로겐과 프로게스테론의 감소를 감지하고 다시 GnRH을 내보내기 시작함으로써 새로운 월경주기가 시작된다.

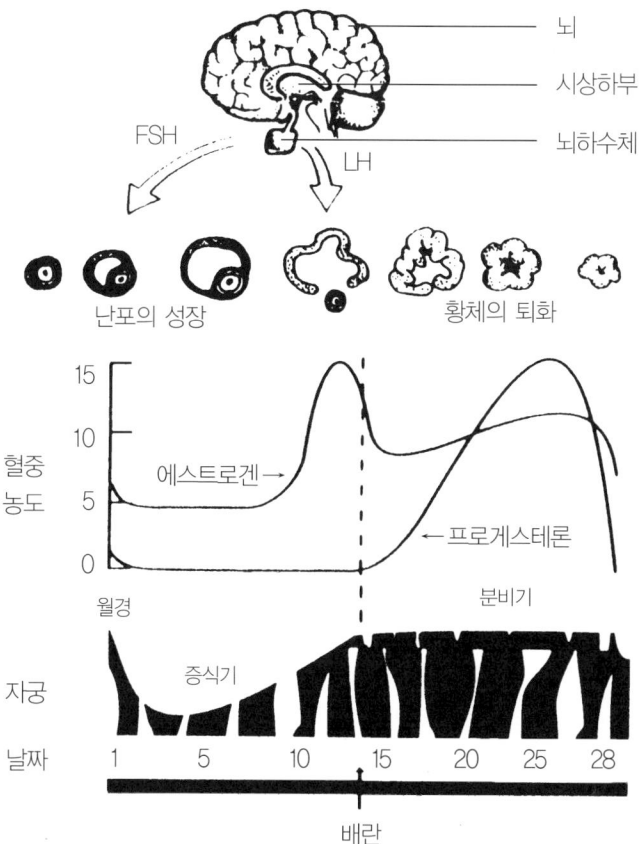

그림 10 정상적인 월경주기

    이 미묘한 시스템은 어쩔 수 없는 특별한 이유가 있지 않은 이상, 우리 임의로 바꾸어서는 안 된다. 그러나 경구용 피임약과 피임약 패치, 혹은 종래의 호르몬 대체요법(HRT)을 통해 합성 프로게스테론이 처방되면 이 시스템은 크게 영향을 받는다. 뇌하수체와 시상하부의 다양한 생식 호르몬 수용채들이 피임약과 호르몬 대체요법(HRT)처럼 변형된 합성 호르몬으로 채워지면 천연 호르몬의 작용이 방해받게 된다. 과거에는 이들 약품 중 일부가 난소의 기능을 영원히 상실케 하여(무월경) 이것을 복용한 여성들에게 비극적인 결과를 초래하는 일이 종종 있었다. 프로게스틴 약품은 일일이 열거하기도 힘든 부작용들을 많이 갖고 있지만 그렇다고 해서 이들 약품의 소비가 감소하고 있는 것도 아니다. 천연 호르몬이 아닌 합성 호르몬이 시상하부 내에서 일으키는 혼동은 변연계통제센터 전체에 전달되어서 비록 의사들은 이러한 결과를 감지할 수 없지만 예민한 신체는 이것이 잘못되었다는 것을 감지할 수 있다. 변연계의 불균형은 면역반응의 감소, 부신피질반응감소, 수면장애, 소화성궤양, 우울, 불안, 공포, 분노, 학습장애, 호르몬장애 등을 일으킨다.

무배란주기

또 하나의 커다란 문제는 무배란주기다. 즉 폐경전기 여성에게서 월경은 계속하는데 배란은 일어나지 않는 주기를 말한다. 이 현상은 격한 육체적 훈련을 받는 여성 운동선수들에게서 많이 발생하여 월경 자체가 중단되는 경우가 많다. 무배란주기는 운동하지 않는 여성들에게도 일어날 수 있는데, 이러한 사실은 많은 의사들이 여성들의 프로게스테론 수치를 측정함으로써 밝혀진 바 있다. 예를 들어, 하버드 대학의 피터 엘리슨 박사는 월경주기가 정상이고 성적으로도 활발한 평균 연령 29세의 여성 18명을 대상으로 타액 호르몬 수치를 측정했는데, 그 중 7명에게서 배란이 일어나지 않음을 발견했다. 산업화한 국가들의 여성에게는 무배란주기가 흔히 있을 것으로 생각된다. 영양과 스트레스, 과도한 운동 등의 요인도 작용하겠지만, 무배란주기의 가장 중요한 요인은 제노에스트로겐에 노출되기 때문일 가능성이 높다. 배란이 일어나지 않으면 황체도 형성되지 않고 프로게스테론도 분비되지 않으므로 에스트로겐 우세 현상이 나타나게 된다. 그림 11의 그래프는 프로게스테론이 분비되지 않는 무배란주기의 호르몬 수치를 나타낸다.

무배란주기 때문에 몇 가지 문제들이 생길 수 있다. 그 하나는 한 달 내내 프로게스테론 없이 에스트로겐만이 작용하기 때문에 월경전 증후군(premenstrual syndrome; PMS)으로 일컬어지는 증후군을 비롯한 여러 증상이 나타난다는 점이다. 다른 하나는 아직 널리 알려지지 않은 문제지만 골다공증을 예방하는 프로게스테론의 역할이다. 현대의학에서는 프로게스테론이 새로운 골형성을 자극한다는 사실을 아직 모르고 있다. 세 번째 문제는 프로게스테론의 소실과 스트레스와의

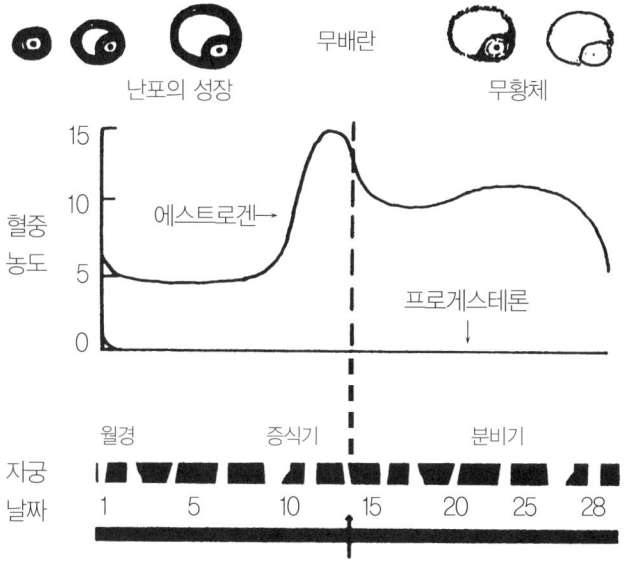

그림 11 무배란 월경주기의 호르몬 수치

관계다. 스트레스는 시상하부의 기능을 포함하는 변연계의 기능에 영향을 미친다. 간단히 말해, 스트레스(그리고 불량한 식단)도 무배란주기를 가져올 수 있다. 이 때문에 프로게스테론이 없어지면 스트레스에 반응하는 부신피질의 코르티코스테로이드(corticosteroid) 분비가 방해를 받는다. 따라서 스트레스의 영향이 더 커지고, 이로 인해 무배란주기가 더 쉽게 일어나는 극도의 악순환이 계속되는 것이다.

　　의사들이 프로게스테론 결핍 문제를 계속 무시하는 한 호르몬 균형은 이루어질 수 없다. 프로게스테론 수치를 측정하는 경우는 거의 없기 때문에 대부분의 의사는 현재 월경이 있는 환자라 할지라도 프로게스테론이 부족할 수 있다는 사실을 알지 못하고 있다. 에스트로겐과 진정제를 처방하는 것은 문제의 해결책이 되지 못한다.

　　이와 마찬가지로 확실한 것은 제노에스트로겐에 대한 노출을 줄여야 한다는 것이다. 그러기 위해서는 다음과 같은 몇 단계가 필요하다.

　　(1) 제노에스트로겐의 출처와 위험을 대중들에게 계몽시키고 교육한다.

　　(2) 석유화학 살충제, PCB 플라스틱, 휘발성 솔벤트와 같은 제노에스트로겐

의 사용을 줄인다.

　　(3) 석유화학 제노에스트로겐을 많이 포함하는 음식은 피하고, 가능하면 식물성인 피토에스트로겐(phytoestrogen)의 좋은 공급원이 될 수 있는 식품을 먹는다. 피토에스트로겐은 순하고 약하게 작용하는 식물성 에스트로겐 화합물로, 에스트로겐 수용체와 결합하기 위해 나쁜 에스트로겐과 경쟁을 벌이게 된다. 이렇게 함으로써 인체에 유해한 석유화학 에스트로겐 유사화합물로부터 우리를 보호해준다.

제 2 부

호르몬 균형과 질병

11장

프로게스테론과 폐경기 증상

폐경기 증상이라고 하면 폐경기에 나타나는 '문제'들의 성격을 규정짓는 것이다. 그러나 아직 많은 비밀이 벗겨지지 않은 채 남아 있는데, 폐경기를 겪는 여성들 모두가 이런 증상을 경험하는 것도 아니고, 또 미국과 산업화한 국가의 일부 여성들이 겪고 있는 특징적 증상들이 제3세계 문화권에서는 아직 드문 현상이기 때문이다. 정확한 통계를 추산하기는 어렵지만, 의료 당국의 보고에 의하면 미국 여성의 50% 정도가 폐경기에 어느 정도의 안면홍조를 경험하며 단지 15%만이 의학적 치료를 요구한다고 한다. 그러나 폐경기를 겪는 여성이라면 누구나 에스트로겐 감소를 경험한다. 왜 그 중 일부만이 폐경기 증상을 경험하는 것일까? 왜 다른 문화권의 폐경기 여성들은 이러한 증상을 경험하지 않는 것일까?

필자가 의사생활을 시작한 지 얼마 되지 않았을 때, 그 동안 받은 의학교육에 아직 확신을 갖고 있었고 천연 프로게스테론에 대해 아무것도 모르던 시절에, 한 환자의 내원을 통해 주류의학 치료방법의 부적절함을 처음으로 깊이 느끼게 되었다. 그 환자는 62세의 여성으로 수년간 에스트로겐 보충요법(ERT)을 사용했는데도 상당히 심한 안면홍조를 계속해서 겪고 있었다. 환자는 조심스럽게 설명하기를, 안면홍조는 그래도 참을 수 있지만, 성욕이 사라지고 체중이 도무지 줄지 않으며 머리숱이 자꾸 줄어서 걱정이라고 했다. 그녀는 과체중이었으며, 에스트로겐을 복용하면 할수록 체중이 늘고 수분정체가 심해진다는 것을 알고 있었다.

필자는 의학적 진찰과 혈액검사 등을 실시했지만 아무런 이상도 발견하지 못했다. 필자는 순진하게도 어떤 도움을 줄 수 있으리라고 생각했다. 그래서 환자에게 필자가 선호하는 저지방 저당분식이를 권하면서 소량의 필수 비타민과 미네랄 보조제를 추가하고, 수분정체와 지방축적을 피하기 위해, 이 환자가 지금까지 에스트로겐 보충요법을 받고는 있었지만 에스트로겐이 아직도 부족한 줄 알고 더 높은 용량의 에스트로겐 보충제를 처방했다. 그러나 그 중 어떤 것도 도움이 되지 못했다. 고농도의 에스트로겐을 복용한 결과 질의 윤활성은 정상화되었지만 안면홍조는 여전히 계속되었고 성욕도 회복되지 않았다.

실패는 때때로 성공보다도 더 나은 가르침을 주기도 한다. 불행히도 필자는 이 환자에게 아무런 도움을 주지 못했는데도 불구하고, 이 환자는 필자에게 많은 가르침을 주었다. 이 환자를 통하여 이 의혹투성이처럼 얽혀 있던 어려운 문제를 풀려고 애쓰는 과정에서 필자는 다음과 같은 네 가지의 중요한 교훈을 얻게 되었다.

1. 에스트로겐 보충제가 모든 안면홍조 환자에게 도움이 되는 것은 아니다.
2. 지방은 폐경후기 여성들의 에스트로겐 수치를 높인다.
3. 비만한 폐경후기 여성들은 대체로 마른 여성들보다 에스트로겐 수치가 높은 편이다.
4. 에스트로겐 수치가 정상인 폐경후기 여성에게도 안면홍조는 일어날 수 있다.

에스트로겐 부족 이상의 그 무엇이 진행되고 있는 것이다.

일부 폐경기 여성들이 경험하는 증상을 다시 한 번 살펴보자. 그 증상에는 다음과 같은 것들이 포함될 것이다.

안면홍조
질건조증과 질위축
수분정체
지방과 체중증가(특히 엉덩이와 허벅지, 복부 등에)

수면장애(불면증, REM 수면감소)

성욕감소

극단을 오가는 기분 변화 ― 우울, 짜증

두통, 피로감

단기기억력저하, 집중력 부족

건조하고 얇고 주름진 피부

모발탈모, 얼굴에 털이 남

골 미네랄 손실(골다공증)

몸 전체가 아프고 쑤신다.

폐경의 신비

믿기 어려울지 모르지만 솔직히 말해서, 우리는 폐경기에 어떤 일이 일어나는지, 그리고 정확히 무엇 때문에 일정한 나이가 되면 월경주기가 느슨해지는지 아직 완전히 이해하지 못하고 있다. 폐경기에 관한 일반적인 이론은 여성의 난자가 다 소진되고 나면 월경이 중단되고 폐경기가 시작된다는 것이다. 그러나 이상하게도, 이것은 어디까지나 이론에 불과하다. 일반적인 이론에 따르면 여성은 출생할 때 이미 난포(난자가 성숙되는 장소)가 완전히 형성되어 있다고 한다. 출생 전의 난자는 수백만 개에 이르지만 사춘기가 되었을 때 남아 있는 것은 그 중 약 30만 개 정도다. 월경주기가 한 번 지날 때마다(심지어 호르몬 피임약 때문에 배란이 억제되는 월경주기에도) 수백 개씩의 난자가 사라진다. 겨우 1,000개 정도의 난자가 남게 되면 배란은 거의 일어나지 않지만, 에스트로겐은 월경이 일어나기에 충분한 양이 계속해서 분비되기도 한다. 이러한 여성들은 배란이 되지 않은 채 월경이 계속되기 때문에 프로게스테론이 분비되지 않으므로 에스트로겐 우세 상태에 있게 된다. 다시 말해서, 임신능력을 잃는 이유는 나이를 먹는 자체보다는 난포와 난자가 없어지기 때문인 것이다.

폐경의 원인은 아직까지 분명하지 않다. 여성들에 따라서는 시상하부에서 성선자극호르몬 유리호르몬(gonadotropin-releasing hormone; GnRH)의 분비가 중단되는 사람도 있고(유전적으로 프로그램된 변화로 생각된다.), 어떤 사람들은 GnRH와 뇌하수체 호르몬 FSH와 LH는 정상적인 수치로 분비되는 데 비하여 난소가 응답을 하지 않거나 못 한다. 후자의 경우에 안면홍조가 더 일어나기 쉽다. 종래에는 영양부족과 스트레스가 그 원인으로 여겨져 왔지만, 실은 그보다는 제노에스트로겐으로 인한 난소기능장애 때문일 가능성이 높으며, 이는 대자연도 예측하지 못했던 상황이다.

임신능력 역시 매달 여성에게서 생성되는 성숙한 난자의 수에 달려 있다. 부부 간의 성관계 횟수와는 관계 없이, 어떤 달에 38세의 여성이 임신할 가능성은 30세 이하 여성의 4분의 1 정도밖에 되지 않는데, 이는 이 여성에게서 배출되는 난자 수가 적거나 아예 없기 때문이다.

여성과 남성의 나이가 점차 많아짐에 따라 선천적 결손의 발생률이 높아지는데, 이러한 현상의 정확한 메커니즘도 아직 명확히 밝혀지지 않고 있다.

폐경전기 간단히 살펴보기

폐경기 증상은 월경이 전적으로 중단되기 10년 전부터도 시작될 수 있다. 이는 30대 중반에 이미 무배란주기가 시작되는 여성의 수가 늘고 있기 때문이다. 이렇게 되면 월경은 있을지 모르나 배란은 되지 않는다. 이미 살펴본 바와 같이 대부분의 프로게스테론은 황체(corpus luteum)에서 생산된다. 배란이 되면서 생기는 이 황체는 임신을 위한 호르몬인 프로게스테론을 생산하다가 난자와 정자가 수정되지 않으면 배란 후 12일 정도 지나 황체가 퇴화하며 프로게스테론의 분비도 멈춘다. 수정란이 착상하면 임신황체가 되어 프로게스테론을 계속 생산하게 된다. 그러나 수정이 성립되지 않을 경우에는 퇴화해서 교원섬유(connective tissue)로 채워진 백체(corpus albicans)로 되어 난소 내에 남게 된다. 간혹 배란이 일어나지 않고 난포 자체가 황체로 바뀌기도 한다. 이것을 폐쇄황체라고 하는데, 일반적인 황체와 구별하기 힘들며 곧 퇴화한다. 다시 말해서 배란되지 못하고 폐쇄되어 퇴행되거나 또는 낭종화하여 소위 난소물혹이라는 것이 되기도 한다. 무배란일 때는 프로게스테론을 생산하지 못하므로 프로게스테론 수치는 급격히 떨어지게 된다. 프로게스테론이 너무 적으면 호르몬 환경에서 에스트로겐이 상대적으로 우세해진다. 무배란주기는 규칙적일 수도 있고 불규칙할 수도 있지만, 대개의 여성들은 월경의 양이 변했음을 알아차리게 된다. 대개의 경우는 양이 많아지거나 월경일수가 더 길어진다.

무배란주기 때문에 프로게스테론 수치가 낮아지면 폐경기 전이라도 에스트로겐 우세가 생길 수 있다. 흥미로운 것은 유방암이나 자궁내막암 초기단계가 가장 흔히 나타나는 연령대가 폐경기를 5년 이상 남겨 둔 시점이라는 사실이다. 이 시기는 아직 에스트로겐 수치가 떨어지기 훨씬 전이지만 프로게스테론이 감소하는 시기와는 일치한다.

폐경을 10년에서 15년 가량 남겨 둔 시점에서 발생하는 많은 건강상의 문제점들을 이야기하기 위해, 필자는『폐경전기의 진실(1998년, Warner Books)』을 집필한 바 있다. 이 책에는 PMS와 자궁경부증식증(cervical hyperplasia), 자궁근종, 자궁내막증, 경구피임약, 그리고 그 밖의 많은 것들에 관한 상세한 정보가 담겨 있다.

에스트로겐과 프로게스테론 감소, GnRH 증가, 안면홍조

45세에서 50세 정도, 때로는 그보다 좀 이르거나 늦은 나이에 에스트로겐 수치가 떨어지기 시작한다. 자궁내막에게 혈액을 모으고 두터워지라는 신호를 보내기에도 부족한 수준으로 수치가 떨어지면, 월경량이 적어지고 주기도 불규칙해지다가 마침내 월경 자체가 중단되기에 이른다.

그러면 폐경기 증상의 대표격인 안면홍조를 자세히 살펴보도록 한다. 안면홍조를 설명하는 일반적 이론은 다음과 같다. 앞서 말한 대로 뇌의 시상하부에 있는 어떤 영역(우리는 이것을 GnRH 센터라 부른다.)이 에스트로겐과 프로게스테론 수치를 항상 체크한다. 수치가 떨어지면 이 조절센터는 GnRH를 만들고, 이것이 뇌하수체를 자극해서 호르몬(FSH와 LH)을 분비시키며, 이로 인해 난소에서 에스트로겐과 프로게스테론이 분비된다. 이러한 호르몬들이 증가하면 더 이상의 GnRH 생산은 억제된다. 폐경기에는 에스트로겐 수치가 떨어지고 프로게스테론 수치는 이미 낮아진 상태다. 난소는 FSH와 LH의 신호에 더 이상 반응하지 않는다.

FSH와 LH의 자극에도 불구하고 여성의 난소가 배란을 하지 않게 되면 호르몬 신호체계는 어긋나기 시작한다. 즉 시상하부가 뇌하수체에게 "난소에게 배란하라는 신호를 보내라."고 압력을 넣기 시작하는 것이다. 난소가 반응하지 못하는 이유는 대개 난자를 다 써 버렸거나 난소를 둘러싼 난포세포가 완전히 소진되었기 때문이다. 시상하부와 뇌하수체 신호가 이렇듯 과도하게 작용하게 되면 거기에 근접한 뇌의 영역, 즉 혈관신경조절센터라고 하는 이 영역〔구체적으로는 모세혈관의 확장과 발한(發汗; sweating) 메커니즘을 조절하는 시상하부의 아치형 핵〕이 영향을 받기 시작한다. 바로 이러한 현상 때문에 여성들이 안면홍조와 식은땀을 경험하는 것이다. 시상하부의 활동성이 높아지면 안면홍조뿐만 아니라 감정의 극심한 변화와 피로, 으슬으슬한 느낌, 스트레스 요인에 대한 부적절한 반응 등이 생길 수 있다. 이로써 많은 여성들이 갑상선 호르몬 수치는 정상인데도 갑상선기능저하의 증상을 겪게 된다.

이상을 요약하면 다음과 같다.

1. GnRH센터는 에스트로겐과 프로게스테론의 생산량을 증가시키라는 신호를 보낸다.
2. 에스트로겐과 프로게스테론 수치가 높아지면 이들은 GnRH의 방출을 억제한다.
3. 폐경기가 지나면 난소는 더 이상 에스트로겐과 프로게스테론을 생산하지 않으며 퇴화하게 된다.
4. 에스트로겐과 프로게스테론이 부족하면 GnRH센터의 활동이 증가한다.
5. GnRH 활동이 증가하면 혈관신경센터가 활성화되어 안면홍조와 발한 현상을 일으킨다.

GnRH센터가 에스트로겐과 프로게스테론을 모두 감시한다는 사실을 반드시 알아야 한다. 폐경후기 여성의 경우 에스트로겐은 아직도 상당한 양이 분비되고 프로게스테론은 극소량이거나 아예 분비되지 않기 때문에 프로게스테론만 보충해 주어도 안면홍조는 개선될 수 있다. 프로게스테론을 첨가하면 훨씬 적은 양의 에스트로겐으로도 안면홍조는 상당히 좋아진다. 심지어 프로베라(medroxyprogesterone acetate)나 메게이스(megestrol acetate) 같은 합성 프로게스테론도 안면홍조 치료에 효과적이라는 사실이 밝혀졌다. 이것으로 안면홍조의 원인은 에스트로겐의 감소뿐만이 아님을 알 수 있다.

에스트로겐은 폐경이라는 전체 그림의 일부에 불과하며 절대로 만병통치약이 아니다. 의사들은 폐경기 그 자체의 증상으로 인한 불평보다는 에스트로겐을 복용함으로써 유발되는 부작용으로 인한 불평들을 더 자주 듣는다.

프로게스테론 부족

여성의 건강이 일정한 프로게스테론 수치에 달려 있다면, 서구 사회에서는 어째서 폐경기는 물론 폐경 전부터 프로게스테론 부족 현상이 일어나는 것일까? 대자연의 실수 때문일까? 실수를 저지른 것은 대자연이 아니라 바로 우리다. 많은 공장에서(알려진 수만 5천이 넘는다.) 프로게스테론처럼 작용하는 스테롤 약품이 제조된다. 제노에스트로겐의 지배를 받지 않고 갖가지 싱싱한 채소가 풍부한 식생활을 영위하는 비산업화 문화권에서는 프로게스테론 부족 현상이 별로 없다. 이들 문화권의 여성들은 대부분 건강한 난소의 건강한 난포에서 충분한 프로게스테론이 분비될 뿐 아니라, 폐경기가 되어도 식생활을 통하여 충분한 프로게스테론성 물질을 공급받기 때문에 높은 성욕과 튼튼한 뼈를 유지하며 별 특별한 증상 없이 폐경기를 보낸다.

우리의 식품공급체계에는 수확에서 판매까지 며칠씩 걸리는 식품들이거나 가공식품이 너무 많다. 이들 식품은 비타민(특히 비타민 C) 함량이 부실하고 스테롤 수치도 낮다. 우리들은 프로게스테론성 물질을 우리 조상들만큼 섭취하지 못하고 있다. 『랜싯』지의 한 기사에서는 1729년에 영국의 한 교회에 매장된 것으로 추정되는 해골의 골 미네랄 밀도가 오늘날 모든 연령층의 뼈보다 높다고 보고했다. 여기에는 운동과 식생활 모두에 관계가 있는 것으로 보인다.

프로게스테론의 감소는 이와 함께 코르티코스테로이드 분비량을 감소시키고, 이는 여러 가지 다른 증상을 낳을 수 있다. 그림 9에 나타난 바와 같이, 프로게스테론은 중요한 코르티코스테로이드 호르몬인 알도스테론과 코티솔의 주된 전구체이며, 이들 호르몬은 부신피질에서 만들어진다. 이들 코르티코스테로이드는 다른 호르몬 경로로는 생성되지 않는다. 이들은 미네랄 균형과 당 조절, 모든 종류의 스트레스(외상, 감염, 정신적 스트레스 등)에 대한 반응을 관장한다. 코르티코스테로이드가 부족하면 피로, 면역장애, 저혈당증, 알레르기, 관절염 등이 생길 수 있는데, 프로게스테론 보충제가 이러한 문제를 효과적으로 해결하는 것을 자주 본다.

부신피질에서도 프로게스테론을 만드는데, 이는 주로 코르티코스테로이드 생성의 전구체 역할을 하기 위해서이다. 그러나 많은 여성들이 30대 후반이나 40대 초반이면 일을 하고, 아이들을 기르고, 아내 노릇을 하느라 심한 스트레스를 받기 때문에 부신피질이 고갈되어 코르티코스테로이드를 만들 정도의 프로게스테론조차 생산하지 못한다. 이것이 30대 중반과 40대 초반의 서구 문화권의 대부분 여성들에게 흔히 생기는 만성피로 증후군의 중요한 원인으로 생각된다.

폐경과 에스트로겐

주류의학에서는 폐경기가 에스트로겐 부족으로 인한 질환이라는 그릇된 믿음이 널리 퍼져 있지만, 실제로는 에스트로겐 수치는 폐경기가 되면 40%에서 60% 가량만 떨어지는 데 비해 프로게스테론 수치는 '0'에 가까울 정도로 떨어진다.

여성의 몸에서 일어나는 호르몬의 역할의 모순점은, 에스트로겐과 프로게스테론이 몇 가지 서로 상반되는 작용을 하면서도 각각 상대방의 수용체 영역에 민감성을 더해 준다는 점이다. 즉, 에스트로겐은 신체의 목표조직을 프로게스테론에 더 민감해지게 만들고, 프로게스테론은 신체의 목표조직을 에스트로겐에 대해 더 민감해지게 만들어서 두 호르몬은 저마다 신체가 상대 호르몬에 더 잘 반응할 수 있는 여건을 마련해 준다. 대자연의 효율성을 보여 주는 흥미로운 예라 하겠다.

프로게스테론은 에스트로겐을 억제하는, 즉 균형을 맞추는 효과를 갖는다. 프로게스테론 수치가 '0'에 가까워지면 에스트로겐의 상대적인 우세가 되며, 이는 수많은 불쾌한 증상들을 일으킨다. 이 때는 에스트로겐 우세라고 해서 반드시 그 여성에게 에스트로겐이 너무 많다는 뜻은 아니고, 다만 에스트로겐 수치가 프로게스테론 수치에 비해 '상대적으로' 높아서 호르몬 불균형이 일어나고 에스트로겐성 부작용이 생기는 것을 의미한다.

프로게스테론이 부족할 때의 에스트로겐은 그 자체로 여성의 건강에 위협적이다. 주류의학에서도 프로게스테론 결핍 상태의 에스트로겐이 자궁내막암의 발병률을 크게 높이고 유방암도 증가시킬 수 있음을 인정하고 있다. 아직 널리 알려지지는 않았지만, 에스트로겐은 세포막기능을 변화시켜 칼륨과 마그네슘을 세포에서 빠져나가게 하고 염분과 수분은 체세포 속으로 끌어들인다. 이 때문에 세포 내 부종(intracellular edema)과 수분정체가 일어난다. 에스트로겐은 또 세포에 비정상적 구리정체와 아연손실을 촉진한다. 이러한 세포 간 전해질 변화와 세포 내 부종은 폐경기 여성들이 에스트로겐 보충요법을 받으면서도 헤어나지 못하는 극심한 기분변화와 집중력저하, 몸살과 통증의 원인이 되는 것으로 보인다. 반면 프로게스테론은 에스트로겐으로 인한 이들 문제에서 세포막을 보호하여 안정시키는 작용을 한다.

안드로겐과 폐경기

안드로겐은 남성적 특징을 나타내는 호르몬이다. 여성의 몸에서는 안드로겐이 주로 난소와 부신피질에서 분비된다. 안드로겐 호르몬으로는 테스토스테론, 디하이드로테스토스테론, 안드로스타네디올, 안드로스테네디올 등이 있으며, 약한 안드로겐성 호르몬으로는 안드로스테네디온과 DHEA 두 가지가 있다. 안드로겐의 전구체 호르몬은 프레그네놀론으로, 프로게스테론이나 DHEA 중 하나를 거치는 경로를 밟는다. 이것을 '프로게스테론' 경로와 'DHEA' 경로라고 부르기로 한다.

그림 12에는 두 가지 경로의 단순화된 도식이 나타나 있다.

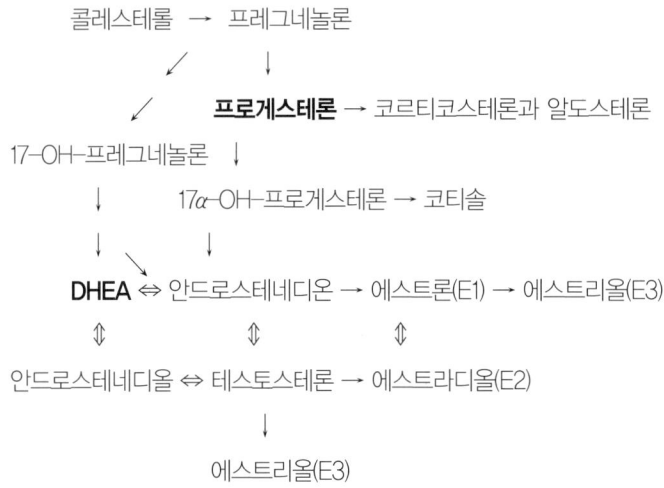

그림 12 프로게스테론과 DHEA 호르몬 합성경로

DHEA 경로는 여성보다 남성에게서 더 활성화되어 있고, 고환과 부신피질 모두에서 일어난다. 배란을 하는 여성들에게는 두 경로가 모두 작용한다. 여성의 경우에는 난소에서 아로마타제(aromatase)라는 대단히 활동적인 효소가 재빨리 안드로겐을 에스트로겐으로 전환시키기 때문에 여성에게는 안드로겐의 남성화 효과가 일어나지 않는다. 난소의 기능이 저하되는 폐경기에는 부신피질에서의 DHEA 경로가 더 많이 작용한다. 안드로겐으로의 호르몬 경로의 변화로 인하여 여성들은 모발 탈모라든가, 얼굴이나 팔에 굵은 모발이 자라는 다모증(hirsutism) 등의 증상을 겪기도 한다. 이들의 체지방은 주요 안드로겐의 저장고가 되며, 이 중 일부는 에스트로겐의 일종인 에스트론으로 전환된다. 체지방이 넉넉한 여성들은 지방에 저장된 안드로겐을 전환시켜 상당량의 에스트론을 얻을 수 있다. 그렇지만,

사실 폐경기가 지나서 안드로겐과 에스트로겐의 비율이 안드로겐 쪽으로 기울어지면 얼굴이나 몸에 모발이 늘어나고 남성형 대머리가 나타나는 경우가 흔하다. 프로게스테론 보충제를 쓰면 얼굴의 모발(수염)이 사라지고 머리의 모발(頭髮)이 다시 자라는 경우가 많다.

안드로겐 중 가장 활동적인 것은 테스토스테론으로, 이것 역시 부신피질의 DHEA 경로의 산물이다. 여성들은 테스토스테론의 약 99%가 다른 물질과 결합되어 있기 때문에 활동성 호르몬으로 사용할 수 없다. 사용가능한 테스토스테론이 여성의 몸에서 제거되는 비율은 여성의 호르몬 균형과 관계가 있다. 에스트로겐은 테스토스테론의 제거량을 줄이고 프로게스테론의 제거량을 늘린다. 따라서 에스트로겐이 우세할 때는 테스토스테론 제거량이 줄어서 사용가능한 테스토스테론이 많아지므로 안드로겐성 효과가 커지게 된다. 프로게스테론을 추가하면 테스토스테론 제거량이 증가하고 사용가능한 테스토스테론이 감소하므로 안드로겐성 효과도 감소하는 것이다.

폐경기 증상을 개선하려면?

이 모든 상황의 공통분모는 에스트로겐 우세와 이에 관련하여 상대적으로 부족한 프로게스테론이다. 영양을 적절히 섭취하고 독성물질을 피하며 규칙적인 운동을 하고, 호르몬 균형이 필요할 경우 적절한 보충요법을 사용한다면 대부분의 폐경기 문제를 예방할 수 있다. 이 보충요법을 위해서는 자연에 존재하는 프로게스테론과 같은 천연 프로게스테론을 사용하고, 필요시에는 천연 에스트로겐과 테스토스테론을 보충하도록 한다.

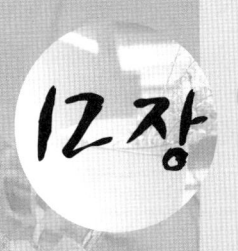

12장

호르몬 균형과 부신, 갑상선

자연의 의도대로 진행된다면 폐경기에 갑자기 월경이 중단되지는 않는다. 폐경기는 생일 같은 이벤트가 아니라, 오랫동안 점차적으로 호르몬 수치가 낮아지는 과정이다. 그러다가 종국에는 호르몬 수치가 월경주기를 만드는 데 필요한 양에 못 미치게 되는 것이다. 여성의 인생 중 여성의 생식기능이 쇠퇴하는 폐경기를 10년 정도 남겨 둔 시기를 '폐경전기'라고 표현한다. 산업화되지 않은 농경문화권에서는 이 시기라고 해서 특별할 것이 별로 없다. 그러나 서구의 산업화한 국가에서는 만성피로와 체중증가, 극심한 기분변화, 불안정한 혈당, 빠른 노화(주름살, 기미 등) 때문에 고통받는 여성들이 늘고 있다. 아이 갖기를 기다리던 여성이라면 자신이 임신할 수 없음을 알게 될 수도 있다. 대체 무엇이 잘못된 것일까?

폐경전기와 스트레스

폐경전기 문제에는 명확한 생리적·생화학적 원인도 있지만 근본적인 원인에 접근하고자 한다면 그 여성 전체(감정과 정신, 영적인 면까지도)를 고려해 보아야 한다. 비과학적인 것처럼 들리지만, 한의학의 음양의 개념으로 단순화시킨 표현이기는 하나, 먼저 여성의 몸을 살펴본다면 다음과 같이 설명할 수 있다.

본질적으로 여성의 몸은 음이고 남성의 몸은 양이다. 각각의 성은 상대편의 특징을 조금씩 갖고 있지만 여성에겐 음이 우세하고 남성에겐 양이 우세하다. 음은 어둡고 현실적이다. 음의 성격은 북돋워주고, 수동적이고, 내적이며, 고요하고, 직관적이고 부드러운 편이다.

양은 밝고 추상적이다. 양의 성격은 활동적이고, 외향적이며, 하나에 집중되고, 공격적이고, 논리적이며 참을성이 없는 편이다.

여성의 성적 발달을 책임지는 호르몬인 에스트로겐과 아이를 갖게 하는 호르몬인 프로게스테론은 음의 행동들을 이끌어 낸다. 테스토스테론과 DHEA의 두 호르몬은 남성의 성적 발달을 책임지는 호르몬으로 양의 행동을 이끌어 내는 경향이 있다. 일반화할 수 있을 정도로 간단한 일은 아니지만, 여성들은 음의 행동 쪽으로 '설정되는' 경향이 있고, 남성들은 양의 행동 쪽으로 '설정되는' 경향이 있다.

아이들의 양육환경은 자연히 음, 즉 여성적 속성에 유리하다. 사업의 세계는 자연히 양, 즉 남성적 속성에 유리하다. 요즘 많은 취업여성들이 그러하듯, 양의 기운이 넘치는 환경에서 여성이 살아가게 되면 무슨 일이 일어날까? 여성은 살아남고 성공하기 위하여 자신이 지닌 음의 속성을 최소화하고 양의 속성을 극대화할 것이다. 여성의 몸은 이러한 신호에 주의를 기울이고 거기에 맞게 대응할 것이다. 우리가 흔히 생각하는 성공한 여성 임원의 모습은 날씬하고, 말쑥하며 근육이 잡힌, 즉 양의 기운을 띤 외모다. 반대로, 어머니라고 했을 때 얼른 떠오르는 모습은 가슴과 엉덩이와 허벅지가 넉넉한, 음의 기운을 띤 외모다. 여성의 생활에 균형이 잡혀 있고, 양쪽 모두를 발전시킬 시간과 기운이 충분히 있을 때는 이러한 역할 차이도 별 문제가 없다.

그러나 풀타임으로 일하고, 두어 명의 아이가 있으며, 남편 또한 일로 바쁜 여성이라면 불균형과 스트레스가 생기게 되어 있다. 이 여성은 자신이 지닌 양의 기운을 끌어올리기 위해 음의 기운을 희생할 것이다. 그녀는 늘 피로하고, 항상 신경을 곤두세우고 있으며, 자신을 위해서는 전혀 시간을 낼 수가 없다. 상황에 발맞춰 가기 위해 언제나 인내심의 한계까지 버텨야 한다. 남편은 물론 아이들이나 자신이 성장할 수 있는 조용한 시간을 갖기도 어렵다. 개성적 생활양식(life style)을 유지하기 위해서, 그녀의 부신피질은 '싸울 것인가 도망칠 것인가'의 상황을 대비해 아껴 써야 할 호르몬들을 평소에도 끊임없이 분비한다.

결국 부신피질은 지치고, 둔해지고, 기운이 빠진다. 여성의 몸은 생존이 위기에 처했다는 메시지를 받는다. 혈당은 계속 불안정하고 소화에 문제가 생겨 영양소를 제대로 흡수하지 못한다. 이 때 난소의 반응은 생존을 위해 기능을 멈추는 것이다. 난소가 기능을 정지하면 프로게스테론 분비는 부신피질에서만 일어나지만 부신피질마저도 제대로 된 기능을 하지 못하게 되고, 또한 불량한 식생활 때문에 충분한 양의 프로게스테론도 얻을 수 없다. 결국 이 여성은 어쩔 수 없이 프로게스테론 부족과 에스트로겐 우세 상황에 놓이게 된다.

에스트로겐 우세는 피로, 우울, 성욕감퇴나 상실, 체중증가, 수분정체, 두통, 극심한 기분변화 등 우리가 익히 아는 신호들을 가져온다. 30대 후반에서 40대 초반이라면 이 여성은 섬유낭종성 유방 질환, 자궁근종 또는 자궁내막증을 앓을 것이다. 에스트로겐 우세는 갑상선기능을 방해하는데, 이 때문에 피로가 더해져서 언제나 추위를 느끼고 체중도 증가한다. 그렇지만 의사가 갑상선기능검사를 해 보면 결과는 정상으로 나온다. 이 여성에게서는 정상적인 양의 갑상선 호르몬이 분비되지만 그것이 효율적으로 사용되지 못하고 있다. 의사는 에스트로겐 우세가 어떤 역할을 하는지 모르기 때문에 대개는 갑상선 보충제 처방만 내린다.

이 여성은 끊임없이 다이어트를 하지만(어떻게든 부신피질에 시동을 걸어 보려고 당분과 카페인, 정제된 탄수화물을 마구 섭취하면서) 물질대사 역시 생존을 위한 모드에 돌입했기 때문에, 다시 말해 극히 느려졌기 때문에 별 소용이 없다. 부신피질기능이 활발하지 못해서 아침에 자리에서 일어나기도 힘들다. 이것은 다른 사람들의 얘기가 아닌 우리 주위의 30~40대의 '일하는 엄마들'에게 너무나도 흔한 현상이다. 그러나 폐경전기의 문제들이 절대로 '일하는 엄마들'에게만 일어나는 것은 아니다. 아이가 없어도, 직업전선에서 뛰느라 자신의 음기를 희생하여 양기를 발전시켜 나가는 여성은 호르몬 불균형을 겪을 가능성이 높다.

호르몬 스트레스의 또 다른 주요 원인은 제노에스트로겐이다. 앞에서 설명한 대로, 산업화한 문화권에서 사는 사람들은 강력한 '유사 에스트로겐' 작용을 하는 석유화학 유도체로 가득 찬 환경에 지속적으로 노출되어 있다. 즉 이러한 환경으로는 살충제, 제초제, 자동차 오염, 다환방향족탄화수소(polycyclic aromatic hydrocarbons; PAH), 폴리염화비페닐(polychlorinated biphenyls; PCB), 그리고 많은 세제류에 들어 있는 노닐페놀(alkylphenol polyethoxylates 혹은 APE) 등이 있다. 그 결과 여성에게는 난소확대, 난소종양, 유방암, 그리고 난포의 조기 '소진' 등이 나타나 폐경전기 증후군의 원인이 될 수도 있고, 남성에게는 고환 위축 (atrophy of testes), 정자 수 감소, 음경 크기 감소, 전립선암 등이 나타날 수 있다.

엎친 데 덮치는 격으로, 일단 무배란 주기가 시작되면 뼈를 형성하는 호르몬인 프로게스테론이 부족해져서 모르는 사이에 골다공증이 진행된다. 불량한 식단과 운동부족은 칼슘이 뼈에 축적되는 것보다 빠른 속도로 뼈에서 칼슘을 빼앗는다. 많은 여성들이 이미 골다공증이 진행되는 상태에서 폐경기를 맞는데, 이 때는 이미 뼈가 25%에서 30% 가량 손실된 상태다.

난포소진

부신피질의 소진과 무배란주기 중 어느 쪽이 먼저 오는지는 알기 어렵다. 무배란주기는 여성에게서 배란이 일어나지 않는 주기다. 난자가 자궁으로 여행하기 위해 배출되지도 않고 프로게스테론도 분비되지 않는다. 아직 에스트로겐이 있기 때문에 무배란 여성도 월경은 하지만, 프로게스테론을 분비할 황체가 없으므로 프로게스테론 수치는 낮다. 폐경이 되려면 아직도 한참 있어야 할 30대 중반의 여성들에게서 무배란주기가 점점 흔해지는 추세다. 캐나다 브리티시 콜럼비아 대학의 제릴린 프라이어 박사는 여성 운동선수들(에스트로겐 수치는 정상인데도 골다공증이 진행 중인)이 흔히 무배란주기를 겪고 있음을 발견했다. 선수들이 심하게 훈련할 때는 결국 월경주기까지 중단되기도 한다. 프라이어 박사가 선수들 외의 '정상적인' 여성들을 대조군으로 삼았을 때도, 30대 중반에서 40대에 이르는 여성들에게서도 역시 무배란주기가 상당히 흔하다는 것을 발견하였다. 벤 C. 캠벨 박사와 피터 T. 엘리슨 박사가 규칙적인 월경주기를 지닌 24세에서 42세까지의 여성들(평균 29세)을 대상으로 월경주기에 따른 타액 테스토스테론과 황체기(luteal phase)의 타액 프로게스테론의 변화를 검사했더니, 18명 중 7명에게서 배란이 되지 않고 있음을 알게 되었다. 폐경이 아직 한참 멀었는데도 불구하고 프로게스테론이 부족한 여성들이 점차 늘고 있는 것이다. 임신할 수 있는 나이의 젊은 여성들에게서 프로게스테론이 부족하게 되면 임신은 성공하기 힘들다.

스트레스와 잘못된 식생활, 제노에스트로겐에의 노출, 그리고 프로게스테론 부족 등이 결합되면 많은 폐경전기 여성들이 겪고 있는 여러 가지 건강상의 문제가 생기기 쉽다. 뿐만 아니라, 제노에스트로겐은 자궁내막암, 난소암, 유방암을 일으킬 가능성이 매우 높다.

에스트로겐 과다

폐경전기에는 프로게스테론 부족만 흔한 것이 아니라 에스트로겐 수치도 들쑥날쑥하고 과다해지는 경향이 있다. 여기에는 두 가지 원인이 있는데, 하나는 FSH 수치가 높아지는 것이고 다른 하나는 에너지의 문제이다. 여성들이 폐경전기 증후군 증상으로 병원에 올 때는 흔히 에스트라디올과 FSH, LH에 대한 실험실검사가 요구된다. 프로게스테론이 적기 때문에 FSH 수치가 높을 수 있다. FSH 수치가 높아지면 난소에서 에스트로겐의 분비량이 증가하지만 난포가 소진되었기 때문에 프로게스테론 분비는 증가하지 않는다. 시상하부는 호르몬 균형을 회복해 보려고 하지만, 난포가 소진된 탓에 실패하고 이는 에스트로겐 우세를 더욱 심화시킨다. 그런데도 대개의 의사들은 난포가 소진된 것을 알지 못하고, FSH 수치검사 결과만 놓고 환자가 아직 폐경기가 되지 않았다고 생각한다.

엘리슨 박사 등의 의학자들은 산업화 국가의 폐경전기 여성들의 특징인 에스트로겐 과다를 특징짓는 메커니즘을 제시하고 있다. 에너지 섭취는 적고(불충분한 열량 섭취) 에너지 요구량은 높을 때(많은 육체노동), 여성의 에스트로겐 수치는 임신에 장애가 될 수도 있을 만큼 낮게 떨어진다. 이것이 기근이 심할 때 출산율이 떨어지는 이유다. 이와는 반대로 에너지 섭취는 많고 에너지 요구량은 낮을 때, 에스트로겐 수치는 높아진다. 이렇게 과다한 에스트로겐은 불규칙하고 심한 월경출혈 외에도 에스트로겐을 억제할 프로게스테론이 부족할 때 생기는 모든 부작용들을 몰고 온다.

　이러한 폐경전기에 무작위로 혈장(plasma) 에스트로겐 수치를 측정하면, 타인과의 차이뿐만 아니라 어떤 여성 한 사람에서도 시시때때로 큰 차이가 나타난다.

　한 폐경전기 여성이 필자에게 전화를 걸어 최근에 측정한 자신의 에스트로겐 수치가 무엇을 의미하느냐고 물었다. 수년간의 폐경전기에 걸쳐 매일, 매주 일어나는 에스트로겐 수치의 변화를 필자가 얘기해 주자, 그 여성은 자신이 다니는 병원에 가서 의사에게 부탁하기를, 자신의 월경주기 몇 주 동안 에스트로겐 수치를 매주 한 번씩 계속해서 측정해 달라고 했다. 그 여성은 후에 필자에게 다시 전화를 걸어 다음과 같이 얘기했다. 자신의 혈장(plasma) 에스트로겐 수치가 낮을 때는 밀리미터당 11 pg(picogram; 피코그램), 높을 때는 300pg/ml로 변화했으며, 그 중간에 60pg/ml이 될 때도 있고 220pg/ml이 될 때도 있었다는 것이었다. 이는 모두 월경주기에 나타나기에는 적절하지 않은 수치다.

　산업화한 국가의 폐경전기 여성들은 에스트로겐 수치가 이상하게 갑자기 증가하는 경우가 많은데, 대체로 에스트로겐은 정상치보다 높고 프로게스테론은 모르는 사이에 부족해지는 것이 일반적이다. 이것이 바로 미국과 그 밖의 산업화한 국가에 두드러지게 나타나는 폐경전기 증상의 원인이다.

　에스트로겐 우세에 놓인 폐경전기의 여성이 겪을 수 있는 증상은 다음과 같다.

피로　　　　　　　　만성낭종성 유방 질환
우울　　　　　　　　자궁근종
체중증가　　　　　　자궁내막증
수분정체　　　　　　신진대사 저하
두통　　　　　　　　T3과 T4 수치는 정상이면서 갑상선기능저하 증상
성욕상실　　　　　　불안정한 혈당
기분의 극심한 변화　카페인, 단 음식, 탄수화물에 대한 갈구
스트레스 조절 불능　아침이면 몸이 처지는 증세
짜증

부신

부신은 좌우 신장 위에 얹혀 있고 크기와 모양이 납작한 서양 자두와 비슷한 작은 분비기관이다. 각각의 부신은 내부와 외부, 즉 바깥쪽의 피질과 안쪽의 수질로 구성되어 있다. 수질과 피질은 모두 중요한 호르몬들을 분비하는데, 이것은 우리 몸의 스트레스 반응의 일부이다.

부신수질은 교감신경계를 조절하는 역할을 한다. 즉 에피네프린(아드레날린이라고도 함)과 노르에피네프린(노르아드레날린)의 두 가지 호르몬을 분비해서 심장박동을 빠르게 하고, 혈관을 좁히고, 혈당과 혈압을 높인다. 에피네프린은 스트레스를 받을 때 분비되는 호르몬으로, 이제는 유명해진 한스 셀리에(Hans Selye)의 '싸울 것인가 도망칠 것인가' 하는 반응을 우리 몸에 일으킨다. 이는 우리 조상들이 외부공격을 받았을 때 싸우거나 도망쳐서 생존할 수 있게끔 도와 주었던 반응이기도 하다. 에피네프린이 분비되면 우리 몸에는 한꺼번에 수많은 일들이 빠른 속도로 전개된다. 심장박동이 빨라지고, 소화계에 몰려 있던 혈액은 심장과 폐, 근육, 뇌로 밀려가고, 에너지를 빨리 공급하기 위해 많은 양의 당이 혈액 속에 쏟아 부어지며, 호흡이 빨라진다. 칼같이 크고 무섭게 생긴 송곳니를 가진 호랑이 앞에서 달아나거나 맞서 싸울 필요가 있다면 이것은 훌륭한 시스템이 될 것이다. 고함치는 상사 앞에 서 있을 때도 '싸울 것인가 도망칠 것인가' 하는 반응이 나타나지만, 이 때는 '더 상위에 있는' 뇌 영역이 반응을 억제하면서 도망치거나 물리적으로 싸우는 것이 이 상황에서는 역효과를 낸다는 것을 알려 준다. 우리 몸은 서로 모순되는 메시지와 반응으로 가득 차 있는데, 이는 그 자체로도 질환과 피로, 신체적 질병을 일으키는 요인이다.

'싸울 것인가 도망칠 것인가'의 반응을 일으키는 사건을 '스트레스 요인(stressor)'이라고 한다. 오늘날 스트레스는 일상적인 용어가 되었다. 어느 정도의 스트레스는 누구나 가지고 있다. 우리는 정신 없는 스케줄, 교통정체, 감기나 독감, 직업적 압박, 기계고장, 인간관계의 문제와 같은 스트레스 요인들을 날마다 안고 산다. 그러다가 사랑하는 사람의 사망이나 중병, 실직이나 취직, 이사, 출산, 결혼 혹은 이혼과 같은 커다란 스트레스 요인을 만나기도 한다. 이러한 모든 스트레스 요인들이 부신수질에서 에피네프린을 분비시킨다.

다시 음양에 비유해서 말하자면, 에피네프린은 상당히 양기 넘치는 호르몬이다. 이 호르몬의 자극을 받으면 정신이 번쩍 들고 집중력이 향상되며 에너지가 넘치게 된다. 이러한 종류의 에너지는 특히 사업 세계에서 가치가 있다. 어떤 사람들은 단순히 에피네프린을 얻을 목적으로 분노나 공포반응을 일으키기도 한다. 좋지 않은 점은 에피네프린이 언제나 사용하라고 만들어지는 호르몬이 아니라는 사실이다. 이것은 짧은 시간에 강한 에너지를 터뜨려야 하는 응급상황에만 사용하도록 설계되어 있다. 만약 긴장상태로 살아가려고 자주 에피네프린을 불러 낸다면, 결국 우리는 불균형에 희생될 것이고 부신수질은 지쳐 버릴 것이다.

부신피질

부신피질에서는 당질 코르티코이드(glucocorticoid)와 미네랄 코르티코이드(mineralocorticoid), 안드로겐(androgen), 이렇게 세 가지 종류의 호르몬을 분비하는데, 이들은 글자 그대로 수십 가지 역할을 통해 신체기능을 조절한다. 부신수질에서 분비되는 호르몬이 스트레스에 빠르고 단기적으로 반응하는 데 비해, 부신피질 호르몬은 스트레스와 생체항상성(homeostasis; 신체기능의 균형유지)에 장기적으로 반응한다. 부신피질 호르몬은 생명에 필수적인 것으로 간주되곤 한다. 부신이 제거된 동물이라 해도 적당한 영양소와 스트레스 없는 환경만 제공받으면 오랫동안 살 수 있을 것이다. 그러나 감염이나 외상, 굶주림, 피로 같은 중대한 스트레스가 가해지면 곧 죽을 것이다. 부신피질이 생명에 필수적인 이유는 우리가 아는 바와 같이 우리의 삶이 스트레스로 가득하기 때문이다. 세 가지 부신피질 호르몬을 더 자세히 살펴본다.

당질 코르티코이드(glucocorticoid) 중에 가장 중요한 것은 코티솔(cortisol)과 하이드로코르티손(hydrocortisone)으로, 이들은 혈당을 조절하고, 탄수화물과 단백질, 지방이 세포를 드나드는 것을 조절하고, 염증을 조절하며, 근육기능을 조절하는 역할을 한다. 코티솔이 너무 많으면(부신피질에 종양이 생겼거나 코티솔

약제를 약리학적 용량만큼 투여했을 때) 체중증가(특히 허리), 혈당불균형, 얇은 피부, 근육손실, 그 밖에 노화와 같은 증상들이 나타난다. 당질 코르티코이드 경로가 제대로 기능하지 않는 여성이나 코티솔이 부족한 여성(부신피질이 지쳤을 때, 혹은 장기간의 스트레스나 영양부족으로 부신피질에 저장된 호르몬이 부족할 때)은 피로, 저혈당, 그리고 때로는 체중감소와 월경불순 등이 있을 수 있다.

미네랄코르티코이드(mineralocorticoid), 특히 알도스테론은 세포 내의 미네랄, 그 중에서도 염분과 칼륨의 균형을 조절하는데, 마그네슘도 영향을 받는다. 스트레스는 알도스테론(aldosterone)의 배출을 촉발하는데 알도스테론은 신체세포에서 염분을 유지하고 칼륨과 마그네슘을 잃게 하는 기능으로 혈압을 올린다. 장기적으로 스트레스 수준의 미네랄코르티코이드가 배출되면 만성적인 수분정체와 고혈압과 함께 칼륨 부족과 마그네슘 불균형을 일으킬 수 있다. 마그네슘은 최적의 효소기능을 위한 공통적인 보조인자가 되므로 우리의 전체적인 건강에 너무나도 중요한 요소인데, 마그네슘 부족은 일반적인 혈액검사로는 잘 나타나지 않는다. 마그네슘은 특히 세포 내의 미네랄이기 때문에 일반적인 혈청(혈액의 고형 성분이 응고되고 남은 액체 성분)을 이용한 생화학적 검사로는 마그네슘을 적절히 측정할 수 없다. 적혈구 마그네슘 수치검사가 더 정확하게 우리가 얻고자 하는 마그네슘의 농도를 표현한다.

부신피질도 역시 모든 성호르몬을 만들기는 하지만 매우 적은 양만을 만든다. 부신피질 호르몬의 하나인 DHEA는 약한 안드로겐 성질을 가지고 있는데, 남성이나 여성 모두에서 상대적으로 많은 양이 만들어진다. DHEA의 생산량은 다른 어떤 코르티코스테로이드(역주:부신피질 호르몬의 총칭)보다도 많다. 이 호르몬의 기능 전체는 아직도 다 이해하지 못하고 있다. 에스트로겐과 프로게스테론에 대해 읽으면서 발견한 것과 같이 성호르몬들은 많은 신체 기능을 조절하는 역할을 하고 있고, 부신 호르몬의 균형과 뗄 수 없이 연결되어 있다.

146페이지의 그림 12에서 볼 수 있는 것과 같이, 콜레스테롤은 모든 부신피질 및 성호르몬의 전구체이고, 프로게스테론은 코티솔과 세포 내의 체액을 조절하는 미네랄코르티코이드인 알도스테론의 전구체이다. 이것은 알도스테론과 코티솔이 프로게스테론에서 만들어진다는 뜻이다. 이제 신체기능에 알도스테론과 코티솔이 얼마나 중요한지 알게 됐다. 프로게스테론이 부족할 경우 호르몬 균형과 신체기능에 대혼란을 일으켜서 이렇게 많은 질병에 시달리게 되는 것이다.

이제 만성적인 스트레스가 어떻게 호르몬 불균형을 일으키고 심지어 프로게스테론 부족을 유발하는지 알 수 있을 것이다.

부신에 도움이 되는 영양소

영양이 몸의 모든 조직에 그러한 것과 같이 부신선에도 중요하다는 것은 놀라운 일이 아니다. 그러나 부신선의 경우 비타민 C는 특별히 중요하다. 즉 부신선의 세포들은 다른 어떤 세포들보다 높은 비율로 비타민 C를 이용한다. 비타민 C의 이용량은 필요에 따라 달라지고 몸이 어떠한 종류의 스트레스에 반응할 필요가 있을 때는 필요량이 많아진다. 따라서 반대로 비타민 C가 부족하면 부신선기능에 역으로 작용한다. 만성적인 스트레스를 받을 때 비타민 C 수치가 최적량보다 낮으면 부신탈진이나 보유량 부족('게을러진' 부신선기능)을 일으키기 쉽다. 1일 비타민 C 60mg을 섭취하는 RDA(recommended daily allowance; 1일권장량)는 대사적 스트레스가 없는 건강하고 젊은 성인이 필요로 하는 비타민 C를 기초로 하고 있다. 이러한 RDA는 질병이나 감염, 수술, 외상, 피로 등의 스트레스 또는 어떤 대사적 혹은 심지어 심리적 스트레스가 있는 사람에게는 너무 적은 양이다.

대다수의 동물들은 필요한 만큼 자체적으로 비타민 C를 만든다. 스트레스 하에 놓여질 때 동물들의 비타민 C 생성은 증가한다. 인간들은 자체적으로 비타민 C를 만들지 못해서 식사나 보조식품에서 얻어야 하는 몇 가지 동물 중 하나이다(레서스 원숭이, 기니피그, 인도의 껍질먹는 박쥐, 그리고 잉꼬와 함께). 인간과 유사한 대사율을 가진 전형적인 동물들은 하루에 체중 45kg 당 4g(4,000mg 또는 1 온스의 1/8)의 비타민 C를 만든다. 스트레스를 받으면 생산량이 체중 45kg 당 12g까지 올라갈 수 있다. 인간도 동물세계의 일원이기 때문에, 우리가 스트레스로 유발되는 부신선의 소진을 피하기 위해서는 비타민 C 섭취가 최소한 1일 4g은 되어야 한다고 생각할 수 있다. 이것은 식사만으로는 쉽지 않다. 오렌지 한 개는 60 mg의 비타민 C를 제공한다. 과도한 스트레스가 없더라도 최적의 수준을 유지하기 위해서는 하루에 비타민 C 섭취가 1g에서 2g은 되어야 한다. 비타민 C 1g의 섭취량을 얻기 위해서는 오렌지를 하루에 18개 정도 먹어야 한다. 그래서 비타민 C 보조식품이 필요한 것이다.

산화작용에서 오는 대사상의 스트레스는 피할 수가 없다. 수많은 연구들이 천연 항산화제의 이점을 보여 주고 있다. 우리의 식사에는 가공되지 않은 모든 종류의 과일이나 채소에 있는 것과 같은 최적의 항산화제를 포함하여야 한다.

한 중년여성이 만성 천식 때문에 10년이 넘게 복용한 코티손 약품 때문에 골다공증이 진행된 문제를 가지고 필자를 찾아왔다. 그 환자는 자기 키가 20센티미터 정도나 줄어들었다고 했다. 코티손을 떼어보려는 시도를 할 때마다 애디슨 병(부신선 장애의 결과로 심하게 쇠약해지는)의 증상이 일어났고 천식이 돌아왔다. 그 환자의 부신피질은 코티손 약품을 너무 오랫동안 장기적으로 사용하였기 때문에 심하게 탈진되어 있어 본래의 기능으로 돌아갈 수가 없었다. 그 환자는 알레르기 성 천식의 원인이 아스피린(acetyl salicylic acid)이라고 들었기 때문에, 엄격하게 아스피린을 피하고 있었다. 아무도 살리실산염이 자연적인 식품에 들어 있다고 그녀에게 말해주지 않았다. 필자는 그녀에게 살리실산염을 함유한 피해야 할 식품의 목록을 주었고 여러 번에 나누어 1일 총 4g의 비타민 C를 섭취할 것과 코티손 합성의 전구체라는 중요한 역할을 하는 프로게스테론 크림을 권해 주었다. 그런 다음 필자는 그녀에게 천천히 코티손 약품용량을 줄이라고 알려 주었다. 2개월 후 그녀는 상태가 나아지고 10년 만에 처음으로 코티손 약을 끊고 돌아왔다. 프로게스테론을 계속 사용함으로써 코티손으로 유발된 그 환자의 뼈손실이 누그러지고 결국에는 뼈가 다시 튼튼해져서 그녀의 골절위험을 크게 줄였다.

이와 같은 사례에서 여러 가지의 교훈을 얻을 수 있다. 질병의 원인을 치료하는 것이 그 증상을 치료하는 것보다 낫다. 영양학적인 지식과 적용이 모든 세포의 건강에 중요하다. 정상적인 건강한 작용을 돕는 것이 정상적인 기능을 억제하는 것보다 낫다. 우리가 가지고 있는 치유하고 보전하는 자연적인 능력은 이를 무시하기에는(또는 억제하기에는) 너무나 훌륭한 자산인 것이다.

인터뷰

코티솔 수치가 갑상선기능과 호르몬 균형, 노화에 미치는 영향

데이비드 자바 박사(David Zava, PhD)는 생화학자이며 유방암 연구자이고 전문적 연구논문을 많이 발표한 저자이기도 하면서 오레곤 주 포트랜드에 있는 ZRT 연구소 소장인데, 이 연구소는 타액 호르몬 검사와 혈흔검사를 최첨단의 기술로 실시하고 있다. 그는 『유방암의 진실』의 공동 저자이기도 하며, 호르몬과 타액 호르몬 검사의 주제에 대한 권위 있는 강연자이기도 하다. 다음은 존 R. 리 박사의 『의학서신』 2003년 3월호에 게재된 자바 박사와의 인터뷰이다.

의학서신: 코티솔은 혈압조절과 신장기능에서 포도당 수치와 지방 형성, 근육 형성, 단백질 합성, 그리고 면역기능에 이르기까지 몸의 거의 모든 역동적인 과정에 필요합니다. 박사님은 특히 갑상선기능에 대한 코티솔의 효과를 연구해 오셨습니다.

자바: 예, 코티솔의 더 중요한 기능 한 가지는 수용체-유전자 수준에서 갑상선 호르몬과 함께 협조하여 협력 작용(synergy)을 하면서 작용한다는 것입니다. 코티솔은 갑상선이 더 효율적으로 일할 수 있게 해 줍니다. 부신 코티솔 수치에 불균형이 있는 많은 사람들이 정상적인 갑상선 호르몬 수치를 가지고도 갑상선기능 부전 같은 증상을 갖게 되므로 생리학적 양의 코티솔(너무 높거나 너무 낮지 않은)을 유지하는 것은 정상적인 갑상선기능을 위해 매우 중요합니다.

의학서신: 이러한 갑상선과 코티솔의 관계를 더 자세히 설명해 주시겠습니까?

자바: 코티솔과 갑상선의 협력작용(synergy)을 이해할 수 있는 한 방법은 커다랗고 둥근 밸브를 두 손으로 잘 잡고 돌리려는 것에 반해서 한 손으로 돌리려고 하는 것을 생각하면 됩니다. 갑상선과 코티솔은 세포 속에 있어야 하고 밸브를 효과적으로 돌리고 유전자 발현을 얻기 위해서 각각 정상적인 수준에서 수용체와 결합되어 있습니다. 그래서 부신탈진으로 인해 코티솔 수치가 낮을 때 갑상선이 에

너지를 늘이고 대사 활동을 하는 역할을 하는 데 효율성이 떨어지게 됩니다. 몸 속에 있는 모든 세포는 코티솔과 갑상선 양쪽의 수용체를 가지고 있고, 거의 모든 세포 과정은 최적의 갑상선기능을 요구합니다.

의학서신: 그러면 코티솔 수치가 너무 높으면 어떻게 됩니까?

자바: 코티솔이 너무 많다는 것은 다시 한 번 과도한 스트레스 요인에 대한 부신선의 응답으로 일어나는 것인데, 조직이 더 이상 갑상선 호르몬의 신호에 대응하지 않게 됩니다. 그러면 갑상선 호르몬 수치가 정상인데도 조직이 갑상선 신호에 효과적으로 대응하지 못하는 갑상선저항의 상태를 만들어 냅니다. 코티솔이 높아서 일어난 갑상선 호르몬 신호에 대한 이러한 저항은 갑상선 호르몬에만 제한되는 것이 아니라 인슐린, 프로게스테론, 에스트로겐, 테스토스테론 등과 같은 다른 호르몬에도 적용되고, 그리고 심지어 코티솔 그 자체에까지도 적용됩니다. 코티솔이 너무 높아지면, 호르몬 수용체로부터 저항을 받게 되고 같은 효과를 내기 위해서 더 많은 호르몬이 필요하게 됩니다. 그래서 코티솔 수치를 높이는 만성적인 스트레스가 그렇게 사람을 불쾌하게 만들고 어떤 호르몬도 최적의 수준에서 작용할 수 없게 되는 것입니다.

인슐린 저항은 고전적인 사례입니다. 코티솔이 높을 때 포도당을 세포로 보내려면 더 많은 인슐린이 필요합니다. 높은 코티솔과 높은 인슐린은 인슐린 저항을 낳고 몸이 허리 주변에서 지방을 연소시키기보다는 저장하기 때문에 허리 주변에 과잉된 지방이 축적되어 체중이 늘게 되는 것입니다.

의학서신: 균형 잡힌 호르몬 수치를 만들어 내는 데 있어서 이것은 분명히 중요한 효과가 되겠습니다.

자바: 코티솔이 높을 때는 뇌도 에스트로겐에 덜 민감해집니다. 그래서 적당한 양의 에스트로겐을 가진 폐경 이후의 여성도 스트레스 요인을 맞게 되면 코티솔이 올라가서 에스트로겐 부족시의 증상인 안면홍조를 얻게 됩니다. 그러한 여성은 정말 에스트로겐 부족이 된 것이 아니라 그냥 뇌의 감지기관에 경보가 들어온 것입니다. 그럴 때에 안면홍조를 치료하기 위해 보조제로 에스트로겐 수치를 높여

버리면, 그녀는 둔부의 체중증가, 수분정체, 그리고 기분이 오락가락하는 등의 에스트로겐 우세 증상을 갖기 시작하게 되고, 안면홍조도 사라지지 않습니다.

그렇기 때문에 안면홍조와 같은 호르몬 불균형 증상이 있는 사람에게 단지 갑상선이라든가 프로게스테론, 에스트로겐이나 테스토스테론 등 부족한 것 같은 호르몬을 보충해 준다고 해도 효과적으로 치료를 할 수 없는 경우가 생기는 것입니다. 코티솔이 만성적으로 높다면 호르몬에 전체적으로 저항이 있을 것입니다.

의학서신: 코티솔을 타액검사로 했을 때 %가 높게 나옵니까?

자바: 최대 10에서 20% 정도가 높다고 말할 수 있겠지만, 타액 호르몬 검사를 요청하는 사람들은 건강상 문제를 가진 경우가 많다는 것을 기억해야 합니다. 그리고 일 년 중 언제인가 하는 시점과 세상에 어떤 일이 일어나고 있는가 하는 것에도 좌우됩니다. 9·11 사태 이후에 들어온 타액표본에서는 코티솔이 높은 경우가 많은 것을 보았습니다. 겨울에 연말휴일을 전후해서는 코티솔이 치솟았다가 휴일이 지나고 나서는 내려갑니다. 부신이 연말의 스트레스 요인과 보조를 맞추다가 그 다음에는 탈진되었기 때문입니다. 이것은 매우 흔한 양상입니다. 연말은 시험이나 전쟁 등 다른 스트레스 요인과 다를 것이 없습니다. 우리의 대부분은 시험의 스트레스가 겨우 지나자마자 앓게 되는 경험이 있을 것입니다. 적당한 수준의 코티솔은 우리가 바이러스에 노출되었을 때 면역체계가 정확히 작용하는 데 필요하므로, 부신이 너무 지쳐서 더 이상 코티솔을 만들 수 없을 정도일 때 우리는 바이러스 감염의 공격을 받기 쉽습니다.

스트레스는 높은 코티솔과 낮은 코티솔이 공통으로 가지고 있는 것입니다. 스트레스가 부신을 자극하면 그 반응으로 부신은 지쳐서 충분한 스트레스 호르몬을 생성하지 않아 갑상선기능부전을 일으키게 되거나, 아니면 다른 방향으로 진행하여 코티솔을 마구 쏟아 부어 갑상선저항을 포함한 전체적인 호르몬 저항을 유발하게 됩니다. 어떤 쪽이든 낮거나 높은 코티솔과 갑상선 호르몬은 비효율적이 됩니다.

의학서신: 코티솔의 좋은 면과 나쁜 면에 대해서 좀더 말씀해 주십시오.

자바: 높거나 낮은 코티솔 문제가 있는 사람의 대부분은 회색지대에 있다고 할 수 있는데, 이것은 최적의 건강에 필요한 정상적인 생리학적 범위에서 벗어나 있다는 것을 뜻합니다. 코티솔은 단백질조직을 분해하여 아미노산으로, 그 다음에 포도당으로 만드는 당신생(gluconeogenesis) 작용을 하여 혈액 포도당 수치를 유지하는 것을 돕습니다. 이것은 좋은 일이지만, 너무 과하면 안 됩니다. 스트레스 요인에 의해서 코티솔이 너무 많아지면, 근육, 뼈, 피부와 뇌를 포함한 몸의 모든 구성 조직까지 과도하게 분해되어 노화를 빨라지게 합니다.

뼈에서는, 코티솔이 높으면 뼈의 재흡수에 관련된 거의 모든 생화학적 과정을 활성화하게 됩니다. 코티솔은 특히 조골세포작용, 또는 뼈형성을 제한합니다. 생식선에서 안드로겐(남성 호르몬)의 생성을 억제합니다. 안드로겐은 뼈를 형성하는데, 뼈가 더 빨리 재흡수될 수 있게 하는 파골세포를 활성화하기도 합니다. 코티솔은 내장에서 미네랄 흡수를 감소시켜 뼈를 형성하는 데 필요한 칼슘과 마그네슘을 흡수할 수 없게 합니다. 그리고 신장(콩팥)세관에서 칼슘이 배출되는 양을 증가시킵니다. 칼슘 보조식품과 포사맥스와 같이 뼈의 재흡수를 억제하는 약품은 코티솔이 높은 경우에는 언제나 소용이 없게 되어 있습니다. 뼈의 재흡수억제제를 사용함에도 불구하고 타액 코티솔 수치가 매우 높을 때 뼈의 손실이 계속된다고 보고하는 여성들을 자주 봅니다.

타액검사를 통해 우리는 사람들의 코티솔이 매우 높고 안드로겐이 낮을 때는 프로게스테론과 에스트로겐이 정상일 때라도 뼈를 손실하게 되는 경향이 있다는 것을 알 수 있습니다. 전자궁적출술을 받은 여성에게서 뼈손실이 가장 많이 나타납니다.

의학서신: 코티솔과 또 다른 호르몬이 멜라토닌과의 연관성은 어떤 것입니까?

자바: 코티솔은 부신선에서 하루 종일 리드미컬한 양상으로 배출됩니다. 아침에는 높아져서 에너지를 내게 해 줍니다. 아침에 코티솔이 부족하면 자리에서 일어날 때 힘이 듭니다. 코티솔은 새벽 2시에 가장 낮은 수치인데, 이 때는 멜라토닌이 높습니다. 아침에는 코티솔이 높아지고 멜라토닌이 낮아져서 잠에서 깨어납니다. 멜라토닌과 코티솔은 반대로 연관되어 있어 코티솔이 낮아지고 멜라토닌이

높아지면 우리의 몸은 한밤중에 충분한 휴식을 취하면서 기능을 재생시키는 것입니다.

코티솔이 높은 채로 있게 되면 중요한 동화(조직형성) 호르몬인 성장 호르몬이나 갑상선 자극 호르몬을 충분히 만들지 못하게 되기도 합니다. 이것이 바로 숙면이 그렇게 중요한 이유입니다. 밤에 타액 코티솔 수치가 높은 사람은 수면장애를 불평하는 경우가 많습니다.

의학서신: 폐경전기 여성의 정상적인 타액 코티솔 수치는 어느 정도입니까?
자바: ZRT 연구소에서 행한 폐경전기 여성의 아침에 측정한 정상적인 코티솔 타액 호르몬 수치는 3에서 8ng/ml이고, 밤 10시에는 0.5에서 1.5ng/ml로 크게 떨어집니다. 아주 이른 아침에 깊은 잠에 빠져 있을 때는 더 낮아져서 충분히 잠을 자거나 쉬지 않으면 코티솔 리듬이 균형에서 벗어나게 됩니다. 이 때 프로게스테론이 중요한 역할을 하는데, 이것은 바로 프로게스테론이 실제로 당질 코르티코이드 수용체를 놓고 코티솔과 경쟁하는 유일한 천연 호르몬이기 때문입니다. 프로게스테론은 밤에 잠을 자야 할 때에 코티솔의 자극효과에 대응합니다.

프로게스테론과 갑상선 호르몬

각각의 호르몬이 독특하기는 하지만 호르몬 균형에는 모든 호르몬이 복잡하게 조화를 이루어 섞여 있다. 필자는 호르몬들을 오케스트라의 악기들로 생각하곤 한다. 우리가 추구하는 조화는 박자뿐만이 아니라 소리의 크기나 리듬에서도 모든 악기들이 다 함께 적절하게 참여하는 것이다. 성호르몬과 갑상선 호르몬에서도 똑같다. 갑상선 호르몬과 프로게스테론의 상호작용을 간단히 살펴본다.

남성보다 훨씬 많은 여성들이 갑상선기능저하로 갑상선 수치가 낮기 때문에 보조제를 복용하고 있다. 갑상선은 대사율을 조절하는 호르몬이다. 갑상선 호르몬이 적으면 에너지 수준이 낮아지고 추위를 참지 못하며 체중이 증가하는 경향이 있다. 과다한 갑상선 호르몬은 에너지 수준을 높이고 너무 덥게 느껴지며 체중이 줄게 된다.

갑상선기능저하증이 발생하는데 왜 남녀의 차이가 나는 것일까? 에스트로겐 우세에 대해서 알게 되면서 갑상선 보조제를 섭취하는 것이 특히 이런 상태의 여성들에게 흔하다는 것을 알게 되었다. 프로게스테론을 보충하여 이들의 에스트로겐 우세를 고치게 되면 갑상선 호르몬 보조제의 필요량이 줄게 되는 것을 흔히 볼 수 있고, 성공적으로 보조제를 끊게 되는 경우도 있다. 에스트로겐, 프로게스테론, 그리고 갑상선 호르몬은 서로 연관되어 있다.

이 여성들 중 많은 수는 PMS나 골다공증 예방 및 치료를 받다가 갑상선기능저하증을 진단받게 되는데, 갑상선기능저하라고 진단한 검사 결과를 검토하면 T3이나 T4 수치는 정상인데 TSH 수치만 약간 높아져 있는 것을 보게 되는 경우가 있다. 이들이 갑상선 호르몬 보조제를 복용하게 된 것은, 예를 들면 피곤하거나 둔한 느낌, 약간 추위를 타는 것, 머리카락이 가늘어지는 것 등과 같은 갑상선기능저하와 비슷한 증상에 기초해서 처방을 받은 것이다. 갑상선 약품이 피로감을 약간 나아지게 했다면 지방과 수분정체, 유방이 붓는 것, 두통, 그리고 성욕감퇴 등 에스트로겐 우세와 관련된 증상들은 개선되지 않았다. 이들 호르몬이 균형을 이룰 때는 프로게스테론 부족이 적절히 치료되었다는 것을 뜻하며, 에스트로겐 우세 증세가 줄거나 없어졌을 뿐만 아니라 갑상선기능저하로 짐작했던 것도 감소하거나 없어졌다.

다른 갑상선장애는 하시모토 갑상선염(Hashimoto's thyroiditis)인데, 이것은 갑상선에 자가면역 염증이 진행되는 것이다. 이것은 몸이 갑상선을 만드는 세포에 대항하는 항체를 만들어 낸다는 뜻이다. 아직 이 질병의 정확한 원인은 알지 못한다. TSH 수용체에 결합되어 억제하는 작용을 하는 항체가 TSH를 대체하고 이것이 적어도 하나 이상의 작용기전이 되어, 이런 장애가 결국에는 갑상선 호르몬 생성이 비효율적으로 되는 것이다. 질병이 진행되면서 갑상선세포들이 파괴되고 염증이 일어나게 되며 갑상선 전체가 섬유화되어 퇴화한다.

일반적으로 자가면역 질환은 나그네와 같이 스쳐 지나가는 바이러스가 바이러스에 민감한 사람들에게 전달되어 유발시키는 것으로 생각된다. 인체는 바이러스의 어떤 단백질 구성요소에 대항하는 항체생성을 시작하게 되는데, 항체가 몸의 어떠한 조직, 즉 이 경우에는 갑상선에 있는 비슷한 단백질을 공격하게 되는 것 같다. 코르티코스테로이드는 사람 자체의 항체에 의한 이러한 공격을 차단한다. 진단을 할 때는 특정 항체의 존재와 혈중수치를 추적하게 된다. 이 때 어떤 사람들은 하시모토 갑상선종 때문에도 T3과 T4가 혈장(plasma) 안으로 과도하게 새어나가 결국 대부분 짧은 기간에 갑상선항진상태(갑상선중독)가 일어나게 되기도 한다. 하시모토 갑상선종의 치료는 보통 티록신(thyroxine; T4)과 트리요오드티로닌(triiodothyronone; T3)과 같은 갑상선 약품을 최대용량 투여하여 갑상선 기능을 억제한다.

하시모토 갑상선종을 가진 한 여성에게 골다공증 치료를 위해 프로게스테론을 투여했더니 병세가 점차 완화되었고, 또 어떤 환자의 경우에는 갑상선종 문제가 완전히 해결된 경우도 있었다. 에스트로겐 우세가 나쁜 항체를 촉발시키는 데 어떤 역할을 했을 수도 있고, 에스트로겐 우세를 교정하면 문제를 점차적으로 교정할 수 있다는 가설을 세울 수도 있을 것이다. 프로게스테론은 코르티코스테로이드의 주요 전구체이며 프로게스테론 부족이 된 여성들은 정상적인 프로게스테론 수치를 회복하면 정상적인 코르티코스테로이드 생성을 향상시킬 수 있고 그렇게 해서 자가면역공격을 억제하게 된다.

13장

호르몬 균형, 영양 그리고 골다공증

필자의 진료 경력이 늘면서 필자의 환자들도 그만큼 나이가 들게 되었다. 30년이 지나자 30세였던 환자는 60세가 되었고, 50세였던 환자는 80세가 되었다. 골다공증으로 쇠약해져 병원을 찾아오는 많은 여성들을 보면서 이 괴로운 병을 예방하거나 돌이킬 수 있는 방법을 연구하기로 결심했다. 칼슘 보충과 에스트로겐, 운동 등으로 골다공증의 악화를 지연시킬 수는 있어도 골다공증을 예방하거나 회복시키지는 못한다는 사실을 알게 되었다. 모든 질병은 예방이 중요하고 일단 발생하면 고치기 힘들다는 선배 의사들의 관찰이 사실임을 다시 한 번 확인했다. 골다공증도 마찬가지였다.

장바구니를 들다가 팔이 부러진 여성이나 기침을 하다가 갈비뼈가 부러진 여성을 치료한 적도 있다. 곧았던 허리가 꼽추처럼 굽어지고 예전에는 활동적이었던 여성이 보행기나 지팡이에 의존해 발을 질질 끌며 다니는 과정을 어찌해 볼 도리 없이 바라보아야 했다. X선 촬영을 통해 부스러진 척추뼈를 보기도 했고, 대퇴골 경부골절로 움직일 수가 없어 결국 사망한 여성들도 보았다.

골다공증은 연령에 관계 없이 미국 여성들에게 가장 많이 발생하는 병이다. 50세 이상의 백인 여성 중 45% 이상이 정상적인 젊은 여성보다 −2 표준편차(SD) 아래의 골 미네랄 밀도를 가지고 있다. 미국 백인 여성이 평생 대퇴골경부, 척추, 팔뚝에 골절상을 입을 확률은 40%이다. 골다공증으로 인한 골절은 연간 150만 건

이상이며, 이에 대한 비용은 1천억 달러가 넘는 것으로 추산된다. 삶의 질과 양의 측면에서 개인이 보는 손해는 계산할 수 없을 정도다. 대퇴골경부가 골절된 여성의 20%는 1년 안에 사망한다. 이렇게 위험하지만 사실은 쉽게 예방할 수도 있는 질병의 올바른 치료법은, 불행하게도 너무 친절한 제약회사들이 제공한 잘못된 정보의 홍수 속에 묻혀 버리고 말았다. 이제 골다공증에 관한 잘못된 믿음 세 가지를 파헤쳐 보자.

골다공증에 관한 잘못된 믿음들

골다공증에 관한 잘못된 믿음 1

골다공증은 칼슘 부족 질병이다.

골다공증을 앓고 있는 대부분의 여성들도 일상의 식사를 통해서 충분한 칼슘을 섭취하고 있다. 비교적 불량한 식단일지라도 최소한의 1일 칼슘 요구량을 섭취하기란 그다지 어렵지 않기 때문이다. 골다공증은 섭취한 칼슘의 양이 부족해서라기보다는 여러 가지 요인들로 인해 섭취한 칼슘이 뼈에 저장되기도 전에 소실되기 때문에 발생하는 병이다. 골다공증에 걸리면 칼슘 섭취량과는 무관하게, 칼슘이 뼈에 축적되는 속도보다 빠져나가는 속도가 더 빨라진다.

골다공증에 관한 잘못된 믿음 2

골다공증은 에스트로겐 부족 질병이다.

기존의 의학 교과서에도 이런 내용은 없다. 이것은 제약회사들이 과학적인 근거도 없이 꾸며낸 얘기다. 골다공증은 에스트로겐 수치가 떨어지기 몇 년 전에 시작해서 폐경기가 되면 한동안 가속화한다. 에스트로겐을 복용하여 몇 년 동안 뼈의 손실 속도를 늦출 수는 있지만, 폐경기가 시작된 지 몇 년이 지나면 그 효과는 사라지고 만다. 에스트로겐으로 새로운 뼈를 재건할 수는 없다.

골다공증에 관한 잘못된 믿음 3

골다공증은 폐경기 질병이다.

골다공증은 폐경을 5년에서 20년 쯤 앞둔 시점, 즉 에스트로겐 수치가 아직 높은 시기에도 언제든지 시작될 수 있다. 폐경기 때, 혹은 자궁적출술 등으로 여성의 난소가 제거되었거나 더 이상 기능을 하지 못할 때는 골다공증의 진행속도가 더 빨라진다. 폐경기도 오기 전에 자궁과 난소를 불필요하게 들어 내고 프로게스테론 보충요법은 써 보지도 못한 채 장애인으로 노년을 보내거나 일찍 죽어야 하는 수천, 수백만의 여성들이 있다.

골다공증이란 무엇인가?

골다공증은 여러 가지 요인이 원인으로 작용하여 진행되는 병이다. 이 병은 뼈손실이 새로운 뼈형성보다 더 빨라서 골밀도가 감소하게 된다. 즉, 시간이 지나면서 뼈가 가벼워지고 구멍이 숭숭 뚫리는 것이다. 골다공증이 위험한 이유는 골절될 확률이 높아지기 때문인데, 이로써 고통은 물론 몸을 약화시켜서 때 이른 나이에 죽음을 초래할 수도 있다.

골다공증 때문에 가장 흔히 골절되는 부위는 대퇴골경부(頸部), 척추와 팔뚝, 어깨(상박골), 갈비뼈 등인데, 대퇴골경부골절이 가장 비용도 많이 들고 장애도 가장 많이 일으킨다. 골다공증은 비교적 마른 북유럽 계통의 백인 여성에게 더 빨리 오며 심각성도 더하다. 흡연하거나 운동이 부족한 사람, 비타민 D나 칼슘 또는 마그네슘이 부족한 사람, 당분과 육류를 너무 많이 섭취하고 채소와 생식을 충분히 먹지 않는 사람에게도 많이 발생한다. 알코올 중독도 강력한 위험요소다.

뼈는 어떻게 만들어지나?

뼈는 살아 있는 조직이며, 치아와는 달리 신체와 함께 자라고 필요시에는 고

처지기도 하면서 평생 동안 끊임없이 새로워진다. 뼈는 무기질화한 연골로 생각하면 된다. 골격은 태아 초기 때 발달을 시작하여 뇌하수체 성장 호르몬의 영향을 받으면서 사춘기까지 성장하고, 사춘기에는 성호르몬(생식 호르몬)이 작용하기 시작한다. 뼈가 몸무게를 지탱해 주기 때문에 중력(지구인력) 하에서도 우리가 움직일 수 있다. 뼈에 붙은 근육은 무거운 물체를 들거나 저항을 받으며 움직일 때 비트는 힘을 가하여 뼈가 움직일 수 있게 해 준다. 따라서 뼈는 압축력(무게와 힘)과 장력(길이로 작용하는 압력과 힘)에 버티도록 고안되어 있다.

골다공증의 진행 과정에 중요한 골세포가 두 가지 있다. 바로 파골세포(osteoclast)와 조골세포(osteoblast)가 그것이다. 파골세포는 끊임없이 뼈조직 사이를 돌아다니며 재생을 해야 하는 낡은 뼈를 찾는다. 그리고 낡은 뼈를 용해(재흡수)한 뒤 작은 공간들을 비워 둔다. 그러면 조골세포가 이 공간으로 이동해 들어가서 새로운 뼈를 만든다. 이렇듯 계속적으로 일어나는 재흡수(파골세포)와 새로운 뼈형성(조골세포)의 놀라운 과정을 보수(remodeling)라고 하는데, 이는 뼈가 탁월한 회복력과 지구력을 가지고 있다는 것을 보여 주는 것이다.

우리 인생이 어떤 단계에 있든지, 뼈의 상태는 뼈의 재흡수와 새로운 뼈의 형성이라는 두 가지 기능이 균형을 이루는가에 달려 있다. 이 두 과정에 균형이 잡히면 골량과 골강도가 일정하게 유지된다. 주요 골격이 성장하는 기간에는 새로운 뼈형성이 우세하다. 사춘기가 지나면 두 과정은 대체로 균형을 이룬다.

골다공증은 파골세포가 상대적으로 우세한데서 생기는 골손실을 말한다. 새로 만들어지는 뼈보다 재흡수되는 뼈가 더 많은 것이다. 골량이 감소하는 것은 칼슘이나 비타민 D, 마그네슘 등의 필수요소들이 부족하기 때문인 것으로 보이며, 이런 현상을 일반적으로 골감소증(osteopenia)이라고 하는데, 이것이 비타민 D 부족으로 어린 연령에 생길 때는 구루병(rickets)이라고 한다.

뼈조직이 새로워지는 비율(교체율이라고 함)은 매우 놀랍다. 팔뼈나 다리뼈처럼 긴뼈들은 밀도가 대단히 높으며, 달리기나 뛰어오르기, 망치질, 밀기 등의 활동을 하도록 큰 장력을 낼 수 있는 구조를 가지고 있다. 이렇게 길고 밀도 높은 뼈[피질골(cortical bone, 겉뼈)이라고 함]들이 완전히 새로운 뼈로 바뀌는 교체기간은 10년에서 12년 정도이다.

압축력만 있으면 되는 밀도가 덜한 뼈(소주골 혹은 '작은 들보'라는 뜻으로 지주골(trabecular bone)이라고도 함)들은 작은 버팀목들이 그물처럼 엮인 구조를 지녔으며 주로 긴뼈들의 끝과 발꿈치뼈, 척추뼈 등에 있다. 이 뼈들이 완전히 새로운 뼈로 바뀌는 기간은 2년에서 3년 정도밖에 되지 않는다. 따라서 골다공증은 피질골보다는 지주골에서 더 빨리 나타난다. 마찬가지로, 골다공증의 진행(또는 회복)도 피질골에서보다는 지주골에서 더 빨리 나타날 것이다. 이 때문에 골밀도검사는 지주골, 곧 척추뼈와 대퇴골경부(頸部; femur neck)에서 주로 실시한다.

골다공증과 에스트로겐

여성의 골량은 30대 초반에서 중반까지 가장 높고 그 뒤로 서서히 감소하다가 폐경기가 시작되면 3년에서 5년 가량 손실 속도가 가속화되고, 이 때가 지나면 대체로 매년 1.0에서 1.5%씩 감소한다. 폐경기에 골손실이 빨라지는 것으로 미루어 성호르몬 감소 역시 골다공증의 한 원인인 것으로 생각된다. 1970년대 중반에는 난소적출술 이후 에스트로겐 보충요법(ERT)을 쓴 환자의 경우가, 난소적출술을 받고 다른 치료를 받지 않은 비교군 환자들에 비해 골량이 덜 손실된다는 사실이 밝혀졌다. 그 후, 에스트로겐 치료를 받은 여성들이 치료받지 않은 여성에 비해 골절률이 낮다는 내용의 연구 결과 덕분에 골다공증에 대한 에스트로겐의 역할은 더 큰 지지를 받게 되었다. 이러한 연구들이 골손실에 관한 에스트로겐의 역할을 알려 주는 것은 사실이다. 그러나 많은 과학자들이 지적하였듯이, 초기 연구에는 표본의 크기가 부적절하였거나 기간이 충분치 못하였거나, 정확한 골밀도 측정 기술이 없었다는 등의 문제가 있었다. 게다가 이 연구에는 난소적출술을 받았거나(이는 프로게스테론과 테스토스테론도 손실되었음을 뜻한다.) 안면홍조를 겪는 것 외에는 건강상 특별히 다른 문제가 없는 여성들이 불균형한 수치로 포함되어 있었다. 그러나 에스트로겐 요법이 골다공증의 진행을 일시적으로 늦추는 주지만 진정한 예방이나 치료를 해 주지는 못한다는 것이 요즘의 일반적인 견해다.

에스트로겐이 골다공증 여성의 골손실을 일시적으로 늦춰 줄 수 있음이 입증될 무렵에, 에스트로겐 보충요법(ERT)에 위험성이 있다는 사실이 분명히 알려지게 되었다. 프로게스테론과 균형을 이루지 못하는 에스트로겐은 염분과 수분정체를 일으키고 혈전을 증가시키며, 지방합성을 촉진하고 티록신(thyroxine; T4; 갑상선 호르몬)을 억제하며, 자궁근종이나 유방압통, 섬유낭성 유방질환을 진행시키고 담석과 간기능장애의 발병률을 높인다. 더욱 무서운 것은 이것이 자궁내막암과 뇌하수체종양(prolactinoma; 프로락틴종)의 발병률을 높이고 유방암의 발병률까지 높일 수 있다는 점이다. 뿐만 아니라 폐경기가 지나서 에스트로겐 보충요법(ERT)을 사용하여 얻는 혜택은 3년에서 5년만 지나면 사라지기 시작한다.

주류 의학은 이상하게도 에스트로겐이 여성 골다공증 치료의 기둥이라는 편협한 믿음을 아직도 고수하고 있다. 이것은 상당히 기묘한 일이다. 가장 권위 있는 의학 교과서들마저도 다음의 예에서 보듯이 이 믿음을 지지하지 않는다.

- 『세실 내과 교과서(Cecil's Textbook of Medicine)』, 1988년 18개정판: "에스트로겐은 칼슘보다 효과적이지만 심각한 부작용을 갖고 있다."
- 『해리슨 내과 교과서(Harrison's Principle of Internal Medicine)』, 1991년 12판: "에스트로겐은 골 재흡수 속도를 줄일 수 있을지는 모르나 대체로 골 형성은 증가하지 않고 결국에는 감소한다." "에스트로겐은 골 손실을 늦춘다 … 그러나 골량 회복은 최소한이다."
- 『사이언티픽 아메리칸 의학 교재(Scientific American's updated medicine text)』, 1991년 개정판: "에스트로겐은 뼈의 재흡수를 감소시키지만" "뼈 재흡수 감소와 더불어 뼈형성도 감소된다. 그러므로 에스트로겐이 골량을 증가시킬 것이라는 기대는 금물이다." 이 책의 저자들은 자궁내막암을 비롯한 에스트로겐의 부작용도 논하고 있다. "에스트로겐 요법을 5년 이하로 사용한 여성들에게서는 자궁내막암 발병률이 6배, 장기간 사용자에게서는 15배 증가하였다."

에스트로겐 보충요법(ERT)을 옹호하는 데 이렇게 냉담한 문헌들을 읽다 보면 에스트로겐이 뼈에 주는 이점은 더욱 불투명해진다. 에스트로겐만을 사용한 연구에서는 골량증가가 전혀 나타나지 않았다. 크리스 크리스챤슨 등이 『란셋』지에 보고한 연구에 의하면, "골량의 소량 증가는 에스트로겐과 프로게스틴(northindrone acetate; 노르틴드론 아세테이트)을 함께 투여한 폐경후기 여성들에게서 일어났다. 이 프로게스틴은 다른 것들보다 안드로겐(남성 호르몬)적 성향을 더 가지고 있다."는 것이다.

몇 년 전 필자는 시애틀에서 열린 전국 골다공증기금(NOF) 심포지엄에 참가했는데, 여기서 크리스챤슨 교수는 위에 인용된 보고서를 비롯하여 에스트로겐과 골다공증에 대한 자료를 직접 발표하였다. 발표 후 이어지는 질문시간에, 필자는 그가 환자들에게 에스트로겐과 프로게스틴을 함께 사용했다는 점을 지적하면서 에스트로겐만 쓰는 경우에는 어떤 결론을 내릴 수 있겠느냐고 물었다. 그는 자신이 작성한 표를 한 번 보고 잠시 생각에 잠겼다가 다음과 같이 말했다. "아, 예. 무슨 말씀인지 알겠습니다. 그런 사항은 제 연구 계획엔 없었습니다. 하지만 연구비 지원을 받는다면 답을 찾을 수 있을 것입니다." 필자는 크리스챤슨 박사에게, 필자가 골다공증 환자들을 대상으로 에스트로겐 없이 프로게스테론만 투여하는 연구를 하여 그보다 더 나은 결과를 얻었음을 알려 주었다. 이 짧은 대화를 통해 필자가 알게 된 것은, 연구원들이 발표하고, 결과의 일부를 강조하고, 선전하기도 하는 연구 과제들은 대부분 연구비를 지원하는 측에 달려 있다는 사실이었다.

1970년대 중반부터 에스트로겐과 자궁내막암과의 관련성이 알려지면서 골다공증을 앓는 폐경후기 여성들의 호르몬 보충에 대한 연구 중 몇몇을 제외하고는 모든 경우에 프로게스틴을 에스트로겐과 함께 투여하게 되었다. 프로게스틴의 잠재적인 부작용에 대해서는 전혀 고려된 바가 없었다.

현재까지 나타난 증거에 의하면 뼈에 대한 에스트로겐의 작용은 뼈의 재흡수에만 해당된다. 스타브로스 C, 마놀라가스 등은 『사이언스』지에 발표한 논문에서, 에스트로겐이 부족하게 되면 인터루킨-6(interleukin-6, IL-6)라는 물질의 생산을 자극하게 되는데, 이 물질이 파골세포의 증가를 자극하여 골손실을 증가시킨다고 보고하였다. 에스트로겐 부족으로 인한 골손실의 증가는 폐경기에 들어선 처음 5년 동안 가장 두드러진다. 그 기간이 지나면 에스트로겐을 계속 사용하더라도 작용이 둔화되어, 에스트로겐을 쓰지 않는 사람들과 비슷한 속도로 골손실이 진행된다. 이것은 몇 년이 지나면서 우리 몸이 낮아진 에스트로겐 수치에 적응하기 때문이다. 전체적으로 에스트로겐 수치가 훨씬 낮은 문화권에서는 폐경기가 되어도 에스트로겐의 감소치가 비교적 적기 때문에 여성들이 골다공증에 덜 걸리는 편이다.

1995년판 『뉴잉글랜드 의학저널』은 '백인여성의 대퇴골골절에 관한 위험 요인'이라는 중요한 연구를 발표하였다. 이 연구를 위하여 공중위생국에서 무려 다섯 가지 명목의 연구비가 지원되었는데, 미국 전역에 거주하는 9,500명 이상의 여성이 참여하였으며 8년의 기간이 소요되었다. 이 연구에서 나타난 주된 결과는 65세 이상의 여성들이 현재 사용하고 있는 에스트로겐이 대퇴골골절을 예방하는 데 아무런 효과도 발휘하지 않는다는 사실이었다. 그러나 저자들은 에스트로겐을 더 일찍 사용했던 여성은 65세에 이르러 골절률이 낮아진다고 주장했고 따라서 에스트로겐이 골절로부터 몸을 보호해 준다는 현재의 견해를 지지한다는 입장을 밝혔다. 이것은 에스트로겐 처방을 받은 이들과 그렇지 않은 이들의 사회경제적 차이를 반영하는 것으로 보이는데, 미국 여성의 경우, 폐경기를 전후하여 3년에서 5년간 에스트로겐을 사용하면 이 시기에 뼈의 재흡수가 가속화되는 것을 늦추는 이점이 있었다. 이 연구에서, 폐경기가 시작된 지 7년이 지나면 에스트로겐 치료 여성과 비치료 여성의 골 미네랄 밀도(bone mineral density; BMD) 감소가 비슷한 속도로 진행되었다. 이는 에스트로겐 치료가 폐경 이후 7년간만 뼈에 도움이 될 수 있다는 것을 말해 준다. 이 연구 초록의 다음 마지막 문장은 그 동안 주류의학매체들이 모르는 척했던 모든 것을 말해 준다. "여성들은 폐경기가 시작되면 적어도 7년간은 에스트로겐을 복용해야 한다. 그러나 골절의 위험이 더욱 높아지는 75세 이상의 여성들은 이 요법을 계속해도 BMD에 별 이익이 없다."

이 연구는 계속되는 골손실에 대하여 균형을 맞추기 위해 새로운 뼈를 만드는 기전으로서 프로게스테론이 있다는 것은 전혀 고려하지 않았다. 에스트로겐이 파골세포(osteoclast)의 기능을 억제하여 골손실을 감소시킨다고 한다면 프로게스테론은 조골세포(osteoblast)를 자극하여 뼈의 생성을 돕는 것이다. 에스트로겐 감소로 인하여 폐경기의 골손실이 가속화되지만, 프로게스테론을 사용하면 골밀도(BMD)의 손실을 막을 만큼 새로운 뼈를 만들 수 있다. 사실, 폐경기가 시작된 지 7년이 넘은 여성들은 에스트로겐의 복용과 관계 없이 프로게스테론을 통해 새로운 뼈와 더 높은 BMD를 얻을 수 있다.

결론

대부분의 여성들, 특히 비교적 비대한 여성들은 튼튼한 뼈를 갖기 위해 따로 에스트로겐을 보충할 필요가 없다. 지방세포에서 에스트로겐을 만들기 때문이다. 날씬한 여성들(폐경기 이후 에스트로겐을 만들 지방세포가 많지 않은 여성들)과 자궁적출술을 받은 여성들(난소가 제거되어 난소의 기능이 없는 여성들)의 경우에는 전체적인 호르몬 균형을 이루고 골밀도를 유지하기 위해 약간의 에스트로겐이 필요할 수도 있다. 에스트로겐 보충제 사용에 대한 권장사항에 대해서는 20장을 참조하라.

골다공증과 프로게스테론

프레마린(Premarin) 제조업체와 기타 에스트로겐 제조업체들은 지난 수십 년 동안, 에스트로겐의 부족이 여성의 골다공증의 발생과 진행에 가장 중요한 역할을 하는 호르몬적 요인이라는 잘못된 믿음을 전파해 왔다. 그러나 다행히도 이 믿음은 점차 바뀌기 시작하고 있다. 우리는 폐경을 10년에서 15년 남겨 둔 기간, 에스트로겐 수치가 아직 정상인 시기에도 심각한 골손실이 일어남을 알게 되었다. 미국 여성의 골량은 30대 중반에 최고조에 이르며, 그 후에는 여러 가지 원인으로 인하여 프로게스테론이 상대적으로 부족하게 되면서 골밀도가 내려가기 시작하여 폐경기에 이르렀을 때는 상당수의 여성에게 이미 골다공증이 어느 정도 진행되고 있다. 골다공증에서 더 중요한 요인은 프로게스테론 부족으로, 프로게스테론의 부족은 새로운 뼈의 형성을 감소시킨다. 골밀도가 낮은 여성에게 프로게스테론을 투여하면 골량과 골밀도가 크게 증가하고 골다공증의 진행을 역전시킬 수도 있다.

여러 가지 예를 통해 프로게스테론이 뼈에 주는 이익을 보도록 하자. 1982년, 병든 남편을 안아 올리다가 팔이 부러진 후 심한 골다공증이 있음을 알게 된 72세의 여성이 필자를 찾아왔다. 이 여성은 평소 식습관도 좋았고 건강하다고 생각해 왔다. 의사가 불소치료를 권했지만 거부하고, 프로게스테론 피부크림 요법을 시도하기 위해 나에게 온 것이었다. 치료를 시작한 지 6개월이 지났지만 골밀도검사 결과 호전된 점이 없어서 이상하다고 생각되어 자세히 조사해 보았더니 이 환자는 만성적인 소화불량 때문에 타가멧(Tagamet cimetidine; 위산분비억제제)과 액체 제산제를 사용하고 있었다. 칼슘 흡수에는 위산이 필수적임을 알고 있었기에 약을 끊고 프로게스테론만을 계속 사용하게 했다. 곧 환자의 소화불량은 사라지고 팔 골절 부위에 끈질기게 남아 있던 통증도 사라졌다. 그 동안 제산제와 위산분비억제제가 칼슘의 흡수를 방해하고 있었던 것이다. 요즘에도 주위에 칼슘의 흡수를 방해하는 최신 위산분비억제제와 칼슘을 같이 복용하여 헛수고를 하는 사람들이 많이 있다. 최신 프로톤 펌프 억제제(Proton pump inhibitors; PPI)는 성능이 매우 좋아서 아무리 심한 위궤양이라도 3개월 내지 6개월 정도 사용하면 충분히 낫는다. 그 이상 사용하는 경우는 칼슘 흡수만 방해할 뿐이다.

이 환자의 골 미네랄 밀도는 그림 10과 같다.

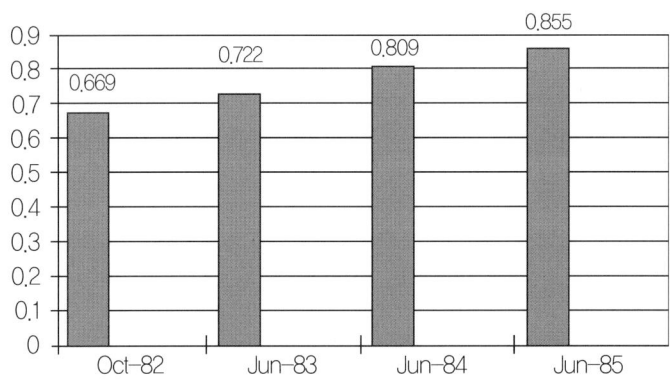

그림 10 경피용 프로게스테론으로 치료한 72세 환자의 연속적인 요추 골밀도(gm/cm^2)

프로게스테론 치료를 통해 3년 미만의 기간에 골 미네랄 밀도가 29% 증가했음을 보여 준다. 이것은 절대 특이한 경우가 아니다. 필자가 처음 책을 집필하면서 이 경우를 적었을 때, 이 여성은 85세로 프로게스테론 크림을 사용하며 잘 지내고 있었다. 이 환자는 최근 90대 중반의 나이로 골다공증과 관계 없는 질환으로 자택에서 조용히 세상을 떠났다.

최근에는 척추골절로 허리에 심한 통증을 느낀다는 펜실바니아에서 살고 있는 72세의 여성에게서 전화를 받았다. 골밀도 측정 결과 골다공증이 상당히 진행되었음을 알 수 있었다. 필자는 한 건강 관련 회의에서 이 여성을 만난 적이 있었고, 이 여성이 젊어 보이는 외모와 뛰어난 식습관, 그 밖의 건강한 생활습관을 자랑스럽게 말하던 것을 기억하고 있었다. 이 환자는 이렇게 좋은 습관을 유지해 왔는데도 이토록 심각한 골다공증이 진행되어 왔다는 사실 앞에 공포를 느끼고 있었다. 천연 프로게스테론에 관한 필자의 연구 이야기를 듣고 필자의 조언을 구했다. 환자의 남편과 아들이 모두 의사였다. 가족과 주치의는 이 환자에게, 프로게스테론과 골형성에 대한 필자의 생각은 의학적으로 입증되지 않은 것이라고 했다. 필자는 치료 계획안 사본을 보내 주며, 주치의의 관리를 받으면서 프로게스테론 치료를 시도해 볼 것을 권했다. 16개월이 지났을 때, 환자는 8개월째와 16개월째에 각각 시행한 자신의 골 미네랄 밀도검사 결과 사본을 보내 왔다. 이 결과는 골밀도의 진행이 16개월 동안 23% 증가했음을 보여 주었다. 환자가 크게 기뻐했음은 물론이고 남편과 아들, 주치의와 방사선과 의사들도 놀라워했으며 이젠 이들 모두가 천연 프로게스테론을 사용하여 환자를 진료한다고 하면서 환자는 아주 만족해했다. 의학적으로 입증될 때까지 기다린다면 수많은 환자는 이미 사망하고 만다.

그림 11은 환자의 연속적인 골 미네랄 밀도검사 결과이다.

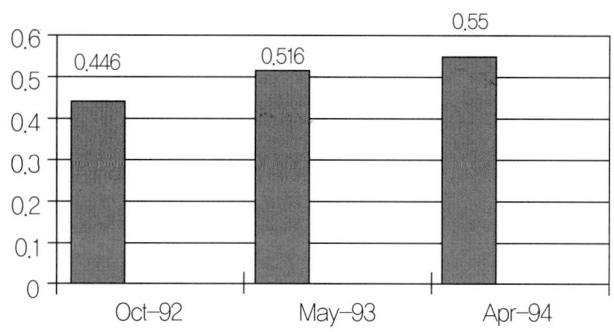

그림 11 경피용 프로게스테론으로 치료한 한 71세 환자의 연속적인 요추 골밀도(gm/cm²)

골손실을 예방하려면 여성의 30대 초반부터 관찰을 해야 한다. 캐나다의 브리티시 컬럼비아 대학의 제릴린 프라이어 박사는 골다공증이 진행 중인 여성 마라톤 선수들의 에스트로겐과 프로게스테론 수치를 측정했다. 프라이어 박사는 이들에게 골다공증이 발병한 시점이 에스트로겐 수치가 아직 높았음에도 불구하고 배란이 정지되고 프로게스테론 수치가 떨어진 상태임을 밝혀 냈다. 여성 운동선수들에게 흔한 현상으로 골다공증을 가져온 것은 프로게스테론 부족이었다. 이 여성들은 에스트로겐 우세에 프로게스테론 부족이었던 것이다. 프라이어 박사는 운동선수가 아닌 여성들을 검사하여 비슷한 증후군을 찾아냈다. 바로 30대 중반에 프로게스테론 수치가 떨어지는 현상이었다. 이렇게 무배란주기로 인해 프로게스테론 수치가 떨어지는 것은 산업화한 모든 국가에서 일어나며, 북미와 서유럽에서는 전염병처럼 널리 퍼진 현상으로, 이것이 30대 여성들에게 점차 흔해지는 불임의 원인이 되고 있음은 의심할 여지가 없다. 위에서 밝힌 바와 같이 여성의 골다공증은 전형적으로 30대 중반, 때로는 폐경기가 되려면 아직도 15년 정도 남겨 둔 시점에서 시작되고 골손실률은 연간 1.0에서 1.5% 정도다. 폐경기가 오면 골손실은 더 빨라져 5년 동안 매년 3.0에서 3.5%까지 손실되며, 이 시기가 지나면 골 손실은 매년 1.5% 정도로 계속된다. 만일 골다공증이 에스트로겐 부족 때문이라는 가설이 사실이라면, 에스트로겐 수치가 아직 높은 폐경전기인 30대 중반부터 골량(골밀도)이 감소하는 이유를 전혀 설명할 수가 없게 된다. 에스트로겐 가설에는 분명히 뭔가 잘못된 점이 있다. 에스트로겐보다 더 중요한 호르몬은 바로 프로게스테론인 것이다.

폐경기 때문에 골손실이 일시적으로 가속화하는 현상을 보이는데, 이 때는 에스트로겐 감소도 같이 진행하는 시기이기 때문일 것이다. 그러나 이렇게 뼈의 손실이 빨라지는 단계는 고작 4년에서 5년간만 지속된다는 것을 기억하라. 이 때가 지나면 매년 1.0에서 1.5%의 전형적인 골손실률이 다시 시작되며, 이는 에스트로겐의 작용이 골세포에 의해 조절될 수 있음을 시사한다. 그림 12는 여성의 연령에 따른 전형적인 골 미네랄 밀도이다.

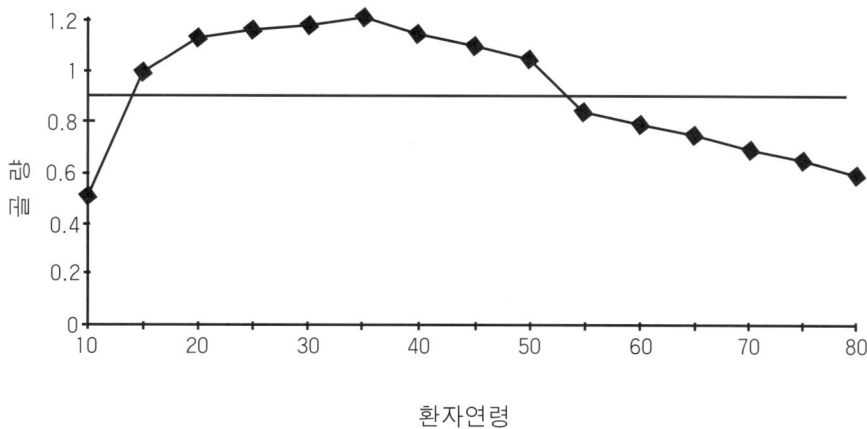

그림 12 50세에 폐경이 된 환자의 연령에 따른 골량의 개략적 그래프. 가로 선 아래에 해당하는 골량은 골절 위험이 증가했음을 나타낸다. 평균폐경연령인 50세 전후에 빠르게 감소되는 골량에 주의할 것. 골량손실은 실제의 폐경을 수년 앞두고 미리 시작된다는 점에도 주의할 것.

한편, 제릴린 프라이어 박사는 조골세포에 프로게스테론 수용체가 있고 이 때문에 프로게스테론이 새로운 뼈형성에 더 큰 영향을 준다는 증거를 발표하였다. 이후에 행해진 여러 건의 소규모 연구에서도 프로게스틴(합성 프로게스테론)이 천연 프로게스테론에 비하여는 적지만 어느 정도는 새로운 뼈형성에 도움을 준다는 사실이 밝혀졌다. 확인 가능한 증거를 통해 몇 가지 추론이 가능하다.

- 에스트로겐은 파골세포로 인한 뼈의 재흡수를 늦춘다.
- 천연 프로게스테론은 조골세포를 자극하여 새로운 뼈의 형성을 돕는다.
- 몇 가지 프로게스틴(합성 프로게스테론)도 어느 정도는 새로운 뼈의 형성을 돕는다.

에스트로겐이 골다공증을 늦출 수는 있지만 치료할 수는 없고, 에스트로겐만으로는 골다공증을 막을 수 없음이 분명하므로, 폐경후기 골다공증 예방이나 치료에는 천연 프로게스테론을 추가로 사용해야 한다. 폐경후기 여성은 지방세포, 근육세포 및 피부에서 어느 정도의 에스트로겐이 생성되므로 더 이상 에스트로겐이 필요치 않고, 프로게스테론만으로도 충분히 골다공증의 예방과 치료가 가능하다.

필자는 1980년부터 1989년까지 식이 프로그램, 미네랄과 비타민 보조제, 적당한 운동, 그리고 천연 프로게스테론 크림을 사용하여 폐경후기 골다공증 환자들을 치료했는데, 에스트로겐 보충을 하지 않는 환자들까지도 골다공증에서 회복되었다(그림 13 참조).

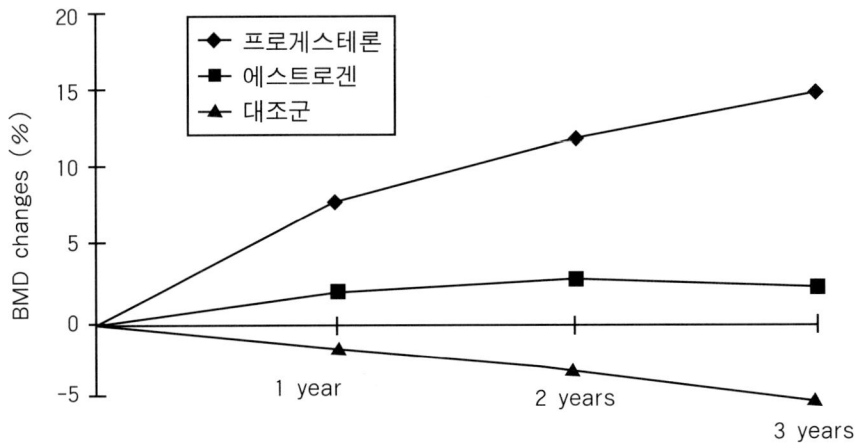

프로게스테론, 에스트로겐, 대조군의 전형적인 골밀도 변화

그림 13 프로게스테론 사용 환자, 에스트로겐 사용 환자, 대조군(즉 호르몬 요법을 쓰지 않은 경우) 환자들에게 나타난 전형적인 3년간의 골 미네랄 밀도(BMD) 변화. 이 그래프는 치료받지 않은 폐경후기 골다공증 환자들의 경우 매년 골량이 1.5% 감소하였음을 보여 준다. 에스트로겐을 보충한 경우 골량이 유지되는 편이었으나 골량이 증가하여 진행이 역전된 경우는 천연 프로게스테론을 추가할 때 뿐이었다.

경피흡수형(피부에 바르는) 천연 프로게스테론을 사용한 환자들의 대다수에게 에스트로겐을 전혀 사용하지 않았지만, 소수에게는 질건조증의 치료를 위해 소량의 에스트로겐을 투여했다. 필자의 연구에서 프로게스테론 치료를 받은 환자의 40% 정도는 프로게스테론을 시작하기 전에 이미 에스트로겐을 보충한 경험이 있었는데, 질건조 때문에 필요한 경우가 아니면 대부분 에스트로겐 사용을 중단하기로 했다. 애초에 골밀도가 가장 낮았던 환자들이 프로게스테론에 가장 큰 반응을 보였다. 70세 이하 환자들과 70세 이상 환자들을 비교했을 때 프로게스테론에 대한 뼈의 반응에는 별 차이가 없었다. 더욱이, 이젠 80대가 되었음에도 건강하게 지내고 있는 환자들은 천연 프로게스테론을 계속 사용하면서 뚜렷한 골손실 없이 튼튼한 뼈를 누리고 있다. 이 여성들은 정기적인 편지나 전화로 자신들이 얼마나 잘 지내는지 내게 알려 준다.

일례로, 메리가 골다공증을 염려하여 내게 연락해 왔을 때 그녀는 날씬하고 활동적인 70세 여성이었다. 그녀의 인생에서 가장 큰 기쁨은 매년 겨울이면 대학 스키 그룹과 함께 시에라로 스키 여행을 떠나면서 그 중 가장 나이 많은 멤버 중의 하나라는 사실을 즐기는 일이었다. 의사는 그녀의 골밀도를 측정하고는 척추 골밀도가 너무 낮다고 하면서 더 이상 스키를 타러 가지 말라고 했다. 그녀는 현명하게도 스키를 중단하고 천연 프로게스테론 사용이 포함된 필자의 골다공증 프로그램을 시작했다. 2년 후 그녀의 골밀도는 상당히 향상되었고(0.800에서 0.864gm/cm로 증가), 그녀는 이제 다시 스키를 시작할 때가 되었다고 생각했다. 최근 그녀는 부상 한 번 없이 세 번의 스키 시즌을 즐겼다는 소식을 전해 왔다. 골다공증의 원인은 나이가 아니다. 바로 불량한 음식과 운동부족, 그리고 프로게스테론 부족이다.

1989년에 의료계를 은퇴하면서, 필자는 당시 골다공증 예방 및 치료관리를 받으며 경피흡수형 프로게스테론을 사용하던 환자 100명의 기록을 훑어보기로 했다. 100명 중 63명이 계속해서 골밀도(bone mineral density; BMD)검사를 받았고 그 중 62명이 3년 이상 천연 프로게스테론을 사용했다. 2년 못 미치는 기간에 골밀도가 15% 상승했던 환자 한 사람은 프로그램 적용 기간이 아직 3년이 되지 않았기 때문에 제외했다. 이 기록을 통해 필자는 이들의 초기요추골밀도 결과와 3년간 천연 프로게스테론을 사용한 후의 결과를 기록할 수 있었다. 이들 중 40% 가량이 질건조증을 치료하기 위해 경구형이나 질내 삽입형 에스트로겐제제를 소량(프로마린, 매일 0.3mg에서 0.625mg씩 한 달에 3주) 병행해서 사용하고 있었다. 이 투여량으로는 골다공증의 진행을 역전시킬 수 없음이 수많은 연구를 통해 이미 밝혀졌다. 천연 프로게스테론을 사용하기 시작한 연령은 38세에서 83까지였으며 프로게스테론 프로그램을 시작한 나이의 평균은 65.2세였다. 폐경기 시작부터 경

표 3 초기 요추골밀도(gm/cm²)와 3년 치료 후의 결과의 비교

요추골밀도 gm/cm²		초기ƒ	3년 후ƒ	순수증가	% 증가
0.5~0.8	12*	0.745	0.911	0.166	23.4
0.8~0.9	12*	0.838	0.992	0.154	18.1
0.9~1.0	18*	0.957	1.122	0.165	17.1
1.0~1.1	9*	1.026	1.134	0.108	10.5
1.1~1.2	8*	1.152	1.215	0.063	5.5
1.2~1.2	3*	1.256	1.289	0.033	2.6

*는 환자의 수를 나타냄
ƒ는 산술적 중간값(평균)

과된 시일은 평균 16년이었다. 대부분은 이미 키가 작아지기 시작해서 어떤 이는 12센티미터나 줄기도 했다. 표 3은 이 데이터의 대조 결과이다.

그림 14에 나타난 바와 같이, 골밀도가 가장 낮았던 여성들이 상대적으로 많은 향상을 보였다. 처음에 골밀도가 좋았던 그룹은 좋은 수치를 유지하거나 약간만 향상되었다. 이 여성들에게 연령이나 폐경기가 시작된 시기는 두드러진 요인이 아니었다. 70세 이상 환자들의 향상 정도는 70세 이하 환자들과 같았다.

10년에 걸쳐 수많은 환자들을 다룬 경험을 바탕으로 볼 때 천연 프로게스테론에 식이요법과 약간의 비타민 및 미네랄 보충, 적당한 운동을 병행하면 여성의 골다공증 진행을 효과적이고 저렴하며 안전하게 역전시킬 수 있음에는 의심의 여지가 없다. 골세포는 성별에 따라 다르게 타고 나는 것이 아니므로, 테스토스테론이 부족한 남성에게도 같은 효과가 있으리라고 본다. 외과적 혹은 화학적으로 거세됨으로써 테스토스테론이 분비되지 않는 남성들은 2년에서 3년 내로 골다공증이 가속화하는 경험을 하게 된다. 예컨대 전립선암 치료과정에도 이런 상황이 일어난다. 전립선암을 앓는 남성에게 프로게스테론이 위험하다는 증거는 전혀 없으므로, 테스토스테론 부족 상태의 뼈를 보호하기 위해 프로게스테론 임상실험이 제안될 수 있기를 바란다.

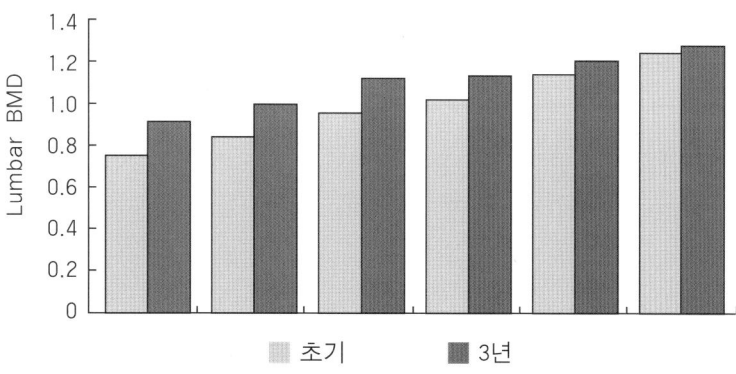

그림 14 표 3 환자들의 골밀도가 3년에 걸쳐 향상되었음을 보여 준다.

프로게스테론 크림과 골밀도 연구

프로게스테론이 골밀도에 미치는 영향에 관하여 단기연구가 행해진 바 있지만 이들 연구에서는 골형성 효과가 나타나지 않았다. 어째서 필자가 한 연구에서는 골형성 효과가 보였는데, 이 연구에서는 그렇지 않을까? 필자가 실시한 연구는 환자들의 연령이 평균 65세였고 폐경된 지 15년 가량 지났으며, 환자들의 골밀도 (BMD)를 3년에 걸쳐 추적하였다. 반면, 단기연구를 진행한 레오네티 박사는 폐경전기(폐경기에 들어섰거나 겪기 시작하고 있는)의 환자들을 대상으로 선택했고 1년 동안만 골밀도를 추적했다.

폐경이 시작된 지 3년에서 5년 사이에 골밀도는 심한 경우 해마다 5%까지 감소하며, 이 손실분은 새로운 뼈형성으로 극복되기가 어렵다. 프로게스테론이 단 1년 또는 2년 내에 이것을 변화시키리라고는 기대하지 않는다. 폐경기에 들어선 지 3년에서 5년이 지나면 골손실은 상당히 느려지기 때문에, 뼈를 형성하는 프로게스테론의 효과가 골손실 속도를 따라잡아 골밀도가 증가하게 된다. 뼈가 새로 생성되는 속도가 느린 점을 감안하면, 최소 2년에서 4년이 지나기 전에는 이 연령의 여성들에게 프로게스테론의 효과가 나타나기를 기대할 수는 없다. 사실, 이 연구에 참여한 여성 가운데 골손실이 극히 컸던 경우는 없었다는 점이 상당히 주목할 만한데, 이는 아마도 레오네티 박사의 식이요법과 운동, 영양보충 프로그램 덕분일 것이다.

또 한 가지는, 골밀도가 정상이라면 프로게스테론 때문에 골밀도가 증가하지는 않는다는 사실이다. 연구에 참여한 여성 가운데 애초부터 특별히 골밀도가 낮았던 사람은 없었다.

필자는 여성들이 프로게스테론 크림을 사용하기 시작하면서 골밀도가 얼마나 증가했는가를 보여 주는 수백 통의 편지와 골밀도기록을 가지고 있다. 전 세계의 임상의들에게서도 이와 일치하는 이야기를 정기적으로 듣고 있다. 레오네티 박사의 연구는 뛰어났지만, 인생사가 다 그러하듯이 앞뒤 상황을 고려해서 이해할 필요가 있다.

그 밖의 골다공증 치료법

제약업계에서는 골다공증을 치료하는 다양한 약품을 내놓았는데, 이 약품들은 효과가 제한되어 있고 부작용도 많다.

포스포네이트(포사맥스 등)

포사맥스(alendronate; 상품명 Fosamax), 액토넬(risedronate; 상품명 Actonel), 디드로넬(etidronate; 상품명 Didronel), 보니바(ibandronate; 상품명 Boniva), 그리고 기타 이중포스포네이트(bi-나 di-가 붙은)는 골손실을 늦추는 약품이기 때문에 점차적으로(2년 정도 사용했을 때) 오래 된 뼈를 정체시킴으로써 골량이 어느 정도 증가한 것처럼 보이게 한다. 그러나 이렇게 축적된 낡은 뼈는 상태가 좋지 못한 뼈이고, 3년에서 4년 복용하고 나면 대퇴골골절이 증가하게 된다. 뼈의 재흡수와 새로운 뼈형성의 관계를 말하자면, 뼈의 재흡수가 줄면 그만큼 새로운 뼈형성이 줄어든다고 할 수 있다. 포사맥스 류의 약품은 해로운 부작용이 따를 수 있다. 이 유형의 약품은 낡은 뼈의 재흡수를 차단하기 때문에 골밀도검사를 하면 일시적으로 뼈의 밀도가 높아 보인다. 그러나 낡은 뼈는 계속해서 재흡수되고 교체되어야 하는데, 그 이유는 낡은 뼈로 인하여 뼈가 약해져서 부러지기 쉽기 때문이다. 마치 피부의 분비물과 먼지 따위가 낡은 각질층과 섞여서 생긴 묵은 때를 자주 벗겨 주어야 새로운 각질층이 원활하게 생겨서 피부가 부드럽게 유지되듯이 뼈도 재흡수가 되지 않으면 낡은 뼈가 머물게 되어 원활하게 새로운 뼈로 교체될 수가 없다. 포사맥스를 복용하는 사람들은 낡은 뼈가 그대로 머물러 있다가 시간이 지나면 부서지기 시작해 결국 골절률이 급격히 증가할 수 있다. 포사맥스에 관한 연구가 8년 이상 계속되어 골절률 감소를 보여 주는 안전하고 확실하다는 장기적인 연구 결과가 나올 때까지 조심해서 사용해야 한다.

최근 행해진 연구에 따르면, 포사맥스를 복용한 뒤에 적어도 완전히 흡수될 때까지 약 30분 가량을 누우면 안 되는데, 눕게 되는 경우에 위산의 역류로 인하여 식도와 위가 심각한 손상을 입어서 병원에 입원하여 치료를 요하는 경우도 있었다. 전에는 매일 복용해야 하는 관계로 식도 역류 증상과 소화불량을 호소하는 사람들이 많았었는데, 그나마 몇년 전에 일주일에 한 번 복용하는 포사맥스가 나온 이후 이러한 증상을 호소하는 사람들이 많이 줄었다. 한 달에 한 번 복용하는 보니바(ibandronate; 상품명 Boniva)가 나온 이후에는 위장관 증상을 호소하는 사람들이 더 많이 줄었다. 최근에는 보니바를 매 3개월마다 정맥주사를 맞는 방법이 나왔다. 이중포스포네이트(bi-나 di-가 붙은)들은 신장에 부담을 주고 설사와 헛배, 발진, 두통, 근육통 등을 일으킬 수 있다. 이 약을 과량으로 투여받은 쥐들 일부에서는 갑상선종양과 부신종양이 나타났다. 포사맥스는 또 칼슘과 마그네슘, 비타민 D 등 골형성 과정에 필수적인 영양소의 부족 현상을 일으킬 가능성이 있다. 이중포스포네이트의 장기간 사용시의 안전성 여부는 아직도 더 기다려 봐야 할 것 같다.

제약업계의 이해관계에 의해 여러 번 승인요청이 있었지만, FDA는 에티드로네이트에 대해 아직 골다공증 치료제로서의 승인을 내리지 않고 있다.

칼시토닌-새먼(Calcimar)도 소위 골다공증 약이라고 불리는 약품이다. 인간의 경우 칼시토닌은 갑상선에서 만들어지는 호르몬이다. 그러나 골다공증은 칼시토닌 부족으로 인한 질병이 아니다. 칼시마라는 약품은 연어의 뇌하수체에서 추출하는데, 인간에게 주사하면 잠시 새로운 뼈가 형성되나 계속 여러 번 주사하면 뼈의 반응은 점차 줄어든다. 주사를 중단하면 그 때까지 얻었던 효과는 곧 사라진다.

SERM(Evista)

랄록시펜(raloxifene; 상품명 Evista)은 타목시펜(tamoxifen; 상품명 Nolvadex)과 비슷한 SERM(selective estrogen receptor modulator; 선택적 에스트로겐 수용체 조절제) 약품이다. 이것은 골다공증이 있는 여성에게 처방되는 합성 에스트로겐이다. FDA의 승인을 받기 전부터 대중매체는 랄록시펜이 골밀도(BMD)를 향상시키고 일반적인 에스트로겐 약제와는 달리 자궁내막암이나 유방암의 위험 없이 골절을 예방하는 골다공증 치료제라면서 대대적으로 광고했다. 랄록시펜이 뼈에 주는 효과는 어떤 다른 치료법보다 우수하며 타목시펜처럼 자궁내막암의 발병률을 높이지도 않는다는 것이었다.

랄록시펜 광고는 이 약이 척추압박골절(척추골절) 발생률을 55% 줄여준다고 주장했다. 작은 압박골절이라면 통증은 있어도 척추가 골절되었다고 환자가 양로원에 가야 할 정도는 아니다. 그보다 훨씬 더 심각한 문제인 대퇴골골절은 광고에서 언급조차 되지 않았다. 인용된 3년간의 연구에서 이 약은 대퇴골골절에 관하여 위약보다 나은 효과가 없었기 때문이다. 뼈에 대한 랄록시펜의 효과는 프레마린에도 못 미친다.

돋보기를 꺼내어 깨알 같은 글씨로 적힌 복용설명서를 들여다보면, 랄록시펜이 위약에 비해 폐나 뇌 등에 혈전발생률을 300%나 증가시킨다는 것을 알 수 있다. 이를 VTE(venous throboembolic events; 정맥혈전색전증)라 한다. 그리고 안면홍조도 일반적인 호르몬 대체요법(HRT)의 3.1%보다 상당히 높게 27.8%에서 발생한다. 부작용으로서 '감염(infection)' 되는 경우는 호르몬 대체요법이 0%인데 비해 에비스타는 11%였다.

『미국 의학협회 저널(JAMA)』(1999년 8월 18일)에 이 약품에 관한 또 하나의 대규모 연구가 발표되었는데, 이에 따르면 랄록시펜 사용자들은 이 약을 복용한 지 2년째에 대퇴골경부(femur neck)의 골 미네랄 밀도(BMD)가 위약에 비해 2% 약간 넘게 증가하였다. 3년째에는 랄록시펜 사용자와 대조군 모두에서 대퇴골의 골밀도가 1% 감소하였다. 3년째의 척추골밀도는 위약대조군에 비해 3% 증가하였다. 더욱 중요한 측정결과는 새로운 골절발생률이다. 3년째가 되면, 새로운 비척추골절의 발생률에는 랄록시펜 사용자와 위약대조군 사이에 아무런 차이가 없었다. 유일한 골절 예방효과는 새로운 척추압박골절의 발병에 관련된 것으로 위약군에 비해 랄록시펜 사용자 쪽이 5% 낮았다. 더 장기간에 걸쳐 시행된 새로운 연구에서는 어느 정도 효과가 있는 편이었다.

랄록시펜은 자궁확장(enlargement)이나 암을 일으키지는 않지만 독감 증후군(infuenza syndrome), 안면홍조, 다리에 쥐가 나는 현상, 말단부 부종, 자궁 안에 물이 차는 것(endometrial cavity fluid) 등 적지만 무시할 수 없는 영향을 미치며, 특히 정맥혈전의 발생률을 크게 증가시켰다.

에스트로겐과 마찬가지로, 랄록시펜으로 인해 증가된 골밀도는 낡은 뼈의 축적에 기인한 것으로 작은 척추압박골절을 늦출 수는 있지만 임상적으로 훨씬 더 중요한 대퇴골경부(頸部) 골절과 같은 염전압박을 받는 뼈에는 거의 효과가 없었다. 랄록시펜은 천연 에스트로겐과 더불어 정맥혈색전증(venous thromboembli; 정맥에 혈액이 응고되는 것)을 일으키는 것으로 잘 알려져 있다. 프로게스테론과 균형을 이루지 않는 에스트로겐의 이 같은 부작용을 가볍게 보아서는 안 되며, 폐색전(pulmonary emboli; 폐에 혈전이 생기는 것)은 생명을 위협할 수도 있다.

튼튼한 뼈 유지하기

프로게스테론은 골다공증을 치료하는 마법의 탄환이 아니다. 이 질병을 성공적으로 예방하고 치료하기 위해서는 적절한 식생활과 체중부하운동(뼈에 무게를 주는 운동), 몇 가지 비타민과 미네랄 보충이 필요하다. 어떤 여성들, 특히 자궁적출술을 받은 여성들에게는 에스트로겐과 테스토스테론이 약간 필요할 수도 있다. 뼈형성은 여러 요인들이 연결되어 이루는 사슬로 생각해야 하며, 사슬이 튼튼하기 위해서는 각각의 요인이 튼튼해야 한다.

칼슘은 뼈형성에 주도적인 미네랄이므로, 소화에서 뼈와 결합하기까지 뼈의 사용을 촉진하는 일련의 과정을 따라가 보도록 하자.

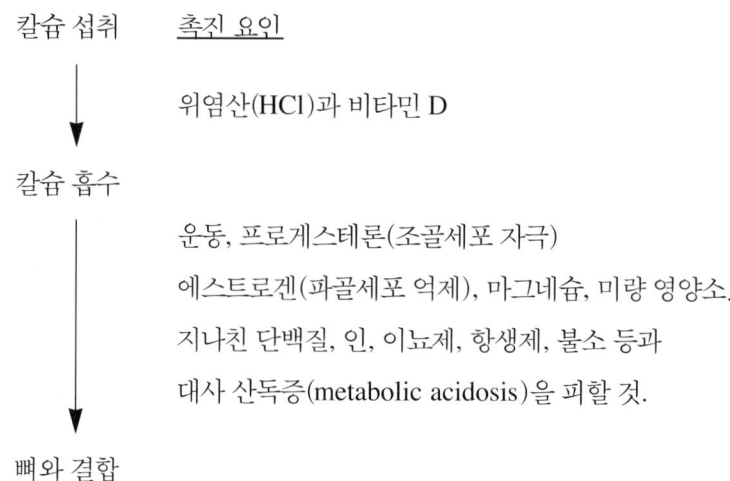

테스토스테론

테스토스테론은 동화작용을 하는, 즉 조직을 형성하는 호르몬이며 여성의 뼈 형성에 지대한 역할을 한다. 대부분의 폐경기 여성의 경우, 난소에서는 여전히 적은 양의 안드로겐(남성 호르몬)이 생성되고 부신에서도 안드로겐이 분비된다. 안드로겐 중 일부는 지방세포에서 에스트로겐으로 전환되지만 어떤 것은 계속 안드로겐으로 남아서 골형성 등의 동화작용에 기여한다.

자궁적출술을 받은 여성은 약간의 테스토스테론을 보충하면 뼈형성과 근육형성, 대사향상의 효과를 얻을 수 있다. 이를 위해서는 하루 0.5mg에서 1.0mg 정도의 테스토스테론만 있으면 된다. 테스토스테론 보충에 대한 자세한 정보를 얻으려면 20장을 참조하라.

칼슘

칼슘의 골형성 효과는 널리 알려져 있다. 우리의 체내 칼슘 중 98%에서 99% 가량이 뼈에 들어 있는데, 뼈의 칼슘은 뼈가 무기질화(bone mineralization)하는 데 사용되고, 혈장(plasma) 칼슘 수치를 알맞게 유지할 수 있도록 필요할 때 꺼내 쓸 수 있는 저장고로도 이용된다. 이 과정은 주로 부갑상선 호르몬에 의해 촉진된다. 건강과 영양이 균형을 이룬다면, 1일 칼슘 섭취량은 0.6g에서 0.8g, 즉 600mg에서 800mg 정도가 된다. 식생활을 통해 이 정도의 칼슘을 섭취하기란 그다지 어렵지 않다. 따라서 대개는 칼슘을 따로 보충할 필요가 없다. 오히려 많은 사람들은 칼슘의 흡수를 방해하는 위산과다 치료제를 장기간 함께 복용함으로써 칼슘 부족현상을 자초하고 있다. 식단에 칼슘이 적다면 하루 300mg의 칼슘 보충으로 충분히 도움을 얻을 수 있을 것이다. 튼튼한 뼈를 위하여 미국 의료계에서는 골다공증 예방을 위해 하루 1,200mg에서 1,500mg의 칼슘 보조제를 섭취할 것을 주장하고 있다. 콩팥을 통하여 많은 양의 칼슘이 배출되는 특별한 질환의 환자를 제외하고는 너무 많은 용량이라고 생각한다. 이들 환자의 경우에는 신장결석의 발생을 조심해야 한다. 보통의 칼슘보충제는 위장관에서 흡수가 잘 되지 않기 때문에 별 문제가 되지 않겠지만 과량이 흡수되어 혈중에 다닌다면 필요 없는 곳에 칼슘이 침착하여 문제를 일으키기 때문이다.

  모든 칼슘의 공급원은 지구의 토양이나 바다(조개껍질과 산호)이며, 사람이 먹을 수 있는 최대의 칼슘 공급원은 식물(특히 넓은 잎채소)로, 식물의 구조에는 칼슘의 흡수를 돕는 미네랄과 비타민, 에너지가 풍부한 화합물들이 들어 있다. 칼슘이 흡수되기 위해서는 위산과 비타민 D가 모두 필요하다. 대개 70세 이상의 노인들은 칼슘 흡수에 필요한 위산이 부족한 경우가 많다. 이는 소화불량을 호소하는 많은 노인들이 위산억제제를 만성적으로 장기간 사용하기 때문인데, 위산억제제를 치료목적으로 단기간만 사용하거나 식사시에 베타인 하이드로클로라이드 보조제를 섭취하여 이를 바로잡을 수도 있다. 유제품이 칼슘의 주요 공급원이라는 것은 낙농협회의 후원으로 조성된 일반적인 인식이다. 이 재미있는 인식이 미처 생각하지 못한 점은, 세계 인구의 70% 이상이 적도지대(북회귀선과 남회귀선 사이)에 거주하고 있으며, 야자수 같은 식용 작물이 자라나서 일년 내내 사방에 널려 있는 이 지역 사람들은 우유를 먹지 않는다는 점이다. 그럼에도 불구하고 이 사람들은 산업화한 북반구 지역 사람들보다 더 튼튼한 뼈를 가지고 있다. 어떤 생화학자들의 설명으로는 우유에 칼슘이 적게 포함되어 있어서가 아니라 우유에 들어있는 카세인(casein) 성분이 칼슘과 결합하여 배출되기 때문에 오히려 칼슘의 흡수를 방해한다고 한다. 모유에는 우유에 비해 카세인이 적게 들어 있다. 또 한 가지 생각해야 할 점은, 소들이 뼈와 우유를 만들기 위해 섭취하는 칼슘이 주로 식물성이라는 사실이다. 우유에는 마그네슘 함유량이 극히 적은데, 마그네슘은 칼슘만큼이나 뼈에 중요한 성분이다(아래 인 다음에 나오는 마그네슘에 관한 사실을 참조할 것).

다른 요인에 차이가 없다면, 채식주의자들의 뼈는 고기가 포함된 식사를 하는 사람들보다 훨씬 더 무기질화(bone mineralization)가 잘 되어 있다. 이는 채식주의자들의 식단에 질 좋은 칼슘이 많이 들어 있기 때문만은 아니다. 고기에는 단백질이 많고, 지나친 고단백식사는 신체를 과도하게 산성화시킨다. 신장은 산성 단백질 노폐물을 걸러 낸 다음에 소변으로 배출시킨다. 이렇게 걸러 내는 작용은 칼슘이 있어야 가능하며, 산성단백질 노폐물을 걸러 내기에 충분한 칼슘이 혈액 속에 없으면 뼛속에서 가져와야 한다. 이런 식으로 칼슘이 과도하게 빠져나가면 음성 칼슘균형(negative calcium balance)이 생긴다. 사실 어떤 사람들은 육류 위주의 식단에 적응하기 위해 칼슘을 더 많이 섭취하고 흡수함으로써 소변에 소비되는 칼슘 손실과 균형을 맞추지만, 애초에 식단이 채식 위주라면 이런 전략은 필요하지 않을 것이다. 미국 의료계에서는 골다공증 예방을 위해 하루 1,200mg에서 1,500mg의 칼슘 보조제를 섭취할 것을 주장하고 있다.

칼슘이 뼈와 결합하기 위해서는 마그네슘과 비타민 B6을 보조촉매제(cocatalyst)로 하는 효소가 필요하다. 마그네슘과 비타민 B6이 부족하면 칼슘은 뼈로 변하기 어렵고 또 조직과 관절이 석회화하기 쉬우므로, 건염(tendonitis)과 활액낭염(bursitis), 관절염, 골증식 등이 생길 수 있다. 따라서 좋은 뼈가 형성되려면 칼슘뿐만 아니라 적절한 양의 마그네슘과 비타민 B6이 필요한데, 우리 식단에는 이 영양소들이 부족하기 쉽다.

인

인은 칼슘 다음으로 뼈에 많이 포함된 미네랄이다. 뼈 전문가들은 이상적인 인과 칼슘의 섭취 비율을 1.5 : 1 이하로 보고 있다. 인을 지나치게 많이 섭취하면 이 비율에 불균형이 생겨 뼛속의 칼슘이 감소한다.

부갑상선 호르몬(parathyroid hormone; PTH)은 주로 혈액 내 칼슘 수치를 조절한다. 칼슘 수치가 낮으면 PTH가 분비되고, PTH는 3대 주요 장기(장, 뼈, 신장)에 복잡한 작용을 일으켜 칼슘 수치를 회복시킨다. PTH는 뼈에서 칼슘을 방출시키고 신장에서 일어나는 무기 인의 흡수를 막으며 비타민 D와 함께 칼슘 흡수를 증가시킨다.

뼈의 형성에는 인과 칼슘의 적절한 비율이 중요하다. 만일 칼슘에 비해 인이 높으면 PTH가 파골세포의 크기와 수, 작용을 증가시켜 파골세포의 활동을 높이고 뼈의 재흡수를 증가시킨다(즉 뼈를 잃게 된다.). 이 작용은 가까이 있는 조골세포에 달려 있는데, 조골세포는 PTH의 주 목표다. 파골세포에는 PTH 수용체가 없기 때문이다. PTH는 조골세포로 하여금 국지적 효과인자(아마도 인터루킨 1이나 프로스타글란딘)를 분비하게 만들고, 이 인자는 파골세포를 자극해서 뼈를 재흡수하게 한다. 따라서 뼈에 인이 필요하기는 하지만 칼슘에 비해 인이 너무 많으면 실제는 뼈를 잃게 된다. 전형적인 미국 식단에는 인 성분이 많기 때문에 따로 보조제를 복용할 필요는 없다. 소다류(콜라나 사이다 등의 인공 탄산음료)와 붉은 고기는 인 함유량이 높기 때문에 두 가지 모두 섭취를 제한해야 한다.

마그네슘

마그네슘은 뼈에 세 번째로 많은 미네랄로, 칼슘의 흡수를 증가시킬 뿐 아니라 칼슘이 뼈를 쉽게 무기질화(bone mineralization)할 수 있게 도와 준다. 마그네슘 부족은 미국에 흔한데, 이는 식품을 자라게 하는 기술과 우리들의 식품가공과 식단 선택 때문이다. 사실 칼슘 부족보다 마그네슘 부족이 영양학적으로 훨씬 더 큰 문제다. 대사작용에서 마그네슘의 역할은 주로 세포 내 효소로서의 작용이다. 일반적 혈액검사에 의한 마그네슘의 수치는 혈장(plasma) 내에 있는 마그네슘의 수치를 반영한 것으로, 세포 안에 있는 마그네슘 수치를 검사하는 것이 아니기 때문에, 마그네슘이 충분한지 부족한지를 나타내기에는 불충분하다. 따라서 마그네슘 수치를 정확히 알기 위해서는 혈장 내의 마그네슘이 아니라 적혈구 내의 마그네슘을 측정해야 한다.

이와 같이 중요한 미네랄은 보통 견과류, 씨앗류, 통낟알 곡식(whole grains)과 모든 종류의 채소에 풍부하다. 곡식은 원래 마그네슘 함량이 높지만 '도정'하는 과정에서 외부 섬유질 피막과 함께 마그네슘, 아연 및 다른 미네랄들도 제거된다.

사람들은 육류(마그네슘이 적게 포함됨)와 유제품(마그네슘 대 칼슘 비율이 불량함)을 더 많이 먹는다. 질소와 인, 대량의 칼륨(마그네슘과 반대의 기능을 가지고 있는 마그네슘의 적수)이 함유된 비료의 사용 때문에, 요즘 식품에는 그 어느 때보다도 마그네슘이 적게 포함되어 있다. 뿐만 아니라, 당분과 알코올을 섭취하면 소변에 섞여 배출되는 마그네슘의 양이 증가하기 때문에 마그네슘이 부족해진다. 재미있는 것은 초콜렛에 마그네슘 함량이 높다는 사실이다. 초콜릿이 먹고 싶은 것은 마그네슘이 부족하다는 뜻일 수도 있으며, 마그네슘 섭취량이 적당한 수치에 이르면 이러한 욕구는 대체로 사라진다.

지금까지 설명한 바와 같이, 마그네슘 부족은 뼈를 형성하는 칼슘의 활성화에 지장을 주고 칼슘이 뼈보다 더 부드러운 조직에 쌓이게 만든다. 마그네슘이 부족하면 적당한 양의 칼슘을 보충해도 칼슘 부족이 생긴다. 적절한 양의 마그네슘이 공급되면 칼슘을 보충하지 않아도 칼슘 수치가 올라간다. 그러므로 적절한 식단 선택과 적당량의 마그네슘 보충은 뼈의 건강에 필수적이다. 하루 400mg에서 1,000mg의 마그네슘을 보충하면 골밀도를 1년에 11%까지 증가시킬 수 있다. 골밀도 유지를 위해서라면 매일 300mg에서 400mg을 섭취해야 한다(프로게스테론처럼 이 효과도 이미 골밀도가 상당히 낮은 여성에게 나타난다.). 보통의 마그네슘 보조제는 하루 300mg에서 400mg를 복용하게 되어 있다. 부작용으로 나타나는 설사를 피하기 위해 마그네슘은 마그네슘 글루코네이트(gluconate)나 구연산염(citrate) 등 순한 형태로 섭취해야 하며, 한 알의 정제에 칼슘과 마그네슘이 결합된 형태로 나오기도 한다.

뼈를 만드는 그 밖의 미네랄

아연은 수많은 효소의 보조촉매제(cocatalyst)이므로 반드시 필요하다. 이들 효소에는 세포 내에서 베타카로틴을 비타민 A로 전환시키는 효소도 포함된다. 이는 특히 연골과 뼈의 콜라겐 조직을 형성하는 데 중요하다. 아연은 마그네슘과 더불어 곡식을 '도정'하는 과정에서 손실되는 미네랄에 속한다. 그 때문에 전형적인 미국식 식단에는 아연이 부족하며, 적당량을 보충해 주는 것(하루 15mg에서 30mg)이 권장된다.

망간, 보론, 스트론튬, 규소, 구리도 건강한 뼈형성과 관계가 있다. 가공되지 않은 자연 그대로의 식품은 대체로 이러한 미네랄들을 공급해 주기에 충분하다.

비타민 D

비타민 D는 뼈형성에 필수적이다. 비타민 D는 칼슘과 인이 장에서 흡수되어 혈장(plasma)으로 쉽게 운반되도록 돕는다. 또 신장에서 배출되는 칼슘과 인의 양을 줄이고 뼈의 무기질화를 촉진한다. 비타민 D를 칼슘 보충제와 병행하여 보충하면 노인 여성들의 대퇴골경부골절 위험을 줄여 주는 것으로 나타났다. 평균연령 84세의 건강한 여성 3,270명을 상대로 한 연구에서, 1,634명에게는 1.2g의 칼슘과 8백 국제단위(IU)의 비타민 D3이 주어졌고, 다른 1,636명에게는 위약이 주어졌다. 18개월 간의 연구 결과, 비타민 D를 보충한 그룹은 대퇴골경부골절률이 43% 낮았고 비척추 골절률은 32% 낮았으며, 근위대퇴골(proximal femur; 상부허벅지뼈) 골밀도는 2.7%가 증가한 데 비해, 위약그룹은 골밀도가 4.6% 감소하였다.

어린 아이들에게 비타민 D가 부족하면 뼈의 무기질화가 불완전하게 이루어져 손목, 발목이 커지거나 다리가 굽는다〔구루병(rickets)으로 불림〕. 구루병에 대해서는 1650년 캠브리지의 글리슨 교수가 처음 기술했지만, 20세기 초에야 생선기름 섭취가 부족하거나 햇볕을 충분히 쬐지 못한 사람들에게서 구루병(rickets)이 발병한다는 사실이 밝혀졌다. 이 병이 성인에게 발생할 때는 골연화증(osteomalacia; 부드러운 뼈)이라고 하는데, 좀더 일반적인 용어인 골감소증(osteopenia; 골량감소)에 포함된다. 여기서 부족한 인자를 A, B, C 순으로 네 번째로 발견된 비타민이라 하여 비타민 D라고 명명했다.

만일 비타민 D가 요즘 발견되었다면 아마 필수 호르몬이라는 이름이 붙었을 것이다. 비타민 D가 피부에서 합성되기 위해서는 자외선이 필요한데, 햇볕차단제를 사용하지 않은 상태로 햇볕을 매일 조금씩 쬐어야 한다. 비타민 D 부족은 추위를 피하기 위해 길고 두꺼운 옷을 많이 입는 겨울(피부의 상당 부분이 옷에 덮여 있을 때)에 흔하고 밖에서의 운동량이 부족하고 실내에서 주로 거주하는 노년층에게 흔하다. 비타민 D는 많은 식품에 대량으로 들어 있지는 않지만 계란 노른자와 버터, 간유, 연어, 그리고 정어리와 고등어 등 찬물에 사는 생선에 조금씩 들어 있다.

이러한 비타민 D에 관하여 『미국 임상영양 저널(American Journal of Clinical Nutrition)』에 토론토 대학 연구원 라인홀드 비스가 발표한 폭 넓은 연구 논문에 따르면, 비타민 D의 1일 권장량과 해로운 용량은 임의로 정해진 것이라 정확하지 않다고 한다. 비스의 연구로는 전신을 태양에 노출시키기만 해도 하루 1만 IU에 해당하는 비타민 D를 쉽게 얻을 수 있다. 이러한 양을 얻으려면 하루에 최소한 20분 가량 태양광선에 노출되어야 하는 데 비하여 노인들의 피부는 비타민 D를 만드는 능력이 떨어져 있다. 비스는 햇볕을 많이 쬐지 못하는 노인들의 경우 골다공증을 예방하기 위하여 특히 겨울에는 1일 1천 IU 정도를 보조제 형태로 섭취하면 효과를 볼 수 있다고 주장한다. 비타민 D는 과량으로 몸에 축적되면 독성을 띨 수 있어서, 활액막(관절염 유발), 신장, 심근, 췌장, 자궁 등의 연한 조직에서 칼슘 침전을 일으킬 수 있다. 그러나 비스는 이러한 결과를 보인 대부분의 연구들이 1일 4만 IU에 달하는 많은 양을 사용했다는 점을 지적했다. 햇볕을 많이 쬐고 골밀도가 정상이라면 비타민 D3(콜레칼시페롤) 4백 IU면 충분하다. 만일 노인이고 태양광선에 의한 노출이 부족하다면 1일 1천 IU까지 섭취하면 된다. 적당한 정도로 노출되는 경우에는 두 용량의 중간 정도를 택하면 된다.

비타민 A

비타민 A는 연결조직과 연골 및 뼈의 콜라겐 조직을 합성하는 데 중요하다. 보통 당근, 후추, 마, 고구마, 줄콩, 잎채소 등의 황색 내지 짙은 녹색채소와 기타 여러 채소 및 과일에 들어 있는 비타민 A의 전구체인 베타카로틴으로부터 세포 속에서 생성된다. 베타카로틴이 대사를 통해 비타민 A로 전환될 때, 효소의 보조촉매제로 작용하는 아연이 부족하면 전환이 잘 되지 않는다. 전형적인 미국식 식단에 아연이 부족한 이유는 대개 곡류를 도정하기 때문이다. 따라서 만 5천에서 2만 5천 IU의 베타카로틴과 5mg에서 15mg의 아연을 복합섭취하기를 권장한다.

비타민 C(아스코르빈산)

이 비타민은 연골과 뼈조직을 포함한 모든 콜라겐을 합성하고 재생하는 데 필수적이다. 극소수의 종을 제외한 모든 동물은 체내에서 비타민 C를 합성할 수 있다. 포유동물이나 식물은 포도당으로부터 비타민 C를 중량 45kg 당 1일 4g(4천 mg) 정도 스스로 합성하여 사용할 수 있으나 사람은 비타민 C를 체내에서 합성할 수 없기 때문에 대부분 이에 해당하는 양의 비타민 C가 포함된 식사를 택한다. 전형적인 미국식 식단에는 비타민 C가 60mg, 즉 동물 기준의 70분의 1 정도만 포함되어 있다. 대체로 적절한 비타민 C 보충량은 1일 1g에서 2g(1천mg에서 2천mg) 정도이다.

비타민 K

정상적인 혈액 응고와 뼈의 형성에 필요한 이 중요한 비타민은 덴마크의 과학자 헨릭 담(Henrik Dam)이 발견하여 1943년에 노벨의학상을 받았는데, 그 발견사실이 독일 의학잡지에 처음으로 보고되었을 때, 독일어 Koagulationsvitamin (응고 비타민)으로부터 명명되었기 때문에 비타민 K라고 불리게 되었다. 연구 결과 비타민 K는 칼슘의 배출을 줄이고 오스테오칼신(중요한 뼈 단백질)이 수산화인회석 결정체(hydroxyapatite crystal)와 결합하는 것을 돕는다. 다행히 대부분의 사람들은 정상적인 상황에서는 대장균이 매일 충분한 양을 합성하고 있다. 그러나 광역 스펙트럼(broad spectrum)의 항생제를 장기간 사용하면 비타민 K를 합성하는 장내 정상 세균총(장내에 자연 공생하는 박테리아)이 감소되어 비타민 K의 합성이 감소된다. 이러한 사람들은 정상적인 혈액응고를 유지하기 위해서뿐만 아니라 건강한 뼈의 유지와 골다공증을 예방하기 위해 비타민 K를 보충할 필요가 있다.

비타민 B6(피리독신)

피리독신-5'-인산염은 비타민 B6의 활성화 형태로, 마그네슘과 더불어 수많은 효소의 보조촉매제가 된다. 비타민 B6은 프로게스테론 분비를 촉진하며 연결조직의 염증반응을 줄이고 콜라겐 재생을 도와 준다. 여러 연구를 통해 골다공증 환자는 같은 연령의 대조군에 비해 비타민 B6 수치가 낮다는 것이 밝혀졌다. 이 비타민은 가격이 저렴하고 효과적인 수치(50mg씩 1일 1회 또는 2회)를 섭취해도 안전하므로 일상적인 보조제로 섭취하는 것이 현명하다고 생각한다.

운동

운동은 뼈의 형성에 중요한 역할을 한다. 예를 들어 팔에 골절상을 입었을 때, 팔 하나를 오랫동안 삼각건으로 고정시켜 두면 그 팔의 골량이 줄어든다. 침대에 누워서 꼼짝 않고 있으면 전체 골격에서 골 손실이 일어난다. 소위 무중력상태(사실은 중력이 원심력과 균형을 이룬 상태)의 환경에 처한 우주비행사들은 하루 이틀 뒤면 칼슘을 잃기 시작한다. 무기질화한 뼈(수산화인회석)는 결정체 구조를 가지고 있고, 따라서 다른 결정체들과 마찬가지로 물리적 압박에 반응을 보인다. 특히, 결정체 배열을 왜곡하려는 힘이 가해질 때는 '압전기효과'라고 부르는 전기전압이 발생하여 미세한 전류를 생성한다(1883년 피에르 퀴리가 발견). 이런 현상은 무기질화한 뼈에서 일어나며, 파골세포와 조골세포가 최대의 효과와 물리적 효율성을 발휘하도록 지주골을 건축하고 강화하는 놀라운 능력을 지닌 것도 바로 이 때문이다. 지주골을 현미경으로 보면 고딕 성당의 둥근 아치 모양의 천장으로 된 방과 버팀도리[flying buttresses; 飛樑; 고딕식 건축물에서 부벽(扶壁)과 주건물을 연결한 벽받이]가 연상된다.

현대에는 노동력을 절약하는 리모콘 같은 기기와 자동차 등의 엔진을 이용한 이동 수단 때문에 과거에는 일상생활의 일부였던 운동의 양이 크게 줄었다. 이러한 운동부족은 뼈의 강도를 향상시키는 자극을 심각하게 감소시켰다. 산업화로 인한 식생활에서의 영양상의 결핍과 더불어 운동량의 부족은 뼈의 무기질화가 감소하는 데 대한 주요 원인으로 보인다. 『란셋』지에 최근 보고된 바와 같이 현대의 해골과 200년 전에 매장된 해골의 골밀도를 비교하면, '옛날' 뼈가 '요즘'의 뼈보다 훨씬 나은 골 미네랄 밀도를 지녔음을 알 수 있다.

운동으로 뼈에 도움을 주려면, 방법은 그다지 중요하지 않으며 저항에 버티는 운동이기만 하면 된다. 걷기, 자전거 타기, 테니스, 체중부하운동 등이 뼈형성에 좋다. 수영은 '느긋하게' 하면 도움이 안 되지만 '열심히' 계속하면 확실히 뼈가 형성된다. 다른 건강상 문제가 없는 폐경후기 여성 중 운동을 하지 않는 여성에게는 골 손실이 나타난 데 반해 체중부하운동을 22개월간 한 여성은 요추밀도가

6.1% 증가했다. 뼈에 물리적 압박이 가해지지 않으면 골형성은 일어나지 않는다. 그러나 골다공증이 진행된 경우에는 지나친 힘을 가하면 골절될 위험이 있기 때문에 주의를 기울여야 한다.

십대 소녀들에게 골 손실이 일어나는 주된 원인은 운동부족과 정크푸드(junk food, 인스턴트식품, 패스트푸드 등을 의미)의 과량섭취이다. 운동을 지나치게 많이 하는 소녀들과 거식증이 있는 소녀들의 경우도 난소기능이 정지되고 월경이 중단되기 때문에, 뼈를 형성하는 호르몬을 만들 수 없어 뼈가 감소하게 된다.

뼈는 어떻게 소모되나?

우리는 좋은 뼈를 만드는 요인과 마찬가지로 뼈에 해로운 요인에 대해서도 관심을 가져야 한다.

과량의 단백질

단백질은 조직의 성장과 재생, 효소합성, 핵산, 신경전달물질, 인슐린 등 몇 가지 호르몬에 꼭 필요하다. 오랫동안 과학계는 우리가 많은 양(하루 120g에서 185g)의 단백질을 먹어야 한다고 생각해 왔는데, 이는 활동을 하면 근육단백질이 소비되므로 끊임없이 이를 대체해 주어야 한다는 19세기 초 리비히의 이론에 기초한 것이었다. 1905년 치텐든은 많은 양의 단백질을 섭취할 필요가 없다는 주장을 내놓았다. 그러나 과학은 최근에야, 성인의 단백질 요구량이 하루 40g에서 60g 정도에 지나지 않는다는 데 동의했다. 예를 들어 붉은색 고기는 그 중 25%가 단백질이다. 따라서 170g의 저지방 햄버거는 42.5g의 단백질을 공급하기 때문에 하루 권장량을 채운다. 이 날 더 많은 단백질을 먹는다면 칼슘 손실이 일어날 수 있다. 매일 많은 양의 고기를 먹으면 분명히 뼈의 칼슘이 손실되고 골다공증의 위험도 높아진다.

영양상의 목적으로 필요 이상의 단백질을 먹으면 그것은 몸에 지방처럼 쌓이지 않고 배출되어야 한다. 남은 단백질 노폐물은 소변으로 배출된다. 앞서 말했듯이, 단백질 노폐물이 신장을 통해 걸러지게 되면 더 많은 칼슘이 소변으로 배출된다. 섭취한 칼슘과 소변으로 빠져나가는 칼슘의 비율을 칼슘균형이라고 한다. 단백질을 많이 섭취하면 칼슘균형은 음성이 된다(즉 섭취량보다 배출량이 많다.). 칼슘균형이 음성이라면 뼈에서 칼슘이 빠져나간다는 뜻이다.

단백질 섭취를 계산하려면 식단을 이루는 여러 가지 단백질의 양을 고려해야 한다. 아래의 목록을 읽어 두면 도움이 될 것이다.

대부분의 육류	약 25%가 단백질
닭고기, 칠면조, 치즈, 생선	25%에서 30%가 단백질
콩, 완두콩, 견과류	10%에서 12%가 단백질
기타 채소류	3.5%에서 10%가 단백질
계란(흰자)	6g이 단백질/베이글 한 개와 같음.

이뇨제

이뇨제는 소변의 양을 늘리며, 부종, 울혈성심장질환, 고혈압, 또는 원인에 관계 없이 수분정체를 치료하는 데 광범위하게 사용된다. 많은 이뇨제는 소변으로 배출되는 미네랄의 양을 증가시킨다. 칼슘을 가장 많이 손실시키는 것은 라식스(furosemide; 상품명 Lasix)로, 이는 골다공증의 원인이 될 수 있다. 다른 이뇨제(thiazide 등)는 칼슘 자체를 잃게 하지는 않지만 야간에 요의를 느끼게 함으로써 노인들이 밤에 화장실에 자주 가느라 넘어져서 골절될 위험성을 높인다.

수분정체를 해결하기 위해서는 가능하다면 식사조절(짠 음식과 탄산수소 나트륨 피하기)을 통하는 것이 더 좋은 방법이다. 꼭 이뇨제를 써야 한다면, 칼슘 손실을 높이지 않는 것으로 고르는 편이 현명하다.

항생제

광역 항균 스펙트럼 항생제는 비타민 K를 생성하는 장내 유익균을 죽인다. 비타민 K는 뼈를 형성하는 요소이다. 장기간, 혹은 자주 항생제를 복용하면 비타민 K 수치가 낮아지기 때문에 뼈형성에 지장을 준다. 비타민 K는 체내 저장량이 아주 적기 때문에 1주일만에 부족 현상이 나타날 수도 있다. 항생제를 장기간 또는 자주 사용해야 한다면, 비타민 K를 보충하고 락토바실러스(Lactobacillus acidophilus) 등의 장내유익균을 공급받는 것이 좋다. 항생제 사용기간 내내, 그리고 사용이 끝난 2주에서 4주 후까지 이 두 가지를 함께 보충한다.

불소

한동안 불소를 좋아하는 사람들은 불소가 뼈에 좋다고 주장했다. 그러나 X레이 상으로 불소가 뼈의 부피를 약간 커 보이게는 하지만, 사실은 뼈의 질이 낮아지고 대퇴골경부골절이 증가하는 결과를 가져온다. 이는 골다공증을 '치료'하는 데 쓰인 불소의 양(1일 15mg에서 20mg)에서 뿐 아니라 불소화된 지역의 사용량(1일 3mg에서 5mg)에서도 마찬가지로 나타났다. 불소는 효소 활동을 강력히 억제하고 뼈에 병리학적 변화를 일으켜 골절의 확률을 높인다.

최근 행해진 연구는 불소가 뼈 콜라겐(뼈조직 중 무기질화되지 않는 부분)에 해를 입힐 수 있음을 보여 준다. 뼈 콜라겐이 부실하면 뼈의 강도가 감소하지만 골밀도로는 이것을 측정할 수 없다. 불소는 콜라겐의 양뿐만 아니라 질적으로도 나쁜 영향을 미친다. 불소가 있으면 콜라겐 섬유의 미세한 구조가 혼란해지고 신장력(tensile strength)이 떨어진다. 불소가 인간에게 미치는 영향을 30년 넘게 연구하면서, 필자는 불소화된 수돗물을 쓰는 지역에서 대퇴골경부골절 발생빈도가 높아진 주요원인이 바로 불소 때문이라고 믿는다. 불소에 의한 콜라겐의 균열은 염증을 일으키고 결국에는 연골을 파괴하여 사람이 넘어질 때의 '완충' 효과를 감소시킨다.

미국 공중보건 당국은 1mg/L(ppm) 수준으로 모든 식수를 불소화시키려고 계속해서 압력을 가하고 있기 때문에 물에 어느 정도의 불소가 포함되었을 때 대퇴골경부골절 위험이 높아지는지는 큰 관심사이다. 미국 공중보건 당국의 열심은 모든 면에서 시대에 뒤졌을 뿐 아니라 지각 없는 행동이다. 이제는 여덟 건의 뛰어난 연구 결과 덕분에(이에 반대되는 연구는 없다.) 불소화가 대퇴골경부골절 발생의 증가와 무관하지 않다는 것이 밝혀졌다. 최근 JAMA의 보고서에 의하면 식수 불소화 수치가 0.11mg/L(ppm) 이상인 프랑스의 한 지역에 사는 65세 이상 백인 여성들의 대퇴골경부골절 발생률이 상당히 증가했음이 나타났다. 세계적으로, 식수의 불소화 수치는 인위적으로 손대지 않은 이상 대개 0.10mg/L 이하다. 이렇게 낮은 수치의 불소는 인간에게는 무리가 없지만 이보다 높은 경우에는 악영향을 주는 것으로 보인다.

흥미롭게도, 높은 불소 수치가 어린이들의 치아에 이롭다는 과거의 인식은 부족했던 초기 불소 연구와 불소판촉회사들의 잘못된 열심 때문에 생긴 환상이었음을 과학자들은 이제야 널리 인식하고 있다. 어린이들의 충치율이 전체적으로 감소하는 현상은 비불소화한 지역과 불소화한 지역이 서로 비슷하기 때문이다. 따라서 이러한 변화는 불소 때문이 아니라 위생과 영양이 개선된 덕분임을 알 수 있다. 물의 불소화에 사용되는 불소는 독성을 지닌 산업부산물로, 특히 인산염비료나 알루미늄 산업체는 이러한 부산물들을 식수 공급원에 조금씩 흘려보내는 식으로 처리하려 하고 있다.

치약을 포함하여 불소는 어떤 형태로든지 모두가 기피 대상이어야 한다.

대사산독증

대사산독증이란 혈액의 산도가 높아지는 것을 뜻한다(pH가 낮은 것). 체내 혈액의 pH는 거의 변동 없이 7.4의 약알칼리로 유지되어야 한다. 197페이지의 과량의 식이 단백질의 예에서 이미 본 바와 같이, 산도가 너무 높아지면 몸은 칼슘을 밖으로 내보내서 균형을 회복하려고 한다. 예컨대 흡연자들에게는 폐기종이나 만성적인 폐폐색성 질환이 생겨 폐에 이산화탄소가 잔류하게 되고 혈중탄산이 증가한다. 산독증의 위험이 높아지면 인체는 대개 뼈에 있는 칼슘을 사용함으로써 과도한 산을 중화시켜 산-알칼리 균형을 유지한다.

알코올 남용

알코올이 뼈에 대해 특정한 독성이 있는지, 아니면 마그네슘 손실이나 다른 영양 부족 때문에서인지는 모르나 골다공증은 알코올 중독일 때 많이 발생한다. 적절한 선을 넘어서는 과량의 알코올 사용 경력은 골다공증의 잠재적 위험요인이다.

갑상선기능항진증

갑상선기능항진증(hyperthyroidism; 과도한 갑상선 호르몬)은, 특히 과도한 L-티록신(L-thyroxine) 보충 때문인 경우, 뼈의 재흡수를 가속화시켜서 골다공증을 촉진하는데, 이것은 아마 파골세포가 자극받기 때문인 것 같다. L-티록신을 보충하는 사람들은 정기적으로 갑상선기능검사를 하여 이러한 골손실 위험을 예방해야 한다.

코르티손

모든 글루코코르티코이드(glucocorticoid)는 프로게스테론과 분자구조가 매우 비슷하기 때문에 이들 둘이 같은 수용체를 두고 경쟁한다는 것은 그다지 놀라운 일이 아니다. 사실, 프로게스테론과 글루코코르티코이드는 뼈형성분자인 조골세포의 수용체를 차지하기 위해 서로 경쟁하는 것이다. 그러나 각각의 호르몬이 분자에게 보내는 '메시지'는 전혀 다르다. 프로게스테론이 조골세포에 보내는 메시지는 새로운 뼈형성을 자극하는 것인 데 반해, 글루코코르티코이드의 메시지는 그 작용을 억제하는 것이다. 쿠싱 병(Cushing's disease)에서 볼 수 있는 바와 같이, 글루코코르티코이드가 정상적인 분비량을 넘어서면 골다공증이 발병한다. 뿐만 아니라 높은 약리학적 투여량의 글루코코르티코이드를 장기간 사용하는 사람들에게도 골다공증이 진행된다.

윌리엄 제프리스 박사는 자신의 저서 『코르티손의 안전한 사용』에서 정상적인 기능을 위해 몸이 필요로 하는 소량인 생리학적 투여량의 코티솔이나 하이드로코르티손은 20년 이상 환자들에게 투여해도 골다공증의 위험을 가져오지 않는다고 보고하였다. 요즘 특히 출원이 가능한 코르티손의 합성유사약품들이 판을 치고 있는데(프레드니손, 프레드니솔론, 트리암시놀론, 메틸 프레드니솔론, 덱사메타손 등), 이들은 훨씬 강력하며 대개 높은 약리학적 투여량으로 사용된다. 이 약품들을 장기간 사용한 사람들에게는 모두 골다공증이 생겼다. 이러한 약품으로 유발된 골다공증을 대량의 프로게스테론으로 예방하거나 회복시킬 수 있는지 연구해 보는 것도 흥미로울 것이다.

스트레스는 프로게스테론 부족을 일으킬 뿐 아니라(예컨대 무배란주기 등) 코르티솔 수치도 증가시키는데, 두 가지 모두 골다공증을 일으키는 요인이다.

스테로이드를 함유한 천식 흡입치료기

미국에서는 천식 발생이 기하급수적으로 늘고 있고 흡입형 글루코코르티코이드는 천식에 가장 흔히 사용되는 약물이다. NEJM에 발표된 3년 간의 연구에 의하면, 합성 글루코코르티코이드를 흡입할 경우 소량으로도 뼈를 약화시킬 수 있음이 밝혀졌다. 18세에서 45세 사이의 폐경전기 여성들이 트리암시놀론 아세토나이드를 흡입하였을 때, 특히 엉덩이뼈 전체와 대퇴골경부(頸部)에서 사용 용량과 관계된 골밀도 감소 현상이 나타났다. 뼈의 교체율이나 부신기능을 알려 주는 혈청(serum)이나 소변검사로는 골손실의 정도를 예측할 수 없었다.

데포 프로베라

데포 프로베라(프로게스틴을 사용하는 주사형 피임제)로 발생하는 골손실은 폐경기 여성에게는 문제가 되지 않는 것으로 보이나, 폐경기 여성의 딸이나 손녀딸들에게는 문제가 될 수 있다. 데포 프로베라가 사춘기에 골손실을 일으킬 수 있음을 많은 연구들이 입증하고 있다. 1999년 『산부인과 저널』에 발표된 한 연구 결과에 의하면, 데포 프로베라를 사용하는 젊은 여성들이 뼈를 형성해야 될 시기에 오히려 골량이 감소되고 있다는 것이다. 이러한 골손실은 특히 18세에서 21세 사이의 젊은 여성들에게 더 심각하다(10% 정도).

『전염병학 저널』에 발표된 한 연구에 따르면, 시애틀의 워싱턴 주립대학 연구진들은 데포 프로베라에 노출되었던 여성과 그렇지 않은 여성들 간의 골밀도를 비교하였다. 여성들의 나이는 18세에서 39세였고 3년 동안 6개월에 한 번씩 골밀도를 측정하였다. 그 결과는 데포 프로베라를 사용하는 여성들은 척추에 0.87%, 대퇴골에 1.12%의 골밀도 손실이 일어난 데 반해, 데포 프로베라를 사용하지 않은 여성들은 각각 0.4%와 0.05%가 증가했다.

다행스러운 점은, 데포 프로베라 주사약의 약효가 떨어지면 골밀도가 빠르게 높아진다는 것이다. 그 밖에 데포 프로베라의 부작용으로는 혈전위험증가(뇌졸중으로 발전할 수 있음), 체중증가, 두통, 어지러움, 복통, 구토, 초조감, 피로, 요통 등이 있다.

이러한 정보로 흔히 사춘기의 골형성을 돕기 위해 피임약을 처방하는 잘못된 의료행위가 없어지기를 바란다. 피임약이 뼈를 생성한다는 증거는 전혀 없다. 프로게스틴이 프로게스테론의 정상적인 골형성작용을 차단하기 때문이다. 프로게스틴과 프로게스테론은 분자구조만 비슷할 뿐 그 기능은 완전히 다르기 때문이다. 필자는 골밀도감소를 방지하기 위하여 프로게스틴을 기반으로 하는 모든 피임약, 특히 데포 프로베라를 사용하지 말 것을 강력히 권한다.

요약

건강하고 튼튼한 뼈에 필요한 여러 요인들과 뼈를 쇠약하게 하는 요인들을 정리했다. 이 장의 중심논제를 다시 정리하면 다음과 같다. 폐경후기 골다공증은 새로운 뼈형성에 비해 뼈손실이 과도하게 일어나는 질병으로, 이 병의 원인은 첫째로 프로게스테론 부족과, 둘째로 영양 불량과 에스트로겐 부족 그리고 운동부족 등이다. 프로게스테론은 골량을 회복시킨다. 천연 프로게스테론 호르몬은 골다공증의 예방과 적절한 치료에 필수적인 요인이다.

올바른 요인을 모두 제대로 갖춘다면 뼈의 형성은 평생 계속될 것이다. 천연 프로게스테론의 혜택을 받은 수많은 여성들이 자주 그리고 많이 성공담이 적힌 편지를 보낸다. 아래 편지들은 첫 편지를 쓸 때 81세였던 여성이 3년 동안 계속해서 필자에게 보내 온 크리스마스 카드의 내용이다.

리 박사님,
처음 편지를 드렸던 때, 2년 반 전부터 저는 날마다 프로게스테론 크림을 쓰고 있습니다. 이 크림은 처음 사용한 4개월 동안 가장 큰 효과를 보는 것이 아니라, 계속해서 사용할 때 누적효과가 커진다는 것을 알게 되었습니다.

　　이제는 침대에 누울 때와 일어날 때 자리를 잡고 몇 번 호흡을 고를 필요도 없이 바로 편안해집니다. 아침에는 단번에 자세를 바로잡을 수 있으니까 자세를 제대로 갖추기 위해 침대 밑에 앉아 있지 않아도 됩니다. 체중을 엉덩이에 싣지 않고도 침대에 누운 채 자세를 바꿀 수 있습니다.

　　걸을 때 허리가 무너져 내릴 것 같은 느낌도 없이 계속 걸어다닐 수도 있습니다. 운전을 하면서는 커브를 돌 때 척추가 빠져나가는 느낌을 받지 않으려고 몸을 꼿꼿이 세울 필요도 없고, 도로가 어느 정도 고르지 않아도 두렵지 않습니다.

　　전에는 무거운 국냄비를 들 수 없어서 빈 국냄비를 레인지 앞으로 가져와서 한 컵 한 컵 떠 담았었는데, 이제는 국냄비를 들고 부엌을 걸어다닐 수 있습니다. 1리터 물병을 들고 쉽게 방을 걸어갈 수도 있고, 전에는 벽에 기대어 서서 카메라를 들어야 했는데 이제는 똑바로 서서 사진을 찍을 수 있습니다. 옷을 입고 벗을 때도 전에는 책상에 기대야 했지만 이제는 책상에 기대는 대신에 제가 입을 옷만 들고 있으면 됩니다. 머리 위에서 옷을 뒤집어쓰면서도 제 힘으로 서 있을 수 있고, 세면대에 기대지 않고도 이를 닦을 수 있습니다.

　　너무 기분이 좋습니다. 제게 신경 많이 써 주셔서 정말 감사드립니다.

1년 후:

리 박사님,

　　저는 아직도 계속 나아지고 있어서 이제는 주차장을 빠져나갈 때 고개를 돌릴 수도 있습니다. 지난 번 편지를 드렸을 때는 커브를 돌 때 허리가 좋아졌다고 말씀드렸지만, 지금은 허리가 훨씬 튼튼해져서 커브 돌 때 걱정하지 않습니다.

　　지난 7월에는 비행기를 타고 보스턴으로 가서 가족들과 함께 차로 먼 거리를 이동하여 각각 다른 동네를 다섯 군데나 찾아가 제 딸과 손녀들을 만났습니다. 그 다섯 집의 침대에서 모두 허리에 별 문제없이 편히 잘 수 있었습니다.

　　튼튼한 허리를 가질 수 있다는 것은 저에게는 기적입니다. 동봉한 사진은 저와 저의 언니인데 제가 언니를 돌보고 있습니다. 언니는 심한 치매와 실어증이 있지만 저희는 잘 버티고 있습니다. 될 수 있는 대로 언니를 많이 움직이게 하려고 합니다.

아 참, 굉장히 조심해야 하기는 하지만 이제는 바닥에 떨어진 물건을 집을 수 있습니다.

진정으로 감사드리며…

2년 후:

리 박사님,

제가 말씀드렸던 것들이 계속 더 좋아지고 있습니다. 지름 25센티미터짜리 무쇠 프라이팬을 한 손으로 찬장에서 들어 올려 쉽사리 식기세척기에 넣고 꺼낼 수 있습니다. 아프지도 않고 힘을 쓸 수 있다는 것이 놀라울 뿐입니다.

고맙습니다! 고맙습니다! 고맙습니다!

의사도 잘 모르는 골밀도 측정의 진실

여러분의 기대와는 달리, 골밀도검사 하나만으로는 미래의 골절을 예상하는 데 별 도움이 되지 못한다. 이것은 프랑스에서 엉덩이뼈골절 경력이 없는 75세 이상의 여성 7,575명을 상대로 행해진 9년간의 연구에서 명확히 나타났다. 연구 결과, 균형이 잘 잡히지 않고 시력이 나빠지고 근력이 떨어지며 조절작용이 부족해지는 등의 현상들 역시 골밀도와 마찬가지 수준으로 엉덩이뼈 골절의 가능성을 예고해 준다. 미국에서도 이와 비슷한 연구가 행해져 1995년 『뉴잉글랜드 의학저널(NEJM)』에 발표된 바 있는데, 이 연구의 결과도 거의 비슷했다. 이는 골밀도가 좋다 해도 건강하고 균형 잡힌 몸 상태를 유지해 나갈 필요가 있다는 것과, 현재 몸이 튼튼하고 균형 잡힌 상태라면 골밀도가 낮더라도 골절의 위험은 줄어든다는 것을 뜻한다.

그 밖에 여성의 골절에 중요한 원인으로는 다음과 같은 것들이 있다.

- 수면제 등 어지러움을 유발하는 약물복용
- 혈압을 낮추는 약물복용

- 코르티손처럼 뼈를 약화시키는 약물복용

더 골치 아픈 것은 골밀도검사가 뼈 크기의 차이를 나타내 주지 않는다는 사실이다. 키가 작고 48kg인 가냘픈 몸매의 45세 여성 로니는 의사로부터 골다공증이 있다는 이야기를 듣고 놀라서 나에게 전화를 걸어 왔다. 척추골밀도가 낮게 나왔고, 의사는 포사맥스 복용을 권했다는 것이다. 필자는 그녀에게 체구가 작은 사람치고는 골 미네랄 밀도(BMD)가 괜찮은 편이니 계속해서 식사 잘하고 운동 많이 하면 된다고 알려 주었다.

반대로, 몸집이 큰 편인 페기라는 여성은 골밀도가 '정상' 범위에 있는데, 척추에 왜 여러 개의 압박골절이 있는지 모르겠다고 물어 왔다. 골다공증이 있다는 얘기는 듣지 못했다고 했다. 필자는 그녀처럼 체구가 큰 여성은 골밀도가 더 높게 나와야 정상이므로 골다공증 치료를 받아야 한다고 설명해 주었다. 이런 혼란은 골밀도검사 자체의 한계 때문에 생긴다.

검사기술에는 이중 에너지 방사선 흡수계측기(DEXA), 양광자 감마선 측정(DPA), 양적 전산화 단층촬영(QCT), 그리고 더 최근에는 아직 실험적인 단계인 양적 초음파(QUS)나 광폭초음파 감쇄(BUA) 방법도 있다. 각각의 기술들은 조금씩 다른 뼈의 특징을 측정하는 데 사용되고 그 결과도 조금씩 다르다. 따라서 오랜 기간에 걸쳐 골밀도검사 결과를 연속적으로 비교하려면 항상 한 가지 검사방법을 사용해야 한다.

가장 흔히 쓰이는 기술인 DEXA와 DPA에 대해 이야기해 보자. X선이나 광자(빛) 광선을 엉덩이나 척추 등의 신체 부위에 직접 쏘아서, 광선 에너지가 있는 사이에 신체를 측정하는 것이다. 그러면 광선은 몸을 통과하다가 걸리는 미네랄이 있으면 빗겨가거나 흡수된다. 미네랄에 걸리지 않은 빛만이 조직을 통과할 수 있고, 통과한 만큼을 측정하게 된다. 광선이 지나가는 길에 미네랄이 많을수록 광선 에너지는 많이 사라진다. 이렇게 감소된 광선 에너지를 가지고, 광선이 몸을 통과할 때 앞을 가로막은 뼈의 미네랄 부피를 컴퓨터로 계산한다. 이것이 우리가 골 미네랄 밀도(BMD)라고 보고하는 것이다.

골밀도의 진짜 의미는?

골 미네랄 밀도(BMD; 보통 골밀도라고 부름)에서 '밀도'라는 말을 쓰는 것은 약간의 혼동을 낳는다. 두 여성의 미네랄 양이 똑같다고 한다면, 이들의 뼈에 있는 BMD도 똑같다고 생각하기 쉽기 때문이다. 그러나 BMD 수치는 뼈 안에 있는 미네랄의 농도뿐 아니라 여성의 뼈 크기에 따라서도 달라지므로 이것은 사실이 아니다. 그 이유는, 몸집이 큰 사람들은 보통 몸집이 작은 사람들보다 뼈가 더 크기 때문에, 에너지 광선이 몸집이 큰 사람의 뼈를 통과할 때는 같은 밀도의 몸집이 작은 사람의 뼈를 통과할 때보다 더 많은 미네랄을 통과하기 때문이다. 이것은, 양쪽 뼈의 실제 밀도가 같다 하더라도 DEXA나 DPA 검사에서는 몸집이 큰 사람의 큰 뼈에서 '밀도'가 더 높게 나옴을 뜻한다.

그러므로 모든 사람에게 '높다', '낮다', 또는 '정상이다'라고 할 수 있는 BMD 수치란 없다. 어떤 여성에게는 정상이라도 다른 여성에게는 낮을 수도 있고, 이 여성에게 낮은 것이 또 제3의 여성에게는 완벽하게 좋은 수치일 수도 있는 것이다.

BMD 측정을 치료에 쓰기

몇 가지 단점은 있지만, 아직 BMD검사는 환자들이 받는 모든 골다공증 치료의 효율성을 평가하는 중요한 기준이 된다. 다시 말해, 병의 진행 상황을 스스로 비교할 수 있다는 것이다. 비스포스포네이트(에티드로네이트; 상품명 디드로넬 그리고 알렌드로네이트, 상품명 포사맥스)와 같은 항재흡수 약물은 오래 된 뼈의 재흡수를 억제하기 때문에 장력이 떨어진 낡은 뼈가 골격을 구성하는데도 BMD는 높게 나오게 된다. 물의 불소화 때문에 체내 불소 수치가 높아지면 뼈의 질이 떨어져도 밀도는 높아지게 되는데, 이 경우에도 BMD 수치는 높게 나온다.

이러한 두 가지 예외를 제외하면, 골다공증 치료 중에 BMD가 높아지는 것은 뼈가 개선되고 있다는 신호이다. 필자는 BMD검사 결과만으로 골다공증 진단을 받고 당황한 여성들의 편지를 많이 받곤 하는데, 이 중 대부분은 몸집이 작은 여성들이다. 뼈의 건강을 분석하는 도구로 BMD를 이용하되, 검사수치가 낮게 나왔다고 당황하지는 말자. 이는 완전히 정확할 수도 있고 그렇지 않을 수도 있으며, 반드시 골절 가능성을 알려 주지도 않는다. 게다가 이 장에서 알게 된 바와 같이 골밀도를 높일 수 있는 방법은 많이 있다. 골형성 프로그램을 시작하고 6개월이 지나서 다시 뼈를 측정해 보면 비교가 가능할 것이다. 그리고 또 1년을 기다려 보면 더욱 많은 정보를 얻을 수 있다.

필자는 여성들에게 40대 중반에 한 번 기초 BMD를 측정해 보고, 그 뒤로는 매 2년에서 3년마다 BMD를 측정하기를 권한다.

키를 기초점으로 사용하기

골밀도 측정 외에 골다공증을 알려 주는 첫 번째 지표는 키가 줄어드는 것이다. 여성들은 30세에 정확한 키를 측정해 두고, 그 다음 해부터 매년 한 차례씩 키를 재야 한다. 척추뼈가 약해져서 생기는 키의 감소는 골다공증의 가장 좋은 지표가 된다.

골밀도 측정의 기술들

광자계측법은 조직을 통과하는 광선의 에너지 감소를 측정한다. 광자는 피부와 지방을 쉽게 통과하지만 뼈에 있는 미네랄은 빗겨 가게 된다. 어두운 방에서 손에 손전등을 비춰 보면 비슷한 효과를 볼 수 있다. 뼈에 있는 미네랄 밀도가 어두운 그림자를 만든다. 이 방법은 팔이나 다리에 있는 밀도 높은 피질성 뼈에 잘 통하는 방법이다.

양광자계측법(DPA)은 광자를 사용하여 약간 다른 흡수 스펙트럼을 이용하며, 엉덩이나 등골뼈 등 밀도가 덜한 소주골(trabecular bone, 속뼈)에 대해 96%에서 98%의 정확도를 지닌다.

이중 에너지 방사선 흡수계측(DEXA)은 정확도가 96%에서 98%이지만 저용량의 방사선을 사용하기 때문에 방사선에 의한 노출을 최소로 줄일 수 있다.

QCT 기술은 CT나 CAT 촬영의 변형으로 매우 정확하나, 더 많은 방사선을 사용하고 매우 비싸다. 이 방법은 권하고 싶지 않다.

소변 내 피리디늄 배출은 특별히 골다공증검사는 아니지만 뼈의 빠른 교체를 알려 줄 수 있다. 뼈가 재흡수(뼈의 손실)될 때, 피리디놀린과 데옥시피리디놀린이라고 부르는 매우 특수한 유형의 피리디늄이 소변으로 배출된다. 소변 속에 들어 있는 이 물질의 비율을 측정함으로써 뼈의 교체속도를 측정하는 것이다. 비율이 높으면 교체율이 높은 것을 나타내는데, 이것은 뼈가 빠른 속도로 재흡수될 때 일어난다. 페젯씨 병(Paget's disease), 원발성 부갑상선기능항진증, 관절염, 골연화증, 그리고 갑상선기능항진증과 같은 대사성 골질환, 골암, 알코올성 골질환 등의 경우에도 소변 내 피리디늄 배출량이 많기 때문에, 우선 이 모든 가능성을 배제시켜야 한다. 이 검사는 BMD 검사보다 훨씬 더 빨리 골다공증을 감지할 수 있고 골다공증 치료의 효과를 평가하는 데도 유용하다.

필자는 DPA와 DEXA가 방사선 노출이 훨씬 덜하고 비용이 QCT보다 저렴하기 때문에 이 방법들을 선호한다.

요약

위 부분에서 논의한 대로, 에스트로겐은 폐경이 시작된 지 5년 동안 뼈손실의 가속화를 늦출 수 있다는 점을 제외하고는 뼈에 이로운 점이 별로 없다는 사실을 권위 있는 의학 논문들이 발표하고 있다. 자궁적출술을 받은 여성과 마른 여성들에게는 에스트로겐 보충이 도움이 된다고 믿는다. 폐경직후 5년 동안, 호르몬 수치가 급격히 떨어지는 여성들이 에스트로겐을 사용하면 골손실의 가속화를 늦출 수 있으므로 폐경후기를 맞을 때 도움이 된다. 그러나 에스트로겐은 새로운 뼈형성에는 하는 일이 없다. 그것은 프로게스테론 및 테스토스테론의 기능이다.

골다공증은 '낡은 뼈'의 재흡수와 '새로운 뼈' 형성이 상대적으로 균형을 이루지 못해서 생기는 문제이므로, 프로게스테론 부족이 흔히 발생하는 폐경기에 프로게스테론을 보충하면 새로운 뼈를 형성하여 골손실과 보소를 맞출 수 있다. 폐경직후부터 4년에서 5년간의 프로게스테론 치료가 완전한 보호효과를 발휘하는가를 평가하기 위해서는 더 많은 연구가 필요하다. 골손실이 상당히 진행된 노인 여성들에게 프로게스테론이 큰 도움이 된다는 점은 확실하다. 이러한 경우 대부분은 프로게스테론 단독 처방으로 신속하고 확실하게 뼈를 형성할 수 있다.

마지막으로, 골다공증은 여러 원인이 얽힌 질병이며 올바른 식단과 영양섭취, 운동이 병행되지 않는다면 프로게스테론만으로는 골다공증을 예방하거나 치료할 수 없다는 점을 강조하고 싶다. 모든 요인들은 저마다의 역할을 갖고 있다. 현재 모든 요인이 다 알려져 있는 것은 아니고 앞으로 연구가 진행될수록 분명히 새로운 치료법이 나올 것이다. 그러나 현재까지는 프로게스테론이 가장 중요한 요인이며, 오늘날 산업화한 국가의 대부분의 여성들이 당면하고 있는 가장 중요한 장애에 대한 주류의학의 표준접근법은 바로 이 점을 놓치고 있다.

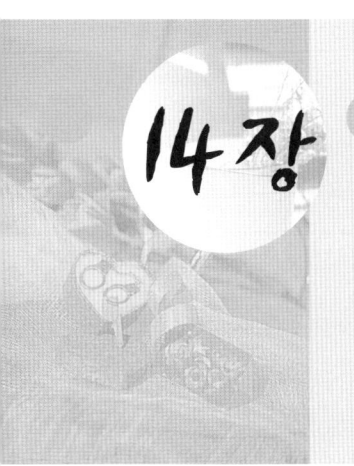

14장

여성과 심혈관계 질환

미국에서는 지난 20년 동안 심장질환으로 인한 사망률이 점차 감소하였다. 여성보다는 남성에게서 더 급격하게 감소하였으나, 1992년부터 1995년 사이에 심장마비로 인한 여성의 사망률은 오히려 증가하였다. 몇 년 전까지만 해도 많은 의사들은 여성의 심장질환 증상을 그리 심각하게 받아들이지 않았으며, 그들 중 3분의 1은 심장질환이 여성 사망 원인 중 다른 모든 것의 합계보다도 높은 비율을 차지하는 최고의 사망 원인이라는 사실조차 몰랐다. 결국 나이가 들면, 약 50%의 여성이 심장질환으로 사망한다.

여성들은 처음 겪는 심장마비로 사망하는 확률이 더 높으며, 남성의 경우 첫 심장마비 전에 다른 증상이 없는 경우가 절반에 그치는 데 비해 여성은 아무 증상도 없었던 사람이 3분의 2나 된다. 어떤 사람들은 여성들이 당연히 사전에 어떤 증상이 있었는데도 병원에 가지 않았거나, 갔더라도 의사가 대수롭지 않게 대했을 것이라고 짐작하기도 한다. 여성의 심장 문제의 원인이나 작용기전이 어떤 면에서는 남성의 경우와 다를 가능성도 있다. 심장 발작을 겪은 지 1년이 지난 시기에, 남성은 27%만이 사망하는 데 비해 여성은 44%가 사망하였다. 여성이 남성보다 7년 정도 오래 사는 경향이 있음에도 그들은 사망하기 전까지 그 두 배나 되는 기간을 장애를 갖고 지내게 된다.

우리들은 전체적 혹은 부분적 자궁적출술을 받을 경우 폐경기 여성의 심장마비 위험이 크게 증가한다는 것을 알고 있다. 2002년의 WHI(Women's Health Initiative) 연구보고 덕분에 우리는 기존의 호르몬 대체요법(HRT)이 대체로 심장질환의 위험을 높이며, 특히 뇌졸중의 위험을 더욱 증가시킨다는 사실을 알게 되었다.

에스트로겐과 심장질환

근 20년 동안, 주류 의학계에서는 에스트로겐이 여성 심혈관계 질환의 훌륭한 예방약이라고 선전해 왔다. 그 논지는 폐경기 이전에는 여성의 심장질환으로 인한 사망이 매우 보기 드물고, 폐경기 이후에는 여성의 심장질환 사망이 남성의 패턴을 따르며, 이러한 차이가 생기는 원인은 폐경기 이후에 에스트로겐이 부족해지기 때문이라는 것이었다. 이러한 에스트로겐의 효능은 에스트로겐이 여성의 지질 구성을 개선시키는 기능, 즉 총 혈중 콜레스테롤은 더 낮추며, HDL 콜레스테롤 수치는 더 높이기 때문이라는 주장이었다. HDL 콜레스테롤은 관상동맥 심장질환을 방지한다고 알려져 있다. 이 매력적인 주장으로 인해 여성들은 에스트로겐 보충제를 찾느라 야단법석을 떨어야 했지만 이것은 사실이 아니었다.

에스트로겐이 심혈관 계통에 주는 이점이 있기는 하다. 에스트로겐은 프로게스테론 수용체를 유지하는 데 필요하며, 정말 에스트로겐이 부족해지면 발생하기 쉬운 혈관의 이완 기능을 절충시켜 심장마비를 막는 데 도움을 준다. 반대로, 에스트로겐 수치가 너무 높으면 심장질환을 막는 기능이 혈전의 위험으로 변하고 체액 불균형이 증가한다. 그러므로 문제는, 심혈관계통에 이로움을 주려면 에스트라디올이 얼마나 필요한가, 그리고 어떤 여성에게 그것이 필요한지를 어떻게 아는가이다. 65세에서 80세 사이 여성의 66%가 자궁에서 임신을 준비할 필요가 없는데도 에스트라디올을 충분히 분비하고 있음을 우리는 이미 알고 있다.

프로게스테론 부족은 에스트로겐 수용체를 하향 조절하고, 충분한 프로게스테론은 에스트로겐 수용체를 상향조절하여 기존의 에스트로겐 양이 바뀌지 않더라도 에스트로겐이 더 많은 작용을 할 수 있게 한다. 여성에게 프로게스테론을 추가하면 일시적으로 에스트로겐 우세 증상이 나타나는 것을 볼 수 있다.

에스트로겐 보충제는 생리학적 투여량의 프로게스테론을 사용한 뒤에도 타액 검사에서 생리학적 에스트라디올 부족을 보이는 여성들에게만 처방해야 한다. 생리학적 투여량(표준 에스트로겐 요법보다 상당히 적은 양)의 에스트라디올이 생리학적 용량의 프로게스테론과 병행사용될 때는 안전하다.

프로게스테론과 심장질환

프로게스테론은 어떨까? 이제 우리는 폐경에 앞서 무배란 주기가 오고 프로게스테론 수치가 떨어진다는 사실과 폐경 후의 프로게스테론 수치가 '0'에 가깝게 떨어진다는 사실을 알고 있다. 반면, 에스트로겐은 폐경기가 되어도 40에서 60%만 감소할 뿐이다. 폐경기를 지나면서 여성들은 에스트로겐보다는 프로게스테론을 더 많이 잃게 된다. 폐경 후 심장질환이 증가하는 이유는 에스트로겐 부족보다는 프로게스테론 부족 때문인 것 같다. 필자의 임상경험으로 비춰 볼 때, 프로게스테론을 보충하면 지질구성이 개선된다. PEPI 연구에서 에스트로겐 혼합요법을 사용하는 여성들의 지질구성을 보았을 때, 프로게스틴(medroxyprogesterone acetate)을 복용하는 여성보다 천연 프로게스테론을 복용하는 여성의 경우가 상당히 우수하게 나타났다.

프로게스테론은 지방의 연소를 증가시켜 에너지를 낼 뿐 아니라 항염증 효과도 지니고 있다. 이러한 두 가지 작용이 관상동맥 질환을 막아 준다. 프로게스테론은 세포막의 보전과 기능을 보호하는 데 반해 에스트로겐은 염분과 수분을 유입시키면서 칼륨과 마그네슘을 배출한다. 천연 이뇨제인 프로게스테론은 수면 패턴을 개선시켜 주고 스트레스 조절을 돕는다. 지금까지 밝혀진 프로게스테론의 작용을 살펴보면 그 중 많은 작용들이 심장에도 이롭다는 사실이 분명해진다. 이제 폐경 후기에 천연 호르몬을 사용하는 많은 여성들의 심장상태를 연구해 보기로 한다. 필자는 이들에게 심혈관계 질환이 확실히 덜 나타난다고 믿고 있다.

여성의 심장마비 사망 중 절반은 동맥경화 때문

관상동맥 질환(coronary artery disease; CAD)으로 사망한 여성들 가운데 주요 폐색 질환(동맥경화)과 관련된 경우는 50%뿐이다. 즉, CAD 환자의 절반은 혈류를 막아 심장마비나 사망을 일으키기에 충분한 혈전을 갖고 있어도 관상동맥이 막히지 않는다는 얘기다. 여기에는 심장마비를 일으키는 다른 요인이 있는 것이다.

남성과 여성의 심장마비 사망을 비교해 보면 이는 더 분명해진다. 여성보다 남성이 관상동맥폐색(coronary artery occlusion)을 일으키기 쉽다는 것은 잘 알려져 있다. 미국 남성들의 경우 관상동맥 내 혈전축적은 인생의 초반부(십대 전반)에 시작되어 성년기의 초반이나 중반이 되면 의학적으로 심각한 상태가 된다. 45세밖에 안 된 남성의 관상동맥에서 90% 이상의 혈관폐색이 발견되는 것은 드문 일이 아니다. 이 단계에서 수술을 하면 고통받는 이들의 생명을 연장해 줄 수는 있겠지만, 나이를 먹는 미국 남성들에게 밀려오는 CAD의 물결을 막기에는 그다지 도움이 된 적이 없다.

여성의 심장병 사망 양상은 사뭇 다르다. 폐경전기의 여성이 심장마비로 사망하는 경우는 드물다. 여성의 심장마비 사망은 폐경기가 지나고 어느 정도 시간이 지난 뒤에 발생한다. 결국 노인 여성의 심장병 사망률은 남성과 같아지거나 그보다 높아지게 된다. 그러나 부검을 해 보면 여성의 폐색 정도는 남성보다 상당히 낮아서, 대개 20%에서 30%의 폐색을 보이며 사망을 초래할 정도는 아닐 때가 많다. 그렇다면 심장마비는 무엇 때문에 생길까? 전문가들은 관상동맥 및 심장근육의 경련(spasm; 발작) 때문이라고 믿고 있다. 혈전에 의한 관상동맥폐색이 20%에서 30%일지라도 관상동맥이 부적절하고 심각하게 수축될 경우에는 100%의 폐색으로 변할 수 있다는 것이다. 심혈관발작(cardiovascular spasm)의 원인에는 여러 가지가 있으며, 여기에는 '나쁜' 지방이나 기름을 먹어 생긴 프로스타글란딘 불균형, 낮은 마그네슘 수치 때문에 자주 생기는 전해질 불균형, 고도의 스트레스 등도 포함된다. 기존의 호르몬 대체요법(HRT)이 폐경후기 여성들에게 혈관 발작을 일으킨다는 충격적인 증거도 있는데, 그 주범으로 의심되는 것은 바로 프로베라(medroxyprogesterone acetate; MPA; 상품명 Provera 등)이다.

켄트 험스마이어가 이끄는 오레그논 영장류 연구소의 연구원들은 호르몬이 관상동맥 발작에 미치는 영향을 연구한 바 있다. 이들은 먼저 폐경기와 비슷한 상황을 만들기 위하여 붉은털원숭이 12 마리의 난소를 제거했다. 그런 다음 여섯 마리의 원숭이에게는 에스트라디올과 천연 프로게스테론을, 또 다른 여섯 마리에겐 에스트라디올과 합성 프로게스테론(medroxyprogesterone acetate; MPA; 상품명으로는 프로베라 등이 있음)을 투여했다. 4주 후에 원숭이들에게 관상동맥 발작을 일으키는 것으로 알려진 세로토닌과 혈소판 추출물(트롬복산 A2)의 화합물을 주사했다. MPA와 에스트로겐을 투여받은 원숭이들은 끔찍한 발작으로 고통스러워했고, 발작을 가라앉히는 주사를 맞지 않았더라면 이 때문에 죽었을 것이다. 에스트라디올과 천연 프로게스테론을 투여받은 원숭이들은 관상동맥발작을 거의 보이지 않았다.

노스 캐롤라이나 주 윈스턴-살렘 소재 웨이크 포레스트 대학의 보우만 의과대학에서 J. 카우디 윌리엄스가 지휘한 연구에서도 이와 유사한 결과가 나타났다. 역시 원숭이들과 심장질환, 호르몬을 소재로 실시된 이들의 연구에서 메드록시프로게스테론(Provera)은 에스트로겐 요법이 아테롬성 동맥경화증의 진행에 주는 이로움을 없앨 수 있다고 보고했다. 즉 메드록시프로게스테론은 관상동맥을 막아서 관상동맥의 발작을 유도할 수 있다는 것이 밝혀졌다.

런던 국립 심장 및 폐 연구소의 피터 콜린스가 지휘한 연구에서는 서로 다른 조합으로 이루어진 호르몬 대체요법(HRT)을 사용하는 여성들을 대상으로 실험이 행해졌다. 이번에도 에스트로겐과 천연 프로게스테론을 혼합 사용한 여성들이 메드록시프로게스테론을 섭취한 여성들보다 운동을 상당히 오랫동안 더 할 수 있었다.

따라서 현재 폐경기와 관련해서 심혈관계 질환의 발병률이 증가하는 이유는 상대적으로 큰 문제가 되지 않는 콜레스테롤 혈전이나 호르몬 부족 때문이 아니라, 호르몬 대체요법(HRT)에 쓰이는 메드록시프로게스테론(medroxyprogesterone acetate; 상품명 프로베라) 등의 프로게스틴(합성 프로게스테론)으로 관상동맥 혈관이 발작할 위험이 커지기 때문이라는 것이 필자의 가설이다.

이상의 연구를 통해 내릴 수 있는 결론은, 합성 프로게스테론(프로게스틴)인

MPA가 관상동맥 수축의 위험을 크게 증가시키는 데 비해 천연 프로게스테론은 이를 막아 준다는 것이다. 이런 맥락에서, 우리는 프로게스테론이 이렇게 월등하고 안전한데 어째서 프로베라와 같은 합성 프로게스테론이 처방되는가에 관한 의문을 갖게 된다. MPA와 에스트로겐 약품들은 제약 산업에서 엄청난 수입원이다. 이들 약품의 매출액은 H-2 차단제, 정신안정제, 항생제, 항우울제를 비롯한 기타 약품들의 매출액을 상회하고 있다.

인슐린과 심장질환

비만과 높은 인슐린 수치는 심장질환과 당뇨병 등 이 시대의 주요 만성퇴행성 질환의 근본 뿌리가 된다. 그렇다고 해서 나이가 들어가면서 우리가 겪는 정상적인 체중 증가가 심장질환으로 이어지는 것은 아니다. 비만에 대한 공포나 지나친 저체중은 비만만큼이나 건강에 해로우며, 다이어트로 인한 요요현상이 심장질환의 발병률을 증가시킨다는 사실은 익히 알려져 있다.

음식과 비만을 좀더 자세히 알아보도록 한다. 지방은 살을 찌운다. 어디서 나오든 간에 열량은 열량이다. 이렇게 간단할 수만 있다면 얼마나 좋은가? 인체는 지방과 설탕, 기타 탄수화물과 단백질을 가지고 아주 많은 일을 수행한다. 우리의 몸은 식품군이 어떻게 조합되느냐에 따라 각기 다른 반응을 보인다. 예컨대, 지방, 탄수화물, 설탕의 조합(페이스트리와 쿠키)은 혈당을 혼란에 빠뜨리며, 지방과 복합 탄수화물, 단백질의 조합(고기와 현미밥)은 혈당을 안정시킨다. 안정적인 혈당은 건강한 체중과 건강한 혈관을 유지하는 기초가 된다.

그러나 앞으로 이야기할 내용에는 한 가지 큰 전제가 따른다. 바로 '적당히'이다. 어떤 식이요법을 하든 엄청나게 많은 음식을 먹는다면 체중은 엄청나게 불어날 것이다. 도정한 흰 밀가루 반죽으로 만든 음식을 주로 먹는다면, 몸은 밀가루 반죽처럼 창백해질 것이다. 우리는 식사를 통해 몸에 지방이 쌓이는 데 도움을 줄 수도 있고 지방이 연소되는 데 도움을 줄 수도 있는 것이다.

식품의 기초

연료로 전환될 수 있는 기초 식품군은 모두 세 가지다. 바로 단백질, 지방, 그리고 탄수화물이다. 유제품, 고기, 생선, 달걀 등의 단백질은 아미노산으로 분해되고, 버터, 크림, 베이컨, 기름 등의 지방은 지방산으로 분해되며, 탄수화물(케익, 사탕, 과일, 감자, 곡식이나 전분질 채소 등)은 단당류(simple sugar)로 분해된다. 대부분의 미국인이 살이 찌고 만성 질환을 얻게 되는 것은 바로 당분의 오용과 남용 탓이다.

당분은 글루코스(혈당)의 형태로 혈류 속에 들어가는데, 글루코스는 신체, 특히 뇌의 주된 연료원이다. 글루코스를 궁극적인 연료로 쓰는 세포들은 그것이 아이스크림에서 나왔건 브로컬리에서 나왔건 상관하지 않는다. 우리의 몸에 크게 영향을 미치는 것은 이 글루코스가 얼마나 빨리 혈류에 들어가느냐 하는 것이다. 아이스크림은 빠른 속도로 많은 글루코스를 증가시키는 데 비해, 브로컬리는 시간을 두고 약간의 글루코스 증가를 지속시킨다. 지나친 글루코스는 신장과 기타 장기에 유해한데, 이 때 인슐린이 개입한다. 글루코스의 증가에 대한 반응으로 췌장이 혈류 속으로 인슐린을 분비한다. 인슐린의 작용은 혈관 내의 글루코스를 세포 속으로 옮기는 것이므로, 글루코스가 대량으로 밀어닥치면 인슐린도 많이 분비되는 것이다. 그러나 과도한 인슐린은 독성을 띠기 때문에, 신체는 균형을 유지하기 위해 열심히 일해야 한다. 과학자들은 세포 하나에 2만 개 이상의 인슐린 수용체가 있는 것으로 추정하고 있다.

식사나 간식을 먹은 후에 글루코스 수치가 점점 떨어지면 혈액 속의 인슐린 양도 감소한다. 혈액은 언제든지 한 시간 공급분량의 글루코스를 운반할 수 있다. 지금 당장 에너지를 내는 데 필요하지 않은 글루코스는 글리코겐으로 전환되어 간과 근육에 저장된다. 에너지가 필요하게 되면 간은 글리코겐을 다시 글루코스로 바꿔 준다. 신체는 적당한 활동을 몇 시간 하는 데 필요한 글리코겐 정도만을 저장할 수 있다. 마침내 글리코겐을 다 써 버리면 몸은 저장해 둔 지방을 연료로 사용한다. 글루코스 수치가 올라가면 신체는 저장된 지방을 일부러 애써서 쓸 이유가 없다. 따라서 하루 종일 콜라를 마시는 사람의 체중이 줄지 않는 데는 이유가 있는 것이다. 그런 사람의 신체는 금방 쓸 수 있는 글루코스를 계속해서 공급받기 때문에 체내 지방을 태울 필요가 없는 것이다.

인슐린 저항성

인슐린 수용체 속에는 티로신 키나제(tyrosine kinase; TK)라는 효소가 있다. 인슐린이 이것을 활성화시키면, 이 효소는 글루코스(혈당)가 세포 안으로 들어가서 저장되거나 에너지로 사용되도록 여러 가지로 길을 열어 준다. 세포가 인슐린에 저항성을 띠면 길이 열리지 않으므로 글루코스는 세포 속으로 들어가지 못한다. 인슐린 저항 때문에 혈류에는 글루코스가 쌓이고 췌장에는 인슐린을 더 많이 생성하라는 신호가 보내진다. 결국은 혈류에 인슐린과 글루코스 수치 모두가 비정상적으로 높아져 지방형성을 촉진하게 되며, 비정상적인 콜레스테롤 수치, 높은 트리글리세리드, 고혈압 등의 원인이 되어 최후에는 관상동맥폐색을 유발한다. 사실 인슐린 저항이 있을 때, 과도한 당으로 이익을 보는 신체세포는 암세포들뿐이며, 이들은 남는 당분을 자신들의 에너지 생산과 성장하는 데에 즐겨 사용한다.

프레밍햄 연구에서 연구진은 여성의 심장질환 가운데 무려 60%가 인슐린 저항 때문에 생기는 것으로 보고 있다. 인슐린 저항으로 인한 수많은 증상들을 '신드롬 X'라고 하는데, 이 말은 스탠포드 대학의 연구원인 의학박사 제럴드 리븐이 만들어 낸 것이다. 인슐린 저항상태에서 시간이 지나면 근육세포들은 연료부족으로 약해지게 되고, 이런 이유로 운동을 덜하고 체중이 증가해서 인슐린 저항이 더 심해지는 악순환이 시작된다. 지방이 증가하고 근육이 감소하면서 신체는 연료를 효율적으로 연소시키는 능력을 잃게 되며 신진대사는 극도로 느려진다. 인슐린 저항은 제2형 당뇨병의 전조가 되기도 한다. 인슐린 저항이 있을 때 당분과 단당류를 먹는 것은 사태를 악화시킬 뿐이다.

인슐린 저항을 일으키는 메커니즘은 아직 정확히 밝혀지지 않았지만, 아마도 인슐린 저항과 복부비만, 스트레스가 함께 작용하는 것으로 보인다. 스트레스 때문에 코티솔 수치가 높아지면 복부비만이 생기기 쉽고, 이로 인해 인슐린 저항이 생기는 것이다. 따라서 스트레스를 받을 때 아이스크림과 파이, 쿠키 등을 먹는 사람이라면 다른 대처방법이 없다.

몸이 날씬한데도 인슐린 저항성이 있는 경우가 있는데, 이 때도 체내에 피로와 그 밖의 손상이 일어나게 된다. 이 경우는 아마도 만성 스트레스와 유전적 소인, 당분 위주의 식생활이 결합하여 인슐린 저항을 일으키는 것이 아닌가 생각된다.

글루코스라는 열차의 진행을 늦추려면

글루코스가 대량으로 부쩍 증가하면 비만과 심장질환이 생기기 쉬운 것이 사실이다. 그렇다면 글루코스라는 열차의 진행은 어떻게 늦출까? 가장 확실한 해결책은 당분과 정제된 탄수화물을 먹지 않는 것이다. 그러나 충분한 단백질 섭취와 약간의 지방 섭취는 도움이 되며, 단백질과 지방을 피하는 다이어트를 하면 체중이 늘고 피로해지는 이유는 바로 이 때문이다.

통낟알 곡류와 식이섬유, 단백질, 지방은 모두 글루코스의 진행을 늦춰 준다. 통낟알 곡식과 신선한 채소, 견과류, 씨앗과 콩에 들어 있는 복합탄수화물은 내장에서 천천히 소화되고 혈당을 아주 서서히 올려 준다. 복합탄수화물에는 식이섬유가 많은 편인데, 이 또한 소화속도를 느리게 해 준다. 인체는 단백질을 아미노산으로 분해하는데, 이 중 일부는 글루카곤을 만들기 위하여 간에 저장된다. 글루카곤은 글리코겐 분비에 꼭 필요한 물질이다. 여러분은 식사 후 글루코스 수치가 떨어지기 시작할 때 가동되는 신체의 백업 시스템을 기억할 것이다. 단백질이 없으면 글리코겐도 없고, 글리코겐이 없으면 비축된 글루코스도 없으므로, 몸이 글루코스를 더 달라는 신호를 보내면 당분과 탄수화물이 너무나 먹고 싶어지는 것이다.

그렇기 때문에, 아무리 채식주의자라도 아침에 베이글을 먹고(단순탄수화물은 곧장 글루코스로 분해된다.), 바나나(과당), 빵과 샐러드(단순탄수화물), 단백질 바(엄청난 양의 설탕이 들어 있다.), 트레일 믹스(건포도는 매우 달다.) 등을 먹으며, 저녁에는 탄수화물을 더 많이 먹으면서 단백질은 거의 섭취하지 않는다면 체중이 늘고 피로감을 느끼게 된다. 만약 아침에 버터 바른 통밀빵과 계란을 먹고, 점심으로는 샐러드와 함께 두부를 먹고, 저녁에는 생선을 먹는다면 몸이 훨씬 좋아질 것이다. 좋은 식품으로서의 지방(기름)은 가공식품에 들어 있는, 우리가 반드시 피해야 하는 수소화된 기름(트랜스 지방산)을 말하는 것이 아니다.

지방이 글루코스의 작용을 늦추는 이유는 여러 가지다. 지방은 혀의 미각(맛) 돌기를 자극함으로써 풍부한 연료와 열량이 들어오고 있다는 신호를 소화계에 보내고, 덕분에 '만족스럽다'는 기분, 즉 포만감이 생긴다. 지방(특히 포화지방)은 소화하기 쉽고, 빠르고 효율적인 연료이며, 전체적인 신진대사의 속도를 높이면서 당분의 소화는 늦춰 주는 작용을 한다. 지방을 적당히만 섭취한다면 몸에 콜레스테롤 등의 과잉지방이 쌓이는 일은 없을 것이다.

사람의 유전적 기질과 생화학적 특성은 저마다 다르므로 어떤 이에게 잘 듣는 것이 다른 이에게는 통하지 않을 수도 있다는 점을 기억해 두자. 고기와 채소를 먹는 맛에 사는 사람도 있고, 생선과 밥을 먹어야 건강하다는 사람도 있으며, 단백질은 극히 소량만, 탄수화물은 남보다 많이 먹어야 하는 사람도 있다. 이러한 원칙을 늘 염두에 둔다면, 매우 만족스러우면서 살찌지 않는 식생활을 할 수 있을 것이다. 내 몸에 맞는 '음식궁합'을 찾기가 어렵다면 해럴드 크리스털 박사의 저서 『영양해법: 당신의 신진대사 유형 안내』를 권하고 싶다.

콜레스테롤은 어떨까?

대부분의 심장 전문가들이 동의하는 것은 65세 이상 노인의 혈중 콜레스테롤 수치만 봐서는 관상동맥 질환이나 사망을 예견할 수 없다는 사실이다. 사실 연구결과들을 보면, 65세가 넘은 사람들에게 약물을 써서 강제로 콜레스테롤을 낮추는 것은 득보다 실이 더 크다는 것을 알 수 있다. 그렇다면 65세 미만에서 높아진 콜레스테롤 수치는 어떻게 할까?

위에서 본 바와 같이, 콜레스테롤은 지용성 스테로이드이며 모든 스테로이드 호르몬의 재료이기도 하다. 콜레스테롤은 뇌기능에도 아주 중요한데, 그 이유는 신경을 보호하고 신경자극전달을 보호하는 미엘린 수초를 구성하기 때문이다. 콜레스테롤이 지나치게 낮으면 호르몬 균형과 뇌기능에 모두 문제가 생기게 된다.

콜레스테롤이 함유된 식품을 먹는 것 자체만으로 콜레스테롤 수치가 만성적으로 높아지지는 않는다. 인체 콜레스테롤의 80%에서 85%는 당분을 재료로 간에서 만들어지며, 15%에서 20%는 식품 속의 지방에서 합성된다. 식사를 통해 과도하게 섭취한 콜레스테롤은 밖으로 배출된다.

혈액 속의 콜레스테롤은 여러 가지 다른 분자 중 하나에 붙어 있다. 서양의학에서 가장 많은 주목을 받았던 것은 고밀도 지단백질(HDL; 좋은 콜레스테롤)과 저밀도 지단백질(LDL; 나쁜 콜레스테롤)이다. LDL 콜레스테롤은 그것이 혈액에 얼마나 들어 있는가 하는 것보다는 쉽게 산화되거나 상하는 것 때문에 문제가 된다. 이로 인해 관상동맥이 막히는 관상동맥 혈전을 일으키기 때문이다. 이쯤 되면 중요한 질문은 이것이다. "LDL은 어째서 산화되는가?"

그 답은 바로 알맞은 영양섭취야말로 산화를 막는 제1의 방책이라는 것이다. 비타민 A, 비타민 C, 비타민 E, 카로틴, 바이오플라보노이드 등의 항산화제들이 우리를 산화에서 지켜 준다. 이들은 모두 신선한 과일과 채소에 들어 있으며, 이는 미국식 식단에서 가장 부족한 식품군이다. HDL 콜레스테롤은 LDL이 산화되는 것을 막는 데 도움이 되며, HDL을 높게 유지하기 위해서는 무엇보다 양질의 건강한 식단이 필수다. 비타민 B군, 특히 고기와 생선, 계란과 같은 양질의 단백질에 풍부하게 들어 있는 나이아신(niacin)은 LDL 수치를 낮추고 HDL 수치를 높인다.

심장질환을 치료하고 콜레스테롤 구성을 개선시키는 데 도움이 되는 식품은 마늘과 양파, 그리고 식이섬유가 풍부한 식품(야채 등)이다. 저녁식사와 함께 한 잔의 적포도주를 곁들이는 것도 건강한 콜레스테롤을 유지시켜 주지만, 이것 역시 곁들이는 것이 아니라 과량을 마시면 도움이 안 되고 오히려 몸에 해롭다.

고혈압

긴장항진, 즉 고혈압에는 분명히 여러 가지 원인이 있다. 에스트로겐 우세가 그 중 하나다. 에스트로겐과 프로게스틴(합성 프로게스테론)은 세포막에 영향을 주어 세포 안으로 수분과 염분을 유입시키며(세포 내 부종이나 수분정체의 원인), 칼륨과 마그네슘 손실을 가져온다. 이로 인한 결과가 종종 고혈압으로 나타나는 것이다. 밀튼 G. 크레인 박사는 에스트로겐과 프로게스틴, 프로게스테론이 각각 세포막과 혈장 레닌(plasma renin) 활동, 고혈압, 알도스테론 배출률에 미치는 영향을 폭넓게 연구한 바 있다. 크레인 박사가 내린 결론은 에스트로겐 우세와 경구

피임약이 여성 고혈압의 주요 원인이라는 것이었다.

범인은 바로 에스트로겐으로 인한 수분정체다. 체세포 속에 여분의 수분이 머물러 있으면서 세포 밖으로 배출되지 않기 때문에 이뇨제를 써도 잘 배출되지 않는다. 경구피임약을 사용하지 않는 여성이라면 에스트로겐 우세는 프로게스테론 부족 때문에 생긴다. 프로게스테론을 공급받으면 체중은 감소하고(남은 수분이 배출되므로) 혈압도 정상으로 돌아온다. 이뇨제나 다른 항고혈압 약제를 복용하면서 프로게스테론을 사용하는 사람은, 혈압을 잘 체크하면서 필요에 맞게 항고혈압 약제의 양을 서서히 줄여 가야만 저혈압을 예방할 수 있다.

저혈압도 고혈압만큼 큰 문제가 되며, 많은 여성들이 저혈압을 갖고 있다. 그런데 불행히도 여성들은 병원에 가서 혈압을 잰 뒤에 만족해 한다. 저혈압은 피로감을 유발하고 서 있을 때 어지럼증을 일으키는데, 이 때문에 쓰러져서 골절을 일으킬 수도 있다. 여성의 저혈압은 종종 부신탈진과 연관이 있다(부신탈진에 대해서는 12장을 참조할 것).

철분과다

기존 의학에서는 여러 가지 비타민을 섭취할 때 철분이 중요한 부분을 차지해야 한다고 믿었다. 그러나 이제는 과도한 철분이 대단히 해로울 수 있으며 철분 보충이 필요한 사람은 극소수임이 밝혀졌다. 임신부라든가, 매달 생리혈의 양이 지나치게 많아서 빈혈을 일으킬 수 있는 폐경전기 여성에게는 철분 보충이 필요하다. 사실, 정기적으로 헌혈하는 사람들(특히 남성들)의 경우 피를 흘려보내서 철분 수치가 낮아지는 것이 몸에 도움을 주는 것으로 보인다. 그렇지만 철분부족은 서구 문화권에 가장 흔히 나타나는 영양부족이기도 한데, 이는 주로 빈곤층 사람들의 불량한 식단 때문이다. 철분은 어째서 건강에 필수적이면서 지나치게 많으면 위험한 이유가 무엇일까?

철분의 독특한 필요성

인간에게 필요한 많은 금속원소 가운데 철분은 몇 가지 면에서 독특함을 지닌다. 성인의 몸에 들어 있는 철분의 전체 분량은 겨우 4g 정도로 매우 적은데, 이는 7.5센티미터짜리 못에 있는 철의 양과 비슷하다. 철분의 주된 역할은 헤모글로빈(적혈구 내)과 미오글로빈(근육세포 내)을 구성하는 것이지만, 철분을 함유하는 단백질을 위해서도 소량이 필요하다. 이를테면 사이토크롬(cytochrome) 같은 것인데, 이는 정상적인 세포작용에 필수적인 단백질이다.

철분은 빠른 반응을 나타내는 무기질이며, 체내에서 역동성을 지니면서 이 분자 저 분자로 빠르게 이동한다. 이러한 반응성 덕분에 산소 운반에는 유용하지만, 철분이 과하면 위험해지는 것도 바로 이 점 때문이다. 철분은 제1철 아니면 제2철의 두 가지 형태로 체내에 존재한다. 제1철은 활동적이고 사용하기 쉬운 데 반해 제2철은 저장된 형태로 있는 편이다. 지나치게 산화되면(예컨대 자유라디칼(free radical) 등으로 인하여) 철분은 제2철 형태로 바뀌는데, 이것은 산소를 운반하는 기능을 갖지 않는다.

인체 철분의 대부분은 헤모글로빈 속에 있는데, 헤모글로빈은 적혈구의 일부로 세포에게 산소를 운반해 주는 일을 한다. 헤모글로빈 분자는 굉장히 복잡하고, 중앙에 철 원자를 한 개 가지고 있다. 이 한 개의 원자 때문에 혈액이 붉은 색을 띠는 것이다.

골수가 적혈구를 만들면, 이 적혈구는 약 120일 동안 혈액 속을 순환한 뒤에 노화되어 파괴된다. 따라서 하루에 우리 체내의 적혈구 중 1% 정도가 파괴되는 셈이고, 그 속의 헤모글로빈에서 25mg의 철분이 떨어져 나온다. 그러나 이 철분은 대부분 그대로 보존되어 재사용된다.

다른 필수 미네랄과는 달리 철분은 소변으로 배출되지 않으며, 이러한 이유로 아주 오래 보존될 수 있다. 그러나 철분은 출혈(생리 포함)이 있을 때, 혹은 대변으로 배출되는 담즙에 섞여서, 그리고 점막이나 피부, 모발세포가 떨어져 나가는 경우 등을 통해 몸 밖으로 배출된다. 남성들과 생리를 하지 않는 여성들의 일일 철분 손실량은 약 1.0mg 정도다. 생리를 하는 여성의 경우에는 1일 손실량이 1.4mg

에서 3.2mg에 달하며 이는 생리혈의 양에 따라 달라진다. 사소해 보이지만, 건강을 지키기 위해서는 매일 손실되는 만큼의 철분이 식사를 통해 보충되어야 한다. 반면에, 폐경후기의 여성들은 남성들처럼 철분 수치가 높아지기 쉽다. 그렇다고 해서 철분이 함유된 식품을 피하라는 뜻은 아니고, 꼭 필요할 때가 아니면 철분이 든 비타민을 먹지 말아야 한다.

간과 비장은 남아도는 철분의 저장고다. 과도한 철분은 간경화나 간의 비대, 당뇨병, 성선기능저하증(hypogonadism), 고환위축, 관절퇴화, 심장질환 등 바람직하지 못한 상태를 가져오며, 피부에 탁한 갈색의 침착을 일으키기도 하고, 대장암이나 간암으로 사망하게 만들기도 한다. 과도한 철분은 세포에 대해 독성을 지니고 산화작용을 일으키기 때문에, 다른 원인으로 유발된 암을 더욱 발전시키기도 한다.

철분 수치를 적절히 유지하는 신체의 능력은 대단히 놀랍다. 철분 흡수율은 체내 철분 저장량에 따라 달라진다. 철 저장량이 낮으면 철 저장량이 높을 때보다 흡수율이 올라간다. 이러한 철분 흡수조절 메커니즘은 상당히 독특하다.

이 철분은 장점막세포 속에서 작은 철결합단백질로 전달되고 또 다시 혈장(plasma; 혈액 중의 액체 부분)으로 전달되어 철분을 운반하는 '트랜스페린(transferrin)'이라는 단백질이나 또는 철분을 저장하는 '페리틴(ferritin)'이라는 단백질과 결합된다. 장점액세포의 수명은 3일에서 5일에 불과하기 때문에 페리틴과 결합한 철분은 탈락되는 세포들과 함께 대변 속에 섞여서 빠져나가게 된다. 이 과정은 철분과다를 예방하는 완충장치다. 트랜스페린에 의해 혈액 속에서 운반되는 철분은 항상 제2철 형태로 존재한다. 그러나 체세포 속으로 배출되면 이 철은 그보다 활동적인 제1철의 형태로 바뀐다(크기가 줄어듦). 반면, 페리틴과 결합한 철분은 주 저장고인 간과 비장으로 운반된다. 이것은 과도한 철분섭취에 대응해 몸을 보호하고, 철분섭취가 부족할 경우를 대비해 저장해 두는 중요한 역할이 된다.

트랜스페린과 결합한 철분의 농도(concentration)는 신체의 철분상태를 측정하는 데 사용된다. 빈혈일 때는 트랜스페린의 철분농도가 낮고, 철분 과다일 때는 농도가 높아서 트랜스페린 중 철분과 결합하는 지점이 완전히 철분으로 꽉 차 있다. 이 농도는 검사가 가능하며(혈중 페리틴), 철분부족이나 철분과다를 알려주는 지표로 큰 도움이 된다.

철분이 함유된 다양한 식품들이 포함된 식단을 통해 체내 철분 수치를 유지해야 한다. 철분이 부족하다는 검사 결과 때문에 꼭 보충해야 하는 경우가 아니면 철분 보조제를 먹지 않는 것도 중요하다. 폐경전기 여성이나 생리혈의 양이 많은 여성들은 철 결핍성 빈혈 여부를 알아보기 위해 적어도 1년에 한 번은 철분 수치를 검사받는 것이 좋다. 철분 수치를 검사할 때는 철분부족의 근본적인 원인을 판단하기 위한 검사도 함께 해 줄 것을 의사에게 반드시 요청하기 바란다.

호모시스테인

스테이크를 먹으면, 인체는 풍부한 단백질을 분해하여 하나하나의 구성단위를 만드는데, 이것이 바로 아미노산이다. 아미노산 중에 메티오닌(methionine)이라는 것이 있는데, 이것은 체내에서 단백질과 근육, 연결조직, 효소를 구성하는 22가지 아미노산 중의 하나다. 메티오닌은 대사과정을 거쳐(화학적으로 분해되어) 호모시스테인이 되고, 호모시스테인(homocysteine)은 소변으로 배출되기 위해 재빨리 시스테인(cysteine)으로 변형된다. 만일 호모시스테인이 빨리 시스테인으로 변형되어 배출되지 않으면, 혈관에 독이 되어 관상동맥 내부에 염증을 일으키기 때문에, 손상을 입히고 관상동맥을 막는 혈전을 발생시키기도 한다.

30여 년 전, 하버드 대학의 킬머 매컬리 박사는 호모시스테인 수치가 높아진 환자들에게 비타민 B6과 B12, 엽산을 첨가하면 호모시스테인 수치가 감소하여 심혈관계 질환 위험이 감소한다는 이론을 발표했다. 이 때문에 그는 그가 일하던 하버드 대학의 지상에 있던 연구실로부터 같은 건물의 지하실로 좌천되었다. 그 뒤로 매컬리 박사는 명예를 회복했고, 필자가 이 글을 쓰는 지금도 생존하여 이러한 사실을 만끽하고 있다. 기존 의료계(즉 제약업체들)는 비싼 특허약품 대신에 값싼 비타민을 사용한다는 이유로 이 중요한 치료법을 무시해 왔다.

메티오닌이 배출되기 위해 시스테인으로 분해되려면 효소작용이 원활해야 한다. 이 효소가 작용하지 않으면 호모시스테인 수치가 올라가서 심장마비와 뇌졸중을 일으킨다. 이 효소의 보조 인자가 바로 비타민 B6이다. 그러므로 이 비타민 B6을 꼭 충분히 섭취(1일 50mg이면 된다.)하는 것이 좋다.

또 다른 효소는 호모시스테인을 보다 안전하게 만들기 위해 다시 메티오닌으로 변환시킨다. 이 효소의 보조인자는 비타민 B12이다. 그러므로 비타민 B12를 충분히 섭취(매일 1,000mcg에서 1,200mcg)하는 것이 좋다.

엽산(folic acid; 비타민 B군에 속함)은 메틸기($-CH_3$)를 호모시스테인 분자에 첨가해서 우리에게 해롭지 않게 만든다. 그러므로 호모시스테인과 관련된 손상을 막기 위해서는 엽산을 충분히 섭취할 필요가 있다(매일 400mcg).

지난 수년 동안 호모시스테인에 대한 관심이 크게 높아졌으며, 연구 결과 이 아미노산 수치의 상승은 심장병의 중요한 위험요인으로, 심장마비의 30% 가량이 호모시스테인 때문이라는 것이 분명히 밝혀졌다.

붉은 색 고기에 메티오닌이 많기는 하지만, 신체가 충분한 영양을 공급받고 있다면 이를 배출하는 데 아무 문제가 없다. 그러나 몸에 비타민 B6과 B12, 엽산이 부족하면 호모시스테인이 축적된다. 따라서 붉은 색 고기를 먹는 자체가 문제가 아니라 다른 비타민 부족이 관상동맥 폐색을 일으키는 것이다.

호모시스테인은 알츠하이머병을 유발하는 데도 한 몫을 하는 것으로 보인다. 『뉴잉글랜드 의학 저널(NEJM)』에 실린 한 연구는 혈장 호모시스테인 수치(plasma homocysteine level)가 전체적으로 높은 것만으로도 알츠하이머병의 진행을 알 수 있음을 확인했다. 보스턴 소재 터프츠 대학과 보스턴 의과대학이 행한 이 연구에서는 건강한 1,092명의 여성과 남성(평균연령 76세)의 호모시스테인 수치를 측정했다. 이후 8년 사이, 111명의 피실험자들에게서 알츠하이머병이 발병했다. 이 기간 동안 호모시스테인 수치가 높았던 경우(리터당 14 마이크로몰) 치매와 알츠하이머병의 발병률이 두 배에 달했음이 밝혀졌다. 알츠하이머병의 발병률을 증가시키는 호모시스테인 작용의 메커니즘은 아직 알려지지 않았다.

흥미로운 것은 비타민 B6과 B12, 엽산의 혈중 수치는 치매 발병률과 그다지 관계가 없었다는 점이다. 비타민 보충이 효과가 없다는 얘기는 아니다. 비타민 필요량은 사람마다 다르므로 언젠가는 비타민의 기능에 문제가 없을 정도의 복용량을 과학자들이 알아낼 것이다. 사람에 따라서는, 특히 노인들의 경우에는 영양소를 효과적으로 흡수하지 못할 수도 있으므로 이런 경우에는 베타인 하이드로클로라이드 혹은 소화효소 같은 소화보조제(digestive aids)를 사용할 수 있다.

C-반응성 단백질(CRP)

C-반응성 단백질(CRP)은 몸에 생긴 감염이나 염증에 대한 반응으로 간에서 생성되는 단백질이다. CRP의 상승은 감기나 발목을 삐는 등의 갑작스런 사태를 알려 주는 척도가 된다. 그러나 높은 수치가 지속적으로 나타난다면 몸에 만성적인 염증이 있음을 뜻하는데, 대개는 관상동맥에 염증이 생겼을 가능성이 많다. 높은 CRP 수치는 심장마비의 전조가 되며, 특히 LDL('나쁜')과 HDL('좋은') 콜레스테롤의 비율이 나쁠 때 더욱 그렇다. 심장마비 환자의 절반 이상이 정상적인 콜레스테롤 수치와 혈압을 보이므로 CRP 검사는 더욱 중요하다.

갑작스런 심장마비와 뇌졸중 사망의 85% 정도는 불안정하고 비석회화한 관상동맥혈전이 파열되고 그로 인해 응혈이 생기기 때문이다. 관상동맥이 감염되거나 손상을 입으면, 몸에서는 그것을 고치기 위해 혈전을 만든다. 그러나 기존의 혈관조영술로는 보이지 않는 '불안정한' 혈전은 갑자기 제거되거나 파괴될 수 있으며, 이 때문에 내용물이 혈액 속으로 뿜어져 나오면서 응혈과 혈전조각이 생기고 피가 진해져서 관상동맥이 막히는 것이다. 이것이 심장이라면 심장마비가 되고, 뇌라면 뇌졸중으로 나타난다.

관상동맥을 손상시킬 수 있는 만성적 염증은 고질적 감염과 자가면역 질환, 낮은 코티솔 수치 때문에 생긴다. 건강검진을 할 때는 CRP 수치도 검사해 볼만하다.

영양과 생활습관

영양과 생활습관의 변화를 통해 심혈관계 질환을 예방하는 법을 우리는 이미 잘 알고 있다. 이 주제에 관해서는 이 책 끝부분에서 자세히 다루겠지만, 우리가 아는 것을 간단히 짚어 보도록 한다. 우리는 적당량의 붉은 색 고기와 유제품을 섭취해야 하고 생선을 좀더 섭취해야 한다. 가공되지 않고 신선한 모든 종류의 식물성 식품(채소, 통낟알 곡식, 과일)을 많이 먹어야 한다. 식용유는 가공이 적게 되고 리놀렌 산과 알파 리놀렌 산이 많이 포함된 제품(올리브 오일 등)으로만 제한해야 하고, 수소화한 기름(식품점에 진열된 거의 모든 종류의 기타 식용유)은 피해야 한다. 일반적인 인식과는 반대로, 계란은 심장질환 발병률의 증가와는 무관하며 대단히 영양가가 높다.

규칙적으로, 적당히, 즐겁게 운동하고, 어두운 방에서 규칙적인 수면을 취하는 것도 심장건강을 최적으로 유지하기 위한 기초가 된다.

비타민

비타민 E, 비타민 A, 비타민 C, 베타 카로틴, 아연, 셀레늄, 바이오플라보노이드, 마그네슘 등의 항산화제를 식단에 보충하는 것은 현명한 일이다. 이 영양소들로 우리 몸을 보호하는 효과를 얻으려면 일상적인 식사로 얻을 수 있는 것 이상의 양을 섭취해야 한다. 비타민 보조제들은 안전하게 섭취할 수 있고 최소한 우리에게 에스트로겐의 광고 내용 이상의 혜택을 준다.

간호사 설문 연구와 하버드의 남성 연구에서 나타난 바로는 비타민 E를 100IU 이상 섭취하는 사람들에게는 심장마비 발병률이 35%에서 50% 정도 낮았고, 최근 영국에서 행해진 연구는 발병률이 70%까지 감소한 결과를 보여 주었다. 비타민 E는 지용성이라서 콜레스테롤 등의 지방화합물이 산화하는 것을 막아 주므로 특히 더 효과적이다. 수용성 비타민과 미네랄 항산화제가 우리에게 주는 혜택을 생각한다면 비타민 C와 셀레늄도 보충하는 것이 좋다. 비타민 보충에 대한 자세한 내용은 21장을 참조하기 바란다.

마그네슘이 부족하면 관상동맥 수축의 위험이 크게 증가하고 승모판 탈출증(mitral valve prolapse)이 발생할 수 있다. 잘 인식되지 않은 사실이지만 마그네슘 부족은 상당히 흔하며, 마그네슘 농도는 심혈관계 질환시 생존율과 연관되어 있고 심혈관계 질환의 높은 사망률은 이뇨제 사용, 당뇨병, 디곡신요법, 알코올, 연령,

심부전증(congestive heart failure), 설사, 영양부족 등으로 마그네슘이 고갈되는 현상과 밀접한 관련이 있다.

매일 300mg에서 400mg의 마그네슘을 보충하는 것은 훌륭한 예방약 역할을 한다. 마그네슘의 흡수를 도우려면 반드시 두 배 이하 분량의 칼슘과 함께 섭취해야 한다.

호모시스테인은 메티오닌의 노폐물로 소변으로 배출되기 위해 더 안전한 화합물로 전환된다. 만일 전환되지 않으면 축적되어 심장질환을 일으킨다. 비타민 B군인 B6, B12, 엽산은 호모시스테인 전환에 중요한 역할을 담당하며 이들이 부족하면 호모시스테인의 수치가 증가한다. 좋은 1일 종합 비타민제에는 50mg의 비타민 B6, 엽산 400mg, B12 1,000mcg이 들어 있어야 한다.

아스피린은 어떨까?

20여 년 전, 필자는 아스피린을 주요 변수로 하는 하버드 대학의 의사설문연구에 참여하게 되었다. 연구에 참여한 2만 2천 명의 의사들 중 절반은 아스피린을 받고 나머지 반은 위약을 받았다. 연구가 시작된 지 4년이 지났을 때, 위약을 폐기하라는 조언과 함께 2만 2천 명 모두에게 아스피린이 주어졌다. 아스피린 사용자가 심장마비 발생률이 훨씬 낮게 나타났기 때문이다. 얼마 후 우리는 아스피린에 대한 자료를 받았다. 자료는 위약을 먹은 그룹에서 18건의 심장마비사가 일어난 데 비해 아스피린 그룹에서는 12건이 일어났음을 보여 주고 있었다. 그러나 출혈성뇌졸중(뇌혈관이 터지는 것) 사망은 아스피린 그룹에서 44건이었고 위약 그룹에서는 38건이 발생했다.

필자는 책임 연구원에게 서신을 보내어, 심장마비와 출혈성뇌졸중으로 인한 사망자를 모두 합하면 두 그룹의 수치가 같다는 점을 지적했다. 아스피린 덕분에 감소한 6건의 심장마비 사망 수치는 아스피린 그룹에서 추가로 발생한 6건의 출혈성뇌졸중 사망 수치와 같다. 아스피린이 죽을 뻔한 생명을 살려 주었다고는 볼 수 없었다. 뿐만 아니라, 4년이 넘도록 아스피린을 사용한 1만 1천 명의 의사들에게서 심장마비 사망자 수가 6명 감소했다는 것은(1만 1천 명에게서 연간 1.5명의 사망자 발생 = 0.014% 차이) 필자가 볼 때는 그다지 큰 차이가 아니었다. 책임 연구원은 필자에게 보낸 답장에서, 심장병 사망이 6건 대 18건이면 33% 차이로서 이 정도면 통계상 의미가 있다고 보지만, 44건 대 6건의 뇌졸중 사망자 차이는 통계상 의미가 없다고 했다.

필자는 다시 한 번 편지를 써서 통계상 의미 있는 것과 임상적으로 의미 있는 것은 다르다. 연구에는 계속 참가하겠지만 아스피린을 사용하지는 않겠다고 밝혔다. 이 연구원은 솔직히 조언해 주고 연구에 계속 참여해 주어 고맙다고 답했으며 이 연구는 현재에도 계속되고 있다.

이 연구 이후로 아스피린 가설은 널리 받아들여지고 있으며, 현재 의학계의 가설에 의하면 아스피린은 혈소판응집(혈액응고)을 방지한다고 한다. NSAID(nonsteroid anti-inflammatory drugs; 비 스테로이드성 항염진통제)들이 출현하면서, 이 약들 중 일부(나프록센이나 이부프로펜 등)가 심장마비로부터 보호해 준다는 주장이 나왔다. 이 약품들이 트롬복산을 차단하여 혈소판응집을 막는 작용을 하며, 따라서 심혈관계 부작용(cardiovascular events; 심장마비를 새롭게 완곡한 어법으로 표현하면)을 막아 준다는 주장이다. 그러나 연구 결과는 그렇지 않아서, 아스피린과 마찬가지로 NSAID 역시 소화불량, 위장출혈(장출혈), 신장(콩팥) 기능장애, 고혈압 문제, 심부전 촉진 등의 부작용을 일으켜 심각한 질병과 사망을 가져올 수 있다. 우리 몸의 염증반응은 프로스타글란딘(PG) 때문에 일어난다. 이 PG를 생체 내에서 합성하는 cyclooxygenase(COX)라는 효소가 있는데, NSAID는 이 효소를 억제시켜서 PG의 생합성을 차단하여 소염진통작용을 하는 약물이다. NSAID는 cyclooxygenase-1(COX-1)과 cyclooxygenase-2(COX-2)를 둘 다 차단한다. COX-1과 COX-2는 서로 아미노산 서열의 60%의 유사성을 가지고 있고 둘 다 아라키도닉 산을 PG로 전환시키는 성질이 있다. COX-1은 정상적인 위점막을 유지시키는 기능을 하므로 COX-1을 차단할 필요가 없고 다만 임상적으로 위장에 해를 끼치지 않고도 선택적으로 COX-2만을 차단하는 약물을 만들려는 노력을 오랫동안 기울여 왔다. 이리하여 COX-2만 선택적으로 차단하는 COX-2 억제제(COX-2 inhibitors)가 1999년에 시장에 나오게 됐는데, 이들 약물들은 위장장애가 없다고 하여 많이 사용되어 왔다. 그러나 순전히 COX-2만 선택적으로 차단한다고 하여 개발됐던 이 약품들은 혈소판 트롬복산의 생성을 억제하지 않기 때문에 혈소판 응집에 영향을 주지 못하고 과량투여하는 경우 강력한 혈전을 유발하여 심장마비 등의 심혈관계 부작용이 따른다. 이러한 이유로 인하여 그 중 Vioxx와 Bextra는 이미 시장에서 퇴출되었다. 그 후에 개발되던 다른 COX-2 억제제들도 심혈관계 부작용의 위험을 증가시키지 않는지에 대한 많은 연구가 진행되고 있는데, 현재로서는 모든 COX-2 억제제의 공통적인 효과라기보다는 각각의 COX-2 억제제마다 가지고 있는 차이가 아닐까 하는 분석이 지배적이다. 그래서 현재는 Celebrex만이 시장에 남아 있지만 이 역시 해로울 수도 있다는 의견이 있어서 많은 논란이 일고 있는 가운데 낮은 용량으로 조심스럽게 사용되고 있다.

『란셋』지에 실린 한 기사에 의하면 밴더빌트 의과대학과 내슈빌 재향군인 병원에서 실시한 연구에서는 비아스피린계 NSAID 사용자와 비사용자들의 중증 관상동맥 심장질환(심장마비 혹은 사망) 발생률을 5년 동안 비교했다. 이들은 중증 심장질환의 발생률에 아무런 차이를 발견하지 못했고 따라서 NSAID가 심장마비나 심장으로 인한 사망을 막아 주는 효과가 없다는 결론을 내렸다.

기사와 함께 실린 사설을 통해, 영국 헐 대학의 심장전문의 존 G. F. 클레런드 박사는 위의 연구를 평가하면서 아스피린, NSAID, COX-1과 COX-2 억제제의 심장 보호 효과에 대해 구할 수 있는 메타 분석자료를 모조리 검토했다. 그는 아스피린이 급성심근경색 관리에 효과적인 약품이 '될 수도 있다'는 데는 동의하지만, 심장마비를 일으킨 지 6주가 지나서도 아스피린을 사용하는 데 찬성할 근거는 거의 없다고 했다. 아스피린이나 NSAID, COX-1, COX-2 억제제 장기복용으로 심장을 보호할 수 있다는 증거는 빈약한 데 비해, 나쁜 부작용이 생긴다는 증거는 명확히 있음을 발견했다. 이렇게 비효과적인 양상을 믿다가는 심장마비 예방에 더 좋은 방법을 찾기 위한 연구가 지체될 뿐이라고 클레런드 박사는 경고했다.

물론 폐경기 여성에게 혈액응고를 일으키는 주요 원인 중에는 에스트로겐 과다도 있다. 다행히 최근 의학계는 에스트로겐 투여량을 낮추는 추세이며, 다량의 에스트로겐을 택하는 여성들이 점차 줄고 있으므로, 관상동맥 발작으로 인한 여성들의 심장마비와 혈전으로 인한 심장마비도 크게 감소할 것으로 기대한다.

뇌졸중과 호르몬 균형

뇌졸중은 심장마비만큼 많은 주목을 받지 못한다. 뇌졸중은 심장마비에 이어 2위를 차지하는 여성의 주요 사망원인이며, 남성의 사망원인으로서는 심장마비와 암 다음으로 3위를 기록한다. 뇌졸중을 더 잘 일으키는 쪽은 남성이지만, 뇌졸중으로 사망할 확률은 여성 쪽이 더 높다. 여성들이 뇌졸중으로 사망할 확률은 5분의 1이고, 45세 이전에는 심장마비보다 뇌졸중에 걸릴 가능성이 높다.

뇌졸중이란 정확히 무엇일까?

뇌졸중은 갑자기 찾아오는 재앙처럼 뇌 속의 혈관이 갑자기 막히거나 터져서 뇌가 손상되는 것이다. 혈류가 멈추는 허혈성 뇌졸중은 응고된 혈액이 혈관을 막아서 생긴다. 이는 처음부터 뇌(혈전)에서 생길 수도 있고, 다리(색전) 같은 순환계통에서 생겼다가 뇌에 이를 수도 있다. 뇌졸중의 약 80%가 허혈성 뇌졸중이다.

뇌출혈은 뇌 속의 혈관에 파열이 일어나 생기는데, 이전에 동맥류(혈관이 얇아지거나 부풀어 오르는 것, 또는 양쪽 다)가 있던 자리에서 발생하기도 한다. 어떤 경우이든지 응혈이나 출혈이 뇌조직으로 향하는 혈류를 방해하게 된다. 뇌 속이나 혹은 뇌에 근접한 곳에서 혈액이 혈관 밖으로 뿜어 나올 경우 염증을 일으키게 되고 부종을 일으켜 손상범위가 커지게 된다. 만일 환자가 뇌출혈의 위급한 단계를 넘어 생존하였다면 이 손상의 많은 부분은 결국 점차적으로 나아지게 되고 뇌는 기능을 회복하게 된다. 뇌출혈은 전체 뇌졸중의 20% 정도를 차지하지만 뇌출혈로 인한 사망률은 매우 높다.

무엇이 뇌졸중을 일으키나?

뇌졸중을 일으키는 근본 원인은 고혈압, 아테롬성 동맥경화증(죽상동맥경화증), 출혈장애(특히 의사가 항응혈제나 기타 혈액응고방해물질을 처방해서 생김),

두부외상, 정맥이나 동맥기형, 뇌 속의 혈관쇠퇴 등으로 알려져 있다. 미처 진단되지 않은 동맥류 때문에 예상치 못했던 파열이 일어나는 경우는 뇌졸중 가운데 낮은 비율을 차지하는데, 대개 40세에서 50세 사이의 사람들에서 일어나며 비참한 결과를 초래한다.

뇌졸중으로 인한 뇌 손상 정도는 관련된 혈관의 크기와 뇌에서의 위치에 달렸다. 뇌졸중에는 경증과 중증, 그리고 즉사하는 경우가 있다. 가벼운 허혈성 뇌졸중은 때로 너무 경미해서 잠깐 졸도하거나 비교적 짧은 시간 동안 갑자기 어지러워지는 정도에 그치기도 한다. 즉, 신경계 결함이 간단하고 원상복귀가 가능한 경우이다. 이것을 일과성허혈성발작(transient ischemic attack; TIA)이라고 하는데, 이는 뇌졸중의 전조가 될 수 있다. TIA가 있었던 사람 중 3분의 1이 후에 더 큰 뇌졸중을 일으키기 때문이다.

큰 혈관에 생기는 혈류방해는 물론 더 큰 뇌졸중을 일으킨다. 다른 뇌졸중의 경우보다 '더 중요한' 뇌 부분에 혈액을 공급하는 혈관들도 있다. 이 혈관들이 출혈을 일으키거나 막혔을 때 초래되는 뇌손상은 대단히 파괴적일 수 있다. 말을 못하게 되거나 시력을 잃거나, 팔다리가 마비되거나, 기억력 혹은 사고력이 불완전해지고, 성격이 변할 수도 있다. 이러한 뇌졸중은 영구적인 신경손상에 이르기도 한다. 신경손상의 성격을 보면 뇌졸중이 발생한 위치를 알아낼 수 있다. 뇌졸중이 발생한 부분을 보려면 CT와 MRI 촬영(그러나 두개골 X선은 아님)이 특히 유용하다.

뇌졸중의 근본 원인

1970년대 이전에는 뇌졸중 발생과 사망이 여성보다 남성들 쪽에 더 일반적이었다. 그러나 20년 사이, 여성에게 치명적인 뇌졸중 발생이 증가했고 이제는 남성보다 높아져서 전체 여성 사망원인의 25%를 차지하고 있다. 뇌졸중 사망은 젊은 여성에게는 비교적 흔치 않지만 55세에서 64세 사이에는 발생률이 3배가 되고 65세 이후로는 크게 증가한다. 이렇게 나이가 들면서 뇌졸중 발생이 크게 증가하는 것을 단순히 노화 때문이라고들 생각하지만, 나이와 함께 찾아오는 성 호르몬의 변화가 미치는 영향을 간과해서는 안 된다.

우리 순환계의 근본적인 건강을 판단하려면 혈액이 어떻게 응고되고, 혈액이 얼마나 '묽고' '매끄러우며', 동맥벽에 혈전이 축적되었는지, 심장이 얼마나 부드럽게 펌프운동을 하는지, 혈관구조를 구성하는 세포의 생명력은 어떤지 등도 고려되어야 한다. 건강한 동맥은 고혈압만으로는 파열되지 않는다. 파열되는 것은 퇴행적인 변화로 약해진 동맥이다.

호르몬 균형은 뇌졸중 위험에 어떤 영향을 미치나?

뇌졸중을 방지하기 위해 여성이 할 수 있는 가장 중요한 일은 생리학적 프로게스테론의 수치를 정상적으로 유지하는 것이다. 스테로이드 호르몬(에스트로겐, 테스토스테론, 코티솔, 안드로스테네디온, DHEA)이 전체적으로 효과를 발휘하려면 균형이 가장 중요하다. 예컨대 에스트로겐이 과다하면 혈액이 응고될 위험이 증가한다고 알려져 있다. 1997년 그레이디 등은 이와 관련된 6건의 참고자료를 분석하였는데, 에스트로겐 보충요법(ERT)이 에스트로겐 비사용자에 비해 동맥혈액 응고의 위험을 200에서 360% 증가시킨다는 결론을 내렸다. 최근 WHI(Women's Health Initiative)는 프렘프로 사용자들에게 뇌졸중이 41% 증가했음을 보여 준 바 있다.

뇌졸중 위험의 증가는 경구피임약(임신조절정제)이 가져오는 부작용으로 알려져 있기도 한데, 이 약에는 합성 에스트로겐과 프로게스틴이 들어 있다. 한때는 경구피임약의 에스트로겐 용량을 낮추거나 여러 가지 프로게스틴(합성 프로게스테론)을 첨가하면 뇌졸중의 위험을 줄일 수 있다고 생각했다. 그러나 의학 전문지 『란셋』에 게재된 최근의 연구 결과에 따르면 2세대 혹은 3세대 경구피임약 역시 초기 피임약과 같은 정도로 뇌졸중을 유발한다는 사실이 밝혀졌다. 이것은 경구피임약에 든 합성 프로게스틴이 프로게스테론 분비를 막을 뿐 아니라, 몸 전체의 수용체가 프로게스테론을 받아들이는 것까지 막아서 우리 몸에 이로운 프로게스테론의 항에스트로겐 효과를 차단하기 때문이다.

남성의 경우에는 테스토스테론 수치가 낮을 때 뇌졸중의 위험이 높아진다.

뇌졸중 예방법

그렇다면, 뇌졸중을 방지하려면 혈액과 혈관의 건강을 유지하는 데 초점을 맞춰야 할 것이다. 그러기 위해서는 다음의 사항들이 필요하다.

- 우수한 식단(상한 기름 등 동맥에 손상을 주는 식품을 피할 것)
- 충분한 수분공급(깨끗한 물을 많이 마실 것)
- 운동을 통해 혈행을 좋게 하고 혈관의 직경을 넓힐 것
- 항산화제를 섭취하여 동맥을 손상시키는 LDL 콜레스테롤의 산화를 방지할 것
- 에스트로겐과 프로게스테론의 적절한 균형

기존 의학은 대체로 프로게스테론이라는 요인을 무시하고 있다. 뿐만 아니라 호르몬 대체요법(HRT) 처방 등 천연 프로게스테론을 써야 할 때도 합성 프로게스테론(프로게스틴)을 쓰고 있다.

의사들이 에스트로겐과 프로게스테론 균형을 더 공부할 때까지는, 여성들 스스로가 균형을 유지하기 위한 조치를 취해야 한다. 폐경전기 여성들은 천연 프로게스테론(피부에 바르는 크림이 좋다)을 적절히 보충함으로써 에스트로겐 우세를 바로잡을 수 있다. 호르몬 대체요법(HRT)을 사용하는 폐경후기 여성들은 에스트로겐 보충 양을 줄이고 정상적인 생리학적 프로게스테론 수치를 회복하면 에스트로겐 우세를 치료할 수 있다.

이와 마찬가지로, 노화와 함께 테스토스테론 수치가 낮아지면서 남성들의 뇌졸중 위험도 높아지므로, 50세 이상의 남성들 또한 몇 년에 한 번은 타액 호르몬 수치검사를 받도록 하고, 필요하다면 소량의 천연 테스토스테론을 보충해야 한다.

뇌졸중을 방지하려면 심장마비를 예방할 때와 같은 생활습관의 변화가 필요하다. 그러나 여성들에게는 호르몬 균형도 중요하다. 미국 여성들이 생활습관을 바꾸고 적은 생리학적 투여량의 천연 호르몬을 써서 호르몬 균형을 이룬다면, 뇌졸중 발병률은 상당히 떨어질 것이다.

뇌졸중 위험을 증가시키는 것들
흡연
당뇨
비만
불규칙한 심장박동(심방세동; atrial fibrillation)
고혈압
에스트로겐 과다/에스트로겐 우세(남성과 여성 모두)
프로게스테론 부족
남성의 경우 낮은 테스토스테론 수치
피임약
높은 호모시스테인 수치
불량한 식습관
운동부족
항산화 성분 부족
지나친 알코올 섭취
상한 기름과 수소화된 식용유

뇌졸중 위험을 감소시키는 것들
호르몬 균형(남성과 여성 모두)
적당한 운동(지나치지 않게)
적당량의 마그네슘과 칼륨
적당량의 식이섬유가 포함된 식단
정기적인 생선 섭취
차 마시기, 특히 녹차
적당한 항산화성분 수치, 특히 비타민 A와 비타민 E
뇌졸중 위험을 낮춰 주는 과일과 채소를 더 많이 섭취하기
저녁 식사 반주로 한 잔의 와인(많다고 좋은 것은 아님)
과일에 든 바이오플라보노이드는 혈관을 튼튼하게 함
혈액을 '묽고' '매끈하게' 지켜 주는 마늘과 양파 많이 먹기

결론

생리학적 투여량의 천연 호르몬을 사용하는 호르몬 균형은 심장질환을 방지하는 데 중요하지만, 미국 여성들의 심장질환 중 상당수는 다량의 에스트로겐과 프로게스틴을 처방하는 기존의 호르몬 대체요법(HRT) 탓인 것으로 보인다.

마찬가지로, 비만과 높은 인슐린 수치는 심혈관계 질환을 유발하는 데 중요한 역할을 하지만, 좋은 영양섭취와 적당한 운동은 이러한 질환을 예방하는 데 똑같이 중요한 역할을 담당하고 있다.

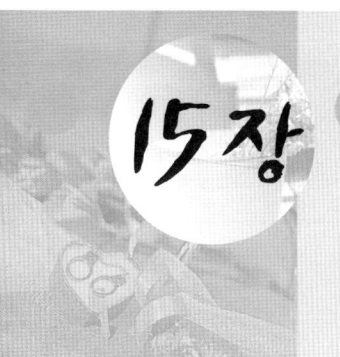

15장

호르몬 균형과 암

유방암의 발병률(유방암에 걸리는 여성들의 숫자)은 계속해서 높아지고 있으며 그 숫자는 섬뜩할 정도이다. 2000년에는 18만 2천 8백 명의 여성이 유방암 진단을 받았다. 1950년 이후 유방암 발병률은 60% 증가했다. 검사 방법이 개선되고 암이 조기발견되기 때문이라고 주장하는 사람도 있을 것이다. 그러나 조기발견을 위한 유방검진을 자주 하기 쉽지 않은 연령인 80세 이상의 여성들에게도 지난 30년 동안 유방암 발병률은 30명 중 1명에서 8명 중 1명으로 높아졌다. 암으로 사망하는 여성들 중 15%가 유방암으로 사망한다. 이것은 미국의 통계이지만, 전 세계적으로 1백 67만 명의 여성들이 유방암을 앓고 있고 날로 증가하고 있다.

유방암으로 인한 사망률 역시 상당히 높다. 세계에서 가장 유방암 비율이 높은 지역인 미국과 캐나다의 사망률을 합하면, 북미 여성들은 평균 12분마다 한 명씩 유방암으로 사망한다.

유방암 발병률은 나이와 함께 높아지지만 폐경후기 여성들뿐만 아니라 젊은 폐경전기 여성들에게서도 증가하고 있다. 발병률은 나이가 들면서 함께 증가하여 현재 유방암의 위험은 75세 이상 여성의 경우 10명 중 1명이다. 전문가들은 유방암의 80%가 식습관과 독성물질에의 노출 등 환경적 위험요인 때문이며, 나머지 20%는 유전적 요인 때문이라는 데에 의견을 같이 하고 있다.

여성들이 천연 프로게스테론을 사용하면 산업화한 서구 국가에 널리 퍼진 유방암을 크게 줄일 수 있으리라고 믿는다. 유방암과 자궁내막암은 모두 난소에서 분비되는 호르몬(에스트로겐과 프로게스테론)에 민감한 조직에서 발생하는 암이다. 물론 관련된 요인들이야 여러 가지가 있겠지만 현재 자궁내막암의 원인으로 유일하게 알려진 것은 프로게스테론이 부족할 때의 에스트로겐이다. 유방암을 일으키는 것으로 알려진 에스트로겐의 종류는 하나 이상이다. 에스트로겐과 암 사이에는 이렇듯 강한 상관성이 있는데, 프로게스테론은 암에 관해 에스트로겐을 억제하거나 균형을 이루는 기능을 한다는 사실을 이 장에서 확실히 알 수 있을 것이다. 또 호르몬과 암에 관해서도 전체적으로 검토할 예정이다. 호르몬과 암, 더 정확히는 호르몬과 유방암에 대해 더 상세한 정보를 많이 얻고 싶다면 필자와 데이비드 자바 박사, 버지니아 홉킨스가 공동으로 저술한 『유방암의 진실』(Warner Books, 2002년)을 읽어 보기 바란다.

세포간 소통의 재개

일반적으로 말해서, 암은 우리 몸의 세포들 중 일부가 비정상적으로 성장하여 치료하지 않고 방치하면 우리를 죽이기에 충분할 정도로 커지는 것이다. 더 크게 보자면 암은 몸의 불균형으로부터 생기는 것이다. 불균형을 바로잡으면 암은 사라지기도 한다. 우리가 암의 특정 메커니즘에 초점을 맞추면 맞출수록 전체 그림은 점점 더 희미해진다. 사실, 지난 수십 년 동안 수많은 연구자금을 들여 연구를 하면서도 우리는 아직도 암이 무엇인지 정확히 모르고 있다.

일반적인 사람들은 암을 잘라내고, 태우고, 화학약품으로 파괴해야 하는 낯선 성장 부위로 생각한다. 이는 잘못된 접근이다. 모든 암은 우리 몸의 세포 중 하나에 미세한 변화가 생기면서 시작된다. 뭔가 균형을 벗어나게 되고 세포는 약간 빠른 속도로 증식하게 되는데, 증식하는 세포들은 원래 예정된 세포유형으로 분화하지 않는다. 암세포는 정상적으로 분화해야 하는 능력을 상실한 채 정상적인 세포보다 빠르게 증식하는 세포이다. 정상적인 세포들은 정상적으로 성장하고 복구하기 위해 필요한 만큼 계속 자신을 복제한다. 각각의 세포(난자와 정자 제외)에는 완전한 한 벌의 염색체들이 있지만, 모든 세포는 자신의 신체 내의 목적에 맞게 특정한 방식으로 발달하게 된다. 그러나 암세포의 경우에는 주어진 속도보다 빠르게 증식하면서 정상적인 분화를 하지 않게 된다. 이러한 의미에서 암세포는 '다듬어지지 않은' 자기만의 속도로 성장하며 좀더 원시적인 세포가 된다. 이러한 세포의 변화는 질병의 증상이며 불균형의 징후이다.

1994년 『란셋』지의 기사에서 앨런 B. 애스트로우 박사는, 암과의 전쟁이 25년 간 계속되면서 항암제의 종류도 늘고 더욱 획기적인 치료법이 등장하고 있으며, 분자의 메커니즘에 관한 이해도 훨씬 높아졌는데도 암으로 죽어 가는 미국인들의 수는 점점 늘고 있다고 말했다. 우리는 화학약품과 방사선, 수술을 동원한 암과의 전쟁에서 지고 있다. 이제 새로운 관점이 필요한 때라고 애스트로우 박사는 말한다. 암세포는 외계의 침입자가 아니라 우리 자신의 일부이며, 본질적으로 정상이던 세포에 비교적 사소한 유전자 변화가 생김으로써 그 작용이 변화한 것이다. 이제 우리의 치료 전략은 세포 간 소통을 재개하는 작업이 되어야 할 것이다. 이는 세포 내의 소통 메커니즘을 다시 세우는데서 시작되는 질서 회복, 즉 균형의 회복을 말한다.

암은 어떻게 발생하는가?

암이 시작되는 정확한 메커니즘은 아직도 확실치 않다. 두 가지 이론이 팽팽히 대립하고 있지만, 이 둘이 서로 전혀 다르지는 않다. 하나는 유전학설(genetic theory)로, 방사선이나 바이러스, 독소 때문에 염색체의 DNA가 손상을 입어서 암이 생긴다는 주장이다. 인체는 염색체 회복 메커니즘으로 이들 손상에 대처하지만 나이가 들면서 손상된 부분들이 점차 몸 속에 쌓이게 된다. 따라서 암의 발병률은 나이가 들수록 증가한다. 독소나 스트레스처럼 회복 메커니즘을 방해하거나 지연시키는 요인들이 암에 걸리기 쉽게 만든다.

이보다 최근에 대두된 것이 후생학설(epigenetic theory; 환경학설; '환경의 작용'을 의미)로, 세포 내의 유독한 환경이 정상적인 염색체를 자극하기 때문에 염색체는 유독한 환경에 대응하기 위하여 좀더 원시적인 생존 모드에 돌입한다는 것이다. 좀더 원시적인 생존 모드에는 증식률의 증가도 포함된다. 후생학설(환경학설)은 세포 내 환경을 건강하게 유지하면 암을 막을 수 있고, 유독한 세포 내 환경을 바로잡으면 독성 없이 성공적으로 암을 치료할 수 있다고 주장한다. 유전학설보다는 후생학설(환경학설)을 지지하게 되는 이유는 다음과 같다.

- 똑같은 위험에 노출되더라도 어떤 사람에게서만 암이 생긴다.
- 발암물질에 비슷하게 노출되어도 사람마다 다른 조직 부위에 암이 발생한다.
- 사람이나 동물이 발암물질에 노출될 경우라도, 세포 회복과 유지에 도움을 주는 베타 카로틴과 비타민 C, 기타 항산화물질이 풍부한 식품을 먹으면 암을 예방할 수 있다.
- 세포배양실험에서, 발암물질로 생겨난 암은 세포배양의 영양상태를 높이면 진행을 역전시키고 제거할 수 있다.
- 암이 진행된 환자의 경우에도 다량의 비타민 C로 생존기간을 늘릴 수도 있다.
- 환자의 태도변화에 따라 생존기간이 길어지기도 한다. 부정적인 심리상태가 몸의 세포에 악영향을 줄 수 있다는 것은 분명한 사실이다.
- 인간의 경우 식습관을 바꾸거나, 긍정적인 자세와 식습관을 병행하여 '자발적인' 자연완화와 뚜렷한 치료효과를 볼 수 있다.

암의 진행과정에서 암의 단계는 흔히 두 가지로 나뉜다. 바로 발생인자(initiator)와 성장인자(promoter)이다. 건강하고 정상적인 상황에서는, 분화하는 세포의 염색체(DNA)들이 손상되면 그것을 고쳐 주는 유전자분절(게놈)이 생긴다. DNA 손상은 전리방사선이나 바이러스의 공격, 화학적 독소 때문에 일어날 수도 있고 초기배아형성기에 이미 생길 수도 있다. 이런 요인들을 발생인자(initiator)라고 부른다. 이렇게 생긴 결함은 보통 몇 년 동안 조용히 잠복한다. 시간이 지나면서 우리 세포는 세포분화와 비정상적 증식을 촉진하는 화학적·생물학적 작용에 노출된다. 이러한 작용 때문에 세포막이 손상되고 세포수용체가 활성화되며, 세포분화를 중재하는 수용체의 활동이 중단되거나, 손상된 염색체가 직접 영향을 받기도 한다. 이 모든 요인들에 영향을 받은 세포들은 다른 세포들과 함께 증식하게 된다. 이런 요인들을 성장인자(promoter)라고 부른다. 나이가 들면 발생인자와 성장인자에 노출될 위험성이 늘어난다. 따라서 암의 출현이나 발현은 나이와 함께 증가하게 된다. 일상적으로 증식하지 않는 세포들(근육과 신경세포)은 거의 암이 되지 않는다.

DES(diethylstilbestrol; 제노에스트로겐의 일종) 시나리오로 이것을 설명해 보자. 여성이 임신 중에 DES를 섭취하면 자라나는 배아나 태아의 DNA, 특히 비뇨 생식계 조직에 손상을 일으킬 수 있다. 초기배아단계에서는 남아와 여아 모두에게 미분화한 비뇨 생식계가 있다. 배아가 자라면서 이 기관은 남성이나 여성 형태로 발전(분화)하여, 여아에게는 난소와 자궁, 나팔관, 질 등이, 남아에게는 정소와 음낭, 음경이 생긴다. 비뇨생식계세포는 특히 강력한 DES 호르몬에 민감하기 때문에 이러한 분화시기에 잠복성 손상을 받을 수 있다. 후에, 이 손상은 자궁의 기관 기형으로 나타나기도 하고 자궁경부나 질에 암이 발생할 가능성을 높이게 된다. 남성의 경우는 복강 내에 잔류하게 된 불강하고환(정류고환), 정자 수 감소, 비정상적 음경이 나타나고 전립선암의 발병 위험성이 높아진다. 이러한 작용 중 일부는 훨씬 나중에야 나타나는 수도 있다. DES로 인하여 생긴 손상은 DES에 노출된 사람의 다음 세대에 가서야 뒤늦게 분명히 드러난다.

이러한 예를 통해, 발생인자(initiator)에 노출되는 시기가 매우 중요하다는 것과, 손상의 결과는 수년 후, 또는 다음 세대에 가서야 드러날 수도 있다는 것을 알 수 있다. EPA(미국 환경보호국)와 FDA(미국 식품의약국)에서 시행하는 유독성 실험에서는 실제의 독성과 선천적인 손상만을 조사하고, 훨씬 나중에 드러나는 영향에 대해서는 정기적으로 조사하지는 않는다.

에스트로겐은 세포성장을 촉진한다.

에스트로겐이 유방암과 자궁내막암 유발에 중요한 역할을 하느냐에 관하여서는 이제는 더 이상 논쟁거리가 아니다. 그러나 기존 의료계는 전통적인 호르몬 대체요법(HRT)이 사용하는 과다한 에스트로겐과 프로게스틴이 미국의 높은 유방암 발병률에 원인이 되고 있다는 점을 아직도 완전히 확신하지는 못하고 있다. WHI(Women's Health Initiative)는 프렘프로를 사용하는 여성들의 유방암 발병률이 29% 더 높다는 자료를 분명히 제시했지만, 기존 의료계에는 삼키기 어려운 쓴 알약을 삼키는 것처럼 아직도 이 증거를 받아들이기에는 많은 저항이 남아 있다. 에스트로겐 우세를 일으키는 것은 호르몬 대체요법 자체가 아니라 기존 의학 특유의 좀처럼 쉽게 바뀌지 않는 완고한 처방방식 때문이다.

　　호르몬 과다나 호르몬 부족이 암을 일으킬 수 있다는 증거 몇 가지를 보도록 하자.

- 유방암은 에스트로겐 수치가 정상 혹은 그 이상이고 프로게스테론 수치가 낮은 폐경전기 여성들에게 많이 발병한다. 일부 여성들은 성인기 초에 이러한 상황을 맞기도 하지만 대개는 무배란주기가 시작되는 35세 이후에 흔하다.
- 폐경전기 여성들이 유방절제술을 받은 후 유방암이 재발하거나 뒤늦게 전이가 되는 경우는 생리주기 후반부(프로게스테론이 우세한 시기)에 수술을 받았을 때보다 생리주기 전반부(에스트로겐이 우세한 시기)에 수술을 받았을 때 더 많이 나타난다. 유방암 수술은 생리주기 중 프로게스테론 수치가 높은 황체기에 하는 것이 안전하다. 혹은 수술에 앞서 프로게스테론 크림을 피부에 바르도록 처방할 수도 있을 것이다.
- 유방암 수술을 받은 여성에게는 암 재발을 방지하기 위해 보통 수술 후 5년 동안 타목시펜(항 에스트로겐제제; 에스트로겐 수용체에서 천연 에스트로겐과 경쟁하는 약한 에스트로겐 화합물)을 처방한다.
- 30세 전에 임신하면 암의 예방효과가 있다고 알려져 있다. 프로게스테론은 임신기간에 우세한 호르몬이다.
- 첫임신이 일찍 되고 만삭까지 개월 수를 다 채웠을 때만 예방효과가 있다. 18세 이전에 첫임신을 하는 여성의 발암률은 35세 이후에 첫아기를 낳는 여성에 비해 약 3분의 1 정도다. 임신이 중단된 경우(유도분만이나 자연유산)에는 예방효

과가 없다.
- 아이가 없는 여성은 아이가 하나 이상 있는 여성보다 위험성이 높다.
- 40세 이전에 난소적출술(양쪽 난소 제거)을 받은 여성은 유방암 위험이 상당히 줄어든다.
- 이른 시기에 난소적출술을 받아서 생긴 예방효과는 에스트로겐을 투여하면 사라진다.
- 남성을 에스트로겐으로 치료하는 것은(전립선암 치료를 위해서나 성전환 수술 후) 유방암 위험 증가와 연관이 있다.
- 최근에는 산업오염물질들이 강력한 에스트로겐 효과를 발휘하고 있는데, 이를 제노에스트로겐이라 한다. 이것은 환경을 위협하는 물질로 인식되고 있으며 유방암 발병에 기여하는 요인일 가능성이 크다. 이는 에스트로겐(특히 이를 억제하는 프로게스테론이 부족할 경우)이 어떤 식으로든 유방암의 발생과 진행에 연관되어 있음을 의미한다.
- 유방암과 난소암, 자궁내막암은 '호르몬 대체요법(HRT)'을 받아 에스트로겐이 우세해진 여성들에게 물론 많이 발병한다. 여기서 호르몬 대체요법이란 에스트로겐만을 보충하는 에스트로겐 보충요법(ERT)과 에스트로겐과 합성 프로게스테론(프로게스틴)을 혼합사용하는 호르몬 대체요법을 일컫는다.

자궁에서 에스트로겐이 맡은 역할은 내막세포를 증식시키는 것이다. 생리주기 중에 자궁 내막세포는 에스트로겐의 영향으로 더 빨리 증식하고, 이 때 배란과 함께 프로게스테론이 나타나 세포증식을 중단시킨다. 프로게스테론은 세포들이 성숙해지고 분비기에 진입하여 자궁내막을 성숙시키도록 이끈다. 수정란을 받아들일 준비가 되는 것이다. 이를 사과의 성장에 비유해 보자. 사과가 성장을 멈추면 사과는 익기 시작한다. 에스트로겐은 사과를 자라게 하는 세포의 증식, 즉 성장 단계를 촉진하는 호르몬이다. 프로게스테론은 성장을 멈추고 사과가 익게 하는 호르몬이다. 학자들 중에는 프로게스테론이 유방조직의 세포성장을 촉진한다고 주장하는 사람들이 있지만 이는 프로게스테론의 역할을 오해했기 때문이다. 프로게스테론은 아주 잠시 동안만 조직성장을 촉진하여 분화를 이끈다. 분화한 세포는 암이 되지 않는다. 분화를 촉진하는 것은 프로게스테론이 암을 막는 하나의 방법이다.

프로게스테론이 유방세포에 미치는 영향을 보여 주는 세 건의 연구가 있다. 하나는 1998년 『임신과 불임』지에 실린 포이다트 등의 연구로 "생체 내에서 프로게스테론에 14일간 노출시켰더니, 에스트라디올이 일으킨 정상적인 상피세포의 증식이 줄어들었다."는 결론을 내렸다. 두 번째는 2000년 『스테로이드 생화학과 분자 생물학 저널』에 실린 맬레트 등의 연구로서 이 연구의 결론은 다음과 같다. "E2(에스트라디올) 치료 후에 세포들은 증식되는 양상을 보였다가, P(프로게스테론)가 E2에 첨가되자 정지된 양상으로 되돌아갔다. P(프로게스테론)는 E2가 있을 때와 없을 때 모두 세포의 성장을 두드러지게 억제하는 것 같다."

유방세포의 세포증식에 에스트라디올과 프로게스테론이 어떻게 작용하는가를 보여 주는 가장 충실한 연구는 1995년 장 등이 실시한 연구라고 본다. 이 연구에서는 암이 발생하는 곳으로 알려진 정상적인 인간 유방의 도관세포(normal human breast duct cell)에 경피흡수제형(피부로 침투하는) 호르몬을 발랐을 때의 영향을 시험했는데, 실험 대상은 양성 유방 질환 때문에 간단한 유방수술을 받을 계획인 건강하고 젊은 여성들이었다.

이 연구에서 여성들은 유방수술 10일에서 13일 전에 4개 그룹으로 나뉘어 다음 중 하나의 크림을 가슴에 사용했다.

- A그룹은 매일 에스트라디올 크림(1.5mg)을 발랐다.
- B그룹은 매일 프로게스테론 크림(25mg)을 발랐다.
- C그룹은 매일 에스트라디올과 프로게스테론(각각 위의 절반씩)을 발랐다.
- D그룹은 위약 크림을 발랐다.

수술을 하면서 이들에게 생체조직검사(biopsies)를 실시하여 에스트라디올과 프로게스테론의 농도를 측정하고 세포증식률을 검사했다. 혈장 호르몬 수치(plasma hormone level)도 측정했다. 수술한 뒤에는 구슬 크기의 유방조직을 반으로 가르고, 한 쪽은 병리학실험실로 보내어 호르몬이 유방세포의 성장률에 미친 영향을 현미경검사로 알아보게 했다. 나머지 한 쪽은 내분비학실험실로 보내어 호르몬이 조직에 얼마나 흡수되었는지를 알아보았다(그림 15 참조).

내분비학실험실에서 조사한 결과 에스트라디올만 바른 여성의 경우 유방조직의 에스트라디올 농도가 에스트라디올을 바르지 않은 여성(위약 사용)의 200배였다. 프로게스테론을 사용한 여성은 위약을 사용한 경우보다 유방조직의 프로게스테론 농도가 100배였다. 이러한 발견은 두 호르몬 모두 피부로 잘 흡수되고 생체(체내에서 분비되는) 호르몬과 같은 방식으로 목표조직에 축적된다는 것을 분명히 보여 준다. 이 연구가 중요한 이유는 과거에 의사들이 경피용 프로게스테론은 흡수가 안 된다고 주장했기 때문이다. 앞으로 프로게스테론에 관한 장에서 따로 다루겠지만 경피흡수제형 투약이 더 바람직하다.

이 호르몬들은 세포증식률에도 분명한 영향을 주었다. 에스트라디올이 세포증식 속도를 230% 증가시킨 데 반해, 프로게스테론은 세포증식속도를 400% 이상 감소시켰다. 에스트라디올과 프로게스테론을 함께 사용한 경우에는 정상적인 증식속도를 유지했다. 다시 강조하지만 이는 단독으로 사용된 에스트라디올이 유방세포를 과도하게 증식시키고 프로게스테론은 이를 막아 준다는 증거이다.

프로게스테론을 경피 흡수제로 사용하면 혈액검사상에는 수치 변동이 거의 나타나지 않으며, 많은 의사들이 흡수되지 않는다고 믿는 것도 바로 이 점 때문이다. 경피 흡수성 프로게스테론을 사용한 여성들의 유방세포조직에서 프로게스테론 수치가 크게 상승했다는 점에 주목할 필요가 있다. 이것은 프로게스테론이 피부로 잘 흡수됨을 증명해 준다. 그러나 이 경우에 혈액검사로는 프로게스테론 농도의 증가가 측정되지 않는다. 이는 프로게스테론을 바를 경우, 혈액검사를 가지고는 체내에서 유효한(bioavailable) 프로게스테론의 양을 측정할 수 없음을 잘 보여 주는 예이다. 체내에서 유효한 프로게스테론은 혈장(plasma) 속까지 전달되지 않으며, 일반적인 혈액검사는 바로 이 혈장(plasma) 내의 프로게스테론을 측정하는 것이지 세포조직 내의 프로게스테론을 측정하지는 않기 때문이다.

위의 연구들은 에스트로겐 우세가 대체로 유방조직에 자극이 된다는 것을 보

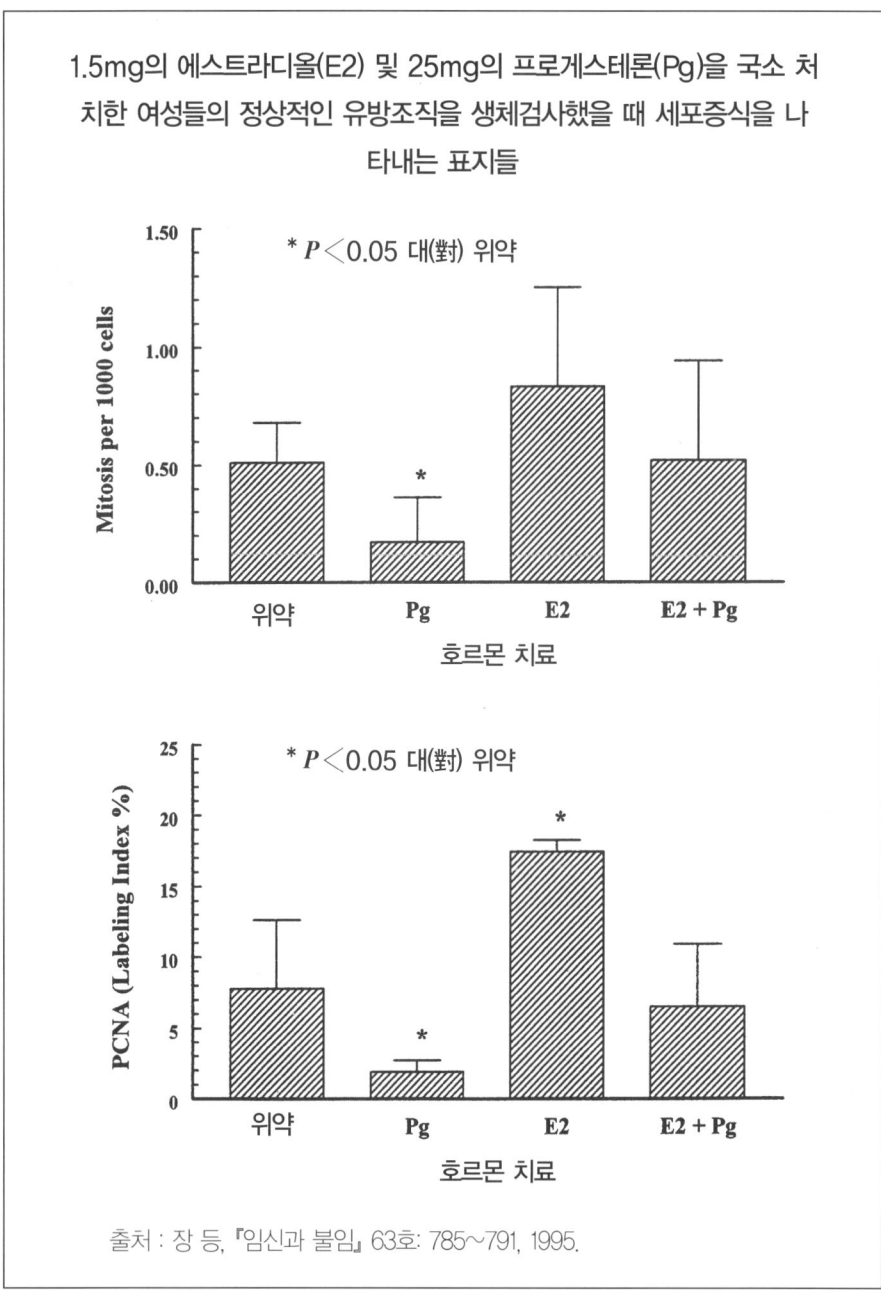

출처 : 장 등, 『임신과 불임』 63호: 785~791, 1995.

표 15 수술 전에 프로게스테론을 국소(유방 부위 피부) 처치한 여성은 비처치(위약) 여성이나 에스트로겐(E2) 단독, 혹은 에스트로겐과 프로게스테론을 함께(E2+Pg) 사용한 여성보다 훨씬 낮은 증식(세포분할)률을 보였다.

여 준다. 에스트로겐 우세인 월경 전의 여성들은 가슴이 붓고 예민해져서 아픔을 느끼기도 한다. 프로게스테론은 성숙하게 하는 호르몬이다. 이 호르몬은 세포의 균형을 되찾아 주어 유방의 예민함을 없애 준다.

모든 에스트로겐이 유방조직에 똑같은 작용을 하지는 않는다는 것을 알아야 한다. 주된 세 가지의 천연 에스트로겐 중에 유방조직을 가장 많이 자극하는 것은 에스트라디올(E2)이고 에스트론(E1)이 두 번째, 에스트리올(E3)은 최하위이다. 임신 기간에는 에스트리올이 에스트로겐 중에 가장 우세한데, 그 이유는 태반에서 많은 양의 에스트리올이 분비되고 에스트라디올과 에스트론은 난소에서 최소한만 분비되기 때문이다. 모든 에스트로겐은 같은 수용체를 차지하려고 서로 경쟁하기 때문에 충분한 에스트리올은 에스트라디올 및 에스트론의 발암효과를 지연시킬 수 있다. 1996년 레몬 등이 JAMA에서 보고한 바에 의하면 유방암을 앓는 여성은 암이 없는 여성에 비해 에스트리올 배출량이 30%에서 60% 적었고, 내분비치료를 받는 환자들 가운데 암이 완화된 경우는 에스트리올(E3) 수치가 증가된 사람들뿐이었다. 즉, 에스트라디올과 에스트론에 비해 상대적으로 낮은 에스트리올 수치는 유방암 위험도의 증가와 상관관계가 있고, 내분비치료 환자의 에스트리올 수치상승은 암의 완화와 상관관계가 있다는 것이다. 뿐만 아니라, 설치류 연구에서 에스트론과 에스트라디올은 수컷과 난소가 제거된 암컷에 유방암을 일으키지만 에스트리올은 그렇지 않다는 것이 밝혀졌다.

프로게스테론의 암 예방 효과

프로게스테론의 암 예방 효과는 1981년 존스 홉킨스 의과대학이 행하고 『미국 역학학회(American Journal of Epidemiology)지』에 발표된 연구를 통해 명확히 밝혀졌다. 프로게스테론의 암 예방(암으로부터의 보호)을 어떻게 검사하면 좋은가? 좋은 방법 한 가지는 여성들의 에스트로겐과 프로게스테론 수치를 측정한 후 이들을 두 그룹으로 나누는 것이다. 한 그룹은 프로게스테론 수치가 정상인 여성이고, 다른 한 그룹은 프로게스테론 수치가 낮은 여성이다.

검사 대상자를 충분히 모집하려면 20년이 걸리고, 이들을 추적하여 어떤 일이 일어나는가를 지켜보려면 또 다시 20년을 기다려야 한다. 존스 홉킨스 산부인과 클리닉에서는 바로 이 방법을 사용했고 그 결과를 『미국 역학학회지』에 보고했다. 낮은 프로게스테론 수치 그룹을 정상 프로게스테론 수치 그룹과 비교했을 때, 낮은 프로게스테론 수치 그룹 여성의 유방암 발병률이 5.4배 더 높았다. 즉, 프로게스테론 수치가 낮은 그룹의 유방암 발병률은 정상 프로게스테론 수치 그룹보다 80% 높았던 것이다. 여성이 첫월경을 시작한 시기, 폐경을 맞은 시기, 경구피임약 사용내력, 양성 유방 질환의 내력, 첫아이를 출산한 나이 등으로는 이 차이를 설명할 수가 없었다. 어떤 요인도 낮은 프로게스테론 수치 그룹에서 나타난 5.4배의 유방암 발병률과는 맞지 않았다. 이번에는 프로게스테론 수치가 낮은 그룹에서 모든 유형의 암을 찾아보았더니, 프로게스테론 수치가 낮은 여성들은 정상수치의 여성들에 비해 악성종양을 경험하는 비율이 10배나 된다는 것을 발견했다. 이는 암에 걸릴 수도 있었을 여성들의 10분의 9가 정상적 프로게스테론 수치 덕분에 암에 걸리지 않았다는 의미가 된다. 물론 이 연구는 발표된 후 아무런 반응도 없이 사라져버렸다. 프로게스테론 부족이 암에서 가장 중요한 역할을 한다고 하는 분명한 암시를 계속 추적하는 데 필요한 재정적인 지원이 부족했던 것이다.

1995년에 『수정과 불임』 저널에 발표된 연구에서, 연구진은 유관(breast duct) 성장에 대한 국소에 바르는 천연 프로게스테론(크림) 및 국소 에스트로겐 사용을 관찰하기 위해 이중맹검으로 무작위 연구를 실시했다. 양성으로 추측되는 혹을 제거하기 위해 가슴 수술을 앞두고 있는 폐경전기 여성 40명이 연구 대상이었다. 이들을 네 그룹으로 나누어 수술을 10일에서 13일 앞둔 날부터 매일 가슴에 젤을 바르게 했다. 한 그룹은 위약을, 한 그룹은 프로게스테론을, 한 그룹은 에스트로겐(에스트라디올)을, 나머지 한 그룹은 프로게스테론과 에스트로겐 혼합물을 받았다. 수술 당일 혈액검사를 실시하고 수술 중에 유방조직을 떼어내 호르몬 수치와 세포성장률을 검사했다. 프로게스테론을 사용한 여성은 위약이나 에스트로겐을 사용한 여성에 비해 세포증식률이 극적으로 감소했다. 에스트로겐만 사용한 여성들은 다른 어떤 그룹보다도 상당히 높은 세포증식률을 보였다. 프로게스테론과 에스트로겐을 함께 사용한 경우에는 위약 그룹과 비슷했다.

이 흥미로운 연구는 에스트라디올과 프로게스테론 두 가지 모두가 피부를 통해 잘 흡수되고, 10일에서 13일 간 호르몬을 피부에 사용하면 유방세포의 호르몬 농도가 상당히 증가하며, 에스트라디올은 유방세포 과형성(세포성장 증가)을 크게 증가시키고 프로게스테론은 세포증식속도를 엄청나게 낮춘다(에스트로겐과 함께 썼을 때에도)는 것을 보여 주는 최초의 직접적인 증거다.

유관세포 과형성(breast duct cell hyperplasia; 유관세포의 세포성장률이 높아지는 것)은 유방암을 알려 주는 주된 위험척도로 알려져 있으므로, 프로게스테론은 프로게스틴(합성 프로게스테론)과 달리 유방암으로부터 보호해 주는 것이 확실해 보인다.

혈액검사만으로는 유방세포에 도달한 프로게스테론의 수치증가를 보여 줄 수 없기 때문에, 이 연구는 프로게스테론의 혈장수치(plasma level)검사가 프로게스테론의 경피상 흡수를 측정하는 데는 유용하지 않다는 사실도 보여 준다. 그보다는 타액 호르몬 검사가 정확할 것이다.

1990년대 후반, B. 폼비와 T.S. 와일리는 『임상 및 실험과학 연대기』(1998)에 발표한 연구를 통해, 유방암세포를 배양할 때 에스트로겐을 추가하면 암 유전자(발암 유전자)인 Bcl-2가 활성화되는 반면, 프로게스테론은 암방지유전자인 p53을 활성화시킨다는 연구를 발표하였다. 『갱년기(Climacteric)』 저널에 발표된 프랑스의 한 연구에서는, 유방암의 위험성을 높이는 것은 프로게스테론이 아니라 호르몬 대체요법(HRT)에 포함된 프로게스틴(합성 프로게스테론)임을 보여 주는 최초의 진정한 임상적 증거를 제시했다. B. 드 리니에르 등은 여러 종류의 호르몬 대체요법을 비교하면서 여기에 프로게스테론(이들은 우연히 경구용을 사용했다.)을 포함시켰다. 이들은 국소 에스트라디올 젤(경구 복용에 비해 훨씬 적은 양)과 경구용 프로게스테론을 사용한 장기간의 호르몬 대체요법은 비사용자와 비교해도 유방암 위험이 높지 않다는 것을 발견했다.

이들은 국소 에스트라디올 젤과 경구용 프로게스테론으로 구성된 호르몬 대체요법(HRT)을 사용하지 않을 이유가 없다는 결론을 내리고, 이 유형의 호르몬 대체요법이 "삶의 질을 높이고, 골손실과 심혈관계의 위험요인을 방지하는 효과가 있으면서도, 경구용 에스트로겐 사용자들에게 나타나는 혈액응고나 염증을 유발하는 단백질 합성은 일으키지 않는다."고 언급했다. 호르몬 대체요법에는 프로베라(합성 프로게스테론)보다 프로게스테론을 사용하는 편이 훨씬 좋고, 소량의 경피용 에스트로겐은 사용하기에 안전하다는 것을 보여 준다는 점에서 필자는 이것이 상당한 진전이라고 본다.

이 연구에서 정말 중요한 요점은, 호르몬 대체요법(HRT)의 안전성과 효과는 어떤 호르몬 대체요법을 사용하느냐에 달려 있다는 점이다. 호르몬 대체요법이냐 아니냐가 문제가 아니라, 올바른 호르몬 대체요법을 사용하는 것이 중요하다.

또 한 가지 매우 흥미로운 연구가 있는데, 필라델피아 폭스 체이스 암센터(Fox Chase Cancer Center)의 수석 회원이자 제퍼슨 의과대학의 병리학 교수이며 펜실베니아 의과대학의 병리학 교수인 호세 루소 박사의 연구가 그것이다. 우리는 의사 존 R. 리, 『의학서신』에 싣기 위해 루소 박사와 인터뷰를 한 바 있는데, 임신 호르몬과 유방조직분화(differentiation)에 대해서 그가 이야기한 내용 중 일부를 여기에 옮긴다.

인간의 유방조직에는 증식이 잘되는(성장하려는 경향) 영역이 있는데, 이 영역은 우리 환경에 있는 에스트로겐이나 방사선 같은 발암물질(유방암을 일으키는 것)에 매우 취약합니다. 호르몬은 임신기간 동안에 유방에 변화를 일으키는데 이것을 분화라고 합니다. 이러한 변화는 유방조직을 발암물질에서 보호해 주는 것 같습니다. 어린 소녀들의 미성숙한 유방에는 제1형 소엽(lobules type 1)이라는 구조가 있는데, 이것은 매우 활발히 증식하며 발암물질에 노출되었을 때 무엇보다 잘 손상되는 부분입니다. 일례로, 일본의 히로시마와 나가사키에 원자폭탄이 투하되었을 때, 많은 양의 방사능이 나왔습니다. 당시 방사선에 노출된 10세에서 14세 사이의 소녀들은 후에 전체 인구보다 훨씬 높은 유방암 발병률을 보였습니다. 그 이유는 원자폭탄 투하 당시 소녀들의 유방에 아직 분화되지 않고 발암요인에 취약한 제1형 소엽이 많았기 때문입니다.

임신기간에 분비되는 호르몬들이 차례대로 유방을 자극하면, 유선이 분화하고 그 과정에서 특정 유전자들이 활성화되어 암에 대한 조직의 저항력을 높여줍니다. 분화된 세포들은 DNA(유전물질)에 생긴 손상을 회복시키는 힘이 월등히 강합니다. 이 때문에 "유선의 분화 여부가 암이 발생할 수 있는가를 결정한다."는 생물학적 법칙을 주장할 수 있는 것입니다. 우리는 이 개념을 이용해서 유방암을 막기 위한 전략을 전개하고 있습니다.

대자연은 어린 소녀들이 임신을 하고, 유방암에서 보호받을 수 있게 만들어 놓았지만, 이 현상은 결혼을 늦게 하는 풍조가 있는 요즘의 서구 국가들에서는 보기 힘듭니다. 그렇다면 20대 중반에서 30대 중반이 되어서야 임신하게 될 여성들의 유방이 어떻게 하면 보호받을 수 있을까? 우리는 임신하지 않고도 유방의 분화를 자극할 수 있는 방법을 찾기 시작했습니다. 쥐를 대상으로 실험을 한 결과, 인간의 코리오닉 고나도트로핀(human chorionic gonadotropin; hCG)을 썼을 때 보호 효과가 가장 높다는 것을 알게 되었습니다. 임신하지 않은 동물에게 이것을 투여하면 임신과 같은 수준의 분화를 이끌어 낼 수 있었습니다. 동물들이 화학적 발암물질에 노출되었을 때 hCG가 암 발달을 막는 것은 놀라운 효과입니다.

hCG 호르몬은 두 가지 방식으로 작용합니다. 하나는 난소를 통해서인데, 에스트로겐과 프로게스테론 수치를 높여 유선에 분화를 이끌어 내는 것입니다. 우리는 hCG도 유방 조직에 직접 영향을 준다는 것을 알아 냈습니다. hCG는 특정 수용체와 결합하여 수많은 작용을 하는데, 여기에는 인히빈(inhibin)이라는 비스테로이드성 당단백질의 작용도 포함됩니다. 인히빈은 세포증식을 조절하고, 미리 프로그램된 세포의 사멸과 분화를 조절하는 유전자를 활성화시킵니다.

우리는 또 이 호르몬을 1기 유방암 환자들에게 사용하는 경우, 2주 동안 일곱 번 사용하고 나면 암 조직의 증식작용이 크게 감소하는 것을 발견했습니다. 이것이 중요한 자료인 이유는, 이미 암에 걸린 세포에서도 유방조직의 분화가 일어날 수 있음을 보여 주고 있기 때문입니다.

루소 박사의 연구는 매우 큰 의미를 가지며, 여성들(특히 아이를 늦게 갖거나 아예 갖지 않는 여성들)을 유방암에서 어떻게 보호할 것인가뿐만 아니라 유방암 자체를 어떻게 치료할 것인가에 관해서도 큰 진전이라고 본다. 그러니 이것은 재정적인 지원을 받기 힘든 연구의 전형이다. 약품이 아닌 천연물질(hCG)에 관한 연구이기 때문이다.

유방암에서의 호르몬 수용체

　유방암에 과연 에스트로겐이나 프로게스테론의 수용체가 있는지는 계속해서 실험이 행해지고 있다. 만약 검사 결과 유방암조직의 프로게스테론 수용체가 양성이라면? 그렇다면 프로게스테론을 써서는 안 된다는 신호인가? 답은 정반대이다. 프로게스테론의 경우에 프로게스테론은 암세포를 조절하는 데 유익하다는 것을 잊지 말아야 한다. 프로게스테론 수용체 검사결과가 양성이라 함은, 암이 프로게스테론의 균형작용과 항암효과를 잘 받아들일 수 있다는 의미이다.

　호르몬은 혈류와 세포를 둘러싼 액체 속을 떠다니다가, 미리 예정된 위치에 있는 세포 속에 있는 수용체와 결합할 때에만 작용한다. 호르몬은 마치 자물쇠와 열쇠처럼 수용체에 딱 들어맞게 된다. 수용체를 만나면 호르몬은 그것을 낚아채어 핵 염색체 속으로 들어간 뒤에, 적당한 염색체 유전자의 위치를 활성화시켜서 어떤 효과를 이끌어 내는데, 이것이 그 세포 내에서의 호르몬 작용이다. 일단 메시지를 전달하고 나면 호르몬은 수용체와의 결합을 푼다.

　호르몬은 수용체가 세포 안에 있을 때에만 작용한다. 따라서 유방암이 프로게스테론 수용체에 양성일 경우 프로게스테론을 어떻게 사용하면 좋은가 하고 문의한다면, 암이 프로게스테론 수용체 양성인 경우 그야말로 프로게스테론이 작용할 수 있는 유일한 길이라고 말할 수 있다. 만일 암이 에스트로겐 수용체에 양성이라면 이 환자는 프로게스테론과는 반대로 에스트로겐을 써선 안 된다. 에스트로겐은 세포를 증식시키기 때문이다. 그러나 프로게스테론은 암의 증식을 중단시킨다.

　유방암세포에서 에스트로겐과 프로게스테론 수용체를 검사해 보면, 에스트로겐 수용체가 충분히 많지 않고는 일반적으로 프로게스테론 수용체는 발견되지 않는다. 에스트로겐은 프로게스테론 수용체가 생기도록 자극한다. 에스트로겐은 세포증식을 자극하고(암세포에서는 바람직하지 않은 일이다.), 프로게스테론은 세포증식을 억제하는 대신에 세포를 성숙시키는 역할을 하므로, 필요한 프로게스테론을 공급해 주는 것이 현명한 방법이다.

　유방암의 성장률은 대단히 변화무쌍하다. 암이 두 배로 불어나는 기간은 짧으면 1개월에서 길면 2년 이상이지만, 평균적으로는 약 3개월이다. 이렇게 성장률이 빠른데도, 암세포 한 개가 나타나는 시점에서 촉진(만져보기)으로 진단될 만한 크기로 성장하기까지는 보통 8년에서 10년 정도가 걸린다(유방 X선으로는 많아야 2년 더 일찍 진단된다). 이렇게 시작부터 진단까지 걸리는 시간을 감안하면 대개 유방암은 폐경기를 10년에서 15년 앞두고 시작됨을 알 수 있다. 이는 폐경전기로서 에스트로겐 우세가 흔히 일어나는 시기이다. 따라서 이 기간에 프로게스테론 수치가 낮은 여성들에게 프로게스테론을 보충해 주면 유방암의 예방에 도움이 된다.

마모그램(mammogram)이란?

마모그램(유방 X선)은 촉진(觸診)이 가능한 시기 이전에 유방암을 찾아서 유방암 사망의 위험을 줄여 보려고 실시하는 저(低)에너지 X선검사이다. 그러나 겉보기와 현실이 반드시 같지는 않다. 암발생에서 진단까지 걸리는 시간은 마모그램 진단의 경우에도 8년이 넘는다. 촉진으로는 1년 정도가 더 지나야 진단할 수 있다. 암이 쉽게 전이하는 것이라면 마모그램을 촬영하기 전에 지금쯤 이미 전이되지 않았는가? 1년이라는 진단 시점의 차이에 큰 의미가 있는가? 그리고 만일 검사 결과가 음성이라면 얼마나 자주 마모그램을 더 촬영해야 하는가? 만일 마모그램과 촉진 사이의 1년이 결정적이라고 하는 주장을 받아들인다면, 최소한 2년에 한 번은 마모그램을 촬영해야만 효과를 알 수 있다고 일관성 있게 주장해야 할 것이다. 이 모든 질문에 답하기 위한 증거는 아직 충분치 않다.

게다가 신뢰도의 문제도 있다. 실제로 유방암을 잡아내는 데 마모그램은 얼마만큼의 효과가 있는가? 캐나다에서 실시한 대규모의 연구를 보면 마모그램을 경험한 여성들이 그렇지 않은 여성들보다 더 높은 유방암 사망률을 보였다. 이에 대해 마모그램 지지자들은 연구에 사용된 마모그램의 질을 문제삼아 연구를 폄하했다. 이 주장대로라면, 자신이 촬영한 마모그램이 좋은 것인지 나쁜 것인지 여성이 어떻게 알 수 있는가? 잘 알려진 바와 같이 마모그램에서 양성으로 나온 결과 중 30%는 잘못된 것이며, 암이 있는 경우에도 10%에서 20%는 음성으로 진단된다. 예를 들어 보자. 패트리샤는 말끔하고 젊게 사는 42세의 여성으로 정기 검진을 받으려고 병원을 찾아왔다. 필자는 유방암을 자가진단하는 법을 보여 주다가 그녀의 한쪽 가슴에서 작은 혹을 발견했다. 그녀가 하는 말이, 이 혹을 발견한 것은 1년 전인데, 몇 달을 미루다가 의사를 찾아갔더니 마모그램을 하라고 해서 검사를 받았고 그 결과 다행히도 음성으로 나왔다는 것이었다. 그러면서 1년 후에 한 번 더 검사해 보자는 얘기를 들었다고 했다. 필자는 촉진으로 혹이 쉽게 느껴지는 것을 보니 조직검사를 받는 편이 좋겠다고 했다. 조직검사 결과는 유방암이었고, 그녀는 단순 유방 절제술을 받기로 했다. 10년이 지난 지금 패트리샤는 건강하고 활동적이다. 처음에 음성으로 나온 마모그램을 신뢰하는 바람에 의심스러운 혹을 즉시 치료할 기회가 지연된 것이다.

최근 필자는 셜리라는 여성에게서 편지를 받았는데, 이 여성은 42세 때부터 왼쪽 가슴에서 딱딱한 혹이 만져졌다고 했다. 그 후 2년 간 한 해 한 번씩 마모그램 검사를 받았는데, 그 때마다 그 부위가 의심스럽고 밀도가 특정하지 않은 부위(suspicious nonspecific area of density)라는 애매모호한 결과가 나왔다. 외과적 조직검사 결과 그 혹은 음성이라고 했다. 왜 그랬는지 모르지만 의사는 셜리에게 경구 피임약을 처방했다. 혹은 더 커졌다. 1년이 지나서 세 번째 마모그램을 촬영해 보니 의심스러웠던 부분은 없어지지 않았고 오히려 지난 두 번보다 더 의심스럽게 나타났다. 셜리는 그 때 한 번 더 조직검사를 했고, 그 결과 암이 발견되어 유방절제술과 항암치료를 받게 되었다. 1년 반이 더 지나 흉부 X선검사를 했더니 왼쪽 폐 아랫부분에 의심스러운 결절이 보였다. 이 결절에 대해 외과적 조직검사를 실시한 결과 암이 전이되었음을 알게 되었고, 그녀는 마침내 사망하고 말았다. 진단이 제대로 나오지 않는 마모그램과 부적절한 조직검사에 지나치게 의존함으로써 초래된 비극적인 결과였다.

이렇듯 보고서의 판별방법이 부정확하기 때문에, 요즘의 전형적인 마모그램 보고서에는 명확히 '그렇다' 라거나 '아니다' 라는 정확한 표현이 없이 '이럴 수도 있다' 는 매우 애매모호한 단어가 많이 사용되고 있어서 보고서를 판독하는 사람들을 헷갈리게 한다. 마모그램 판독자는 어떤 의심스러운 부분(부분적으로 밀도가 다르거나 여기저기 있는 미세한 석회질일 수도 있다.)이 발견되었음을 알려 주고 약간 걱정스럽다는 뜻을 내비치면서 좀더 확인해 보자고 하거나 언제 다시 검사해 보는 것이 좋겠다는 조언을 한다. 의사와 환자는 쉽지 않은 선택의 기로에 서게 된다. 세침생검(needle biopsy)이나 절제생검(open excision biopsy)을 해 볼까, 아니면 여러 가지 검사를 순서대로 실시할까? 그럼 결과가 나오기까지 얼마나 걸릴까? 조직검사에서 악성조직이 나오지 않았는데, 만약 있는 것을 놓친 것이라면 어떻게 하나? 조직검사보다는 후에 재검사를 하기로 했는데, 실은 발견되지 않은 악성종양이 있어서 전이될 위험이 있다면 어떻게 할까? 환자는 불안하게 되어 유쾌하지 못한 선택을 하게 된다. 불필요한 수술을 받느냐, 아니면 사망할 가능성을 높이느냐. 암에 대한 만성적인 불안이 이 여성의 머릿속에 자리 잡은 채 떠나지 않는다.

뮤리얼이 필자의 병원을 찾아왔을 때 그녀는 50세로, 7차례의 절제 생검을 받아 양쪽 가슴에 여러 개의 흉터가 있었지만 결과는 항상 조밀한 섬유낭성 유방질환(dense fibrocystic breast)이었다. 그녀는 암에 대한 불안을 항상 가슴에 품고 산다고 시인했다. 뿐만 아니라 반응성저혈당증(reactive hypoglycemia)을 앓고 있었다. 그녀는 규칙적으로 유방암 자가진단을 해 보곤 했는데, 새로운 혹이 느껴질 때마다 낭종 때문에 두렵고 떨렸다. 이제는 폐경기가 되었으니 호르몬 대체요법(HRT)을 받고 싶다고 했다. 필자는 전통적인 호르몬 대체요법을 사용할 것이 아니라, 에스트로겐을 뺀 생리학적 투여량의 프로게스테론을 권했다. 가슴의 낭종은 6개월만에 없어졌고, 에너지와 성욕이 돌아왔으며, 저혈당증으로 고생한 것은 잊혀진 과거가 되었으며, 테니스 실력도 늘었다. 뿐만 아니라 그 후 10년에 걸쳐 실시한 골밀도(BMD) 검사 결과도 좋았고, 가슴의 문제가 호전되면서 암에 대한 불안감도 사라졌다.

최근에 실시된 한 개략적 연구에서는 마모그램 판정의 효용성을 평가했다. 연구자들은 13건의 연구를 분석하여, 50세 이하의 여성에게는 마모그램이 도움이 되지 않고, 50에서 74세 사이의 여성들의 유방암 사망률을 감소시키는 것으로 보인다는 결론을 내렸다. 그러나 한편으로 이들은, 이 연구를 가지고 촉진 유방검사의 효용성까지는 알 수 없음을 인정했다. 이 연구가 지니는 몇 가지 특수성을 염두에 둘 필요가 있다. 마모그램이 50세 이상 여성들에게 주는 도움이란 마모그램의 촬영 횟수나 촬영 간격, 후속 관리 기간(7년에서 9년이냐, 아니면 10년에서 12년이냐)과 상관없이 비슷했다. 즉, 촬영을 한 번 하든 두 번 하든, 또는 매년 촬영하든 33개월마다 하든 차이가 없다는 말이다. 이 연령의 여성들에게 마모그램이 주는 이점은 최대 약 25% 정도였다. 다시 말해, 이 연구에 의하면 유방암 발병률은 여성 30명 중 1명 또는 1천 명 중 33명인데, 발견된 33건의 유방암 중 25%, 즉 8명 정도에서 이후 12년 동안 유방암으로 사망할 확률이 감소했다는 뜻이다. 이 연구에 참여한 여성들이나 의사들이 유방암 자가진단만 적절히 했더라도 똑같은 결과를 얻었을 것 같다. 캐나다의 실험에서는 마모그램이 임상적 검사만을 실시했을 때보다 특별히 유방암 사망률을 더 낮추지는 못했다.

 마모그램 촬영이 우리에게 주는 도움의 배경에는 상피내암 진단의 문제가 저변에 깔려 있다. '상피내암'이라는 말은 유방 조직 여기저기에 흩어져 있으면서, 응어리나 종양 덩어리로 자라지는 않으나 의심스러워 보이는 세포들이 발견되었다는 뜻이다. 한때(1992년 이전), 일부 병리학자들은 초기단계암세포일 가능성이 있는 세포들을 칭할 때 이 단어를 사용했다. 그러나 1992년 이후로, 대부분의 병리학자들은 이 세포들이 진짜 암도 아니며 실제로 암을 진행시키지도 않는다는 데 의견을 같이 하고 있다. 사실 이 세포들의 '완치'율은 99%에 달한다. 이것들은 마모그램(촉진이 아니라)을 통해 발견된 케이스로 그 결과 환자들은 유방수술이나 방사선요법, 항암요법을 받았으며, 마모그램 지지자들은 이 방법들을 '암치료법'으로 간주(看做)했다. 실제로는 암도 아니라서 아무런 처치가 필요하지 않은데도, 이렇게 '치료법'으로 보이는 것들 때문에 마모그램과 조기치료가 효과적이라는 환상이 생겼다.

 필자는 마모그램에 대해서는 아직 뭐라고 판단할 단계가 아니며, 여성들이 매달 한 번씩 자기 가슴을 면밀히 검사한다면 똑같은 효과를 얻을 수 있으리라 믿는다. 자기 자신보다 본인 자신의 가슴을 잘 알 수 있는 사람은 없다. 수십 년 동안 자신의 가슴을 갖고 살았고 그 느낌을 잘 아는 사람은 바로 본인 자신이기 때문이다. 잘 모르겠다면 지금부터라도 자신의 가슴과 친해지라고 권하고 싶다. 필자의 병원으로 찾아오는 여성들 중에는 쌀알만 한 크기의 가슴 멍울을 찾아낸 사람들도 있다. 유방검사를 어떻게 하는지 모른다면, 의사에게 알려 달라고 하거나 검사방법이 설명된 책자를 참조하라.

타목시펜(tamoxifen)과 아로마타제 억제제 (aromatase inhibitor)

타목시펜(tamoxifen)은 유방암에 걸렸거나 걸릴 위험이 높은 여성에게 주어지는 약품이다. 이것은 마치 피토에스트로겐(phytoestrogen)처럼, 유방 내에서 에스트로겐 수용체와 결합하기 위해 에스트로겐과 경쟁한다. 피토에스트로겐처럼 타목시펜에도 약한 에스트로겐의 성질이 있지만 이것은 유방 내에서 정상적인 에스트로겐의 세포 증식 활동을 억제하기 때문에 항 에스트로겐 물질로 간주된다. 유방 절제술을 받고 주위의 임파선에 전이된 암세포가 에스트로겐 수용체에 양성을 보인 경우 암을 치료하기 위한 항암요법에 타목시펜을 추가로 경구복용시킬 경우 암이 재발하지 않고 생존하는 기간이 향상되었다. 또, 유방암에 걸릴 위험이 높은 여성들에게 예방 목적으로 타목시펜을 사용할 경우 몇 년 동안 유방암에 걸릴 위험이 낮아진다는 것이 많은 연구를 통해 밝혀졌다. 그러나 자궁내막암과 뇌졸중, 간손상, 눈손상을 일으킬 위험이 증가하는 등의 심각한 부작용을 고려하지 않았다. 타목시펜으로 유발된 자궁내막암은 타목시펜과 관계없이 발병한 자궁내막암보다 훨씬 더 치명적이다.

아로마타제 억제제(aromatase inhibitor)는 보통 수술과 항암치료 및 방사능 치료를 받은 후 계속적으로 유방암을 치료할 때 쓰이는 항 에스트로겐 약품이다. 이것은 안드로겐(남성 호르몬)을 에스트로겐으로 전환시켜 주는 효소인 아로마타제(aromatase)를 차단한다. 아로마타제 억제제는 타목시펜만큼 부작용이 많거나 위험하지는 않지만, 이것 역시 프로게스테론의 유익한 효과를 배제하고 유방암에만 초점을 맞춘 것이다. 폐경후기 여성에게 아로마타제 억제제를 사용하는 것은 에스트로겐 수치를 될수록 '0'에 가깝게 낮추기 위해서다. 그러나 이것은 권장할 방법이 못 된다. 모든 성인에게는 약간의 테스토스테론이 필요하듯 약간의 에스트로겐 역시 필요하기 때문이다. 뿐만 아니라, 에스트로겐이 없으면 프로게스테론 수용체도 없으므로 프로게스테론의 도움을 받을 수가 없게 된다. 중요한 것은 에스트로겐 수치를 어떻게 낮추느냐가 아니다. 암예방에서 가장 중요한 것은 프로게스테론과 에스트라디올의 균형을 알맞게 유지하는 일이다.

자궁내막암

자궁내막암의 원인 중 유일하게 알려진 것은 프로게스테론으로 억제되지 않은 에스트로겐이다. 이번에도 에스트라디올과 에스트론이 주범인 것이다. 폐경후기 여성에게 5년 동안 에스트로겐 보충요법(ERT)을 실시했을 때 자궁내막암의 위험은 여섯 배 증가했고 장기간 사용했을 경우 15배나 되었다. 폐경전기 여성에서는 폐경을 5년에서 10년 앞둔 에스트로겐 우세기를 제외하면 자궁내막암이 발생하는 경우가 극히 드물다. 필자는 이 기간에 에스트로겐 우세인 여성들이 천연 프로게스테론을 사용하면 이미 언급한 유방암의 경우처럼 자궁내막암의 발병률을 상당히 줄일 수 있다고 믿는다. 그리고 폐경후기 여성의 자궁내막암은 항상 프로게스테론에 비해 에스트로겐이 과도하게 많을 때 발생한다. 따라서 자궁적출술을 받지 않아서 자궁이 남아 있는 여성은, 프로게스테론과 병행사용하지 않는 에스트로겐 단독요법은 절대 피해야 한다.

프로게스틴(medroxyprogesterone acetate; MPA; 프로베라)도 프로게스테론과 유사하게 작용하여, 에스트로겐으로 인한 자궁내막암을 방지하는 효과를 나타낸다. 그러나 MPA는 진짜 프로게스테론에는 없는 나쁜 부작용을 많이 일으킨다. 우리가 이미 아는 바와 같이 유방암은 이 프로게스틴의 부작용 중 하나다. 그러므로 프로게스테론은 MPA보다 훨씬 우수하다.

폐경후기의 여성에게 에스트로겐을 처방할 때 질에 발진이 생기거나 출혈이 간혹 발생한다. 이 연령에서 일어나는 질 출혈은 중대 여부를 알기 어렵기 때문에 의사는 보통 자궁내막 생체검사나 D&C(경관확장내막소파술)를 권한다. 보통은 증식성 자궁내막(자궁내막세포가 과도한 부분)이나 이형성(dysplasia)이 발견된다. 많은 의사들이 증식증이나 이형성은 암진행과 더불어 생긴다고 믿기 때문에 의사들은 종종 자궁적출술을 권하는데, 그 이유는 많은 의사들이 폐경후기 여성에게 자궁은 필요 없는 장기이며 나중에 그 여성이 암에 걸려서 후회하기보다는 안전한 편이 낫다고 생각하기 때문이다.

성실하고 건전한 주부 낸시는 필자의 진료를 오랫동안 받은 환자였다. 폐경기의 낸시는 체중이 늘고 활력을 잃었으며 노화와 골다공증을 두려워하고 있었다. 당시에 다니던 산부인과 의사에게서 에스트로겐을 처방받았는데 그 결과 가슴이 부풀고 체중만 더 늘 뿐 득이 되는 점이라곤 없었다. 그녀는 더 이상 에스트로겐을 복용하지 않기로 했다. 필자는 프로게스테론 크림을 사용할 것을 권했고, 그 후 그녀는 가슴의 붓기가 가라앉고 체중이 감소했으며 활력을 되찾게 되었다. 필자가 은퇴할 당시 낸시는 61세로, 프로게스테론을 여전히 잘 사용하고 있었다. 그러다가 샌프란시스코의 유명한 부인과로 병원을 옮겼다. 프로게스테론 크림에 대하여 잘 모르는 그 의사는 프로게스테론 크림 사용을 중단하고 에스트로겐 요법을 재개하라고 그녀를 설득했다. 그녀는 또 다시 가슴이 부풀고 체중이 증가하고 무기력해졌다. 의사는 에스트로겐의 양을 늘렸다. 그러자 질에 발진이 생겼다. 자궁내막생검을 실시했더니 증식성 자궁내막이 발견되었다. 의사는 이것이 암의 전단계라고 지적하면서 자궁적출술을 권했다. 낸시는 공포에 질린 채 필자에게 전화를 걸어서는, 이 불행한 사건의 진행을 이야기했다.

필자는 낸시에게 에스트로겐 사용을 중단하고 다시 프로게스테론을 사용하라고 하고, 3개월 후에 한 번 더 자궁내막생검을 받아 보라고 얘기했다. 그녀는 필자의 조언을 따랐고 3개월 후에 실시한 생검 결과 완전히 정상이었다. 그 후 수년이 지난 지금, 낸시는 여전히 프로게스테론을 사용하면서 건강하게 지내고 있다.

매년 수만 명의 여성들에게 이와 똑같은 시나리오가 반복되고 있다. 1년에 50만 건씩 행해지는 자궁적출술 중에는 이렇게 프로게스테론으로 치료하여 자궁을 적출하지 않아도 되는 경우가 많이 있을 것이다.

자궁내막암은 비교적 '안전한' 암으로, 비정상적인 질출혈 때문에 대부분 일찍 발견되고 전이도 늦다. 전이되기 전에 자궁적출술을 시행하면 완치할 수 있다. 그러나 자궁내막암으로 자궁적출술을 받은 여성들에게 의사들은 '호르몬'을 영원히 피하라고 조언한다. 이 때 유방암을 앓았던 환자들과 마찬가지로 이들도 호르몬이 없으면 진행성 골다공증과 질위축(vaginal atrophy), 계속 재발하는 비뇨기계 감염 등을 맞이하게 된다. 필자는 이런 여성들에게 먼저 천연 프로게스테론을 처방했다. 프로게스테론은 골다공증의 진행 방향을 거꾸로 돌렸을 뿐 아니라 많은 경우 질위축을 고쳤으며, 필자가 알기로는 이들 중 누구에게서도 암이 재발하지 않았다(질위축이 개선되지 않을 때는 질내 삽입형 에스트라디올을 택할 수 있다. 에스트라디올은 처방전을 받아 조제약국에서 구할 수 있다.). 뿐만 아니라, 자궁적출술을 받지 않은 여성에게는 어떤 자궁 문제도 생기지 않았다. 천연 프로게스테론은 안전하며, 자궁내막암의 위험을 줄이려면 반드시 에스트라디올과 에스트론, 다양한 합성 에스트로겐과 프로게스틴을 피해야 함을 알려 주는 증거들이 넘쳐나고 있다.

유방암과 자궁내막암에 대한 여러 문화적 요인

지구상의 모든 지역의 유방암과 자궁내막암 발병률이 정말 어느 정도인지 정확히는 모르지만, 비산업화한 국가에는 이 두 가지 암이 비교적 드물게 나타나는 것으로 알려져 있다. 그러한 지역 사람들이 산업화한 국가로 이민을 가게 되면, 이들의 암 발병률은 곧 높아져서 그들이 새로 이민 온 나라의 일반적인 비율과 비슷해진다. 예컨대 심장질환도 그렇다. 심장병의 경우 발병률은 식생활의 변화를 따라간다. 식생활은 유방암과 자궁내막암에도 주된 위험요소인 것으로 보인다.

서구식 식단, 즉 산업화한 식단에는 육류, 단백질과 지방, 당, 정제탄수화물이 비교적 많은 데 비해, 생선, 과일, 채소, 통낟알 곡식, 견과류, 씨앗류, 식이섬유 등 최적의 건강을 유지하기 위해 섭취해야 하는 식품들은 빠져 있다. 산업화한 문화의 식단은 에너지 필요량에 비해 열량도 높다. 다시 말해, 연소시키는 양보다 더 많은 열량을 먹기 때문에 체중이 늘게 된다. 제3세계, 즉 비산업화한 문화의 식단에는 식이섬유 함량이 높고 대부분 식물성 식품이며, 열량 섭취도 상당히 낮다.

필요한 에너지보다 많은 열량은 에스트로겐 수치를 높인다. 이는 결국 비만이 에스트로겐 수치를 높인다는 의미가 된다. 열량섭취보다 많은 에너지가 필요할 때는 에스트로겐 분비가 줄고 불임이 나타나기도 하는 반면에, 요구되는 에너지보다 열량섭취가 더 많으면 에스트로겐 분비가 증가한다. 하버드 대학의 피터 엘리슨 박사는 전세계 여성들의 타액 호르몬 수치를 분석했는데, 그는 고열량의 일상적인 섭취가 바로 산업화 국가 폐경전기 여성들의 에스트로겐 수치가 높게 나타나는 중요한 이유라고 믿고 있다. 그가 조사한 서구 여성들의 에스트로겐 수치는 개발도상국 여성들의 에스트로겐 수치와 비교해 볼 때 비정상적으로 높았다. 엘리슨 박사는 "서구 세계 여성의 난소기능을 건강 모델로 간주하는 것은 위험천만"이라고 말했다.

우리는 높은 열량섭취 중 대부분을 당분과 정제된 탄수화물에서 얻고 있다. 미국인들은 식단에서 지방을 줄이는 것은 배웠지만 그 줄어든 부분을 이렇듯 건강에 좋지 않은 식품 섭취로 채우고 있다. 당분과 정제된 탄수화물을 지나치게 섭취하면 비만해질 뿐만 아니라 인슐린 수치도 상승하고, 이 두 가지가 결합하면 대부분의 암 발병률이 증가하게 된다.

그뿐만이 아니다. 우리의 먹이사슬은 제노에스트로겐으로 꽉 차 있다. 제노에스트로겐이란 제초제와 살충제, 플라스틱 제품, 솔벤트, 유화제 등에서 나오는 석유화학 유도체로 에스트로겐처럼 작용할 수 있는 물질이다. 이 화합물들은 에스트로겐성 효과가 높을 뿐 아니라 생체에서 분해되지 않고 기름에 녹아서 유방 등의 지방조직에 축적된다. 석유화학제품은 서구 문화권에서 이미 널리 사용되고 있기 때문에 피할 수는 없다. 가정에서 살충제와 제초제를 피하고, 될 수 있는 대로 유기농 식품을 먹는 것만으로도 그런 물질에 훨씬 적게 노출될 수 있다.

유방암과 자궁내막암에 대한 그 밖의 문화적 요인은 다음과 같다.

- 서구의 식생활에는 설포라판, 페네틸 이소티오사이어네이트, 인돌-3-카비놀(indole-3-carbinol), 플라보노이드, 비타민 C, 엽산, 알릴릭 설파이드, 캡사이신, 제니스테인, p-쿠마린 산, 클로로겐 산, 카로틴, 비타민 E 등의 항암물질과 아직도 알려지지 않은 그 밖의 항암물질들이 심히 부족하다. 이 모든 물질은 함께 상승적으로 작용하여 우리를 암에서 지켜 준다.
- 서구식 식단에는 식이섬유가 부족하며, 이는 식물에만 있다.

- 서구 문화에는 움직임을 절약하기 위한 리모콘 등의 원거리자동조절기기가 가득하기 때문에 운동과 에너지 소비를 줄여 비정상적인 에너지 균형을 낳는다.
- 서구 문화에서는 스트레스와 상실감, 우울, 소외감 심화 등을 조절해 주는 가족 단위와 그 밖의 사회적 지원이 분열되고 있다. 이는 암의 위험을 높이는 데 나름대로 한 몫을 한다.

유방암과 자궁내막암, 심장질환, 골다공증은 폐경기가 가까워지는 여성들이 맞이하게 되는 가장 큰 공포다. 지금 같은 상황에서는 이러한 공포야말로 현실에 근거한 것이기는 하지만 반드시 꼭 그럴 이유는 없다. 암은 원인만 알 수 있다면 예방이 가능하기 때문이다. 예컨대 폐암은 흡연하지 않으면 거의 완벽하게 예방할 수 있다. 많은 암의 원인이 아직 알려져 있지는 않으나 유방암과 자궁내막암은 주요 호르몬적인 요인에 대해 꽤 많은 부분이 밝혀진 상태다. 단 한 가지 알 수 없는 것은 어째서 이와 같은 좋은 정보가 현대를 살아가는 의학자들에게 속속들이 전해지지 않았는가 하는 것이다. 이 두 가지 암에 대한 과다한 에스트라디올(E2)과 에스트론(E1)의 발암 효과, 그리고 에스트리올(E3)과 프로게스테론의 항암 효과는 이미 기정사실과도 같다.

많은 이점과 뛰어난 안전성, 특히 에스트로겐의 발암효과를 억제하는 능력 때문에, 천연 프로게스테론은 오늘날 여성의 건강문제 예방과 치료 부분에서 지금보다 훨씬 더 많은 주목을 받게 될 것이다.

16장
기존의 호르몬 대체요법(HRT)을 탈피하여 천연 호르몬으로

2002년에 WHI(Women's Health Initiative)가 처음에 8년 기간으로 예정하고 계획했던 연구를 5년만에 중단하고 그 결과를 발표한 이유는 호르몬 대체요법(HRT)의 사용과 관련해서 유방암과 심장질환, 뇌졸중의 위험이 높게 나타났기 때문이었다. 이 연구에서는 50세에서 79세 사이의 여성 1만 6천 명을 대상으로 호르몬 대체요법의 효과를 분석했다. 5년 후, 호르몬 대체요법(**Premarin**과 **Provera**를 합친 **Prempro**)을 사용한 여성들은 유방암의 위험이 29%, 심장질환의 위험은 26%, 뇌졸중의 위험은 41% 더 높았다.

이 숫자를 호르몬 대체요법을 사용하는 전체 여성의 수로 확대해 보면, 지난 10년 동안 이 약들을 복용하여 피해를 입은 여성들의 수는 4만 명에 달한다. 이 숫자에는 체중증가와 피로감, 우울, 과민, 두통, 불면, 복부팽만감, 갑상선기능저하, 성욕감소, 담낭 질환, 혈전 등 기존 호르몬 대체요법의 전형적인 부작용으로 고생하는 여성들의 수는 포함되지 않았다.

필자가 쓴 책과 『뉴스레터』를 읽어 본 사람들에게는 호르몬 대체요법의 위험성이나 부작용이 처음 듣는 얘기는 아닐 것이다. 호르몬 대체요법이 해롭다는 증거들이 연구를 통해 나타나기 시작한 지 최소한 10년은 되었기 때문이다. 처음에는 소수의 사람들만이 관심을 보이고 연구하던 이 분야는 결국 규모가 커지고 권위도 생겨서 이제는 기존 의학도 주목하지 않을 수가 없게 되었다.

천연 호르몬 대체요법에 관한 문답

Q: 박사님이 천연 에스트로겐과 프로게스테론 사용을 추천하는 것은 WHI(Women's Health Initiative)의 연구 결과를 적용해서입니까?

A: 전혀 아닙니다. 제가 권하는 것은 먼저 타액 호르몬 수치부터 측정해서 혹시 호르몬 불균형이 있는지 알아보라는 것입니다. 그런 다음에 필요할 경우 생리학적 투여량, 그러니까 체내에서 자연적으로 분비되는 분량 정도의 천연 호르몬을 써서 이 불균형을 바로잡으라는 것입니다. 건강한 여성의 몸은 사춘기에서 폐경기까지 직접 천연 호르몬들을 동시에 균형 있게 분비해서 여성이 암이나 심장질환, 뇌졸중에 걸리는 것을 막아 줍니다. 제가 추천하는 것은 될 수 있는 대로 이러한 자연적 균형과 가까워지라는 것입니다.

기존의 호르몬 대체요법(HRT)은 호르몬 수치를 정확하게 측정하지 않았고 생리학적 분량을 쓰지도 않았으며, '천연(생체에서 만드는 것과 똑같은)' 호르몬보다는 인체에 이질적이고 너무나 많은 부작용을 일으키는 '합성' 호르몬을 사용하고 있습니다.

Q: 프렘프로는 어떻게 끊어야 합니까?

A: 대부분의 여성은 그냥 에스트로겐 복용량을 줄이고 프로게스틴(합성 프로게스테론) 대신 천연 프로게스테론 크림을 쓰면 됩니다.

미국에서는 에스트로겐은 처방전이 있어야 구입이 가능한 약품이므로 에스트로겐을 별도로 처방해 달라고 의사에게 부탁해야 합니다. 에스트라디올로만 되어 있거나, 에스트라디올과 에스트리올이 혼합된 형태의 약품을 처방받는 것이 좋습니다. 비록 임신한 암말에서 얻는다는 점 때문에 많은 사람들로부터 윤리적으로 배척받고 있기는 하지만, 프레마린도 최소한의 양을 천연 프로게스테론과 함께 사용한다면 어느 정도 효과는 있습니다. 에스트로겐 사용을 갑자기 중단하면 안면홍조와 밤에 식은땀이 나서 고생하게 됩니다. 그래서 에스트로겐의 복용량을 단계적으로 줄이면 좋은데, 이 경우에는 안면홍조와 식은땀이 덜 생깁니다.

프로게스틴 대신 천연 프로게스테론 크림을 첨가해서 사용할 때, 이전에 사용했던 에스트로겐은 갑자기 끊지 말고 정해진 양의 절반으로부터 복용을 시작합니다. 많은 폐경기 여성들에게는 에스트로겐이 전혀 필요 없기 때문에, 이런 경우 3개월에서 6개월에 걸쳐 점차 복용을 줄여나가다 끊으면 됩니다. 경피용 프로게스테론만으로도 많은 여성들의 폐경기 증상이 완화되지만, 여성에 따라서는 증상을 조절하기 위해 약간의 에스트로겐이 필요할 수도 있습니다. 에스트로겐 부족 증상으로는 안면홍조와 식은땀, 질 건조증 등이 있습니다.

Q: 의사가 말하기를, 프로게스테론 크림으로는 프로게스틴처럼 자궁을 보호할 수 없기 때문에 에스트로겐을 복용할 때 프로게스테론 크림만 쓰면 안 된다고 합니다.

A: 프로게스테론 크림은 자궁을 잘 보호해 줍니다. 제가 진료를 그만두고 은퇴할 때까지 수백 명에 이르는 폐경기 환자들에게 아무 문제가 없었을 뿐 아니라, 나와 연락하고 있는 의사와 수십 명의 환자 수를 합치면 몇 만은 될 텐데 이들 누구도 문제가 있다는 보고를 한 적이 없습니다. 이들 중에는 20년 가까이 이 치료법을 쓰고 있는 의사도 있습니다. 더욱이, 헬렌 리오네티 박사가 실시한 이중 맹검 위약조절 연구를 통해 프로게스테론 크림이 자궁을 적절히 보호해 준다는 사실이 밝혀졌습니다. 이 연구에서는 프렘프로를 쓴 경우와, 에스트로겐과 프로게스테론 크림을 함께 쓴 경우의 자궁보호효과를 비교했습니다. 간단히 말해서 프로게스테론 크림을 사용한 여성들 쪽이, 에스트로겐으로 인한 자궁내막암에 걸릴 확률이 낮았습니다.

폐경전기에 있는 여성의 몸이 에스트로겐의 영향에 대항하여 스스로를 지키는 것을 어떻게 생각하느냐고 의사에게 한 번 물어 보십시오. 여러분의 난소에서 매달 분비되었던 것은 프로게스틴(합성 프로게스테론)이 아닌 프로게스테론입니다.

Q: 프로게스테론 크림을 쓰는 데 혈액검사에서 프로게스테론 증가가 나타나지 않으므로, 경구용 프로게스테론을 함께 사용해야 한다고 의사가 말합니다.

A: 혈액검사는 주로 혈청(serum; 혈액이 응고되기 이전의 적혈구, 백혈구, 혈소판 등의 고형성분을 제외한 부분을 혈장이라고 하는데, 혈액을 채취한 후 일정한 시간이 지나면 고형성분은 응고됨. 응고되고 남은 부분을 혈청이라고 함. 임상검사실에서는 대부분의 검사를 혈청을 사용하여 측정함)으로 측정하는데, 크림 속의 프로게스테론은 혈장(plasma)이 아니라 적혈구 등 혈액의 지방질 성분을 타고 운반됩니다. 성호르몬은 혈청(serum)에 용해되어 있지 않습니다. 호르몬 수치를 측정하는 가장 정확한 방법은 타액 호르몬 수치 검사이며, 이 검사법을 쓰면 현재 활동하고 있고 체내에서 유효한 호르몬들을 측정할 수 있습니다. 타액 호르몬 검사를 해 보면 프로게스테론 크림을 쓰고 나서 세 시간 동안 급격한 호르몬 증가가 나타났다가, 몇 시간 동안 최고치에 머무른 뒤 점차 감소해서 15시간 후에는 90%가 사라지는 것을 볼 수 있습니다. 이것은 일반적인 경우이고 여성에 따라 조금씩 차이가 날 수 있습니다.

Q: 주요 잡지의 기사에서 어떤 의사가 하는 말이 천연 프로게스테론은 유방의 조직 성장을 자극하기 때문에 유방암을 일으킬 수 있다고 하던데, 사실입니까?

A: 우리는 이 정보가 나온 근원을 추적해 보았는데, 많은 의사들이 프로게스틴(합성)과 프로게스테론(천연)을 아직도 혼동하고 있으며 잡지에 인용된 연구에서 세포 성장을 자극한 것은 역시 프로게스틴이지 프로게스테론이 아니었습니다. 이 책에서 본 바와 같이 프로게스테론은 세포의 성장을 분화 쪽으로 유도하게 되는데, 여기에는 암을 예방하는 성질이 있습니다. 암세포는 분화되지 않기 때문에 통제 범위를 벗어나서 성장하는 것입니다. 프로게스테론은 세포들이 예정된 시기에 사멸하도록 도와 줍니다. 암세포는 사멸이 되지 않고 무한정 자랍니다. 이 주제는 『유방암의 진실』에서 자세히 다루고 있습니다.

17장

천연 호르몬 균형과 골반 질환

여성의 골반은 가히 공학적으로 탁월한 걸작품이라고 할 수 있다. 조직은 충분한 탄력성을 지녔고 뼈 구조는 크기가 어른 머리의 절반이 넘는 아기의 몸과 머리가 충분히 빠져나올 정도로 휘어진다. 여성의 가임기 내내, 특히 출산 동안과 출산 후의 질 조직은 인체에서 가장 빠르게 회복하는 조직이다. 질 점액은 성행위를 수월케 하고 감염을 막으며 자정작용을 돕는다. 난소는 몸에서 가장 잘 보호받을 수 있는 안전한 자리에 위치해 있다. 정상적인 자궁은 주먹보다 작지만 임신이 되면 농구공보다도 커지며, 출산에 성공할 수 있을 정도로 근육의 강도를 유지하고 있다가 출산 후 6주가 경과하면 정상으로 돌아간다. 항문과 가까워서 대장균(무서운 *E. coli* 균 등)에 쉽게 감염될 가능성이 있지만, 건강한 골반은 매달 배출되는 생리혈이 대장균 같은 세균을 잘 자랄 수 있게 하는 탁월한 세균배양배지가 될 수 있는데도 불구하고, 세균감염에 대해 뛰어난 저항력을 가지고 있다.

그러나 이러한 골반일지라도 관리가 잘 안된 경우에는 질환이 발생할 수 있다. 질염, 비뇨기계감염, 자궁내막증, PID(골반염증성 질환), 난소낭종, 배란통(mittelschmerz), 자궁근종, 생리통(월경곤란증) 등이 가장 흔히 발생하는 질환이다. 이것은 대자연의 실수 때문인가, 아니면 예방이 가능한 어떤 원인 때문인가? 더 자세히 살펴보도록 한다.

질염

질염은 피임약을 자주 사용하는 여성들에게 잘 일어난다. 피임약을 자주 사용한다는 것은 결국 성행위를 자주 한다는 의미이며, 따라서 그런 여성들이 감염체에 더 많이 노출될 수도 있겠지만 다른 한편으로는 정상적인 호르몬이 유도하는 정상적인 질점액의 생산을 피임약이 가로막는다고 볼 수도 있다. 피임약은 정상적인 호르몬의 작용을 억제하기 때문이다.

폐경기가 지나서 찾아오는 질건조증과 점액분비감소는 여성들의 질과 요도, 방광에 감염을 일으키기 쉽다. 감염의 원인이 무엇이든 항생제로만 치료해서는 일시적인 효과밖에 보지 못하고 어떤 경우에는 전혀 효과가 없는 경우도 있다. 문제가 일어난 진짜 원인은 감염된 신체 부위에 저항력이 없기 때문인데, 이렇게 저항력을 잃는 것은 주로 호르몬 불균형 때문이다. 이런 이유로 에스트로겐 크림을 질에 사용하면 호르몬 균형을 회복하는 데 효과가 큰 경우가 많다. 이 때 가장 효과가 좋은 것이 바로 에스트리올(E3)이다. 최근 행해진 한 실험에서는 비뇨기감염이 계속해서 재발하는 폐경후기 여성들에게 질내 삽입형 에스트리올을 사용했는데, 에스트리올을 사용한 쪽이 위약에 비해 상당히 낮은 비뇨기 감염률을 보였다(연간 0.5건 대 5.9건). 게다가, 에스트리올 요법은 인체에 이로운 박테리아인 *Lactobacilli*(유산균)를 살리고 대장균은 대부분 박멸시켰을 뿐 아니라, 정상적인 질 점액을 되찾았으며 정상적으로 낮은 pH(여러 가지 유해한 박테리아의 성장을 억제함)도 회복시켰다.

폐경후기 환자들을 치료해 보면 유방암이나 자궁내막암의 병력 때문에 에스트로겐을 쓸 수 없는 환자들이 있는데, 이들에게는 비뇨기계감염과 질감염이 자주 재발할 위험이 있다. 필자는 천연 프로게스테론 요법을 택한 여성들이 이러한 문제를 쉽게 완전히 해결하는 것을 관찰했다. 뿐만 아니라, 질건조증과 점액분비감소를 겪었던 여성들이 3개월에서 4개월 정도 프로게스테론을 사용하고 나면 다시 정상으로 돌아왔다. 천연 프로게스테론이 질 조직과 요도 조직에 직접 혜택을 주거나, 폐경후기 여성에게서 아직도 조금씩은 분비되는 에스트로겐에 조직수용체가 민감하게 반응하도록 만들어 주는 것 같다.

골반염증성 질환(PID)

PID는 자궁과 나팔관에 발생하는 심각한 염증으로 골반농양과 만성적 통증, 불임을 일으킨다. 치료법으로는 성관계 파트너와 함께 항생제를 사용하는 것, 그리고 드물게는 수술도 포함된다. PID를 유발하는 원인으로는 임질, 클라미디아, 결장으로부터 오는 대장균 등이 있다. 염증은 질과 자궁경부조직에서 시작되어 자궁내막으로 퍼지고, 자궁내막을 지나 밖으로 나가서 나팔관까지 이르는데, 이 시점이 되면 염증을 난관염 혹은 골반염(골반염증성 질환, PID)이라고 한다.

PID를 예방하려면 용변 후 앞에서 뒤쪽으로 닦아 질오염의 가능성을 낮추고 성관계 상대자가 감염되지 않았는지 반드시 확인하며 질점액을 건강하게 유지하도록 하기 위하여 유산균 음료를 적절하게 복용하여 질강 내의 산도를 높여서 감염에 대한 저항력을 높여야 한다. 정상적인 질점액을 유지하려면 천연 호르몬들이 균형을 이루고, 아연과 마그네슘 같은 미네랄과, 베타카로틴, 비타민 C, E, B6 등의 영양소가 필요하다. 피임약과 폐경기 증상에 사용하는 합성호르몬 제제 등으로는 질점액 균형에 꼭 필요한 호르몬 균형이나 호르몬 작용이 이루어지기 어렵다.

에스트리올(E3)은 감염에 대항하여 싸우는 최전방인 질조직과 자궁경부조직에 가장 이로운 에스트로겐이다. 에스트리올은 에스트론(E1) 대사에서 나온다. 천연 호르몬의 분비를 억제하는 피임약의 합성 에스트로겐에는 에스트리올이 없고, 에스트리올을 만드는 대사작용도 이루어지지 않는다. 프로게스틴 역시 이와 유사하게 천연 프로게스테론의 기능을 억제한다.

폐경기가 지나면 프로게스테론 수치는 '0'에 가깝게 떨어지고 에스트론 수치도 상당히 낮아진다. 따라서 천연 호르몬을 사용한 보충제를 복용하지 않으면 에스트리올과 프로게스테론이 제공하는 보호효과를 얻을 수 없다.

난소낭종과 배란통

젊은 여성의 난소낭종은 대부분 당분과 정제된 탄수화물을 너무 많이 섭취하기 때문에 생긴다. 이들 식품은 만성적으로 인슐린 수치를 높이는데, 이 때문에 난소에서 안드로겐(남성 호르몬)이 생성되고, 결국 이것이 낭종 생성을 유도한다. 이러한 이유로 기존 의학은 혈당을 낮추는 당뇨병 약으로 다낭성난소 증후군(polycystic ovarian sydrome; PCOS; Stein-Leventhal Syndrome이라고도 함)을 치료하고 있다. 이는 기존 의학이 지닌 원인치료를 소홀히 한 채 증상만을 치료하고자 하는 잘못된 접근방식의 전형이다. 이 약들은 신장과 간기능에 큰 부담을 줄 수 있으며, 탄수화물의 섭취를 줄이는 식단으로만 바꾸어도 대단히 빠른 효과를 볼 수 있기 때문이다. 필자의 경험상 난소낭종은 식단에서 당분과 정제된 탄수화물을 줄이면 2개월에서 4개월 내에 사라진다.

배란통은 배란이 되지 않거나 배란에 장애가 있을 때 생긴다. 앞서 설명한 바와 같이, 난포자극 호르몬(FSH)의 영향으로 매달 한 개 이상의 난포가 발달한다. 황체형성 호르몬(LH)은 배란을 촉진하고 배란 후에는 난포를 황체로 변형시키며, 황체에서는 프로게스테론이 분비된다. 초경을 시작한 지 얼마 되지 않은 젊은 여성은 배란과 함께 약간의 출혈이 생길 수도 있는데, 이것은 난자를 배출하면서 난포가 파열되기 때문이다. 이로 인해 배란기(생리주기와 다음 주기 사이 중간쯤)에 복부통증이 생기고 미열이 동반되기도 하는데, 이것을 보통 배란통[mittelschmerz; '중간(mittel)'과 '고통(Schmerz)'을 의미하는 독일어]이라고 부른다. 치료법으로는 진통제 이부프로펜을 복용하고, 마음을 편히 가지고 푹 쉬는 것밖에 없으며, 따뜻한 물주머니를 써도 좋다. 재발하거나 나중에 문제가 생기지는 않는다.

인생 후반기, 보통 30대 중반이 지나면, 여성들에게 난소낭종이 생기는 경우가 있는데, 이 낭종은 별 증상이 없을 때도 있지만 때로는 골반이 묵직한 정도라든가 심하면 극심한 통증을 일으키기도 한다. 난소낭종은 한두 달 두면 자연히 사라지기도 하고, 그대로 남아 점점 자라면서 몇달 간 계속 크기가 자라고 불편한 느낌을 주기도 한다. 난소낭종이 생기는 이유는 배란이 되지 못하기 때문인데, 이 배란 실패가 무엇 때문인지는 기존 의학으로는 아직 알려져 있지 않다. 매달 LH가 증가할 때마다 낭종이 부풀면서 막의 표면을 잡아 늘여 통증이 생기고 그 부분에서 출혈이 일어나기도 한다. 어떤 낭종은 골프공이나 레몬 정도 크기로 자란 뒤에야 발견되기도 한다. 치료를 위해서는 수술이 필요한 경우도 있다. 전에는 낭종과 더불어 난소를 제거하는 것이 표준 절차였지만, 요즈음에는 난소는 가능한 한 건드리지 않고 두는 것이 여성들의 건강에 좋다고 알려져 있다.

난소낭종을 치료하는 또 하나의 방법은 천연 프로게스테론이다. 매 주기마다 한쪽 난소의 배란을 멈추게 하는 신호가 되는 것은 다른 쪽 난소에서 분비되는 프로게스테론이다. 배란이 되기 전에 천연 프로게스테론을 충분히 보충하면 LH 수치가 억제되고 양쪽 난소 모두가 다른 쪽에서 배란이 일어났다고 생각하게 되므로 정상적인 배란이 일어나지 않는다. 이것은 피임약과 같은 작용이다. 마찬가지로, 임신 중에는 에스트리올과 프로게스테론 수치가 높기 때문에 아홉 달 동안 배란 작용이 억제된다. 따라서 생리주기 10일부터 26일까지 천연 프로게스테론을 보충하면 LH와 이 호르몬의 작용을 억제할 수 있다. 이렇게 하면 난소낭종이 자극을 받지 않게 되고, 한두 달 주기가 지나다 보면 더 치료하지 않아도 크기가 줄어서 없어질 것이다.

자궁내막증

자궁내막증은 아주 심각한 상태로, 자궁내막(자궁 안쪽을 둘러싸고 있는 세포)에서 떨어져 나간 작은 조직들이 엉뚱한 곳으로 흩어져 자라는 것을 말한다. 여기서 엉뚱한 곳이란 나팔관이나 자궁근조직(자궁선근증; adenomyosis), 자궁 외벽과 기타 골반 내 기관들, 장, 방광, 골반강 측면 등을 말한다. 월경주기에 맞추어 이 자궁내막 조직들은 자궁 안의 자궁내막세포와 똑같이 난소 호르몬에 반응한다. 즉 크기가 커지고 혈액으로 충만해졌다가, 월경 때와 맞추어 주위 조직 속으로 출혈을 일으키는 것이다. 주위 조직 속으로 출혈하는 것은 그 양이 아무리 적어도 감염을 일으키고 통증이 심해서 때로는 일상생활조차 할 수가 없다. 증상은 월경을 7일에서 12일 앞두고 시작되어 월경 때는 고통이 극심해진다. 관련된 부위에 따라 통증이 다른 신체 부위까지 퍼질 수도 있고, 성 관계나 장운동이 고통스러울 수도 있다. 자궁내막증은 진단하기가 쉽지 않은데, 그 이유는 자궁내막 조직들이 떨어져 나간 것을 알려 줄 검사방법도 없고 조직의 크기도 대체로 X선이나 초음파검사로 발견할 수 있을 만큼 크지도 않기 때문이다. 이런 면에서 복강경(신체를 가장 적게 침범하는 수술로서 의사가 작은 관찰도구로 복부를 들여다볼 수 있다.)은 매우 유용하다. 전혀 엉뚱하게도 대장출혈의 원인을 조사하는 대장내시경을 시행하는 과정에서 조직검사 결과 자궁내막증을 부인과 의사가 아닌 내과 의사들이 발견하게 되는 경우가 있다. 마찬가지로 원인을 알 수 없는 혈뇨증을 조사하기 위해서 비뇨기과 의사들이 방광경검사를 시행하다가 자궁내막증을 발견하는 경우도 간혹 있다.

현대의학으로는 자궁내막증의 원인을 설명할 수 없다. 자궁내막세포들이 떠돌아다니다가 나팔관을 뚫고 나간다는 주장도 있고, 배아가 조직을 형성할 때 발생상의 혼란 같은 것이 생겨서 세포의 위치가 바뀌기 때문이라는 주장도 있다. 그러나 분명한 사실은 자궁내막증이 이전에는 별로 없었던 20세기의 질병이라는 것이다. 통증이 극심하다는 점, 그리고 월경주기와 관련이 있음을 볼 때, 과거의 의사들이 이러한 상태를 기록하지 않았을 리가 없다. 우리는 위에서 제노에스트로겐을 살펴보았으며, 발달하는 배아의 조직이 제노에스트로겐의 독성에 특히 민감하다는 사실도 알고 있다. 우리가 살고 있는 석유화학의 시대가 되면서 과거엔 전혀 몰랐던 질병들이 많이 생겼음을 생각해 보면, 바로 그 질병 중 하나가 자궁내막증인 것이다.

주류의학의 방법으로는 자궁내막증은 치료하기도 어렵고 성공률도 낮다. 골반 전체에 퍼져서 뿌리내린 자궁내막 조직들을 하나하나 수술로 제거하는 방법은 비현실적이며 효과도 오래 가지 못한다. 조직들이 너무 작아서 보이지도 않고, 결국은 더 커져서 재발하기 때문이다. 이보다 훨씬 극단적인 수술방법이 하나 더 있다. 호르몬 수치를 최대한 낮추거나 아예 없애기 위하여 양쪽 난소와 자궁, 나팔관을 모조리 제거하는 것이다. 이 수술을 받는다고 전망이 밝은 것도 아니다.

자궁내막증이 있는 여성이 30대까지 출산을 미루면 임신이 불가능해지는 경우가 많다. 임신은 질병의 진행을 늦추기도 하고 때로는 치료하기도 한다. 따라서 자궁내막증을 치료하기 위해 가임신과 같은 상태를 만들기도 한다. 오랫동안 프로게스틴을 보충해서 프로게스테론 수치를 임신 기간만큼 높이는 것이다. 그러나 불행한 일은, 투여량을 높이면 많은 경우 프로게스틴의 부작용과 하혈이 동반된다는 사실이다.

　　몇 차례의 수술을 통해 실패를 거듭한 환자들에게, 필자는 수술의 대안으로 수많은 자궁내막증 환자들에게 천연 프로게스테론을 사용했고 상당한 효과를 거뒀다. 에스트로겐은 자궁내막세포를 증식시키고 자궁내막에 혈관을 축적시키기 때문에, 변형된 자궁내막 조직에 매달 가해지는 에스트로겐의 자극을 차단하는 것이 치료의 목적이다. 프로게스테론은 자궁내막세포의 증식을 막는다. 필자는 환자들에게 매달 월경주기 시작 5일부터 26일까지 천연 프로게스테론을 사용하게 했다. 즉 3주 동안 매주 1온스의 크림을 바르고 월경예정일 직전에 중단하는 것이다. 이 치료법에는 상당한 인내심이 필요하다. 그러나 시간이 지나면(4개월에서 6개월), 매월 있던 통증이 점차 가라앉고, 자궁내막조직에서 매월 일어나던 출혈이 감소하며 염증 부위가 낫기 시작한다. 자궁내막증이 완전히 없어지는 경우도 있지만 완전히 없어지지 않는 경우도 간혹 있는데, 월경 때의 불편했던 느낌이 비교적 편안해진다고 한다. 자궁내막증은 에스트로겐이 줄어들기 시작하는 폐경기가 되면 낫기 시작해서 에스트로겐의 분비가 완전히 정지하면 없어진다. 자궁내막증은 프로게스테론의 수치가 상대적으로 줄어들기 시작하는 30대 중반부터 많이 발생하기 때문에 천연 프로게스테론을 한 번 시도해 볼 가치가 있다. 다른 방법들이 그다지 성공적이지 못한 데다 좋지 못한 결과와 부작용까지 낳기 때문이다.

자궁근종 (유섬유종)

　　유섬유종이라고도 하는 자궁근종은 여성 생식기에 가장 흔히 생기는 발육 현상이며 40대 여성이 부인과를 찾는 가장 흔한 이유이다. 자궁근종은 둥그스름하고 단단한 암이 아닌 양성 혹으로, 자궁의 근육벽에 생기는데, 부드러운 근육과 연결조직으로 이루어져 있고 하나만 있는 경우는 드물다. 보통 달걀만한 크기였다가 점점 자라서 오렌지나 자몽 크기가 되는 것이 일반적이다. 자궁근종이 있으면 월경혈의 양이 많아지고 불규칙한 출혈이 생기며 월경통이 심해진다. 에스트로겐의 분비가 줄어드는 폐경기가 지나면 자궁근종은 대부분 시들어서 없어진다.

자궁근종은 또 30대와 40대 여성들이 자궁적출술을 받는 가장 흔한 이유이기도 하다. 특별히 기술 좋은 부인과 의사들은 자궁을 그대로 둔 채 자궁근종만 제거할 수 있지만, 그것은 이례적인 일이다. 대부분의 의사들은 자궁근종을 포함하는 전체의 자궁을 제거한다. 그 쪽이 훨씬 더 간편하기 때문이다. 물론 의사의 입장에서는 간편하겠지만, 환자들의 미래는 그리 간편하지 않아서 남은 일생을 불편하게 지낼 수도 있다.

자궁근종은 폐경을 몇 년 앞두고 자라다가 폐경기 이후에 쇠퇴한다. 따라서 에스트로겐이 자궁근종의 성장을 자극한다고 볼 수도 있지만, 많은 양의 프로게스테론 복용 역시 자궁근종의 성장에 일조할 수 있다. 많은 의사들은 루프론(Lupron; leuprolide의 상품명)을 한 달에 한 번씩 주사하여 모든 성호르몬 분비를 차단해 버린다. 이렇게 하면 자궁근종은 오그라들지만 주사를 중단하면 다시 자라난다. 루프론을 사용하다가 오히려 우울증 때문에 고생하는 사람도 있다. 항프로게스테론 약품인 RU-486도 커다란 자궁근종을 줄이는 데 사용된다.

자궁근종이 있는 여성들은 종종 에스트로겐이 우세하고 프로게스테론 수치가 낮다. 자궁근종의 크기가 비교적 작은(귤 크기 이하) 여성들은 프로게스테론 수치가 정상으로 회복되면 근종 크기가 약간 줄고 성장이 멈추기도 하는데, 이것은 에스트로겐을 조직에서 빨리 제거하려는 프로게스테론의 능력 때문인 것으로 보인다. 이러한 치료를 폐경이 될 때까지 계속할 수 있다면 자궁적출술을 피할 수 있다.

그러나 어떤 자궁근종은 '심각한 크기'로 자라서 자궁근종 내의 세포가 퇴화되거나 죽게 되어 백혈구와 상호 작용을 하게 되고, 결국에는 자궁근종 자체 내에서 에스트로겐을 더 많이 생산하게 된다. 이 때 자궁근종은 프로게스테론의 자극을 받는 성장인자도 함께 만들게 되어 자궁근종은 더욱 커지게 된다. 이런 상황이 되면 자궁근종 절제술이나 자궁적출술로 제거해야 한다. 비교적 작은 자궁근종을 치료하려고 한다면 에스트로겐 수치를 가능한 한 낮게 유지해야 하고, 큰 자궁근종을 치료할 때는 모든 호르몬을 최대한 낮은 수치로 유지해야 한다.

자궁근종이 있을 때는 절대로 에스트로겐을 복용해서는 안 된다. 에스트로겐은 근종의 성장을 자극하기 때문이다. 에스트로겐 우세라면 프로게스테론 보충제를 사용해야 하는데, 통상 생리주기의 황체기 동안 1일 20mg씩을 사용한다. 이 방법은 자궁근종이 자라는 것을 늦추거나 중단시킬 때도 있지만 그렇지 못할 때도 있다. 그러나 시도할 만한 가치는 있다. 스트레스를 줄이고 운동을 많이 하며 열량 섭취를 줄이는 것도 자궁근종의 성장을 지연시키는 좋은 전략이다.

초기에 초음파검사를 실시하고 3개월 후에 다시 실시하여 경과를 살펴보도록 한다. 경과가 좋다면 자궁근종이 커지지 않았거나 10%에서 15% 가량 작아졌을 것이다. 폐경후기의 호르몬 수치라면 자궁근종은 대개 퇴화한다.

자궁을 제거하지 않고도 자궁근종을 제거하는 방법은 아주 많다. 자궁근종만을 복강경으로 제거하는 방법이 있는데, 수술 후 회복기간은 3주 정도 걸리는 데 비해서 자궁적출술의 경우 수술 후 완전히 회복하는 데 보통 3개월이 걸린다.

자궁내막암

이 골반 질환은 에스트로겐 우세를 보여 주는 또 하나의 예이다. 프로게스테론의 억제를 받지 않고 에스트로겐만이 우세한 경우에 에스트로겐이 유일하게 알려진 자궁내막암의 원인이다. 합성 프로게스틴 중 일부와 천연 프로게스테론이 이 질병을 막는 효과를 가지고 있다. 이 중요한 주제에 관해서는 15장 '호르몬 균형과 암'에서 자세히 논의된 바 있다.

자궁적출술

필자가 여기에 자궁적출술을 포함시킨 이유는 이것이 대부분의 경우 의사 때문에 발생하기 때문이다. 전자궁적출술은 여성의 자궁과 난소를 모두 제거하는 것을 의미한다. 엄밀히 말해서 자궁적출술은 자궁을 제거하는 것만을 뜻하며, 난소를 제거하는 것은 난소절제술이나 난소적출술이라고 해야 한다. 전자궁적출술을 받은 여성들은 이 수술 때문에 곧바로 폐경기를 맞이하므로, 즉시 호르몬 대체요법을 시작하게 된다.

뉴욕 세인트 빈센트 병원의 생식 내분비 및 불임과 과장이자 『자궁적출술의 속임수』의 저자인 스탠리 웨스트 박사의 주장은 "암 환자가 아닌 이상 자궁적출술은 일반적으로 필요 없다고 믿는다. 해마다 60만의 여성이 자궁적출술을 받는데 그 중 50만 이상이 불필요한 수술"이라는 것이다. 웨스트 박사가 지적한 바와 같이, 이것은 여성의 신체적 문제 자체라기보다는 여성의 낡은 고정관념 때문인 것이다. 웨스트 박사는 미국 산부인과학회 강연에서 어떤 의사가 한 말을 인용하고 있다. "계획했던 임신이 모두 완료되면 자궁은 필요가 없고, 여러 가지 불필요한 증상만 일으키고, 암이 생길 수도 있는 장기이므로 제거해야 한다." 물론 나쁜 의도로 한 말은 아닐 테고, 적어도 이 의사가 환자들을 해칠 생각은 없었으리라고 믿는다. 그러나 슬프게도 이런 의사들은 자궁적출술을 일상적인 치료법으로 오인하고 있다.

난소의 제거는 의학 용어로 여성 거세(female castration)라고도 알려져 있다. 만일 의사가 남자들에게 이제는 원하는 만큼 아이를 낳았으니 불필요한 고환과 전립선을 제거하면 좋겠다는 말을 했다고 생각해 보라. 상상할 수도 없는 일이다. 남성에게 고환과 전립선을 제거하는 것과 마찬가지로 여성에게도 난소를 제거하는 일은 폭력과 마찬가지이고 심각한 결말을 가져온다. 여기에는 골다공증을 예방한다고 여성 자신의 호르몬 대신 합성 호르몬을 사용함으로써 생기는 부작용도 포함된다. 물론 최근에 와서 난소제거술은 어느 정도 유행의 흐름을 벗어난 것이 사실이다. 요즘 의사들은 난소를 보존해야 호르몬이 계속 분비된다고 환자들에게 설명하면서 수술시 난소를 남겨 두는데, 실제로는 꼭 그렇지는 않다. 난소에 혈액을 공급하는 것은 자궁 동맥의 한 줄기인데 통상적인 자궁적출술에 의하면 이 동맥은 너무 작아서 눈에 잘 보이지 않으므로 수술시 잘리거나 묶이게 되는 경우가 많다. 난소로 가는 혈액의 공급이 끊기면 난소는 기능을 잃고 만다. 난소가 무사히 보존된 것같이 보여도 1년에서 3년이 지나면 난소의 기능이 중단되는 경우를 많이 본다. 마치 이제는 자궁이 없어졌음을 난소가 알기라도 하는 것처럼, 자궁을 제거한 지 몇 년 내에 난소는 쇠퇴하여 호르몬 분비를 멈추게 된다. 수많은 환자들이 자궁적출술 후에 몸이 많이 나빠지기 시작했다고 말한다. 난소를 제거하든 안 하든, 자궁적출술은 결국 남성의 거세처럼 여성에게도 거세를 의미하는 것이다.

자궁적출술은 집도하는 의사에게도 이익이 되고 대체 호르몬 약품을 공급하는 제약업체에도 이익이 되지만(해마다 평생 고객이 60만 명씩이나 새로 생긴다.), 정작 수술을 해야 하는 여성들에게는 이익이 되기는커녕 남은 평생 신체적·정신적·감정적으로 큰 대가를 치러야 한다. 자궁적출술을 집도하는 의사들은 수술의 후유증을 간과하는 경향이 있지만, 후유증은 흔히 나타나는 것으로 피로, 우울, 두통, 두근거림, 극심한 기분변화, 탈모, 성욕상실, 질건조증, 비뇨기계 문제 등이 생길 수 있다. 자궁적출술을 받고 나서 에스트로겐을 복용하는 여성들은 에스트로겐 단독 보충에서 오는 모든 부작용과 만나게 되며 프로게스틴을 추가할 경우에도 부작용은 다를 바 없다. 자궁적출술을 받은 여성은 심장병, 관절염, 골다공증에 걸릴 위험이 커진다.

확실히 악성 종양(암)일 경우가 아니면 자궁적출술을 요청하기 전에 한 번쯤 재고해 볼 것을 권한다. 자궁적출술을 실시하는 주된 이유로는 자궁근종, 자궁탈출(자궁이 정상 위치에서부터 내려오는 것), 자궁내막증이 있다. 지금까지 읽은 바와 같이, 자궁근종과 자궁내막증은 천연 프로게스테론 크림을 써서 효과적인 도움을 얻을 수 있고, 자궁탈출에도 다른 방법들을 써서 대처할 수 있다.

이미 자궁적출술을 받았고 합성 호르몬 대체요법(HRT)의 부작용으로 고생하는 사람이라면, 의사에게 천연 호르몬을 사용하게 해 달라고 부탁하라. 필자의 환자들은 사용량을 조금씩 줄임으로써 호르몬 대체요법을 벗어나면서(3개월에서 6개월이 걸린다.) 동시에 프로게스테론 크림을 사용하는 방법을 쓰고 있다. 안면홍조나 질 건조증이 사라지지 않는 극소수의 여성들은 에스트로겐 크림을 사용하는데, 크림의 성분은 대개 에스트리올로 몇 달 동안 질 내에 사용하면 된다. 이 방법을 쓰면 점차 사용을 줄여 가며 호르몬 대체요법을 끊을 수 있다.

자연이 준 건강 유지하기

천연 에스트로겐과 프로게스테론 수치가 매월 증감을 거듭하는 것은 난자가 생성된다는 면에서 여러분의 몸에 출산을 준비시켜 줄 뿐 아니라 신체의 건강도 유지시켜 준다. 많은 여성들의 골반 문제는 호르몬 불균형에서 오는데, 이러한 불균형은 대개 프로게스테론 부족이다. 프로게스테론 부족을 가져오는 원인으로는 여러 가지가 있다. 영양 부족, 스트레스, 환경 제노에스트로겐, 독성물질, 난포고갈, 그리고 합성 호르몬이 든 피임약 때문에 생기는 호르몬 불균형이 그것이다. 프로게스테론 부족과 에스트로겐 우세는 천연 프로게스테론을 보충해서 쉽게 치료할 수 있으며, 이는 특히 식생활과 보조제가 결합되었을 때 더욱 효과가 크다.

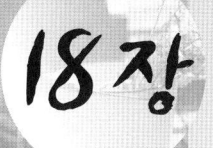

호르몬 균형과
그 밖의 흔한 건강 문제

비교적 최근까지, 여성의 병은 단순히 설계상 결함이 있거나 여성의 구조가 날 때부터 약하기 때문이라고 여겨졌다. 필자가 의과대학을 다니던 때는(1955년 졸업), 남학생이 112명에 여학생이 3명이었다. 요즈음에는 의과대학 정원의 30%에서 60%를 여성이 차지한다. 머지않아 지금까지 남성 의사들이 제대로 밝혀 내지 못함으로 인하여 수많은 여성들에게 고통을 주어 왔던 여성 질환의 메커니즘을 여성 의사들 스스로 원인을 밝힐 때가 올 것이라고 생각한다.

이제 우리는 호르몬 균형이 여성의 전체적인 건강에 중요한 요인임을 알고 있다. 에스트로겐과 테스토스테론, 프로게스테론은 강력한 물질이다. 이들은 몸의 모든 기관과 조직에 영향을 준다. 이들의 효과는 상호보완적이면서 상반되기도 한다. 이 모든 호르몬들이 발휘하는 효과는 각각의 호르몬 수치뿐만 아니라 상대적인 수치나 서로간의 호르몬 균형에 따라 달라진다. 이 점을 이해해야만 여성들의 병이라고 불리는 질환들을 이해하고 바로잡을 수 있을 것이다.

월경전 증후군(Premenstrual Syndrome, PMS)

40년도 더 된 일이지만 필자가 의과대학에 다닐 때는 월경전 증후군 같은 것은 없었다. 그러나 이제 이 말은 서구 산업화한 국가들에서는 일상적인 용어가 되었다. PMS는 분명히 존재하며, 이와 관련된 여성들 모두가 한 달에 일주일 정도 비참한 상태를 겪는다. 증상은 월경을 7일에서 10일 가량 앞두고 시작되어 계속되다가 월경이 시작되면 곧 사라진다. 여성들은 증상이 밀려드는 '해일'처럼 시작된다고 말하며 매달 월경을 앞둔 시기가 다가오는 것을 두려워한다. 좋은 식습관과 운동은 도움이 되지만 지금쯤이면 여러분도 짐작이 가겠지만 근본적인 문제는 바로 호르몬 불균형이다. 프로게스테론은 월경 직전에 많이 분비되는 탓에 지금까지 PMS의 원인이라는 오해를 받아 왔다. 그러나 사실은, PMS를 겪는 여성은 월경주기 중 프로게스테론이 우세해야 할 시기에 정상보다 낮은 프로게스테론 수치를 갖는 경향이 있어서 이 때는 오히려 에스트로겐이 상대적으로 우세해진다.

필자의 저서 『폐경전기의 진실』(제시 헨리 박사와 버지니아의 홉킨스와 공저)에서는 PMS뿐 아니라 30세에서 50세의 여성에게 영향을 주는 호르몬 요소와 기타 건강상의 요소에 대해서도 상세히 설명하고 있다. 그러나 이 장에서는 PMS와 연령에 관계 없이 여성들을 괴롭히는 몇 가지 흔한 건강상의 문제들을 폭 넓게 다뤄 보기로 한다.

PMS란 무엇인가?

여성들이 호소하는 PMS의 증상들은 수십 가지나 되지만 가장 일반적인 것으로는 복부팽만과 체중증가, 두통, 허리의 통증, 짜증, 우울, 부풀거나 예민해지는 유방, 성욕상실, 피로 등이 있다. 어디서 많이 본 것 같지 않은가? 바로 에스트로겐 우세의 증상과 같다.

그러나 수십 가지의 PMS 증상 중에는 혼돈과 방향상실, 무절제한 판단과 의사 결정, 극단적 기분변화, 몸살, 분노와 폭언, 무기력과 활기의 반복교차, 소외감, 죄책감(친구들에게 잘못 대한 데 대해), 자존감 부족, 단 음식(특히 초콜릿)에 대한 갈망 등도 포함된다. 뿐만 아니라 면역계, 소화계, 순환계, 신경계, 내분비계, 피부 등 모든 신체계통이 영향을 받는다. PMS에 시달리는 사람은 위에 열거된 증상 중에 몇 가지만을 겪기도 하는데, 증세가 가벼운 경우도 있지만 견디지 못할 정도일 때도 있다.

PMS를 이해하는 데 반드시 알아야 할 두 가지 현실이 있다.

1. 이것은 현실이다.
2. 당신은 미치지 않았다.

PMS의 진단은 증상의 범위가 어떠하며 주기 중 어느 때에 오는가에 따라 달라진다. 딱히 증상의 원인이라 할 만한 메커니즘이 아직 밝혀지지 않았기 때문에 정확하게는 이 병을 '증후군'이라고 부른다. 즉, 인식이 가능한 징후와 증상들을 말하는 것이다. 필자가 볼 때는 호르몬 관계가 가장 의심스럽다. 이것은 1개월을 단위로 하는 호르몬 주기와 연관되어 있음이 분명하다. 초경을 1년쯤 앞둔 시점이나 폐경기 후에는 호르몬 대체요법(HRT)을 사용하지 않는다면 PMS는 절대 일어나지 않는다.

과거에는 PMS를 이뇨제, 안정제, 식단 변화, 유산소 운동, 심리상담, 갑상선 보조제, 허브, 침, 비타민과 미네랄 보조제 등으로 치료하기도 했고 때로는 환자들이 정신과 의사를 만나기도 했다. 각각의 방법들은 어느 정도 증상을 경감시켜 주지만 실제 치료약으로 밝혀진 것은 아무것도 없다.

프로게스테론의 역할

20년도 더 된 일이지만, 필자는 런던의 카트리나 달튼 박사의 연구보고서를 읽은 후 PMS 환자를 치료하는 데 천연 프로게스테론을 추가하기로 했다. 이 연구에서 달튼 박사는 PMS에 관한 정의를 내리고 다량의 프로게스테론을 직장좌약 형태로 투여하는 방법을 고안했다. 결과는 대단히 인상적이었다. 환자들의 대부분(전부는 아니지만)은 월경을 앞두고 생기던 수분정체와 체중증가가 사라지는 등 증상이 눈에 띄게 개선되었다고 보고했다. 과거 몇 년 동안 필자는 수백 명의 여성들과 의사들로부터, 천연 프로게스테론을 써서 PMS가 완화되었다는 전화와 편지를 받은 바 있다. 한편, 밴더빌트 의과대학의 조엘 T. 하그로브 박사는 경구용 천연 프로게스테론으로 PMS를 치료하여 90%의 성공률을 얻은 결과를 발표하기도 했다.

앞에서 이미 서술한 바 있지만, 에스트로겐은 월경 후 첫 1주간 우세한 성호르몬이다. 배란이 일어나면 프로게스테론 수치가 올라가서 월경이 시작되기 전까지 2주간 우세한 위치를 차지한다. 프로게스테론은 에스트로겐이 일으킬 수 있는 수많은 부작용을 막아 준다. 이 2주 동안 에스트로겐이 과다하거나 프로게스테론이 부족하면 한 달 간 비정상적인 에스트로겐 우세 상태가 되어 에스트로겐 부작용의 증상들이 나타나는 것이다. 자신의 상태를 검사해 보려면 의사에게 부탁해서 월경주기 18일부터 25일 사이에 혈청이나 타액 프로게스테론 수치를 측정해 보라. 프로게스테론 수치가 낮으면 뇌 속의 호르몬 조절 부분에 영향을 주기 때문에 LH와 FSH 등의 호르몬 분비가 증가한다. 이 점 역시 복잡한 PMS 증상이 나타나게 되는 이유 중 하나일 수 있다. 그러나 대부분의 여성들은 프로게스테론 부족을 바로잡기만 해도 정상적인 생체자기제어(生體自己制御; biofeedback)와 뇌하수체의 기능을 회복할 수 있을 것이다.

PMS, 갑상선, 부신기능과 혈당

모든 PMS 증상의 직접적인 원인이 프로게스테론 부족만은 아니다. 예컨대 갑상선기능항진증이나 갑상선기능저하는 피로와 두통, 성욕상실 등을 일으켜서 PMS를 촉진할 수 있다. 에스트로겐 우세는 갑상선 호르몬의 작용을 악화시켜 갑상선기능항진증을 야기한다. 프로게스테론 부족인지, 아니면 갑상선기능항진증인지 어떻게 알 수 있을까? 의사에게 혈청 갑상선 수치(T3과 T4)와 갑상선 자극 호르몬(TSH) 수치를 검사해 달라고 하라. T3과 T4 수치는 정상인데 TSH가 높다면, 진짜 갑상선 호르몬 분비가 부족하기보다는 갑상선 호르몬 작용이 잘 되지 않고 있다는 증거다. 이러한 경우, 에스트로겐 우세가 갑상선기능을 방해하고 있을 가능성이 크다.

직업과 아이가 있는 30대 중반 여성들의 경우 부신이 피로하거나 부신의 저장기능이 낮은(low adrenal reserve) 경우가 많은데, 이럴 경우 피로와 혈당 불안정, 기분의 극단적 변화, 판단력 저하, 스테로이드 호르몬 합성장애가 생긴다. 이러한 반응 때문에 성호르몬의 균형이 깨지고 PMS가 생길 수 있다. 만성적인 스트레스 때문에 장기적으로 코티솔 수치가 높아지는 경우, 부신이 지치고 피로해져서 전체적인 호르몬 저항이 일어날 수 있다. 그러면 갑상선 호르몬, 인슐린, 멜라토닌 등의 모든 호르몬이 영향을 받게 된다. 호르몬 저항이 생기면 예전 같은 효과를 내는 데 더 많은 호르몬이 필요하게 된다.

이와 마찬가지로, 원인을 모르는 혈당 불안정이나 저혈당증이 있는 여성들 또한 PMS와 비슷한 증상을 겪게 되는데, 이는 식습관을 교정함으로써 도움을 받을 수 있다. 에스트로겐은 혈당 불균형을 가져오는 데 반해 프로게스테론은 혈당 조절력을 높여 준다.

PMS의 다른 요인들

프로게스테론 부족으로 인한 호르몬 불균형이 직접 혹은 간접적으로 대부분의 PMS의 가장 중요한 요인인 것으로 생각되지만, 간혹 프로게스테론의 보충만으로는 완전히 조절이 되지 않는 경우도 있기 때문에 다른 요인도 있지 않은지 조사해 봐야 한다.

PMS에는 영양도 한 몫을 한다. 에스트로겐은 인체 안에서 그 역할을 다한 후에는 간을 거쳐서 담즙이 되어 장으로 나와서는 밖으로 배출된다. 이 때 식이섬유는 장에서 에스트로겐과 결합하여 그것이 제거될 때까지 붙잡아 주는 중요한 역할을 한다. 식사에 식이섬유가 부족하면 에스트로겐은 재흡수되어 재활용된다. 사육한 소의 경우 살을 찌우기 위해서 에스트로겐을 먹이기도 하므로, 에스트로겐이 많이 들어 있는 사료로 살찌운 쇠고기를 너무 많이 먹으면 에스트로겐 수치가 부자연스럽게 높아질 수 있다. 제노에스트로겐에 노출되는 것 또한 호르몬 불균형을 가져온다.

많은 여성들이 피임약을 먹기 시작하면서 PMS를 처음 경험하는데, 이런 점을 볼 때 합성 호르몬 사용과 정상적 배란의 억제가 난소의 정상적인 기능을 방해하는 것으로 보인다. PMS를 이해하고 치료하기 위해서는 모든 요인을 고려해야 하겠지만, 적절한 치료의 핵심은 역시 호르몬 균형을 정상화하는 문제일 것이다.

수많은 질병들과 마찬가지로 PMS에도 여러 가지 요인이 얽혀 있으며, 부신탈진(부신저장기능저하) 역시 이 증후군의 요인 중 하나라 하겠다.

갑상선기능저하(낮은 갑상선 호르몬 수치)

오늘날 갑상선 호르몬은 가장 흔히 처방되는 약품 중 하나가 되었다. 갑상선에서 분비되는 갑상선 호르몬은 신체의 모든 세포들의 대사율(에너지 사용속도)을 조절하는 역할을 하는데, 모든 대사활동의 조절판, 혹은 가속 페달이나 속도조절기라고도 불린다. 뇌의 시상하부에는 대사활동을 조절하기 위해 갑상선 호르몬 수치를 감시하고 조정하는 컴퓨터(중앙통제센타)가 있다. 이 컴퓨터를 유리호르몬(thyrotropin releasing hormone; TRH)이라고 하는데, 이 TRH는 뇌 안의 뇌하수체에 신호를 보내어 뇌하수체에서 또 다른 호르몬인 갑상선자극 호르몬(TSH)을 분비시키고, TSH는 신체를 순환할 갑상선 호르몬의 양을 더 많이 혹은 적게 만들라고 목에 있는 갑상선에게 지시를 내린다. 이렇게 하여 만들어진 갑상신이 몸의 대사율을 조절하는 것이다. 대사율이 떨어지면 시상하부 컴퓨터는 뇌하수체에게 TSH를 더 만들라는 신호를 보내고 TSH는 갑상선을 활성화시켜 갑상선 호르몬을 더 많이 분비시킨다. 반대로 대사율이 너무 높으면 TSH를 줄여 갑상선 호르몬 분비를 낮춘다. TSH가 낮으면 갑상선 수치가 높다는 뜻이고 TSH가 높으면 갑상선 수치가 낮다는 뜻이 된다.

그러나 일은 여기서 좀 복잡해진다. 여러분은 혈류의 갑상선 수치나 TSH, TRH(더 어려운 검사임)를 측정하면 갑상선 호르몬을 보충해야 하는지를 쉽게 알 수 있다고 생각할 것이다. 그러나 실은, 갑상선 호르몬이 얼마나 분비되느냐와, 체내 세포들이 그것을 얼마나 효율적으로 사용하느냐 하는 것은 많은 요인의 영향을 받는다. 체내 갑상선 수치가 '정상' 범주에 든다고 해서 갑상선이나 대사조절에 아무 문제가 없는 것은 아니다. 에너지가 부족하거나 항상 추위를 느끼거나, 몸이 어딘가 모르게 불편하다면(갑상선 호르몬 수치가 낮을 때의 증상들임), 근본적인 원인으로는 수면이 부족하거나, 휴식이 필요하거나, 불량한 식습관(높은 인슐린 수치), 스트레스(높은 코티솔 수치), 영양부족(낮은 요오드 수치) 또는 호르몬 불균형(에스트로겐 우세)에 원인이 있을 수 있다. 갑상선 검사결과가 '정상'이라고 하여 문제가 없다고 잘못 생각한다면 갑상선에 있을지도 모르는 감춰진 문제를 발견할 수 없다.

T3과 T4의 기본 사항

갑상선 호르몬이 어떻게 작용하는지 좀더 자세히 살펴본다. 갑상선 호르몬은 타이로신(tyrosine)이라는 아미노산(단백질을 이루는 물질) 하나와 약간의 요오드 원자로 이루어진 아주 단순한 화합물이다. 사실, 갑상선에서 분비되는 호르몬은 두 가지인데, 하나는 티록신(thyroxine; T4; 요오드 4개)이고 다른 하나는 트리요오도티로닌(triyodothyronine; T3; 요오드 3개)이다. 의학적 용어로 말하자면, 각 분자가 갖고 있는 요오드의 수를 따라 티록신은 T4, 티로닌은 T3이라고 한다.

T4의 혈중수치는 T3보다 높지만 T3은 T4보다 4배나 강력하다. 신체는 보통 T4를 필요에 따라 T3으로 전환한다. 전체 갑상선 효과는 T4와 T3의 조합이 된다. 이상적인 갑상선 대체요법이라면 T4와 T3 양쪽을 모두 사용해야 하는데, 기존 의학에서는 이러한 치료개념은 드물고 실제 임상에서 가장 흔히 처방되는 갑상선 약은 신트로이드(Synthroid)로서 T4로만 구성되어 있다.

갑상선 호르몬이 하는 일

갑상선 호르몬은 미토콘드리아(mitochondria; 사립체)의 수와 활동을 증가시킨다. 미토콘드리아란 작은 세포 내 함유물(세포와 별개로 존재하지만 세포 안에서 찾을 수 있다.)로, 우리가 먹는 음식(특히 탄수화물)을 우리 몸을 위한 에너지로 전환시킨다. 미토콘드리아는 체내 각 세포 내부에 있는 작은 세포기관으로, 우리가 먹는 음식을 태워 용광로처럼 열과 에너지를 발생시키고 나중에 쓰기 위해 저장하는 에너지 공장이라고 생각할 수 있다. 갑상선은 이런 세포 내 용광로의 효율을 높여 우리가 섭취하는 영양소를 더욱 효율적으로 연소시켜 주고, 그렇게 함으로써 열과 에너지를 만들어 낸다. 갑상선이 제대로 작용하지 않으면 미토콘드리아 용광로가 연료를 제대로 태울 수 없으므로 낮은 체온과 에너지 부족으로 고생하게 된다. 낮은 체온과 피로감은 의사들이 갑상선기능저하라는 진단을 내릴 때 가장 흔히 참고하는 두 가지 증상이다.

갑상선은 성장과 회복을 위해 단백질 합성을 증가시키고, 기민함과 빠른 반사작용을 위해 신경계를 흥분시키며, 호르몬 내분비계를 전체적으로 자극한다. 갑상선 부족은 놀라울 정도로 많은 증상을 일으킬 수 있다. 간단한 것들만 예로 들자면, 전반적으로 피로하고, 남들보다 더 추위를 타며, 체중감량이 어렵고, 근육통과 통증이 느껴지고, 정신적으로 처지는 것 외에도, 피부건조, 모발건조와 탈모, 아침에 일어나기 힘든 증세, 불안 및 우울, 폐경기 증상의 심화, 느린 맥박, 소화 문제 등이 있다. 이들 각각에 다른 원인이 있을 수도 있지만 만일 이 중 많은 부분이 겹친다면 갑상선기능저하를 의심해 보는 편이 현명하다. 갑상선이 활발하지 못한 사람들 중에는 대체로 면역체계에 장애가 있는 경우가 많다.

모든 대사작용에는 에너지가 필요하고, 에너지 수준을 결정하는 것이 갑상선이므로, 갑상선의 기능이 저하되면 다른 질병의 증상도 악화되기 쉽다. 갑상선이 낮으면 에너지가 낮아지며, 만성 피로와 수면장애, 감기 및 그 밖의 바이러스, 세균성 감염, 영양부족, 빈혈, 상해나 수술 등의 상태 변화에 몸이 잘 대처하지 못한다. 갑상선 수치가 좋지 않으면 회복이 늦어진다.

갑상선기능저하를 일으킬 수 있는 것

갑상선 부족이 요즘 왜 이렇게 많이 발생하는가? 과거에는 요오드 부족이 갑상선기능저하와 갑상선종(goiter; 갑상선이 커진 것)의 가장 흔한 원인이었다. 요오드가 충분하지 않으면 생성된 갑상선 호르몬이 순환할 수 있도록 방출되지 못하고 티록신(T4)의 형태로 갑상선 안에 저장되어 버린다. 이 때문에 갑상선이 울혈을 일으켜 갑상선종이 되는 것이다. 과거에는 이 증상이 깊은 내륙지방같이 바다에서 멀리 떨어진 곳에 사는 사람들에게 흔했는데, 그 까닭은 요오드가 주로 바다 생선과 갑각류, 해조류 등에 많이 들어 있기 때문이다. 그렇지만 요즘은 요오드가 첨가된 소금도 있고 해산물을 구하기가 어렵지 않으므로 순수한 요오드 부족은 흔치 않게 되었다. 현대 갑상선 문제의 원인은 요오드 부족이 아니다. 다른 원인을 찾아보아야 한다.

에스트로겐 우세인자. 다른 호르몬과 따로 떨어져서 홀로 작용하는 호르몬은 없다. 모든 호르몬들은 복합적이고 치밀하게 연결된 그물 안에서 서로 작용한다. 갑상선 호르몬이 감소하면 코티솔과 성호르몬 분비가 느려진다. 에스트로겐은 갑상선 호르몬의 활동을 억제하기 때문에 갑상선기능저하를 악화시키는 적군이다.

반대로, 프로게스테론, 테스토스테론, 코티솔은 갑상선 호르몬의 아군이다. 갑상선 기능저하는 압도적으로 여성에게 많은데, 특히 적군인 에스트로겐이 우세하고 아군인 프로게스테론이 낮은 폐경전기(폐경에 즈음한 시기)에 많이 일어난다. 에스트로겐 우세가 계속되는 현상은 폐경전기에 흔한데, 이는 갑상선기능을 저하시키고 성호르몬 결합 글로불린(sex hormone binding globulin; SHBG)을 감소시키며, 체내에서 유효한 에스트로겐의 수치를 높인다. 유방암 발병률은 이 기간에 급격히 증가하기 시작한다. 프로게스테론 치료로 인해 갑상선 활동이 정상적으로 회복되기도 하는데, 이는 아마도 프로게스테론이 지닌 항 에스트로겐 역할 때문일 것이다. 반복되는 얘기지만, 프로게스테론의 억제를 받지 않아 우세해진 에스트로겐은 갑상선기능장애와 유방암을 연결하는 공통분모이다.

데이빗 자바 박사는, 혈액의 갑상선 수치가 정상으로(정상적인 T4, T3과 TSH) 나타나는데도 갑상선저하와 같은 특징적 증상이 존재하는 경우를 목격하고 여기에 '갑상선저항' 이라는 이름을 붙였다. 갑상선저항을 지닌 사람들은 대부분 심한 스테로이드 호르몬 불균형으로 고생한다. 자바 박사는 타액 호르몬 수치와 증상들을 관찰한 끝에, 에스트로겐 우세(에스트로겐 수치는 정상일 수도 있고 높을 수도 있지만 프로게스테론은 항상 낮은 상태)와 부신기능장애(코티솔 수치가 낮거나 높음)가 갑상선기능저하의 일반적인 증상과 밀접하게 연관되어 있음을 알게 되었다. 만약 갑상선 호르몬은 정상으로 나오는데, 환자에게 전형적인 갑상선 증상이 있다면 타액의 스테로이드 호르몬을 검사해 보는 것이 좋다.

자가면역인자. 면역체계도 갑상선기능저하의 주요 요인이다. 특히, 항갑상선 항체 질환(하시모토 갑상선염)은 과거에는 드물다고 여겨졌으나 요즘은 특히 여성에게서 흔히 발견된다. 항체가 갑상선을 공격하여 호르몬 주기에 혼란을 일으키는 것이다. 이것은 갑상선기능항진증(T4 수치상승이나 과도한 갑상선 호르몬)이나 전형적인 갑상선기능저하증(낮은 T4수치)을 일으키기도 한다. 대개는 원인을 알 수 없기 때문에, 전통적 치료법은 갑상선 보충제를 사용하여 TSH를 아주 낮은 수치까지 끌어내림으로써 몸에서 만들어지는(endogenous) 갑상선 호르몬의 합성을 효과적으로 중단시킨다.

불소화물(fluoride)인자. 갑상선 호르몬 분자는 단순히 티로닌 분자에 요오드 몇 개가 붙어 있는 것이다. 갑상선 호르몬은 요오드가 붙어 있어야만 기능을 한다. 요오드는 할로겐인데, 할로겐은 비금속원소 그룹으로서 불소, 염소, 브롬, 요오드, 아스타틴 등 5개의 원소의 총칭이다. 원소주기율표를 보면 이들은 모두 바깥쪽에 완전한 전자의 띠를 구성하는데 필요한 전자가 한 개씩 부족하다는 것을 알 수 있다. 이들은 나머지 한 개의 전자를 얻으려고 한다. 화학반응에서는 반응성이 큰 할로겐이 반응성이 적은 할로겐을 대체한다. 불소화물은 할로겐 중 가장 작으면서 화학적으로 가장 활동적인 데 비해, 요오드는 네 가지의 일반적 할로겐 중에서 가장 크고 화학 작용이 가장 적다.

약 60년 전부터 우리는 불소 처리된 수돗물과 치약 때문에 불소화물에 부쩍 많이 노출되고 있다. 불소화하기 전에는 불소화물의 일반적 1일 섭취량이 0.1mg 정도였다. 현재는 불소화하지 않은 지역에서도 불소화물의 섭취량이 그보다 30배 내지 40배에 달한다. 티록신 구조의 요오드 자리에 불소가 대신 들어가면 갑상선 호르몬의 효과를 내지 못하게 된다. 오래 전에는 불소를 사용하여 갑상선기능항진증을 치료했었다. 어째서 이러한 불소화물의 독성이 이제 와서 무시되고 있는 것일까? 불소화된 타이로신은 티록신 구조에 맞지 않을 뿐만 아니라 항체의 형성을 자극하여 갑상선염을 일으킬 수도 있다.

환경호르몬 요인. 많은 석유화학 독성물질들이 내분비계를 파괴하는 환경 호르몬(자세한 내용은 5장 참조)인 것으로 알려져 있으며, 갑상선 역시 이러한 오염물질로 파괴되는 내분비계에 속한다. 갑상선의 경우에는 꽤 신빙성 있는 손상 메커니즘이 알려져 있다. 티록신 분자는 폴리염화비페닐(PCB)과 상당히 비슷한 구조를 갖고 있는데, PCB는 널리 사용되는 산업 오염물질로 에스트로겐의 성질을 띨 뿐 아니라 갑상선 자체에도 독성을 발휘한다. 인간 배아의 내이(內耳)가 발달하려면 갑상선 호르몬이 필요한데, 이 시기에 PCB에 노출되면 달팽이관 발달이 억제되어 저음 청력을 상실하게 된다. PCB에 노출된 동물에게는 갑상선종양(요즘 고양이들에게 흔함) 등이 발병한다. 염화비페닐은 면역계에 의해 비정상적인 티록신으로 오인될 수 있어서 사람의 항체는 비정상적인 티록신을 제거하기 위해 갑상선을 공격하게 된다. 그러므로 산업오염물질인 PCB나 이와 유사한 석유화학적 내분비 호르몬 방해물질은 갑상선염으로 인해 생기는 갑상선기능저하의 주요 요인이 될 수 있는 것이다.

영양으로 갑상선 지키기

갑상선은 회복력이 강한 분비기관이다. 영양상태가 좋지 않은 사람들 중에도 갑상선은 정상적으로 기능하는 경우가 많다. 그러나 갑상선이 알맞게 기능하기 위해서는 여러 가지 영양소가 중요한데, 그 중에서도 물론 요오드가 가장 중요하다. 갑상선 호르몬의 합성과 분비에는 충분한 아미노산(단백질)이 필요한데 이는 정상적인 알부민 수치를 유지하기 위해서, 특히 타이로신 또는 타이로신의 재료가 되는 아미노산을 얻기 위해서다. 갑상선 호르몬 합성에 필수적인 영양소는 요오드다. 이런 사실이 알려지기 전에 바다에서 멀리 떨어진 지역에 사는 사람들에게는 갑상선비대(갑상선종)나, 더 나아가 크레틴 병(대사율이 떨어져 신체적·정신적 발달이 지체되는 것), 점액수종(피부와 점막이 건조해지고 왁스같이 부어오르는 것) 등이 많이 발생하였다. 결국 생선이나 해조류를 먹으면 이러한 장애를 막을 수 있음이 분명해지면서, 부족했던 영양소가 요오드였음이 밝혀졌다. 이제 우리 식탁에는 요오드화물(요오드가 들어 있는 소금)이 오르게 되었고 요오드 부족은 주위에서 보기 어려운 현상이 되었다. 가끔 생선을 먹거나 미역, 다시마 등을 먹기만 해도 쉽게 요오드 필요량을 채울 수 있다. 만일 요오드화 소금을 먹지 않더라도, 미역이나 다시마 등의 해산물을 많이 섭취하게 되면 요오드 부족을 해결할 수 있다. 역설적인 얘기지만 요오드 섭취가 과다할 경우에도 갑상선종이 생길 수 있다.

섬유낭성 유방질환(fibrocystic breasts)

1970년대 말, 프랑스의 레진 시트럭-웨어 박사는 섬유낭성 유방질환이 있는 여성들에게 에스트로겐 우세(프로게스테론 대비 에스트로겐의 비율이 다른 여성들보다 높음)가 있음을 밝혀 냈다. 그는 섬유낭성 유방질환의 상태를 '양성유방 질환(benign breast disease; BBD)'으로 칭했다. BBD가 있는 여성들을 경피용 프로게스테론으로 치료했더니 이들 중 대다수가 치료되고 3개월에서 4개월 안에 정상으로 되돌아오는 것이 관찰되었다. 이 연구는 1979년 산부인과 전문지에 발표되었다. 연구가 진행되면서, 시트럭-웨어 박사는 프로게스테론 치료법으로 호르몬 비율이 바뀌었음을 증명해야 하는 과제와 부딪혔는데, 혈액(혈청)검사에서는 큰 차이가 나타나지 않았다. 에스트로겐에 관해 기술된 챕터에서 기술된 1995년 장 등의 연구에서는, 혈중 프로게스테론 수치의 의미 있는 변화 없이 생체검사를 통해 프로게스테론이 흡수되어 있을 뿐만 아니라 유방세포 복제에 분명한 변화를 일으켰음을 증명하였다. 시트럭-웨어를 비판하던 사람들은 혈액검사 결과를 보고 그의 훌륭한 업적을 폄하했고, 섬유낭성 유방질환의 효과적인 치료법에 관한 그의 발견은 16년 동안 잊혀지고 있었다. 피부를 통해 흡수된 프로게스테론은 혈장(plasma)이 아닌 적혈구를 타고 혈액을 순환한다는 사실을 시트럭-웨어 박사는 인식하지 못했던 것이다. 그러나 박사의 발견은 옳았다. 에스트로겐 우세는 섬유낭성유방질환의 원인이며 국소적 프로게스테론 보충은 무엇보다 바람직한 치료법이라는 사실이다. 대부분의 의사들은 아직도 그러한 사실을 알지 못하고 있다.

많은 여성들이 매달 월경을 시작하기 전 유방이 붓거나 예민해지면서 통증을 느껴 의사를 찾는다. 촉진검사를 통하여 유방 안에 있는 예민한 멍울을 민감하게 찾아낼 수 있다. 섬유낭성 유방질환(fibrocystic breasts) 때문에 생긴 문제임을 거의 100% 확신하더라도, 혹시 모르기 때문에 의사는 마모그램을 촬영하라고 권하는 경우가 많다(이런 상태일 때는 특히 통증이 심하다.). 마모그램을 촬영한 결과는 조심하라는 말과 암이 잠복하고 있을 가능성을 완전히 배제할 수 없다는 소견이어서 환자는 더욱 헷갈리게 된다(유방암 덩어리에는 통증이 따르는 경우가 드물다.). 비타민 E를 섭취하고 카페인과 메틸 크산틴(커피, 차, 콜라, 초콜릿) 종류를 피하는 것으로 다소간의 효과를 볼 수도 있다.

필자는 섬유낭성 유방질환이 대개는 에스트로겐 우세(비교적 높은 에스트로겐과 낮은 프로게스테론)를 나타내는 신호임을 알게 되었고, 천연 프로게스테론을 사용함으로써 대부분의 문제를 해결할 수 있었다. 또, 잠자리에 들기 전에 600IU 용량의 비타민 E를 섭취하고, 마그네슘 보조제(1일 300mg)와 비타민 B6(1일

50mg)을 추가로 섭취할 것을 권한다. 필자가 기억하는 한 긍정적인 결과를 얻지 못한 적은 없었다. 일단 낭종이 사라지면 프로게스테론 사용량을 줄여서 최소한의 용량만으로도 매달 효과가 있는지 살펴보고, 필요할 경우 폐경기 내내 치료를 계속할 수 있다. 이 치료법은 간단하고, 안전하며, 저렴하고, 성공적이고, 또 자연적이다. 한 가지 염두에 두어야 할 점은, 프로게스테론은 에스트로겐 수용체를 활성화시키기 때문에 에스트로겐 우세인 여성이 프로게스테론 크림을 쓰기 시작하면 에스트로겐 수용체가 더 많이 생겨서 짧으면 몇 주, 길면 몇 달 동안 에스트로겐 우세 증상이 심화될 수 있다는 점이다. 이것은 월경주기가 몇 차례 지나면서 균형을 이루게 된다.

편두통

편두통은 심한 두통으로 대개 한 쪽 머리에서만 일어나며, 둔하게 무뎌지는 느낌이(전조증상) 먼저 찾아오는 일이 많아서 두통이 임박했음을 환자 스스로 알 수 있다. 편두통은 뇌 속의 혈관이 지나치게 확장되는 현상과 관계 있다고 생각된다. 알레르기나 화학적으로 매개된 어떤 요인 때문에 생기는 것으로 보이며, 스트레스와도 관계가 있다. 증상의 정도에는 개인차가 있어서 약 없이는 참지 못할 정도일 때도 있고 구역질이나 구토가 동반되기도 한다. 일반적인 기존 의학의 치료법에서는 수마트립탄과 나라트립탄 같은 세로토닌 수용체 작용제(이 약들은 심장마비를 일으킬 수 있다.)를 사용하거나 또는 에르고타민 제제(종종 카페인과 혼합하여)를 쓰기도 하는데, 이 약으로 효과를 보려면 근육통은 물론 손가락이나 발가락이 무감각해지거나 저릿저릿하고, 심장박동이 빠르거나 느려지며, 구역질과 구토를 하는 등의 부작용이 발생할 수 있으므로 이 약물들을 사용할 때는 상당히 조심해야 한다. 편두통 환자는 다음에 찾아올 두통에 대한 공포 속에서 살아간다.

여성의 경우에 편두통이 월경 전에만 정기적으로 찾아온다면 이는 대개 에스트로겐 우세 때문이다. 이들은 운이 좋은 셈이다. 편지 보관함에는 프로게스테론 크림을 써서 월경 전의 편두통이 극적으로 좋아지거나 완치된 여성들이 보내온 수백 통의 편지가 들어 있다. 에스트로겐이 혈관을 확장시켜 편두통의 원인을 만드는 것이다. 천연 프로게스테론이 지닌 수많은 장점 중에는 정상적인 혈관상태를 회복하고, 두통을 일으키는 혈관확장에 대응하는 작용도 포함된다. 프로게스테론은 안전하고, 정상적이며 생리적인 작용을 통해 원인을 치료한다. 드물게 프로게스테론이 전혀 듣지 않는 경우에만 앞에 기술한 위험한 약품들을 사용하도록 한다.

피부문제(여드름, 지루, 주사, 건선, 각질)

여드름은 여성보다 남성에게 흔하다. 특히 사춘기와 사춘기 직후의 남성에게 더하다. 수십년 간 지속되기도 하지만 거세된 남성에게는 나타나지 않는다. 여드름은 안드로겐(테스토스테론 등)과 관련되어 있다. 피부 전체에는 작은 주머니(피지)들이 온통 흩어져 있는데, 특히 모발이 시작되는 부분과 코나 귀 등에 많이 있다. 일반적인 양성 세균(코리네박테리움; Corynebacterium acnes)은 배출되지 못한 피지에서 약한 감염을 일으켜 증식한다. 비타민 A 부족은 여드름을 악화시키거나 치료하기 힘들게 만든다. 비타민 A나 베타카로틴, 아연(zinc)은 여드름 치료에 도움이 된다. 많은 피부과 의사들이 테트라시클린 항생제를 처방하는데, 테트라시클린은 여드름을 치료하는 것이 아니고 다만 세균의 성장을 억제하여 감염을 줄여주는 역할을 한다. 테트라시클린 항생제는 유익한 장내 세균도 죽이기 때문에 '장투수 증후군(leaky gut syndrome)'과 캔디다로 알려진 효모의 과도한 성장을 일으키기도 한다.

30대 후반이나 40대 초반의 여성에서 여드름이 날 때는 안드로겐 분비의 증가를 의심할 필요가 있다. 이러한 증상을 보이는 성인 여성 환자들은 대개 프로게스테론을 보충하면 피부가 깨끗해진다. 난포가 쇠퇴되어 프로게스테론이 부족해지면 부신의 안드로겐 분비가 증가하는 것으로 보인다. 프로게스테론이 다시 공급되면 안드로겐 분비는 감소하고 피부는 깨끗해진다(이 가설은 남성에게는 적용되지 않는다). 어쨌든 여성들의 여드름에는 국소 프로게스테론 크림이 기가 막히게 잘 듣는다.

지루(seborrhea)는 피지가 생성되는 주머니의 상태와 연관이 있다. 이 질환은 각질과 가려움을 유발하면서 피부 주머니에는 감염을 일으키지 않는다. 지루에도 국소 프로게스테론 크림을 쓰면 금방 없어진다.

주사(rosacea)는 피부가 장미색으로 감염되어 각질이 떨어지는 질환인데, 보통 얼굴의 코나 이마 근처에 대칭형으로 생기고 가려울 때도 있다. 만성적이고 재발하는 경향이 있는데 원인은 아직 알려지지 않았지만 비타민 B12 주사로 조절이 잘 되는 것을 볼 수 있다. 코티손 크림은 염증을 억제하지만 주사(rosacea)를 치료해 주지는 않는다. 불소화 코티손 조제약을 계속 사용하면 피부세포가 쇠약해져 영구적인 피해를 입는다. 국소 프로게스테론을 사용하는 필자의 환자들이 얘기하기로는 어쩌다가 주사가 생겼기에 문제가 있는 부위에 크림을 발랐더니 결과가 좋더라고 하는데, 어떤 작용을 해서 그렇게 되었는지는 모르겠다.

마찬가지로, 건선(psoriasis; 일반적으로 붉고 비늘 같은 것이 떨어지는 피부 질환으로 완치가 어려움) 환자도 프로게스테론 크림을 발랐을 때 상태가 상당히 완화되었다고 말한다. 어떤 경우에는 수 년 동안 있었던 피부건선장애가 완전히 사라지기도 하였다. 생리학적 양의 프로게스테론 피부 크림에는 부작용이 없으므로 한번 시도해 볼만하다.

각질(keratoses)은 대개 건조하고 딱딱해진 피부세포(각질화한 상피세포)가 조각조각 떨어져 나가거나 과거에는 의사들이 '뿔 같다'고 생각했던 돌기로 나타나는 피부 질환이다. 이것은 피부암의 전구 단계로 나중에 편평세포암이 된다고 알려져 있다. 사람들은 이것을 없애기 위해 피부과 의사를 찾아가 상당한 시간과 비용을 쓰고 있다. 프로게스테론을 사용하는 환자들의 보고에 의하면 각질 위에 직접 크림을 바르면 각질이 부드러워지면서 사라진다고 한다(자세한 내용은 15장 '호르몬 균형과 암'을 참조하라).

캔디다

캔디다(Candida)는 Candida albicans 의 준말로 대개 우리 피부와 때로는 점막에 공생하는 효모를 의미한다. 캔디다는 눈으로 볼 수 있는 희끄무레한 얼룩을 점막 위에 형성한다. 이 얼룩들은 쉽게 떨어지지 않으면서 가려움증과 불편함을 유발한다. 아기나 어린 아이들의 입안에 캔디다가 감염되는 것을 '아구창'이라고 한다. 정상적인 상태라면 면역 체계는 급작스러운 효모의 과성장에서 우리를 잘 보호해 준다. 그러나 면역 체계에 장애가 있는 경우, 캔디다는 과성장해서 장기와 입, 폐 점막을 감염시킨다. 캔디다를 통제하는 또 하나의 요인은 우리와 함께 살고 있는 이로운 세균들이다. 세균과 효모는 생명을 유지하기 위해 먹이를 놓고 경쟁하는데, 일반적으로 세균은 캔디다의 성장을 억제한다. 강한 항생제를 장기간 사용하여 이들 이로운 세균을 죽이면 캔디다의 과성장이 일어날 수 있다.

캔디다는 질 안에서 살기 좋아한다. 캔디다균은 따듯하고 습하며 그들이 제일 좋아하는 영양소인 포도당이 잘 공급되는 곳이면 어디에서나 잘 자란다. 피부와 질점액에는 포도당이 많다. 에스트로겐 우세는 점액의 포도당을 증가시켜 캔디다 성장을 촉진한다. 남성의 경우 음경의 포피 밑에서 캔디다가 살 수 있지만(번성하지는 않는다) 가려움을 일으킬 때도 있고 어떨 때는 별다른 증상을 느끼지 못할 때도 있다. 성관계시 캔디다균은 쉽게 상대방에게 전해진다.

캔디다균을 억제하는 데 매우 효과적인 약들이 많이 있지만, 캔디다가 질 내에 생기는 경우에는 재감염이 잘 된다. 캔디다균은 항문의 피부주름에서 발견되기도 하는데 이것이 질을 재감염시킨다. 캔디다를 성공적으로 치료하기 위해서는 당분과 단당류를 적게 섭취하고, 위생에 신경 쓰고, 성관계 파트너에게 콘돔을 쓰라고 하거나 성관계 후에 질세척을 하여 재감염을 방지하고, 처방전 없이 살 수 있는 효모 감염 치료제(약사에게 문의)를 본인과 성관계 파트너가 함께 사용하고, 여성은 에스트로겐 우세를 바로잡아야 한다. 에스트로겐 우세를 바로잡으려면 천연 프로게스테론을 보충해야 한다. 프로게스테론을 써서 호르몬 불균형을 정상적 균형 상태로 회복시키면 캔디다 성장은 계속되기 어렵다. 정상적인 이로운 세균이 회복되면 몸은 캔디다균을 물리치고 스스로를 치료한다.

연구자들 중에는 프로게스테론 보충이 캔디다의 위험을 높인다고 주장하는 사람도 있는데, 프로게스테론을 극히 과량으로 사용하여 호르몬 내분비계를 혼란하게 하면 그럴 수도 있다. 호르몬에 관한 한 많다고 해서 좋은 것이 아님을 이해하지 못하고 많은 건강관리 전문가들이 프로게스테론 크림이나, 더 흔히는 경구용 프로게스테론을 함부로 지나치게 과량으로 사용한다.

알레르기

알레르기를 일으킬 가능성이 있는 물질은 우리의 주위 환경에 아주 풍부하게 많다. 알레르겐 부하가 신체의 처리 능력을 넘어서지만 않으면 이들은 알레르기 반응을 일으키지 않는다. 적절한 코티손은 알레르기의 원인물질에 대한 히스타민 반응을 막는다. 프로게스테론은 에스트로겐과 테스토스테론의 전구체일 뿐만 아니라 부신에서 분비되는 모든 코르티코스테로이드의 전구체이기도 하다. 부신의 탈진은 스트레스와 비타민 C 부족, 프로게스테론 부족 때문에 생긴다. 프로게스테론을 사용하는 여러 환자들이 알레르기 문제가 많이 줄어들었다고 말한다. 한 여성은 슈퍼마켓에서 내게 전화를 걸어와, 소염제와 항히스타민제가 진열된 통로를 지나다가 갑자기 자신이 프로게스테론을 사용하기 시작한 뒤로 만성적인 코막힘의 괴로움에서 벗어났다는 사실을 깨달았노라고 했다. 이것은 특별한 사건이 아니라, 필자가 종종 접하는 일반적인 경험이다.

관절염

영어에서 관절염(arthritis)은 원래 그리스어로 사람의 관절이나 관절 주변 조직이 아프거나 감염된 것을 뜻한다. 어떤 특별한 원인이나 특별한 작용 메커니즘을 의미하는 것은 아니다. 이것은 진단이 아니라 증상에 관한 그리스어 번역일 뿐이다.

만일 관절이 아프거나 관절 주위의 연결조직이 아프다면 의사는 이를 관절염이라고 부르면서 아스피린이나 이부프로펜, 혹은 그 밖의 비스테로이드성 항염진통제(NSAID) 중 하나를 처방하려 할 것이다. 이 때 환자가 깨달아야 할 것은, 관절이 아픈 것이 NSAID가 부족해서가 아니라는 점, 그리고 대부분의 의사의 처방으로는 원인이 아닌 증상만을 치료한다는 점이다.

연결조직에 통증이 오는 원인은 여러 가지가 있다. 그 중 몇 가지는 다음과 같다:

- 영양부족
- 연골과 관절을 같이 붙잡아 주는 연결조직에(환자의 손이나 손가락처럼) 반복적인 외상을 입는 경우.
- 반복적으로 삐어서 관절 주위의 연결조직과 인대가(손목관절 압박 증후군처럼) 미세하게 찢어지는 경우.
- 식사 선택에서(우유나 고기를 너무 많이 먹고 오메가-3나 오메가-6 지방산을 충분히 먹지 않는 경우처럼) 파생되는 프로스타글란딘 불균형으로 인해 이러한 연결조직 염좌에 감염반응을 나타내는 경우.
- 감염반응을 확인하기에는 생리적 코티손 반응이 부족한 경우.

여기서 프로게스테론이 개입한다. 천연 프로게스테론에는 합성 유사물질이 갖지 못한 항염성이 있다. 천연 프로게스테론 크림을 사용하는 많은 환자들은 만성적인 통증과 고통에서 벗어났음을 보고하고 있다. 프로게스테론 크림이나 오일을 직접 아픈 관절이나 조직에 문질러 주면 된다. 이것이 잘 듣는 이유는 잘 모르겠지만 이러한 보고가 계속되는 것으로 보아 효과가 있음은 분명한 것 같다. 이것 역시 연구할 만한 가치가 있다.

자가면역 질환

자가면역 질환은 자기 항체가 자신의 몸 안에 있는 내분비기관이나 조직을 공격하는 질병을 말한다. 대개 항체는 사람을 해로운 침입자로부터 지켜 주는데, 이 경우에는 정상 조직을 공격하는 것이다. 실제 원인은 전혀 알려져 있지 않다. 일반적으로 자가면역 질환은 여성에게 더 흔하다. 왜 그런가? 인생을 통틀어 남성보다 여성에게 더 많은 호르몬인 에스트로겐을 의심해 보는 것은 자연스러운 일이다. 난포 소멸기나 폐경 이후 어떤 여성들은 같은 연령의 남성들보다 프로게스테론을 덜 만들게 된다. 자가면역 장애가 시작되는 시기가 대개는 중년에 이르러서인데, 이 때는 에스트로겐 우세가 흔해지는 시기이다. 하시모토 갑상선염, 쇼그렌 병, 그레이브 병(중독성 갑상선종) 그리고 홍반성 낭창(lupus erythematosus) 등은 모두 여성에게 더 흔할 뿐만 아니라, 에스트로겐 보충이나 에스트로겐 우세에 관련이 있는 것으로 보인다. 최근의 연구에서는 에스트로겐이 들어 있는 호르몬 대체요법(HRT)을 사용하는 여성들이 루푸스에 더 잘 걸리는 것으로 나타났다.

폐경기 증상을 완화시키기 위해 천연 프로게스테론을 사용한 이들 중 자가면역 질환을 가진 많은 환자들이 병의 증상도 점차적으로 누그러졌다는 것을 알려주었다. 자가면역 질환은 우연이라기보다는 우리가 아직 깨닫지 못하고 있는 에스트로겐의 독성 증상이 아닐까? 혹은 실제로 프로게스테론 자체가 항체의 과잉반응을 가라앉히는 것일까? 필자의 마음 속에는 이러한 임상적 질문들이 자꾸 떠오른다. 좀더 연구가 필요하다.

비뇨기계 문제

요의절박(尿意切迫; urinary urgency)과 요실금은 요즘 우리가 매체 광고를 통해 알 수 있듯이 큰 사업이 되었다. 과장선전으로 부추기기를 좋아하는 언론에서는 이런 상태를 '과잉반응성 방광'이라고 부르는데, 필자는 이것이 서로 다른 원인과 다른 치료법을 가진 많은 다른 문제들을 함께 한 묶음으로 묶어서 마치 여성에게서 빈뇨와 요실금을 일으키는 데 단 하나의 문제만 있는 것처럼 여기게 하기 때문에 이 말을 매우 싫어한다. 그리고 문제가 방광에 있는 것같이 부정확한 의미를 나타내며 알약 하나로 그것을 고친다는 뜻을 내포하고 있다.

비뇨기계 문제에는 많은 원인이 있을 수 있다는 것이 진실이다. 여기에 가장 흔한 원인들과 그 해결책이 있다.

처진 인대와 근육

요의절박이나 요실금이 있는 여성들은 골반 인대와 근육이 늘어나 있다. 이런 상태가 되면 방광이 처져서 요도가 꼬이게 되고 특히 기침할 때와 웃을 때, 또는 장바구니같이 무거운 것을 들 때 소변이 새게 된다.

조직이 늘어나고 약해지는 가장 흔한 원인은 난산이나 큰 아기들을 여러 번 출산하고 난 후, 특히 테스토스테론이 낮아지는 호르몬 불균형이 오는 경우이다. 인대와 근육이 늘어나거나 약해진 조직은 인대와 근육의 조직 형성에 중요한 동화 호르몬 역할을 하는 테스토스테론을 생리적 용량의 크림 형태로 사용하여 고칠 수 있고, 방광에서 소변을 참게 하는 근육을 강화하기 위한 케겔 운동(Kegel exercises, Kegel은 원추를 의미하는 독일어)으로 골반 내 기관들의 이탈을 막고 비뇨기계 문제를 교정할 수 있다.

염증, 감염, 그리고 낮은 에스트로겐 수치

요의절박과 요실금이 있는 어떤 여성들은 요도에 만성적으로 가벼운 염증이나 감염을 가지고 있다. 이것은 특히 폐경 이후 여성들에게 해당하는데, 이들 중 다수가 만성적으로 재발하는 비뇨기계 감염증을 가지고 있다. 감염에는 두 가지 근원적 요인이 있다는 것을 기억해야 한다. 바로 병원균(세균이나 바이러스)과 숙주(인간)의 저항력이다.

우리 몸의 모든 외부 표면은 여러 가지 종류의 병원균에 노출되어 있지만 우리 몸이 거기에 숙주의 저항력으로 대항하기 때문에 병에 걸리지 않는다. 이것은 특히 질의 경우에도 해당하는데, 질은 대변에 있는 *E. coli* 같은 여러 가지 병원성 대장균(coliform pathogens)에 계속해서 노출이 된다. 대부분의 폐경전기 여성들은 에스트로겐 수치가 좋은 상태로 유지되어 질세포가 건강하고 튼튼한 세포막으로 각질화가 잘되어 있다. 그러나 어떤 여성들은 폐경 이후 에스트로겐 수치가 너무 많이 떨어져서 질이 건조해지고 질세포가 약해지며 심지어 퇴화되기까지 한다. 그 결과 숙주가 저항력을 잃게 된다.

라즈와 스탐은 1993년의 『뉴잉글랜드 의학 저널』에서 질용 크림을 사용했을 때 저용량의 에스트리올(E3)이 폐경 후 여성들에게 질 내부에서 비뇨기계감염을 막는 데 뛰어나게 효과적이라고 보고하였다. 그들의 연구는 에스트리올 치료가 이로운 *Lactobacilli* 균을 회복시키고 병원성 대장균을 거의 박멸시킬 뿐만 아니라 정상적인 질 분비물과 정상적인 낮은 pH를 회복시켜 많은 나쁜 균들의 성장을 억제한다는 것을 보여 주었다.

에스트리올 치료 없이 항생제 치료만으로는 오히려 저항성 세균만 키우고 감염이 거의 항상 재발되기 때문에 실패할 수밖에 없다. 항생제는 우리가 알듯이, 저항하는 세균뿐만이 아니라 우리를 보호하는 데 필요한 이로운 세균까지 모두 죽인다.

성관계 상대의 위생도 포함해서 골반의 위생을 잘 관리하는 것도 비뇨기계 감염을 막는 데 중요하다. 남성이나 여성 모두가 성관계 후 1시간 안에 소변을 보아 비뇨기계를 씻어 내리는 것도 도움이 된다.

낮은 프로게스테론과 에스트로겐

프로게스테론도 질과 비뇨기계 감염을 막는 데 여러 가지 역할을 한다. 에스트로겐과 프로게스테론이 서로를 돕는다는 사실은 가끔씩 잊어버리게 된다. 에스트로겐은 세포가 프로게스테론 수용체를 만드는 데 필요하고, 프로게스테론은 에스트로겐 수용체를 더 민감하게 만들도록 도와 준다. 프로게스테론이 실질적으로 부족하거나 혹은 에스트로겐에 비하여 프로게스테론이 상대적으로 부족하게 되면 에스트로겐 수용체는 에스트로겐에 덜 민감해진다. 그래서 많은 여성들에게 에스트로겐이 충분할 경우에도 에스트로겐 우세 증세와 함께 질이 건조해지거나 홍조와 같은 에스트로겐 부족의 신호가 나타난다. 프로게스테론이 정상적인 생리학적 수치로 저장되어 있을 때, 에스트로겐 수용체는 더 민감해지고 에스트로겐 부족의 신호는 사라진다. 홍조는 강도와 빈도가 줄어들고 질의 윤활성이 돌아오고 비뇨기계 문제가 없어진다.

그리고 프로게스테론이 감염을 막아 주는 면역 방어 시스템의 일부라는 것을 기억해야 한다. 프로게스테론은 면역글로불린인 분비성 IgA의 생성을 돕는데, 이 분비성 IgA가 세균들이 질의 점액 조직으로 들어가기 전에 제거한다. 그래서 프로게스테론 크림을 사용하기 시작한 많은 여성에서 알레르기나 부비강염이 깨끗해지는 것이다. 그러므로 에스트로겐이 과잉일 때나 프로게스테론이 부족한 때라면 언제든지 면역방어기능을 최적화하기 위해서 생리학적 용량의 프로게스테론을 보충해 주어야 한다.

불균형, 음식 민감성, 스트레스, 그리고 약품

요의절박과 요실금이 꼭 세균에 의한 감염을 뜻하는 것은 아니다. 질은 많은 세균을 가지고 있는데, 여기에는 '나쁜' 세균을 억제하는 소위 이로운 세균도 포함되어 있다.

한 환자가 질과 비뇨기계에 자극성 염증이 있었는데, 의사는 그것이 캔디다(효모)나 트리코모나스 감염 때문이라고 생각했다고 한다. 필자가 검사를 해 보니 그러한 병원균은 찾을 수 없었다. 의아해서 이 환자를 산부인과 전문가에게 보냈더니 결국은 그 환자가 그 전에 고용량의 비타민 B군, 그 중에서도 B1(thiamine)을 사용했었고 그녀의 혈중 비타민 B1 수치가 매우 높다는 것을 알게 되었다. 비타민제를 중단하고 나서 질의 자극성 염증은 없어졌다. 과량의 비타민이 자극성 염증을 일으키기에 충분할 정도로 '이로운' 세균을 지나치게 많이 자극한 것이 분명했다.

어떤 여성들은, 남성도 마찬가지지만, 음식에 대한 민감성으로부터 요의절박과 요실금이 발생한다. 정확히 말하자면 커피와 기타 카페인이 높은 식품이 방광에 문제를 일으킬 수 있다는 것이다. 필자는 몇 명의 환자들에서 이상하게도 커피로는 요의절박이 일어나는데, 역시 카페인을 함유한 차로는 요의절박이 일어나지 않는 경우를 보았다. 그들이 카페인 성분이 없는 커피로 바꾸었는데도 문제는 계속되었다. 이러한 사람들에게는 카페인 성분 때문만이 아니고 커피 안의 다른 어떤 성분이 방광에 문제(irritability)를 일으키는 것이다.

덧붙여서, 스트레스도 비뇨기계 문제를 일으킬 수 있다. 정상적인 소변배출에 관련된 근육은 의식적인 노력에 의해서 움직이는 것이 아니라 본질적으로 기능이 자율적이다. 우리가 스트레스를 받을 때는 방광수축과 괄약근이완이 완전히 동시에 일어나지 않는다. 그 결과 소변배출이 완전치 않아 상당량의 소변이 방광에 남아 있을 수도 있다. 신장에서 방광으로 내려가는 소변의 흐름은 계속적이어서 방광이 다시 가득 차서 소변을 봐야 한다는 신호를 할 때까지 많은 시간이 걸리지 않는다. 이것은 여성보다 남성에게 더 흔하다. 그러나 스트레스는 남성이나 여성 모두에게 빈번하고 급하게 소변을 보게 하는 원인이 될 수 있다.

많은 약품들이 소변배출을 제대로 하는 데 필요한 자율작용에 영향을 줄 수 있다. 이러한 약품에는 고혈압약, 이뇨제, 일부 신경안정제, 그리고 프로작(Prozac)과 같은 선택적 세로토닌 재흡수억제제(selective serotonine reuptake inhibitor; SSRI) 등이 있다. 지금 사용하고 있는 약품이 가지고 있다고 알려진 부작용을 완전히 점검할 때까지는 소변 문제를 치료하기 위해 새로운 약을 시작하지 않는 것이 현명하다. 비뇨기계감염이 재발하는 것은 피임약과도 관련이 있는 것 같다. 이러한 관련 때문에, 비뇨기계 감염이 난잡한 성관계 때문이라고 짐작하기도 하는데, 그보다는 피임약의 합성 프로게스틴 성분이 프로게스테론 생성을 억제하기 때문일 것이다.

기억해야 할 가장 중요한 사항은 비뇨기계 문제를 치료하는 열쇠는 증상만 치료하는 것이 아니고 문제의 근원을 살펴봐야 한다는 것이다. 시간을 들여서 문제의 근원을 살피는 것이 불필요한 노력과 금전의 낭비를 줄이고 필요하지 않은 약물의 부작용으로부터 우리를 지켜 줄 수 있다.

담낭 질환과 담즙 흐름

대부분의 사람들은 자신의 담낭(쓸개)이 어디에 있는지도 알지 못하니, 그것이 무엇을 하는지는 알 리가 없다. 그러나 담낭 질환은 미국에서 가장 흔한 소화기 병이다. 매년 백만 명이 새로이 진단을 받고 2천만 명의 미국인에게 영향을 주고 있다. 그 중 절반은 담석이나 담낭을 제거하기 위한 수술을 받게 된다. 여성들이 남성에 비해 담석이 생길 확률이 두 배인데, 아마 호르몬 대체요법(HRT)에 사용된 과도한 에스트로겐과 밝혀지지 않은 에스트로겐 우세 때문인 것 같다.

담낭발작은 극도로 고통스럽다. 이러한 고통은 종종 복부 오른쪽 위 사분면 쪽이나, 오른쪽 쇄골 부위, 또는 등의 오른쪽 견갑골 밑(어깨 아래 날개 모양의 뼈로 등의 위쪽 갈비뼈를 지나가는)에서 느껴진다. 담낭 자체의 위치가 아닌데서 느끼는 이러한 고통을 '연관통'이라고 부른다. 다른 일반적인 증상에는 특히 식사 후에 더부룩함과 가스 차는 것, 구역질과 위통 등이 있다.

담관이 막히면 피부와 눈의 흰자 부위인 공막이 노랗게 되는 현상인 황달이 일어난다. 여성들은 담석과 담낭 질환을 막을 몇 개의 간단한 지침만 알게 되면 그것을 다 같이 피할 수 있다. 전통적인 호르몬 대체요법(HRT) 외에 다른 위험 요인으로는 비만과 갑자기 체중을 감소시키는 식생활 등이 있다. 일반적 상식으로는 튀긴 음식이 담낭발작을 가져온다고 생각하지만 객관적인 연구에서는 이런 연관성이 일치하지 않는다. 대부분의 환자들이 어떤 특정 식품과 자기들의 담낭발작을 연결시키지 못한다.

담낭의 내적 작용

간에 의한 담즙생성은 우리가 먹는 음식과 그 밖의 다양한 위장관 폴리펩타이드 호르몬(gastrointestinal polypeptide hormone) 등 여러 요인에 의해 조절된다. 이 호르몬 중의 하나인 뇌하수체에서 만들어지는 소마스타틴(somastatin)은 부신수질에서 만들어지기도 하는데, CNS(central nervous system; 중추신경계) 내에서 중요한 조절기능을 한다. 이러한 호르몬들은 자율적이어서 의식적인 조절로 바꿀 수 없다. 그러나 성호르몬과 식이섬유도 담즙분비와 담즙구성요소에서 일정한 역할을 가지고 있는데, 이것들은 우리의 마음대로 조절할 수 있다. 이들의 역할을 이해하기 위해서는 담즙이 장기에 어떻게 운반되는지와 담즙의 유동성에 영향을 주는 요인들을 이해해야 한다.

총담관(총수담관)

간은 기능면에서 좌우 두 개의 간엽으로 나뉘어진 커다란 장기이다. 간에서 나온 후 좌우 두 개의 간관(hepatic duct)은 1인치 정도의 거리에서 합쳐져서 총간관(common hepatic duct)을 형성하여 내려오다가 또 다른 1인치 정도의 작은 여러 형태의 꾸불꾸불한 담낭관(cystic duct; 쓸개관)이 담낭(gallbladder; 쓸개) 쪽으로 갈라지는데, 담낭은 엄지손가락만한 크기의 속이 비어 있는 서양 배모양(pear-shaped)으로 생겼다. 간으로부터 배출된 묽은 담즙(쓸개즙)은 간관, 총간관, 담낭관을 통하여 담낭으로 운반되어 농축되고 난 후에 일부는 배출되고 남은 담즙은 필요할 때 쓰기 위해 저장된다. 농축된 담즙이 다시 담낭관으로 배출된 후 총간관과 합쳐지고 나서부터는 총담관(common bile duct; 총수담관)이라 부른다.

총담관은 유문(pylorus; 위장에서부터 음식을 십이지장으로 내려 보내는 위의 하부 괄약근) 아랫부분을 지나 췌장 안으로 들어가 췌장의 소화효소를 운반하는 췌관(pancreatic duct)과 만나 바터 팽대부(Ampulla of Vater; 총수담관과 췌장관이 만나서 십이지장으로 들어가는 부위로 길이가 1.5센티미터 정도 되고, 강의 하구와 같이 약간 넓어져 있다.)가 되어 소화효소를 담즙과 함께 십이지장 안으로 배출하는 것을 조절하는 오디 괄약근(sphincter of Oddi)에 이른다. 오디 괄약근은 십이지장(소장의 처음 10인치 정도)과 만나는데, 수축과 팽창을 하며 십이지장으로 배출되는 담즙과 소화효소의 흐름을 조절하는 괄약근이다. 십이지장은 췌장의 머리 부분을 감싸고 돌며 C자 모양으로 췌장에 붙어 있는데, 복부 뒤편을 제자리에 붙들고 있어서 나머지 6미터에 이르는 소장의 다른 부분들이 복부 안을 여기저기 자유롭게 움직이는 것과는 달리 십이지장은 총담관의 출구에 알맞게 고정되어 있다.

흥미롭게도, 췌장도 복부 뒤편에 붙어 있는데, 췌장은 혈류 속으로 인슐린을 분비하기도 하지만 췌장의 머리 부분이 향한 곳으로 향하는 췌관(panreatic duct)으로 운반되는 소화효소를 오디 괄약근을 통해 십이지장으로 배출한다. 간(담즙)과 췌장(소화효소) 두 개의 장기에서부터 분비되는 통로가 하나의 괄약근을 통해서 이루어진다는 것은 정말 신기하고도 놀라운 사실이다.

담즙을 계속 분비하기

담즙(쓸개즙)의 흐름은 건강에 매우 중요하다. 담즙의 두 가지 주요 기능은 배출과 소화이다. 배출기능으로서의 담즙은 간에서 해독작용을 거쳐서 나온 독성 물질과 폐기물을 몸 밖으로 배출하는 운반체 역할을 한다. 예를 들어, 적혈구는 120일에서 140일이면 늙어서 기능을 하지 못하게 된다. 비장과 간은 이러한 노쇠한 세포들을 골라내어, 철분은 남겨 두고 나머지를 빌리루빈의 형대로 간을 통해 배출한다. 이 빌리루빈으로 인하여 담즙은 특징적인 초록색을 띄게 된다. 모래, 그을음(검댕), 금속 조각 등 원치 않는 고체들도 역시 간에서 붙잡혀서 담즙을 통해 처리된다.

담즙의 소화작용은 두 가지다. 첫째, 담즙은 중탄산염(bicarbonate)을 많이 포함하고 있어서 pH가 8인 알칼리성을 띤다. 담즙은 위에서 도착하는 강한 산성의 소화액을 중화시켜 소장과 췌장의 효소가 음식물을 효과적으로 소화할 수 있도록 도와 준다. 둘째, 담즙은 지방을 녹이는 훌륭한 유화제(emulsifier)인데, 우리가 먹은 지방을 아주 작은 방울들로 분해해서 지방분해효소인 리파제에 의해 소화가 잘 될 수 있도록 준비시킨다.

췌장효소(pancreatic enzyme)에는 매우 강력한 소화기능이 있다. 아밀라제는 녹말 성분을 소화하고, 프로테아제는 단백질을 소화하고, 리파제는 지방을 소화한다. 췌관(pancreatic duct)이 이렇게 강력한 소화 효소들을 운반하는데도 불구하고 췌관 자체가 소화가 되어서 녹아 없어지지도 않고 그대로 남아서 기능을 수행한다는 것은 정말 불가사의한 일이다.

오디 괄약근을 통한 담즙과 췌장분비물의 유출은 주로 (1) 괄약근이 열린 크기와 (2) 분비물의 유동성이 결정한다. 괄약근이 수축되면 유출량은 줄어든다. 프로게스테론은 괄약근을 이완시켜 담즙의 유출량을 늘인다(에스트로겐, 테스토스테론, 갑상선 호르몬, 인슐린은 하지 못함). 이와 반대로 에스트로겐 우세(프로게스테론의 상대적 부족을 포함)인 사람들은 오디 괄약근이 수축되어 있는 경우가 자주 있어서 소화에 필요한 물질들이 제대로 유출되지 않아 소화불량을 호소하는 사람들이 많다. 많은 여성들이 프로게스테론 보충으로 에스트로겐 우세를 바로잡은 후 소화가 훨씬 더 잘된다고 보고한다.

식이섬유를 많이 먹어야 하는 또 하나의 이유

식이섬유는 장에서 콜레스테롤의 흡수를 줄이고, 따라서 콜레스테롤의 합성도 줄임으로써 담즙이 끈적끈적하게(점도가 짙어지는) 되는 것을 방지한다. 담즙의 주 구성요소는 콜레스테롤인데 대부분이 콜레스테롤 결정체(cholesterol monohydrate crystal)의 형태로 되어 있다. 이것은 칼슘 빌리루비네이트 과립과 함께 담즙 찌꺼기(sludge; 침전물)를 만든다. 담즙 찌꺼기는 오디 괄약근을 막을 수도 있다. 게다가 이들 결정체와 과립들이 뭉쳐져서 담석을 만들어 오디 괄약근을 완전히 막거나 담낭 속에 축적되어 결국에는 담낭제거수술을 받게 되기도 한다.

괄약근이 막히면 답즙은 췌관으로 역류한다. 이렇게 되면 담즙의 유화작용 기능이 강력한 췌장소화효소와 합쳐져 췌장 자체 조직에 손상을 입히게 되어 췌장염에 이르게 되는 심각한 상황이 벌어진다. 담즙 찌꺼기(sludge)는 재발성 췌장염 발생 원인의 30에서 50%를 차지하는데, 이 췌장염은 극도로 고통스럽고 치료하기도 힘들 뿐만 아니라 종종 치명적이다.

담즙을 엉기게 하는 다른 요인으로는 당분과 고도로 정제된 녹말, 과식, 그리고 소파에 누워 TV를 보며 간식을 집어 먹는 게으른 생활습관 등이 있다. 또한 췌장염 환자는 술을 즉시 끊어야 한다.

담낭 질환을 막기 위한 지침
- 기름으로 튀긴 음식을 피한다. 특히 기름으로 튀긴 음식을 먹고 담낭발작이 있었다면 더욱 피해야 한다.
- 당분과 고도로 정제된 녹말을 피한다.
- 좋은 물을 많이 마신다.
- 에스트로겐 우세가 있는지 확인하고 바로잡는다.
- 충분한 프로게스테론이 있는지 확인한다(타액검사가 가장 좋다.).
- 식이섬유를 매일 20에서 24g씩 먹도록 목표를 세운다. 식이섬유보충제도 도움이 된다.
- 아마씨기름(flaxseed oil)이나 생선기름(fish oil) 같은 좋은 오메가-3 지

방산을 많이 먹는다.
- 간을 건강하게 유지한다.
- 만일 췌장염이 왔다면 모든 종류의 알코올(술)을 피한다.
- 과식하지 않는다.
- 급속히 체중을 줄이는 다이어트를 피한다.
- 음식을 잘 씹는다. 화나 스트레스를 내려놓고 여유 있게 시간을 들여서 천천히 먹는다.

식이섬유가 많은 음식들
과일, 서양 자두, 채소, 콩류, 밀겨와 귀리의 겨, 견과류, 씨앗류, 팝콘, 현미, 통곡류 빵, 통곡류 씨리얼

제 3 부

호르몬 균형 조절과
유지

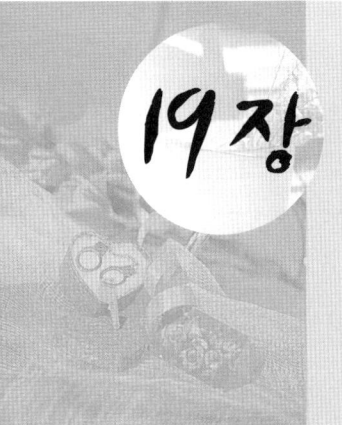

19장

프로게스테론 보충제를 어떻게 사용할 것인가?

이 장의 목적은 어떤 형태의 프로게스테론을 구할 수 있는지 알아보고 프로게스테론 사용에 관한 자세한 사항을 알려 주기 위함이다. 대부분의 경우, 천연 프로게스테론을 어떻게 사용할 것인가는 개개인의 증상보다는 현재 환자가 폐경전기인지 폐경기인지에 따라 달라진다. 만일 지금 호르몬 대체요법(HRT)을 사용하거나 편두통이 있는 경우라면 특별한 지시가 필요한데, 이에 관한 정보는 이 장의 뒷부분에서 다룰 것이다. 얼마나 사용할 것이냐, 월경주기(월경이 있다면) 중에 정확히 언제 사용할 것이냐는 개개인의 생화학적 조건에 따라 다르다. 이런 기준들 역시 간략하게 살펴보도록 하자.

프로게스테론 보충제의 유형

일단 프로게스테론을 보충하기로 결정했다면 피부 크림과 오일, 설하용(혀 밑) 드롭스, 캡슐 중에서 선택하면 된다.

크림과 오일

여러 형태의 프로게스테론 보충제 가운데 필자가 특히 선호하는 것은 경피흡수제형, 즉 '피부로 흡수되는' 제품이다. 그 이유는 호르몬 보충의 적절성과 관련된다. 우리의 목적이 '생리학적 호르몬의 균형'임을 되새겨 본다면, 여기서 생리학적이란 정상적인 호르몬의 필요량을 결코 초과하지 않는 반응량에 가까운 양을 뜻하는 것이다. 생체자기제어(生體自己制御; biofeedback) 조절 시스템에 개입할 때는 건강한 분비선의 반응을 초과해서는 안 된다. 갑상선기능저하나 부신 호르몬 부족인 경우, 보충제의 양이 정상분량보다 많으면 목표가 되는 분비선의 정상적 기능이 억제된다. 윌리엄 제프리스 박사는 그의 저서 『코티솔의 안전한 사용』에서 바로 이 점을 강조하고 있다. 필자는 성호르몬 보충 면에서도 이러한 원칙을 따르고 있으며, 정상적인 난소의 프로게스테론 분비량에 가까운 양을 사용할 것을 강력히 권한다. 우리가 치료하는 것은 난포의 감소와 함께 찾아오는 프로게스테론 부족이다. 아직 남아 있는 난소의 기능까지 억제해서는 안 된다.

경피용 프로게스테론을 적절히 사용하면 피부로 잘 흡수되기 때문에 유방 등의 목표 조직에서는 치료에 알맞은 적당한 농도가 나오는데, 혈청(혈액) 수치에는 증가하지 않는 것으로 나타나서 어떤 이들에게는 당황스러울 수도 있다. 사실, 의사들 중에는 환자들에게 프로게스테론 크림을 주고 한 달이 지났을 때 혈액검사를 해서 프로게스테론 수치가 증가하지 않으면 프로게스테론이 피부로 잘 흡수되지 않았다는 증거라고 주장하는 사람도 있다. 그러나 이를 해명하기란 간단하다.

프로게스테론은 지용성이므로, 호르몬 수치에 대한 일반적인 혈액검사가 행해지는 부분인 혈장(plasma)에는 녹지 않는다. 프로게스테론은 간을 지나면서 단백질과 결합하게 되는데, 이 때 혈장에 녹을 수 있게 된다. 그러나 단백질과 결합한 프로게스테론은 생물학적으로 사용이 가능하지 않다. 이러한 단백질과의 결합은 프로게스테론이 목표조직의 세포에 있는 수용체와 결합하지 못하게끔 방해하기 때문이다. 혈청(serum)이나 혈장(plasma)으로 '혈액' 검사를 실시해 보면, 발견된 프로게스테론 중 90% 이상은 이미 단백질과 결합하여 더 이상 생물학적으로 사용할 수가 없고, 나머지 1%에서 9%만이 '자유'롭다(단백질에 결합되지 않았다.). 반대로, 프로게스테론이 피부나 입 안과 같은 점막을 통해 흡수될 때는 단백질과 결합하지 않으며 아주 작은 부분만이 혈장 내에 존재하게 된다. 그 중 대부분은 적혈구를 타고 혈액 속을 떠다니는데, 이것은 벌이 꽃가루를 나르거나 새가 씨를 나르는 것과 비슷하다. 여기서 프로게스테론은 콜레스테롤과 비타민 A, 비타민 E, 세포막의 지방구조의 다른 요소들과 경쟁하지 않고 사이좋게 각각의 기능을 수행한다. 그렇기 때문에, 이렇게 운반된 프로게스테론은 타액 호르몬 검사에서 나타나는 바와 같이 거의 100% 생물학적으로 사용할 수 있다.

경피흡수제형 프로게스테론은 피부를 통해 피부 밑 지방층까지 내려가고, 여기에서 지방에 퍼져 있는 모세혈관을 통해 확산되어 필요한 만큼 혈액 속으로 들어간다. 프로게스테론은 바른 후 수초 안에 혈액을 타고 순환하기 시작하여 3시간 혹은 4시간 후에 최고조에 이른다. 8시간쯤 지나면 프로게스테론 수치는 떨어지기 시작해 대부분 바른 후 12시간 안에 몸에서 사라진다. 필자가 처음 이 책을 집필했을 때, 의학계에는 프로게스테론이 정말 흡수되는지의 여부에 관해 많은 논란이 있었다. 그러나 이후 훌륭한 연구들이 많이 나옴으로써 프로게스테론이 피부로 흡수가 매우 잘 된다는 것을 반박의 여지없이 증명하였다. 10여 년 전부터는 기존 의학계에서도 호르몬 대체요법(HRT)과 피임약에 피부에 붙이는 경피흡수형 에스트로겐과 프로게스틴 패치를 사용하고 있는 만큼, 이에 관한 논쟁은 이미 끝났다고 할 수 있다. 바르는 것이나 붙이는 것이나 효과가 같기 때문이다.

경피흡수제형 프로게스테론에는 크림 형태와 오일 형태가 있다. 오일은 경피용으로 쓰기에 빡빡하고 끈적거리는 느낌을 준다. 올리브유나 코코넛 기름으로 희석해서 쓸 수도 있고, 아니면 오일이 쉽게 흡수되는 손바닥에 그냥 힘껏 비벼서 쓸 수도 있다.

경피용 프로게스테론 크림은 매우 빠르고 쉽게 몸에 흡수되므로 어디에 바르든 효과가 좋다. 그러나 어느 한 부위에만 집중되는 것을 피하기 위하여 바를 때마다 각기 다른 부위에 바를 것을 권한다. 얼굴과 목, 가슴 위쪽, 유방, 팔 안쪽, 손바닥과 발바닥 등 피부가 비교적 얇고 모세혈관이 잘 발달된 곳이 좋다.

일각에서는 경피흡수제형 프로게스테론이 지방세포에 축적되어 체내의 프로게스테론 수치를 극도로 높인다는 주장을 하기도 한다. 프로게스테론은 지용성(체내에서 만드는 내인성 프로게스테론과 모든 내인성 성호르몬들이 그러하듯)이기 때문에 내인성 프로게스테론처럼 지방세포에 잘 녹는다. 이런 주장을 펴는 사람들이 제기하는 문제들은 오로지 너무 많이 썼을 때만 생긴다. 필자가 아는 한, 이들은 크림을 아주 많은 양인 1일 100mg 까지도 쓴 바 있다. 위에서도 설명했듯이, 이것은 의학적으로 잘못된 처치이며 부작용을 일으킬 것이 뻔하다. 필자가 권장하는 생리학적 투여량을 사용한 경우에는 문제가 되지 않는다.

설하용 또는 구강 드롭스나 오일

요즘에는 입에 넣고 몇 분 동안 삼키지 않고 물고 있어야 하는 사탕형태의 프로게스테론 제품도 여러 가지 나와 있다. 이렇게 드롭스를 입에 넣고 나면 최소한 1분간은 드롭스가 흡수되도록 삼키지 않는 것이 중요하다. 입에 물고 있으면 몇 분 내로 입의 점막을 통해 흡수되므로 즉시 프로게스테론 수치가 상승한다. 그렇지만 빠른 대사 작용과 배출 때문에, 혹은 체지방에 흡수되기 때문에 3시간에서 4시간 후면 다시 수치가 떨어진다. 따라서 안정적인 혈액 수치를 유지하려면 드롭스를 하루에 적어도 서너 번은 사용해야 하므로 과용의 위험이 높다. 사용하는 드롭스의 수는 제품에 따라 다르므로 타액 수치를 확인하고 가장 잘 맞는 제품을 선택하여야 한다.

이런 제품들 중에 액체 형태로 된 것은 피부에 바를 수도 있다.

캡슐

땅콩기름에 용해시킨 프로게스테론이 캡슐 형태로 된 프로메트륨(Prometrium)이라는 상표로 시장에 나와 있다. 이 제품은 황체기에 문제가 있는 여성, 즉 배란 후 임신 유지에 필요한 만큼의 프로게스테론이 분비되지 않는 여성들을 치료하기 위해서 불임 전문가들이 종종 사용한다. 프로메트륨은 처방을 받아야만 구입할 수 있다.

경구용(입으로 복용하는) 캡슐을 복용할 때의 단점은 대단히 많은 양, 그러니까 하루에 100mg에서 200mg을 복용해야 한다는 것인데, 그 이유는 복용한 프로게스테론의 85%에서 90%가 혈액으로 들어갈 기회를 얻기도 전에 간에서 대사되거나 배출되기 때문에 이것을 보충하기 위해 그 많은 양을 사용하는 것이다. 고작 10mg에서 15mg의 프로게스테론을 혈액에 순환시키기 위해 경피흡수제형의 10배 내지 20배의 분량을 복용하는 것이다. 경구용 캡슐을 사용할 때는 간 기능이 나빠질 수가 있으므로 간 기능검사를 정기적으로 시행하여 조심스럽게 사용하여야 한다.

많은 의사들은 프로게스테론 캡슐을 쓰는 것이 경피용 크림보다 더 정확한 양을 신체에 공급해 준다고 믿지만 이것은 잘못된 생각이다. 사실은 캡슐 쪽이 훨씬 더 투여량을 예상하기 어렵다. 그 이유는 다른 지용성 영양소들처럼 프로게스테론이 소장에서 흡수되면 문맥(portal vein)이 이것을 운반하여 직접 간으로 가져가며, 간에서는 대부분의 프로게스테론이 대사되고 글루쿠로니드(glucuronide)와 결합되어 담즙으로 배출되기 때문이다. 이것을 간에서의 '일차 통과손실(first pass loss)'이라고 한다. 일부는 분명히 카일로마이크론(혈류에 떠다니는 미세한 지방 조각)에 흡수되어 체내를 순환하지만 이렇게 되는 비율은 소화계와 간, 스트레스 지수, 식습관, 그리고 개개인의 기본적인 생화학적 특성과 같은 기타 요인에 따라 달라지므로 예상하기 어렵다. 대체로 입으로 섭취하는 프로게스테론(미세분말 micronized 형태에서도)은 똑같은 생물학적 효과를 나타내는데, 경피용 제품보다 더 많은 양이 필요하다. 예를 들어, 밴더빌트 대학의 조엘 하그로브 박사는 PMS에 경구용 프로게스테론인 프로메트륨(prometrium)을 사용하면서, 1일 30mg에서 40mg의 경피용 제품을 쓰는 환자들과 같은 효과를 내기 위해 무려 1일 300mg 내지 400mg을 사용해야 했다.

프로게스테론은 안전성이 우수하고 부작용이 없기 때문에 단기간에 더 많은 양을 사용한다고 해도 위험하지는 않다. 그러나 굳이 간에 이런 부담을 주어 가면서 사용할 이유는 없다. 장기적으로는 에스트로겐과 프로게스테론 수용체가 활동을 멈출 것이며, 이로 인해 호르몬 불균형이 생기고 증상이 재발할 것이다. 뿐만 아니라, 경구용 프로게스테론을 복용하는 여성들 중에 졸음을 호소하는 경우가 있는데 이는 필요량보다 더 많은 양을 복용하고 있다는 신호다. 그 밖에 염려되는 부분은 경구용 프로게스테론 복용시 간에서의 대산산물이 천연 프로게스테론의 고유의 기능과는 전혀 다른 효과를 나타내지 않을까 하는 점이다.

호르몬 수치검사

타액검사

일반적으로 호르몬 수치검사에 사용하는 방법은 혈청(serum)이나 혈장(plasma)에 함유된 호르몬의 양을 측정하는 혈액검사다. 그러나 혈액검사로는 본질적으로 별 의미가 없다. 체내에서 사용이 가능한 '자유호르몬(free hormone)'은 혈장(plasma)에 녹지 않기 때문이다. 체내에서 사용이 가능한 성호르몬은 지용성이며, 적혈구 세포막 등의 지방 성분을 타고 혈액을 순환하기 때문에 혈청(serum)을 이용한 검사에서는 발견되지 않는다. 중요한 것은 과연 얼마만큼의 프로게스테론이 프로게스테론 작용을 위해서 목표 조직으로 이동하는가이다. 위에서 설명한 바와 같이 단백질에 결합되지 않은 체내에서 이용이 가능한 호르몬 분자는 혈관을 통과하여 곧장 타액 속으로 침투해 들어가는 반면, 생체 이용이 불가능한 단백질과 결합한 호르몬은 분자가 너무 커서 혈관 밖으로 나갈 수 없기 때문에 타액으로 침투할 수 없다. 따라서 타액의 호르몬 수치는 조직의 성호르몬 수치를 반영하지만 혈청(serum)검사는 그렇지가 않다.

호르몬은 난소나 고환, 부신피질에서 분비되어 성호르몬 결합글로불린(sex hormone binding globulin; SHBG)이나 코티솔 결합글로불린(cortisol binding globulin; CBG)이라 불리는 단백질 덮개에 둘러싸인 채 혈액 내에서 운반된다. 이렇게 단백질과 결합한 호르몬은 생물학적으로 완전히 자유롭게 활동하지 못한다. 더욱 중요하고 의미 있는 호르몬 수치는 단백질과 결합하지 않고 따라서 생물학적으로 활동 가능한 1% 내지 10%의 자유로운 호르몬이다. 타액에는 단백질과 결합되지 않아서 생물학적으로 활동하는 호르몬 분자들만 있다. 프로게스테론이 피부로 흡수되면 단백질에 둘러싸이지 않고 카일로마이크론이나 적혈구 세포막 같은 혈액의 지방성 물질에 담겨서 운반된다. 흡수된 프로게스테론은 그것을 운반하는 혈중 지방물질의 수용량보다 많을 때만 혈장 속으로 '넘쳐' 흐르게 된다. 따라서 혈청 프로게스테론 수치가 증가한 것으로 나타날 때는 과용했다는 신호일 수 있다. 반대로, 경피용 프로게스테론의 흡수는 빠르고 효율적이어서 몇 시간 안에 타액에 나타나는데, 이것은 프로게스테론이 흡수가 잘되고 체내에서 활성화된 형태로 세포에 작용할 수 있음을 보여 준다.

    타액검사는 혈액검사보다 더 빠르고 저렴하고 덜 고통스러우며, 의사로서도 호르몬 수치를 측정하고 호르몬 부족을 검사할 때 신뢰할 수 있는 방법이다. 이 검사를 통해서 환자가 사용하는 호르몬이 흡수되고 활용되고 있음을 확인할 수 있다. 검사를 하기 위해 임상검사실에 찾아가거나 피를 뽑을 필요도 없다. 비용이 많이 들지 않아 하루나 한 달에 몇 번이라도 충분히 검사할 수 있다. 예컨대 배란이 일어나는지 알아보기 위해 호르몬 수치를 측정하고 싶은 여성이라면 의사의 처방 없이도 집에서 쉽게 타액을 받아서 검사실로 보내 호르몬 수치검사를 받을 수 있는 것이다.

    오레곤주 비버튼 소재 ZRT 실험실의 데이빗 자바 박사가 경피용 프로게스테론 크림의 흡수를 검사하기 위해 실시한 타액검사에서, 경피흡수제형은 다른 어떤 방법이나 경로보다도 작용을 잘 한다는 사실이 확인되었다. 이 방법을 썼을 때 호르몬이 가장 효율적으로 흡수되고 효과가 오래 갔으며, 경구용(삼킬 때)이나 설하용(혀 밑에서 녹일 때) 드롭스의 경우처럼 수치가 지나치게 높거나 낮게 나타나지도 않았기 때문이다. 후자의 두 가지 형태는 크림보다 오히려 더 빨리 최고치를 보이지만 배출되는 속도도 더 빠르다. 아마도 프로게스테론 같은 호르몬의 수치가 증감하는 과정에서 방해를 받으면 시상하부가 혼란을 일으켜 수용체의 반응을 실제로 낮추기 때문인 것 같다.

혈청 혹은 혈장검사

    프로게스테론 크림을 사용하기 시작한 지 3개월이 지나면 혈청 프로게스테론 수치가 상승할 것이다. 이것은 과용의 신호일 수도 있으므로 타액검사를 해서 비교를 해 보는 것이 좋다. 단백질과 결합한 호르몬은 분자가 커서 혈관 밖으로 나올 수 없기 때문에 타액 호르몬 수치에는 반영되지 않는다. 그러므로 타액 호르몬 수치는 혈중에서 이용 가능한 '자유' 호르몬의 수치와 일치한다. 의사가 혈중 프로게스테론 수치를 측정하자고 하면 다음의 몇 가지 지침을 참고하라. 정상적이며 아무런 치료도 받지 않는(호르몬 대체요법을 사용하지 않는) 폐경후기 여성의 초기 혈중 프로게스테론 수치는 0.03에서 0.3ng/ml이고, 경피흡수제형 프로게스테론을 3개월간 사용하면 10배 정도인 3ng/ml에서 4ng/ml까지도 올라간다. 정상적인 폐경전기 여성은 황체기(월경주기의 중간)의 혈중 프로게스테론 수치가 7ng/ml에서 28ng/ml이다. 정상적인 폐경전기 여성의 최저치와 최고치가 무려 네 배나 차이가 난다는 점에 주목하라. 남들보다 성호르몬이 단백질과 더 많이 결합하는 여성들도 있기 때문에, 혈중 수치는 7ng/ml 내지 28ng/ml의 농도 중에 얼마만큼이 이용 가능한 '자유로운' 호르몬인지, 아니면 단백질과 결합해서 생체 이용이 불가능한 호르몬인지를 나타내 주지 않는다. 이러한 이유로 이용 가능한 '자유' 호르몬만을 측정할 수 있는 타액 호르몬 검사를 권한다.

'야생 얌 추출성분'이 전부 프로게스테론은 아니다.

주의할 것. '야생 얌 추출성분'이라고 표시된 제품이라고 해서 실제로 모두가 프로게스테론을 함유하고 있지는 않다. 프로게스테론이 든 것도 있고, 아닌 것도 있다. 오랜 관행에 의해 많은 영양 보조 식품들이 그렇게 특정한 표시 없이 원료를 나열해 놓고 있다. 그렇기 때문에 '야생 얌 추출성분'도 갈아놓은 야생 얌이긴 하나, 성분은 야생 얌으로부터 추출한 성분인 디오스게닌(diosgenin)일 수도 있고 프로게스테론일 수도 있다.

프로게스테론은 야생 얌이나 콩 등의 식물에서 추출한 특별한 성분인 디오스게닌을 농축시키고, 그것을 실험실에서 실제 프로게스테론으로 전환시켜 만든다. 이렇게 만든 프로게스테론은 인체에서 생산되는 프로게스테론과 분자구조가 완전히 일치(bioidentical)한다. 위에서 이미 언급한 바와 같이, 프로게스틴(합성 프로게스테론)도 야생 얌이나 콩에서 나오는 디오스게닌으로부터 분자구조를 약간 변형시켜서 만든다. 중요한 차이점은 프로게스틴의 분자구조를 가진 물질이 자연에는 없고, 더욱이 여성의 몸에는 확실히 없다는 사실이다. 천연 프로게스테론도 실험실에서 합성되기는 하지만 그것은 그래도 확실한 '프로게스테론'으로 분자구조가 몸 안에서 만들어지는 실제의 프로게스테론과 전적으로 일치한다. 프로게스테론이라는 이름의 분자는 이 세상에 단 하나뿐이므로, 프로게스테론이 아닌 합성 프로게스테론인 프로게스틴을 프로게스테론이라고 부를 수는 없다. 프로게스틴은 단지 천연 프로게스테론과 분자구조가 '비슷' 해서 비슷한 작용을 할 뿐이다.

프로게스테론(미국 약전)은 약제시장에서 구할 수 있다. 주요 제약회사들은 에스트로겐과 테스토스테론, 코티손, 프로게스틴 제품들을 합성할 때의 기초가 되는 주성분으로서 이것을 사용한다.

또 한 가지 주의할 점. 크림에 프로게스테론이 들어 있더라도, 프로게스테론을 녹이는 알맞은 매개물질이 사용되지 않으면 효과가 없을 것이다. 미네랄 오일이나 왁스가 든 제품은 프로게스테론이 피부 속까지 흡수되는 것을 막는다. 간혹 프로게스테론 크림을 사용하다가 뾰루지가 많이 생기거나 숨이 막히고 가슴이 두근거리는 등의 알레르기 현상이 일어날 수도 있는데, 이 현상은 프로게스테론으로 인하여 생긴 현상이라기보다는 어떤 특정 제품 속에 들어 있는 프로게스테론을 녹인 매개물질 혹은 방부제가 유발하는 알레르기 현상으로 생각되므로 몸에 맞는 다른 프로게스테론 크림을 구하면 된다. 또 어떤 제품은 입구가 넓은 화장품 통을 사용함으로써 매번 사용할 때마다 산소에 노출되어 프로게스테론을 제대로 안정화시키지 못하고, 시간이 지나면 산화로 인해서 변질이 되어 크림 통 바닥이 보일 무렵에는 프로게스테론 성분이 다 날아가 버린 뒤여서 전혀 효과가 없게 되는 경우도 있었다. 따라서 산소에의 노출을 가능한 한 피할 수 있는 입구가 좁은 제품을 권한다. 펌프 제품은 보통 때는 입구가 닫혀 있다가 펌프를 사용할 때만 압력에 의해서 입구가 열리므로 산소에의 노출을 최소한으로 줄일 수 있다고 알려져 있다.

천연 프로게스테론은 언제, 어떻게 써야 하나?

여성들은 생리학적으로 모든 측면에서 제각각 차이가 있다. 모든 인간은 유전적으로 99% 똑같지만, 나머지 1%의 차이가 세부적으로 나타날 때는 놀랄 만한 차이를 보일 수도 있다. 어떤 약이든 의사가 모든 환자에게 일률적으로 똑같은 용량을 처방하는 것이 합리적이지 않은 것처럼, 천연 프로게스테론의 경우도 마찬가지다.

의료 전문가들에게서 사용법에 관한 지침을 받을 수는 있지만, 자기 몸에 가장 알맞은 양을 찾는 일은 환자 자신의 몫이다. 이상적으로 볼 때 환자는 자신의 증상을 개선시키고 안정을 유지하는 데 필요한 최소한의 사용량을 찾을 수 있어야 한다. 천연 프로게스테론은 워낙 안전하기 때문에 적정량보다 조금 더 사용하더라도 해롭지는 않다. 따라서 혼자서 조절할 수 있다.

한편, 대부분의 물질과 마찬가지로 지나치게 많은 프로게스테론은 문제를 일으킬 수 있다. 프로게스테론을 사용하는 인구가 많아지면서 건강관리 전문가들은 프로게스테론의 사용법에 관해 많은 학설들을 내놓았으며, 이들 중 대다수가 매우 많은 양의 프로게스테론을 처방하고 있다. 이런 처치는 역효과를 가져오며, 프로게스테론의 흥미로운 효과들이 나타나지 않는 것은 말할 필요도 없고 시간이 지나면 더 심각한 호르몬 불균형을 가져오게 된다. 해답은 다음과 같다. 당신은 프로게스테론을 과용하고 있는 것이다! 가뭄에 고대하던 비도 너무 많이 오면 홍수가 난다.

프로게스테론을 수개월 동안 만성적으로 지나치게 많이 사용하면 결국은 프로게스테론 수용체가 일하지 않게 되고 효과가 감소한다. 프로게스테론을 과도하게 사용하면 다음과 같은 부작용이 나타날 수 있다. 그러나 알아 둘 점은, 과도한 프로게스테론을 사용한다고 해서 모든 여성이 부작용으로 고생하지는 않는다는 사실이다.

프로게스테론으로 인해 생길 수 있는 부작용

예전까지 필자는 프로게스테론을 적은 생리학적 투여량으로 사용할 경우 알려진 부작용이 없다고 말하곤 했는데, 그 용량이란 1일 20mg에서 30mg이다. 그렇지만 10년 가까운 시간이 지나는 동안 수십만의 사람들이 필자의 책과 소식지를 읽었고, 이런 식의 어중간한 표현 덕분에 그 반대의 경우를 알려 주는 편지들이 답지했다. 그러나 필자는 이 중 99%에서는 소위 부작용이라는 것이 나타날 이유가 충분히 있었음을 발견했다. 프로게스테론의 부작용이 생기는 이유로 가장 흔한 것은 바로 엄청나게 많은 사용량이다. 필자는 건강관리 전문가들과 약사들이 1일

100mg의 프로게스테론 크림을 권하더라는 얘기를 들은 적이 있다. 이런 식으로 잘못된 의학적 처치는 부작용뿐만 아니라 호르몬 수용체가 기능을 멈추는 등의 심각한 호르몬 불균형까지 일으키게 마련이다. 부작용을 낳는 또 한 가지 흔한 원인은 에스트로겐이나 테스토스테론 등의 다른 호르몬이 함께 섞여 있는 크림을 사용하는 경우이다. 사용량이 지나치게 많거나 적어서 증상이 나타날 때 용량을 조절할 수 있으려면 경피흡수형 호르몬들을 각각 따로 사용해야 한다.

극히 많은 양의 프로게스테론을 사용할 경우 졸음이 올 수도 있으나, 대부분의 여성들은 그냥 차분해지는 기분만을 느낀다고 한다. 엄청나게 많은 양을 썼을 때는 마취되거나 술에 취한 듯한 효과를 가져 오기도 한다. 어떤 여성들은 프로게스테론을 사용하기 시작한 처음 1주에서 2주간 에스트로겐 우세 증상이 나타난다는 보고를 하는데, 이것은 에스트로겐 수용체가 민감해져서 나타나는 것으로 대개 시간이 지나면 사라진다. 경우에 따라서는 호르몬이 균형을 잡기까지 몇 달이 걸릴 수도 있다. 만일 아직 월경이 사라지지 않았고 월경주기와 관계 없이 프로게스테론을 사용했다면 월경주기의 날짜가 바뀌거나 발진이 생길 수도 있다.

전체적으로 볼 때 진정한 부작용을 겪는 여성의 비율은 극히 적으며, 이는 생화학적으로 흔치 않은 개인적 차이 때문이거나 일종의 자가면역반응 때문일 수도 있다.

기면/졸음 이것은 프로게스테론의 부산물인 알로프레그나놀론이 뇌에 영향을 주기 때문인 것으로 보인다.

부종(수분정체) 데옥시코티손으로의 전환이 지나치게 많이 이루어지기 때문으로 생각된다. 데옥시코티손은 부신에서 분비되어 수분정체를 일으키는 미네랄 코르티코이드이다.

캔디다 이스트 감염에 존재한다. 프로게스테론이 너무 많으면 항캔디다 백혈구(anti-candida neutrophils)가 억제될 수 있다.

더부룩함 과다한 프로게스테론은 위장의 운반작용을 늦추는데, 이는 캔디다 같은 위장 내 세균이 있을 경우 더부룩한 느낌과 함께 가스를 발생시킨다(임신 중에는 영양소를 더 잘 흡수하기 위해 프로게스테론 수치가 높아지므로 위장관 계통을 통한 음식물의 운반이 느려진다.).
- **성욕저하** 이는 너무 많은 프로게스테론은 5-알파 환원효소(5-alpha reductase)라는 효소의 작용을 막는데, 이 효소는 정상적인 경우 테스토스테론을 DHT로 전환시키는 작용을 한다. 테스토스테론은 남성과 여성의 성욕에 도움이 된다. 프로게스테론이 지나치게 많으면 성욕이 저하될 수 있는데, 그 이유는 포화상태가 되어 프로게스테론 수용체가 하향 조절되기 때문이다. 눈에 너무 밝은 빛을 비추면 빛에 대한 민감성이 떨어지는 것과 마찬가지다.
- **가벼운 우울증** 지나친 프로게스테론은 에스트로겐 수용체를 하향 조절하는데, 세로토닌이 분비되려면 뇌가 에스트로겐에 반응해야 한다.
- **에스트로겐 부족증상** 지나친 프로게스테론은 에스트로겐 수용체를 하향 조절시키므로 조직이 에스트로겐에 둔감해진다. 프로게스테론 수용체의 작용은 에스트로겐 수용체가 활성화시키는 에스트로겐에 달려 있으므로, 에스트로겐이 부족한 상태에서 프로게스테론이 지나치게 많을 경우 여러 가지 문제가 생길 수 있다. 에스트라디올 수치가 극히 낮은 상태에서 프로게스테론을 많이 쓰는 여성들은 특히 그럴 가능성이 높다.

프로게스테론 대사물질(몇 가지는 위에 이미 언급되었다.), 즉 과도한 프로게스테론 때문에 생긴 부산물도 문제가 된다. 위에서 열거한 부작용들 외에도 프로게스테론 대사물질은 간에 불필요한 부담을 추가로 지우는데, 그 이유는 간이 이것을 배출시키느라 평소보다 더 많은 일을 해야 하기 때문이다. 경구용 프로게스테론(알약 형태)을 복용할 때 이런 현상이 흔히 발생한다. 복용 후 15분 정도 지나면 위장관 내에서 흡수되어 문맥을 통해서 간으로 운반된다. 복용량의 90% 정도는 간에서 대사되어 대사산물과 부산물은 담즙으로 배출되고, 나머지 10% 정도만이 혈액 속으로 운반된다. 프랑스(나울; Nahoul)와 미국(레빈; Levin) 등의 여러 연구진들은 매우 정교한 분석방법을 이용한 끝에, 기존의 혈액검사에서 프로게스테론으로 나왔던 것의 80%가 사실은 활동성 없는 프로게스테론 대사물질이었다는 결론을 내렸다. 따라서 100mg의 경구용 프로게스테론을 복용하고 측정한 혈액검사 수치가 10ng/ml이었다면 진짜 프로게스테론 수치는 고작 2ng/ml이고, 나머지는 활동성 없는 대사물질이거나, 효과보다는 오히려 부작용을 일으키는 대사물질일 가능성이 크다는 얘기다. 이러한 대사물질들은 타액 속으로는 들어가기 어렵기 때문에 생체이용이 가능한(bioavailable) 프로게스테론을 타액으로 측정해야만 혈청검사보다 훨씬 정확한 수치를 알 수 있다.

프로게스테론을 너무 많이 사용하는 여성들도 있지만, 시중에는 사실상 프로게스테론이 없는 것이나 마찬가지인(크림 한통에 5mg에서 10mg) 크림도 나와 있고, 이런 크림을 사용하는 여성들은 사용량이 모자라게 된다. 한 통에 10mg 든 프로게스테론은 에스트로겐의 효과를 억제하거나 뼈를 형성하는 데 충분치 않다. 이런 크림은 권장할 수 없다.

여성들이 호르몬 균형을 이루려면 반드시 숙련되고 유능한 건강관리 전문가와 함께 협력해서 진행해 나가는 것이 좋다고 본다. 적어도 호르몬 균형요법을 시작하는 몇 달 동안에는 무엇을 먹었고 보조제를 어떤 방법으로 사용했으며 느낌은 어떤지 날마다 일지를 기록하는 것이 좋다.

프로게스테론의 추천 사용량

여기에 표시한 추천 사용량은 900mg에서 1,000mg의 프로게스테론이 든 57g 짜리 용기(2 fluid oz., 1.6%에서 2.0%의 프로게스테론 크림)의 프로게스테론 크림을 사용하는 경우를 기준으로 한다. 이런 양이라면 크림 1/2 티스푼에는 40mg, 1/4 티스푼에는 20mg, 1/8 티스푼에는 10mg의 프로게스테론이 각각 들어 있다. 대부분의 폐경전기 여성들은 월경주기의 황체기 동안에 하루 15mg에서 20mg의 프로게스테론이 필요하다. 이것은 건강한 몸이 스스로 프로게스테론을 만들 때와 비슷한 양이다. 그러나 30mg 가까이 사용해야만 나아지는 여성도 있고, 10mg 정도만으로도 좋아지는 경우도 있다. 사람의 대사적 필요량은 제각각이기 때문이다. 심한 우울증과 자궁내막증에는 일시적으로 하루에 70mg 내지 80mg까지 필요한 경우도 있다.

달리 설명하자면, 만일 폐경전기 여성이 매달 하루 20mg의 프로게스테론을 14일간 사용한다면 월 사용량은 280mg이고, 이것은 57g 용기의 대략 3분의 1이다. 필자가 권장하는 농도의 크림을 사용할 때 이 20mg은 1/4 티스푼의 크림에 해당한다. 이것은 대부분 상당히 무리 없는 양이다. 간혹 의사들이 사용하는 전문가용으로 3,000mg의 프로게스테론이 함유된 전형적인 초고농도 크림이 있는데, 의사의 지시 없이 혼자 마음대로 사용하는 것은 권하고 싶지 않다. 이것은 10% 크림으로서 1/4 티스푼당 100mg의 프로게스테론이 들어 있다. 이 정도라면 자칫했다간 크림을 너무 많이 바르게 된다. 우리가 얻으려 하는 것은 과잉이 아니라 바로 균형이다.

만일 생리학적 분량(정상적인 몸이 스스로 만드는 양과 비슷한 정도)을 사용하는데 4개월 내지 6개월이 지나도 증상이 사라지지 않거나 사라졌던 증상이 다시 나타난다면, 능력 있는 건강관리 전문가와 함께 원인을 찾아내는 것이 최상의 방법이다. 알고 보면 다른 호르몬 불균형을 바로잡아야 하는 경우가 대부분이다. 에스트로겐 부족이나 안드로겐 부족(전자궁적출을 받은 여성에게 특히 문제가 된다), 부신 기능 저하로 너무 낮거나 높아진 코티솔 수치, 갑상선 호르몬 부족 등이 가장 흔하다. 월경이 아직 있는 여성에게 에스트로겐 보충을 추가할 이유는 전혀 없다. 월경을 하고 있다는 바로 그 사실만으로도 충분한 에스트로겐이 분비되고 있다는 증거이기 때문이다.

폐경 후에도 난소에서는 소량의 에스트로겐과 테스토스테론이 계속 분비된다. 게다가 에스트로겐은 체지방에서 계속 생성된다. 폐경기가 지난 여성의 3분의 2는 충분한 에스트라디올 수치를 보인다. 프로게스테론이 부족한 여성이 천연 프로게스테론 크림을 권장량만큼 사용한다면 3개월에서 4개월 후에는 체지방에 있는 프로게스테론이 생리적 균형을 찾을 것이다. 대부분의 여성들은 타액 호르몬 검사를 하지 않더라도 증상을 통해, 지금까지 존재하던 호르몬 불균형이 바로잡혔음을 스스로 판단할 수 있다.

특별히 아픈 데가 없는 폐경기 여성(자궁이 임신준비를 하지 않는)의 경우, 1일 10mg에서 12mg의 프로게스테론을 매달 24일 혹은 25일씩 사용하면 효과가 좋다는 사실을 발견했다. 이것은 1/4 티스푼의 절반에 해당한다. 57g짜리 용기 하나면 적어도 석 달은 충분히 쓸 것이다. 그러나 몸이 여기저기 많이 아픈 경우에는 물론 더 많이 필요하다.

결국 매달 사용량에 어떻게 도달할 것인가는 건강관리 전문가의 지도하에 본인이 개인적 취향에 따라 결정할 문제이다. 어떤 느낌이 드는가가 바로 효과 유무를 알려 주는 지표다. 극소수의 여성들은 호르몬 균형요법을 시작한 첫 몇 주 동안 증상이 악화되기도 하고 심지어 없던 증상이 새로 나타나기도 하지만 이 시기는 대부분 곧 지나간다. 만일 정해진 양을 사용해서 4개월 내지 6개월 동안은 괜찮다가 그 뒤로 별 차이가 없는 느낌이 든다면 대개는 사용량을 줄여야 한다는 신호다. 타액검사를 해 보면 도움이 될 것이다.

프로게스테론이 많이 부족한 심한 우울증이나 자궁내막증이 아닌 경우에 크림은 하루에 한 번이나 두 번 바른다. 최적의 방법은 사용량을 나눠서 바르는 것인데 자기 전에는 많이, 아침에는 적게 바른다. 아침에 바르는 경우 졸리거나 몸이 나른해져서 운전하기 힘들다는 여성도 있는데 이런 경우에는 저녁에만 발라도 좋다. 잠이 안와서 불면증에 시달리는 사람들은 특히 목 부위에 바르면 수면 효과가 빠르게 올 수 있다. 여기서 크림을 한 번 바를 때의 양이 정확한가는 그다지 중요하지 않다. 프로게스테론이 피하(피부 아래) 지방까지 흡수됨에 따라 완충 효과가 있기 때문이다. 체지방에서 저장된 호르몬이 방출되기 때문에 하루 사용량이 조금씩 달라지더라도 프로게스테론의 효과는 비교적 꾸준히 나타나는 것이다.

프로게스테론 크림을 최대한 활용하는 법

프로게스테론 사용량을 최대한 활용하는 방법에 관한 일반적인 지침은 다음과 같다.

- 정해진 양을 더 넓은 부위의 피부에 골고루 바를수록 흡수가 잘 된다.
- 크림을 바를 때 모세혈관의 밀도가 높은 얇은 피부(잘 붉어지는 부위)에 발라야 한다. 데이빗 자바 박사는 자신의 실험실에서 행한 검사를 통하여, 가장 좋은 부위는 부드러운 손바닥(피부가 딱딱해져서 굳은살이 없는 경우에)과 가슴, 팔 안쪽, 목, 얼굴 부위임을 발견했다. 발바닥이 부드러운

경우에는(맨발로 많이 걸어 다녀서 굳은살이 되지 않았다면) 발바닥도 좋다. 그러나 발바닥에 바르고 곧장 양말을 신고 돌아다닌다면 발바닥에 흡수되는 대신 양말에 흡수된다.
- 따뜻한 목욕이나 샤워를 하면 피부의 모세혈관이 팽창하게 되는데, 이 때 프로게스테론 크림을 바르면 흡수가 빠르다. 몸을 씻기 직전에 바르면 크림이 흡수되기 전에 씻겨 나간다. 크림의 흡수에 충분한 시간을 주어야 한다.
- 크림을 자기 전에 사용하면 안정이 되고 잠들기가 쉬워진다. 하루에 두 번씩 바른다면 밤에는 더 많이, 아침에는 좀 적게 사용한다.
- 크림의 다른 성분들은 흡수가 거의 되지 않기 때문에 한 군데 피부에만 계속 바르면 그 부위가 포화되어 프로게스테론의 흡수율이 떨어지기 쉽다. 서너 군데의 피부를 정해서 매일 서로 다른 곳에 바른다.

한 달 중 프로게스테론 크림을 사용하는 시기

이번에는 먼저 프로게스테론 크림을 사용하는 시기에 관한 일반적 정보를 얻은 다음, 특정한 문제가 있을 때의 다른 사용법들을 살펴보기로 한다. 누차 강조하지만 프로게스테론 크림을 너무 많이 사용하는 것은 도움이 되지 않는다는 사실을 기억하기 바란다. 비도 필요한 만큼 적당히 와야지 너무 많이 오면 홍수가 나는 법이다.

폐경기 여성들(월경주기가 없는 여성들)은 프로게스테론 크림을 한 달 중 24일에서 26일 동안 사용할 수 있다. 사용을 중단했을 때 안면홍조나 기타 증상들이 재발하는 경우에는 사용을 중단하기 전에 2일에서 3일에 걸쳐 점진적으로 용량을 줄인다. 그래도 문제가 있다면 중단하는 기간을 3일간으로 해서 이 3일 동안만 완전히 끊어 본다. 한 달에 한 번 중단하는 이유는 폐경기 여성들에게도 아직 에스트로겐이 분비되기 때문에 프로게스테론을 추가했을 때 월경이 다시 나타날 수 있기 때문이다. 폐경기에는 자궁내막이 완전히 다 떨어져 나가는 것이 좋은데, 그러기 위해서는 매달 프로게스테론 수치를 며칠 동안 떨어뜨려야 한다. 정상적인 월경주기가 다시 시작된다면 다시 폐경전기 스케줄로 돌아가서 주기 중 2주간 프로게스테론을 사용했다가 월경예정일 하루 이틀 전에 사용을 중지한다. 그랬다가 서너 달 동안 월경이 없으면 완전히 폐경이 된 것으로 간주하고 다시 매달 24일에서 26일간 사용한다. 월경이 띄엄띄엄 계속되면 의사와 상의하는 것이 좋다. 프로게스테론 사용으로 폐경기를 막을 수는 없다.

에스트로겐 우세와 프로게스테론 부족 징후가 보이는 폐경전기 여성들은 월경이 시작되기 전 2주 동안 프로게스테론을 사용하고 월경예정일 하루 이틀 전에 사용을 중단한다. 프로게스테론이 부족한 여성은 에스트로겐 수용체의 민감성이 떨어진다. 프로게스테론 부족이 바로잡히면 에스트로겐 수용체도 정상적인 민감도를 되찾는다. 이 때문에 일부 여성들은 짧으면 몇 주, 길면 두세 달 동안 가슴이 붓고 예민해질 수 있다. 가슴이 붓는 이유는 에스트로겐이 유방세포 내에서 체액을 정체시키는 효과를 갖기 때문이며 두세 달이 지나면 대개 해결된다. 이런 문제가 있는 여성들은 프로게스테론 크림의 사용량을 줄여 보도록 한다.

만일 평균 월경주기가 26일에서 30일 사이라면 프로게스테론 크림을 사용하는 첫 달에는 월경 시작일을 제1일로 계산하여 월경주기의 10일에서 12일 사이에 크림 사용을 시작하면 된다. 월경예정일 하루 이틀 전까지 계속 사용하는데, 대부분은 사용하는 동안에 28일 주기로 정착된다. 출혈이 불규칙해서 주기를 확실히 알 수 없을 때, 혹은 주기가 너무 짧거나 길 때는 직감으로 하루를 택한다. 만일 선택한 시기의 마지막 날이 되기 전에 월경이 시작되면 크림 사용을 중단하고 그 날부터 다시 세기 시작해서 제 10일, 혹은 11일이나 12일까지 센다. 몸에 맞는 때를 찾으려면 월경주기를 두세 번쯤 거쳐야 할 수도 있다.

월경주기가 짧게는 18일, 길게는 32일이라 해도 지극히 정상일 수도 있다. 그러나 그 동안 별 문제없이 스스로 건강하다고 생각하고 있던 28일 주기를 벗어난 대부분의 여성들이 여러 다른 이유로 프로게스테론 크림을 바르고 난 후 28일 주기로 정착되면서 그 동안 별로 불편하지도 않고 참을 만해서 무심코 지나갔던 증상들도 함께 상당히 좋아졌다고 보고했다. 그렇다면 28일 주기가 대자연이 만든 정상적인 월경주기가 아닌가 한다. 그러나 산부인과 교과서는 정상 월경주기의 범위를 상당히 넓게 잡고 있다. 월경주기가 평균보다 짧거나 길다면, 다음과 같은 방법으로 크림을 사용하는 시기를 정하라. 달력을 보고 다음 월경이 시작될 것으로 예상되는 날을 찾는다. 그리고 거꾸로 2주를 세어 올라간다. 바로 이 날이 크림을 쓰기 시작할 때다. 이렇게 하는 이유는 월경주기 1일째부터 배란일까지의 날짜는 제각각이지만, 배란에서 다음 월경 시작까지의 날 수는 거의 모든 여성들이 14일이기 때문이다. 배란일이나 그 직후에 가까운 날짜에 프로게스테론을 사용할수록 월경주기와 더 잘 맞는다.

배란이 확실히 일어난다고 해서 프로게스테론 보충이 필요 없는 것은 아니다. 배란이 된다 해도 황체기 동안 반드시 프로게스테론이 계속 분비되지는 않는다. 많은 여성들의 경우 배란 직후에 프로게스테론 수치가 급격히 떨어지고 월경 바로 전주에는 에스트로겐이 우세하게 된다. 이것을 황체기 오류(luteal phase failure)라고 부르는데, 미국의 35세 이상 여성에게 흔하다. 황체기 오류는 불규칙한 월경주기와 불임의 일반적인 원인이다.

프로게스테론을 사용해서 정상적인 월경주기를 회복하는 데 길게는 석 달 정도 걸릴 수도 있다. 여성들이 폐경에 가까워지면 에스트로겐 분비량은 더 심한 변화를 보이기도 한다. 이러한 상황에서는 프로게스테론 크림을 사용한다 해도 규칙적인 주기를 기대하기란 비현실적일 수도 있다.

천연 프로게스테론을 보충할 때는 자신의 신체가 지닌 호르몬 주기에 가능한 한 맞춰 주는 것이 가장 좋다. 월경 장애는 단순히 프로게스테론 부족 때문만은 아닐 때가 많다. 스트레스와 식습관, 코티솔이나 갑상선 호르몬 같은 요인들이 중요한 역할을 한다. 시상하부(내분비계를 조절하는 뇌의 한 부분인 '중앙통제센터')와 뇌하수체(몸 전체에 퍼져 있는 다른 분비기관들에게 지시를 보내는 '중앙 분비 센터'), 그리고 난소는 몸이 균형을 잃으면 주기를 맞추지 못할 수도 있다. 적절한 양의 프로게스테론을 적절한 시기에 추가하면 이런 복잡한 시스템이 다시 균형을 찾는 데 도움이 된다.

배란은 실제 폐경기를 8년에서 10년 정도 남겨 놓은 시점부터 불규칙해지기 시작한다. 무배란 주기가 올 때마다 여성의 체지방에 있는 프로게스테론 저장고는 고갈되고 에스트로겐 우세가 심화한다. 체지방이 적고 매우 마른 여성들은 훨씬 더 빨리 에스트로겐 우세로 돌입한다. 장기적으로 프로게스테론이 부족한 여성은 체지방에 프로게스테론이 결여된다. 이러한 여성들은 크림을 쓰기 시작한 첫 한두 달 동안 경피용 프로게스테론이 신체의 저장고를 보충하는 데 사용되므로 이 기간에는 좀 많이 발라 주는 것이 좋다. 프로게스테론을 2~3개월 사용한 후부터는 사용량을 줄여도 좋은 효과를 볼 수 있다. 크림을 처음 사용할 때 월경주기가 시작하기 전의 2주간에 하루 두 번 1/4 티스푼씩(1일 40mg) 발랐던 여성들은 매월 같은 2주 동안 사용량을 반으로(1일 20mg) 줄여도 변함없이 좋은 효과를 보는 것이다.

프로게스테론을 처방할 때는 언제나 생리적 효과를 기본으로 해야 한다는 점은 아무리 강조해도 지나치지 않다. PMS 증상이 개선되었는가? 월경 전의 체중 증가가 줄어들었는가? 섬유낭성 유방질환이나 자궁의 근종이 작아지고 있는가? 기분이 동요되지 않고 안정적인가? 불안감을 덜 느끼는가? 우울증 증세가 좋아졌는가? 이러한 것들은 문제를 바로잡는 기준이 되고, 후에 원하는 효과를 유지하는 데 필요한 최소한의 사용량을 알기 위한 정보들이다.

폐경기 여성들을 위한 안내

대부분의 폐경기 여성들은 매달 처음 24일에서 26일간 꾸준히 하루 10mg에서 15mg의 프로게스테론을 사용하면 된다. 많은 경우, 매달 첫날에 사용을 시작했다가 24일째에서 26일째 사이에 잠시 중단하고 다음 달까지 기다려서 다시 시작하는 것이 가장 쉽다. 아니면 반대로 한 달이 시작될 때마다 5~6일간 호르몬 사용을 중단했다가 그 달의 마지막 날까지 크림을 사용하는 여성도 있다. 크림은 아침에 반, 자기 전에 반, 이렇게 두 번으로 나누어 바르는 것이 좋다. 그렇지만 이 방법이 번거로워서 잘 맞지 않는다면 신경 쓸 것 없이 하루 중에 가장 편한 때를 골라 하루 분량을 다 사용해도 좋다.

월경은 하지만 배란이 없는 폐경전기 여성들을 위한 안내

보통 프로게스테론이 가장 높을 때인 황체기나 월경주기 중기에 타액검사를 하면 무배란주기인지 여부를 알 수 있다. 만일 프로게스테론 수치가 낮다면 배란이 되지 않았거나 난포에서 적당한 양의 프로게스테론이 분비되지 않고 있는 것이다. 데이빗 자바 박사는 타액검사를 통해 무배란은 보통 낮은 에스트라디올 수치와 낮은 프로게스테론 수치 모두에 연관되어 있고, 피임을 했던 여성, 특히 데포 프로베라(Depo Provera)를 사용한 여성들에게 많다는 사실을 발견했다. 이런 여성들은 에스트로겐 부족과 프로게스테론 부족 양쪽의 특징적인 증상으로 고생하기도 한다.

반대로, 황체가 불충분한 배란은 에스트로겐이 정상 수치 이상이면서 프로게스테론이 낮을 때와 관련이 있으며, 상대적 에스트로겐 우세 증상이 동반된다. 에스트로겐 우세 증상이 있다면 이는 프로게스테론 분비가 적절하지 못함을 알려 주는 매우 좋은 지표이다. 건강관리 전문가에게 문의하면 자신의 상태를 확인하는 데 도움을 받을 수 있다.

정기적인 생리주기를 지닌 평균 연령 29세의 여성 18명을 대상으로 한 연구 결과, 7명(39%)이 무배란주기를 보이며 황체기에 프로게스테론이 분비되지 않고 있음이 발견되었다. 연령상으로는 정상으로 보이는 많은 여성들에게서도 무배란주기와 매우 낮은 프로게스테론 수치가 나타나는 것이다.

이런 경우라면 약 900mg~1,000mg 정도가 함유된 57g짜리 크림 중 3분의 1을 배란 예상일부터 월경예정일 전날까지 사용(1/8티스푼씩 하루 두 번)해 보라. 이 방법으로 월 300mg의 프로게스테론을 공급할 수 있다. 난소가 잘 작용되고 있는 여성에게서 분비되는 프로게스테론이 1일 12mg에서 24mg이므로, 이 정도의 프로게스테론 수치를 회복하는 것을 목표로 삼는다.

호르몬에 대한 여성의 민감도에는 대단히 차이가 많기 때문에 사용량은 개개인의 민감도에 따라 달라진다. 프로게스테론은 무척 안전한 호르몬이므로, 자신에게 가장 잘 맞는 양을 찾기 위해 약간의 실험을 거치는 것을 두려워할 필요는 없다. 내게 정상이라고 해서 그것이 다른 여성에게도 정상인 것은 아니다. 이미 말한 바와 같이, 수년간 프로게스테론이 부족했던 폐경전기 여성에게 처음 프로게스테론을 적용하면 에스트로겐 우세 증상인 수분정체와 두통, 가슴의 붓기 등이 일시적으로 나타나는 경우도 있다. 이것은 프로게스테론 부족으로 닫혀 있던 에스트로겐 수용체가 '깨어나기' 때문에 생기는 현상이다. 이러한 증상은 보통 짧으면 2주, 길어야 두세 달 후면 사라진다는 점을 기억해야 한다.

자궁내막증이 있는 여성들을 위한 안내

자궁내막증은 자궁이나 기타 골반 내 기관, 대장벽, 혹은 폐에까지 자궁내막 조직의 작은 조직들이 여기저기 흩어져 있는 것이다. 원인은 확실하지 않지만 이 자궁내막 조직들은 마치 자궁 속의 자궁내막세포처럼 에스트로겐에 반응한다. 이 조직들에는 매달 혈액이 충만해지고 극심한 통증을 일으킨다. 임신 중에는 자궁내막증이 수그러들지만, 임신 후 정상적인 월경주기가 돌아오면 다시 재발한다. 이것은 임신 중에 높아지는 프로게스테론 수치가 에스트로겐으로 촉진되었던 자궁내막증을 억제한다는 것을 시사한다.

월경주기가 규칙적이라면, 에스트로겐 분비는 주기 7일째에서 8일째 즈음부터 증가했다가 월경 시작을 하루 앞두고 감소한다. 한편, 프로게스테론 분비는 배란 이후에 시작되어(제12일 전후) 에스트로겐의 수십 배 수치까지 도달했다가 월경주기 하루를 앞두고 갑자기 떨어진다. 이런 개념을 모델로 해서 일반적인 28일 주기를 기준으로 8일째부터 경피용 프로게스테론을 바르기 시작해 26일까지 계속하면 임신 초기와 비슷한 양을 공급하여 자궁내막증의 증상을 완화시키는 효과를 볼 수 있다. 목표는 자궁내막 자극을 조절하는 데 필요한 최소 사용량을 찾는 것이다.

임신 초기 몇 주 동안 프로게스테론 분비량은 2배에서 3배 정도로, 보통 1일 12mg에서 24mg이던 것이 40mg에서 60mg으로 증가한다. 이 정도의 양은 월경주기 중 18일 동안 프로게스테론 크림 1/4티스푼을 하루 두세 번씩 사용하면 쉽게 도달할 수 있다. 많은 여성들이 매달 월경주기마다 사용해서 성공을 거두었다. 보통 이런 방법으로 프로게스테론을 사용해서 몇 달이 지나면 증상이 개선됨을 발견하게 된다. 만일 2개월이 지났는데도 나아지지 않는다면 1주일에 23g으로 사용량을 높여 본다. 증상이 조절되는 데에 어떤 경우는 6개월이 걸리기도 하는데, 이때에도 완전히 사라지지 않아서 계속하는 경우도 있다. 마침내 증상이 사라지면, 그 때부터는 프로게스테론 용량을 점차적으로 줄이면서 효과를 보는 데 필요한 최소의 양을 찾아본다. 혹은 증상을 조절하는 데 가장 효과적인 양을 사용한다. 이것은 대개 폐경기가 끝날 때까지 계속해야 한다. 프로게스테론의 방어 수준이 너무 낮아지면 재발하는 것이 보통이기 때문이다. 갑자기 증상이 재발하면 과거에 효과를 볼 수 있었던 수준으로 사용량을 높인다. 만일 프로게스테론 때문에 졸음이 온다면 너무 많이 사용한다는 신호이다. 졸음이 사라질 정도로 양을 줄인다.

자궁근종이 있는 여성들에 대한 안내

자궁근종이 있는 여성들은 에스트로겐 우세와 낮은 프로게스테론 수치를 갖는 경우가 있다. 귤 이하 크기의 작은 근종이 있는 여성들은 프로게스테론이 정상 수치로 회복되면 근종이 약간 오그라들거나 성장을 멈추기도 하는데, 이것은 아마도 조직에서 에스트로겐이 사라지는 속도를 가속화시키는 프로게스테론의 기능 때문인 듯하다. 폐경이 될 때까지 내내 이 치료를 계속한다면 간혹 자궁적출술을 피할 수 있는 경우도 있다.

그러나 어떤 근종은 어느 정도의 '심각한 크기' 까지 자라면 근종 내부에서 퇴화나 세포 사멸이 일어나 백혈구와 상호작용이 일어나고 백혈구는 결국 근종 자체 내에서 에스트로겐을 더 많이 만들게 한다. 근종에는 프로게스테론에 의해 자극되는 성장인자도 들어 있다. 이러한 상황에서는 근종(근종절제술)이나 자궁(자궁적출술)을 수술로 제거할 필요가 있다. 작은 근종을 치료할 때는 에스트로겐 환경을 가능한 한 낮게 유지해야 하고, 큰 근종을 치료할 때는 모든 호르몬을 가능한 한 낮게 유지해야 한다.

근종이 있는데 모르고 에스트로겐(ERT)을 복용하면 근종의 성장을 자극한다. 에스트로겐 우세일 때는 프로게스테론 크림을 사용하는 것이 중요한데 보통 1일 20mg의 양을 황체기에 사용한다. 프로게스테론의 사용으로 때로는 근종의 성장을 늦추거나 중단시키기도 하지만 그렇지 않을 때도 있다. 그러나 수술을 하기 전에 한번 시도해 볼 만한 가치는 있다. 스트레스를 줄이고 운동량을 늘이고, 열량 섭취를 줄이는 것도 근종 성장을 늦추는 좋은 전략이다.

유방 섬유낭종이 있는 여성들을 위한 안내

유방 섬유낭종(breast fibrocysts)은 액체가 찬 섬유성 낭종으로 보통 민감한 느낌이 들고 통증이 있는데, 월경주기의 마지막 7일에서 8일 정도는 특히 더하다. 주로 오랫동안 에스트로겐이 우세한 것이 원인이다. 이는 난소에서 프로게스테론이 충분히 분비되지 못하고 있다는 신호이다. 유방 섬유낭종은 경피용 프로게스테론에 특히 잘 반응한다. 이것은 30여 년 전 프랑스 연구진이 처음으로 알아낸 사실이다.

프로게스테론 크림은 배란기부터 월경 시작 하루나 이틀 전까지 하루에 15mg에서 20mg씩 사용하면 보통 서너 달 뒤에는 정상 유방 조직으로 돌아간다. 필자의 환자들 중 일부는 며칠에 한 번씩 프로게스테론 크림을 가슴에 발랐더니 도움이 된다고 했다. 매일 밤 자기 전에 비타민 E를 400IU씩 복용하고 매일 마그네슘 300mg, 비타민 B6 50mg을 섭취할 수도 있다. 카페인(커피와 탄산음료)을 끊고, 당분과 정제된 전분을 식단에서 빼는 것도 많은 여성들에게 도움이 된다. 섬유낭종이 조절되기 시작하면 천연 프로게스테론의 사용량을 줄여서 재발 방지에 도움이 되는 데 필요한 최소한의 양만을 쓰도록 한다.

에스트로겐을 보충하고 있는 여성들을 위한 안내

의사는 불규칙한 출혈이 있는 여성들에게 에스트로겐을 처방한다. 이는 잘못된 접근법이다. 불규칙한 월경주기는 대부분 프로게스테론 부족 때문에 생긴다. 각 주기마다 프로게스테론 수치가 정상적으로 올라갔다가 내려가지 않으면 자궁은 에스트로겐에 의해 증식된 내막을 언제 탈락시켜 배출해야 하는지 신호를 받지 못했기 때문에 아무 때나 불규칙하게 탈락시켜 배출하는 수밖에 없다. 소위 월경불순이 되는 것이다. 아직 월경이 있는 여성에게는 에스트로겐을 주어야 할 이유가 없다. 실제로 폐경기에 가까워졌고 안면홍조가 있거나 밤에 식은땀이 나며 질이 건조해지는 등의 에스트로겐 부족 증상을 겪고 있지 않다면 불규칙하더라도 월경을 하고 있다는 사실 그 자체는 에스트로겐이 부족하지 않음을 암시하고 있는 것이다.

어떤 사람들은 프로게스테론을 바르기 시작할 때 에스트로겐 복용량을 반으로 줄이고 점점 에스트로겐을 줄여 나가면서 적절한 양을 찾는데, 아마 에스트로겐 보충은 전혀 하지 않아도 괜찮을 것이다. 80세까지의 여성 중 약 3분의 2 정도가 폐경기 후에도 충분한 에스트로겐을 생성하므로, 에스트로겐 보충은 그다지 필요치 않다.

타액검사에서 보통 에스트라디올(E2) 수치는 1~2pg/ml로 나타난다. 프로게스테론 대 에스트라디올의 건강한 비율은 200대 1에서 300대 1이다. 그러므로 타액의 프로게스테론 수치는 400~500pg/ml이 되어야 하는 것이다. 그러나 프로게스테론을 보충하지 않으면 타액 프로게스테론 수치가 50pg/ml에도 못 미치기도 한다. 많은 여성들이 프로게스테론 부족에 테스토스테론까지 부족하다. 타액검사는 알맞은 호르몬 균형을 위해 너무나도 중요하다. 타액의 프로게스테론의 수치가 에스트라디올의 수치의 200배가 되지 않을 경우에는 대부분의 여성들이 고생할 것이므로 프로게스테론을 보충해서 200배 이상으로 조절해 주는 것이 필요하다. 프로게스테론 대 에스트라디올의 비율은 여성 건강의 중요한 지표가 된다.

패치형 에스트로겐은 낮은 수치의 에스트로겐을 꾸준히 공급하며, 이런 면에서는 난소에서 분비되는 에스트로겐과 거의 비슷하다. 그러나 대부분의 패치형은 호르몬 과용을 가져와 체중 증가와 과도한 체지방, 수분정체, 그 밖의 에스트로겐 우세 증세들이 나타난다. 이러한 제품들은 타액검사를 하지 않고 대신 혈청(serum)검사에서 에스트로겐이 증가할 때까지 양을 높이게 되어 있다. 많은 여성들이 패치형 제품의 접착제로 인한 접촉성 피부염 때문에 사용을 중단한다.

에스트로겐 크림도 시중에 나와 있는데, 효과는 좋지만 패치형처럼 과도한 양이 들어 있다. 타액검사를 하면서 알맞은 양을 찾아 사용해야 한다.

특정한 폐경전기 문제들에 대한 안내

PMS가 있는 여성들 PMS는 보통 스트레스와 코티솔 호르몬이 높을 때 일어난다. 코티솔이 과도하면 프로게스테론 생성을 줄일 뿐 아니라 같은 수용체를 두고 프로게스테론과 경쟁을 하기 때문에 보통의 경우보다 더 많은 용량의 프로게스테론이 필요하다. 첫 한두 달 동안 제10일이나 12일에서 제 26일이나 30일까지 전체 57g을 다 쓰는 것이 보통이다. PMS를 치료하는 여성은 점차 양을 늘리는 식으로 크림을 사용할 수 있다. 제 10일에서 12일부터 밤에 소량을 사용하기 시작하고, 점차 양을 늘려서 하루에 두 번 아침저녁으로 사용한다. 마지막 3~4일은 한번에 많이 바르거나 하루에 세 번 크림을 바른다. 증상이 나아지면 사용량을 낮추어 효과를 볼 수 있는 최소량을 찾는다. PMS는 다양한 원인 요인이 있는 증후군이므로, 스트레스 관리나 식습관에 대한 안내와 기타 영양상의 조언을 찾아보는 것이 현명한 일이다.

월경시 편두통이 있는 여성들 천연 프로게스테론을 월경 시작 전 10일 동안(제 16일에서 26일까지) 사용한다. 보통 편두통에 앞서 먼저 일어나는 특유의 전조 증상을 느꼈던 환자들은 크림을 1/4 티스푼씩 서너 시간마다 이런 증상이 없어질 때까지 바른다(대개 한두 번만 바르면 증상이 없어진다.). 목덜미나 관자놀이에 직접 크림을 발라도 좋다.

자궁적출술이나 난소절제술을 받은 여성들을 위한 안내

전자궁적출술이라는 용어는 자궁과 난소 전부를 제거하는 것으로 '수술적 폐경'이라고도 알려져 있고, 갑작스러운 변화로 몸에 무리가 일어난다. 난소를 수술로 제거하게 되면 모든 난소 호르몬은 없어진다. 이런 상황에서의 호르몬 대체 요법(HRT)은 소량의 에스트로겐과 천연 프로게스테론 크림을 정상적인 생리학적 양으로 매달 24일에서 26일간 사용하는 방법을 써야 한다. 많은 여성들이 난소를 제거받은 후 테스토스테론 부족까지 겪게 되어, 활력이 떨어지고, 우울해지며 성욕을 잃는다. 진단을 확인할 수 있는 가장 좋은 방법은 '자유' 테스토스테론 수치를 측정(타액 호르몬 검사로)하는 것이며 보통의 혈액검사로는 안 된다. 만일 테스토스테론 부족이 있다면 경피용 테스토스테론을 1일 0.15mg 정도만 사용하여 효과적으로 치료할 수 있다(테스토스테론 보충에 대한 자세한 사항은 20장을 참조).

거세된(난소가 제거된) 여성들의 호르몬 균형을 회복하기 위해서는 세 가지 성호르몬 모두에 신경을 써야 한다. 만일 자궁만 제거했다면(자궁적출술) 정상적인 폐경기처럼 프로게스테론 수치는 한두 달이면 떨어지고 에스트로겐 수치는 한두 해가 지나야 떨어진다. 자궁적출술은 난소로 가는 혈액 공급을 심각하게 줄이기 때문에 호르몬 균형 문제가 보통 폐경 때보다 조금 더 복잡하다. 난소 제거(난소절제술)로 인한 호르몬 손실 면에서 에스트로겐, 프로게스테론, 그리고 테스토스테론에 대해 신경을 써야 한다. 이전에 말한 바와 같이, 어떠한 상황에서도 프로게스테론의 보충 없이 에스트로겐만 보충해서는 안 된다.

피임약을 먹고 있는데 천연 프로게스테론을 사용해도 될까?

　이 질문에 대한 솔직한 답은 "확실히 잘 모르겠다."는 것이다. 피임약 속에 들어 있는 더 강력한 프로게스틴이 프로게스테론과 수용체의 결합을 막을 것으로 보이지만, 프로게스테론은 몸의 여러 가지 다른 부분에 대한 효과를 많이 가지고 있으므로, 어쨌든 어느 정도 이점은 있을 것 같다. 한편으로 프로게스테론이 경구용 피임약의 작용에 간섭을 할지의 여부는 확실치 않다. 일반적으로 합성 호르몬이 천연 호르몬보다 수용체에 더 강하게 결합하는 경향이 있기 때문에 간섭을 하지 않을 것으로는 생각되나 확실하게는 알 수 없다. 이 문제에 대해서는 더 많은 연구가 필요하다.

폐경기인데 프로게스테론을 사용한다면 월경을 다시 시작하게 될까?

　보통은 그렇지 않다. 자궁 안에 혈액이 쌓이는 것은 전적으로 에스트로겐의 기능이다. 폐경기에도 에스트로겐의 분비량은 '0'까지 떨어지지는 않는다. 다만 월경이 일어나기에는 부족한 수준으로 떨어지는 것이다. 그러나 프로게스테론 생성은 거의 '0'에 가깝게 떨어지는 것 같다. 프로게스테론이 없이는 에스트로겐 수용체가 덜 예민하다. 프로게스테론이 회복되면 에스트로겐 수용체가 좀더 예민해지므로, 에스트로겐에 더 잘 반응을 하게 된다. 그래서 어떤 여성들은 프로게스테론을 1~2주 사용하고 나면 체내의 에스트로겐 때문에 질에서 약간의 출혈이 일어나게 된다. 계속해서 월경을 할 경우 이 시점에서는 프로게스테론을 1주 동안 중단하고 그 다음에 다시 시작해서 3주간 사용할 수 있다. 주기 중 3주는 프로게스테론을 사용하고 1주는 쉬는 방법이 되어야 한다. 프로게스테론을 중단하는 1주 동안 약간의 출혈이 있을 수 있다. 이것은 에스트로겐 분비가 남아 있어서 그런 것이지만 시간이 지나면 줄어든다. 매달 1주간 프로게스테론을 중단하는 것으로 얻어지는 이점이 바로 이것이다. 에스트로겐으로 인해 쌓인 혈액이 남아 있으면 이런 식으로 배출하는 것이다.

　그 후에, 매월 출혈이 일어나지 않으면 프로게스테론을 날짜에 맞추어 계속할 수 있다. 한 달 중 24일간은 프로게스테론을 사용하고 나머지 6 내지 7일 동안에는 중단하는 것이다. 계속해서 혈흔이 있거나 질 출혈이 있을 경우에는 섬유종성 문의해야 한다.

천연 프로게스테론을 구할 수 있는 곳

현재는 천연 프로게스테론 크림을 처방 없이 약국에서 살 수도 있고, 처방을 받아 약국에서 구할 수도 있다. 보통은 건강 식품점에서 구입할 수 있으며 인터넷에서 찾기도 쉽다. 단 조금 비싸더라도 반드시 좋은 제품을 구해야 한다.

의사도 약국에 프로게스테론을 주문할 수 있지만 매우 많은 양의 프로게스테론을 함유한 10% 크림에 주의해야 한다. 권장량 이상을 사용하는 것은 호르몬 균형에 좋지 않다. 무게에 따라 1.6% 크림으로 28g당 프로게스테론이 450에서 500mg 정도가 든 제품을 권한다. 이 크림 1/4 티스푼에는 프로게스테론이 15mg에서 20mg 들어 있다.

많은 천연 프로게스테론 크림은 프로게스테론 외에 다른 성분도 들어 있다. 이 중에는 '야생 얌 추출 성분'도 있는데, 이것은 보통 디오스게닌을 말하며, 여러 가지의 약초나 향유 등도 있다. 어떤 것이 작용을 하고 어떤 것이 하지 않는지, 그리고 이런 성분들이 어떤 생화학적 효과를 가질 것인지, 또 임신 중이거나 수유중인 여성이 사용했을 때 이런 성분들이 어떤 효과를 가질지는 알 수 없다. 자바 박사는 호르몬 불균형에 전통적으로 사용해 온 수백 가지의 약초를 광범위하게 조사하였는데, 천연 프로게스테론과 비슷한 작용을 하는 것은 밝혀 내지 못했다. 이런 이유로 우리는 임신을 계획 중이거나 임신한 여성, 또는 수유 중인 여성의 경우 이러한 약초들을 함유한 프로게스테론 크림은 피해야 한다고 생각한다. 이런 선택을 하는 여성들에게는 작용 성분으로서 프로게스테론만을 함유하고 있는 크림 중 하나를 사용할 것을 권한다. 다른 성분이 여성의 호르몬 불균형에 도움을 주지 않는다는 얘기는 아니고 다만 혹시 그럴 지도 모른다고 의심할 뿐이다.

어떤 약초들은 전통적으로 임신을 중단하거나(낙태약), 월경을 유발하거나(월경촉진제), 출산을 유도하기 위해 쓰였다. 이 연구에서 자바 박사는 이런 약초들이 프로게스테론 수용체와 상호작용을 하지만 천연 프로게스테론이 하는 것과 같은 방식으로 프로게스테론 수용체를 활성화시키지는 못한다. 이런 약초들은 사용하는 내내 오히려 항 프로게스테론처럼 행동한다.

프로게스테론 크림이 거칠거칠하거나 모래처럼 느껴진다면 프로게스테론이 응결되었다는 것이므로 사용하지 말아야 한다. DHEA와 같이 프로게스테론이 아닌 다른 호르몬을 함유한 크림도 사용하지 말아야 한다.

마지막 조언

이 장에서는 천연 프로게스테론을 사용하는 데 관련된 많은 문제를 다루었다. 필자는 왜 경피용 프로게스테론이 더 좋은 전달 체계인지를 설명하였다. 경구 투여는 비효율적이며 프로게스테론의 대사 산물과 부산물 등 폐기물을 지나치게 많이 만들어 간에 피해를 줄 수 있다. 경피용 제제의 이점은 서서히 점차적으로 흡수되어 간을 통한 최초 통과 손실을 피할 수 있다는 것이다. 설하 드롭스는 매우 빨리 흡수되고 경피용 크림 제제보다 더 빨리 배출된다. 필자는 또 왜 타액 호르몬 검사가 보통의 혈액검사보다 우수한지 설명하였다. 약리학적 용량보다는 생리학적 용량의 측면을 강조하는 것이 중요하며 호르몬의 '자유로운' 상태에 관한 지식이 그 열쇠이다. 개인별로 다르다는 것도 기억해야 한다. 우리는 다 같이 똑같은 붕어빵 기계에서 만들어지지 않았다. 호르몬 균형을 맞출 때 사람마다 다르다는 것을 이해하고 균형을 맞추어야 한다. 호르몬 균형에 대한 정확한 지식이 있어야 올바르게 사용할 수 있다.

20장
에스트로겐, DHEA, 프레그네놀론, 코르티코스테로이드, 테스토스테론, 안드로스테네디온을 어떻게 사용할 것인가?

스테로이드 호르몬이 실제로 부족하다면 보충을 하는 것도 좋지만 절대로 과잉 보충을 해서는 안 된다. 스테로이드 호르몬을 보충할 때 항상 염두에 둘 점이 있다. 최적의 균형이란 바로 최소의 위험과 최소의 부작용을 뜻한다는 사실이다. 이를 위해서는 보충을 시작할 때 타액 호르몬 수치검사를 받아야 한다. 증상이 사라진 다면 호르몬 수치에는 문제가 없을 것이다. 그러나 그렇지 않다면, 보충을 시작한 지 6개월 후에 다시 호르몬 검사를 해서 어떤 부분이 균형을 찾지 못했는지 알아보아야 한다. 유방암 등의 질병이 재발할 위험이 있는 경우에는 호르몬 수치가 정상보다 한참 못 미치지만, 그렇지 않다면 프로게스테론 이외의 다른 호르몬 보충제는 사용하지 말 것을 권한다. 그런 경우에도, 호르몬 보충제를 사용하는 동안 계속해서 호르몬 수치를 신경 써서 점검할 자신이 없으면 호르몬 보충을 하지 말아야 한다.

만일 전자궁적출술을 받고 나서 프로게스테론 크림을 쓰는데도 안면홍조와 야간의 식은땀이 계속되고 성욕이 전혀 없거나 골밀도가 감소한다면, 에스트로겐이나 테스토스테론 보충을 고려해 볼 만하다. 우선 타액 호르몬 검사를 받아서 자신이 겪고 있는 증상들이 확실히 호르몬 부족 및 불균형 때문인지 확인해 보는 것이 중요하다. 예컨대 유방암을 앓은 적이 있다면, 성욕 감소는 테스토스테론 수치 저하뿐만 아니라 정신적인 충격(trauma)과도 연관되어 있을 가능성이 있으므로,

몸에 꼭 필요한 경우가 아니면 테스토스테론을 굳이 추가할 필요는 없다.

에스트로겐

약 3분의 1, 즉 35%의 폐경후기 여성들(대개 체지방이 적은 편인 여성들)에게는 소량의 에스트로겐 보충이 도움을 줄 수 있다. 호르몬 대체요법(HRT)의 에스트로겐 투여량은 특히 폐경후기 여성들의 필요량보다 많다. 폐경후기 여성에게 과도하게 처방된 에스트로겐은 이들이 겪는 많은 고통의 커다란 원인이 된다.

커밍스 박사 등이 1998년 『뉴잉글랜드 의학 저널』에 발표한 기사를 보면, 65세에서 80세까지의 폐경후기 여성을 대상으로 에스트라디올 수치를 측정했을 때 이들 중 3분의 1만이 진정한 에스트로겐 부족을 나타냈다. 뿐만 아니라 기존의 에스트로겐 보충요법(ERT)이나 호르몬 대체요법(HRT)의 에스트로겐 투여량이 필요치의 8배에서 10배에 이른다는 사실도 밝혀졌다. 예를 들어 『란셋』지의 최근 보고를 보면, 골다공증이 있는 여성의 뼈에 최적의 효과를 나타낼 수 있는 에스트라디올의 용량은 보통 처방량인 1일 1mg~2mg이 아니라 1일 0.25mg이었다. 프로게스테론은 프로게스테론 수용체를 준비시키는데 필요한 최소한의 에스트로겐만 있으면 기능을 하기 시작한다.

전자궁적출술(난소까지 제거)을 받은 후에는 문제가 조금 달라진다. 난소 두 개가 제거되면 난소로부터의 호르몬이 모조리 제거되는 것이다. 의사들은 대개 에스트로겐만 처방하는데 이는 잘못이다. 이 여성들에게는 분명히 프로게스테론이 필요하다. 이것은 프로게스테론이 주는 혜택을 얻기 위해서뿐만 아니라 보충 받는 에스트로겐과 균형을 이루기 위해서이기도 하다. 절대로 프로게스테론과의 병용 없이 에스트로겐을 단독 사용해서는 안 된다.

혹시 괜찮다면, 우선 콩(콩에 대한 자세한 사항은 362페이지 참조)이나 붉은 클로버 추출 성분 등을 먹어 보는 등 몇 가지 약한 피토에스트로겐(phytoestrogen)을 사용해 보면서 증상이 완화되는지 지켜보는 것이 좋다. 유방암의 위험이 없다면 필요한 경우에 적당량의 에스트로겐을 사용하는 것은 무방하다.

인간을 위한 천연 에스트로겐으로는 에스트론(E1)과 에스트라디올(E2), 에스트리올(E3)이 있다. 지금까지 발견된 증거를 동원해 보면 에스트리올은 폐경기 증상 조절을 위해 안전하게 사용할 수 있고 유방암도 막아 줄 수 있는 것으로 보인다. 에스트리올의 골 형성 효과에 대해서는 연구마다 의견이 분분하지만, 최소한 어느 정도는 뼈를 조성하는 성질이 있는 것 같다. 질건조증과 식은땀, 안면홍조 등의 증상을 겪고 있다면 처방전을 받아 약국에서 구할 수 있는 에스트리올 보충제(E3)를 사용해 볼 수 있겠다.

자궁이나 난소가 있든 없든, 에스트로겐의 종류와는 관계없이 어떤 여성도 에스트로겐만을 단독 사용해서는 절대 안 된다는 사실은 아무리 강조해도 지나치지 않다. 에스트로겐은 언제나 천연 프로게스테론과 함께 써야 한다.

에스트로겐의 사용량은 여성 각자에 따라 크게 다르고 경구용을 사용하느냐, 크림 형태를 사용하느냐에 따라 다른 효과를 보이기도 한다. 에스트로겐은 처방을 받아야만 구할 수 있는 호르몬이므로, 증상을 완화시키는 데 꼭 필요한 최소한의 양을 의사와 함께 찾아보고 정기적으로 타액 호르몬 수치검사를 받아서 에스트리올과 에스트론 수치를 확인해 볼 것을 권한다.

DHEA

DHEA수치가 낮은 사람들이 DHEA를 보충하면 에너지와 면역기능, 스트레스 적응력, 행복감, 성욕 등이 개선됨을 경험하게 된다. DHEA는 여성을 남성화시키는 효과를 발휘할 수도 있고, 과잉이 되면 적게 섭취할 때와는 정반대로 당뇨병이나 심장질환의 위험을 높일 수 있다. 이것은 남성보다 여성의 경우에 더 심하다. 만일 여드름이나 탈모, 얼굴에 털이 자라는 등의 변화가 생긴다면 사용을 중지하거나 사용량을 줄여야 한다. DHEA 복용을 중단하면 이들 부작용은 사라진다.

보충된 DHEA는 에스트로겐으로 전환되며, 이론적으로는 우리가 원하는 수치 이상으로 에스트로겐 수치를 높일 수 있다. 최근의 연구에서는 DHEA 자체가 유방세포에 자극을 주는 효과가 있음이 나타났는데, 이는 특히 에스트로겐 수치가 낮을 때 더하다. 반면, 또 다른 연구에서는 낮은 DHEA-S 수치와 전이 유방암이 상관관계에 있음이 나타났다. 그러나 역학적 연구에서는 DHEA 수치와 유방암 사이에 아무런 상관관계도 발견되지 않았다.

따라서 DHEA 수치가 낮다면(중년 여성의 정상치란 상당히 넓은 범위를 말한다.) 정상 수치 중간 정도가 되도록 DHEA를 섭취한다면 도움이 되겠지만, 과다한 DHEA는 유해할 수 있음을 항상 염두에 두어야 한다. 만일 사용을 결정했다면, 6개월에 한 번씩 검사를 받으면서 전체적인 호르몬 균형 수준을 면밀히 관찰하도록 한다.

여성의 DHEA 권장량은 1일 5mg에서 10mg이다. 만일 혈액검사로 DHEA 수치를 확인한다면, DHEA-S가 비교적 활동이 없는 형태임을 기억하라. 혈액 속에서 활동하는 DHEA를 측정하려면 타액 DHEA 검사가 더욱 정확한 방법이다.

프레그네놀론

프레그네놀론은 콜레스테롤을 재료로 하여 미토콘드리아가 만드는 세포 내 화합물로서 DHEA와 프로게스테론, 에스트로겐, 코티솔, 테스토스테론의 재료가 된다. 프레그네놀론을 대량 복용하면 호르몬 균형에 도달하는 데 도움이 될 것으로 여길 수도 있다. 이로써 체내의 다른 스테로이드 호르몬을 만들 재료를 공급한다고 생각되기 때문이다. 그러나 불행히도 꼭 그렇게 되는 것은 아니다. 프로그네놀론은 다른 스테로이드 호르몬들의 생합성의 중간 단계이다. 난소나 고환이 이러한 스테로이드 호르몬들을 분비할 수 없게 되었다면, 프로그네놀론이 있다고 해서 상황이 바뀌지는 않는다. 다시 말해, 난소가 제대로 기능할 경우에는 보충된 프레그네놀론이 다른 스테로이드 호르몬으로 바뀔 수 있다. 그러나 난소가 제대로 기능을 하지 않는다면 난소는 프레그네놀론으로 다른 호르몬들을 만들 수 없다. 프레그네놀론은 호르몬을 보충하는 방법으로는 믿을 만한 것이 못 된다.

프레그네놀론은 류마티스 관절염 증상에 어느 정도 효과가 있는 것 같다. 이러한 자가면역 질환이 있는 사람들은 하루에 세 번 10mg에서 50mg을 복용해 보

자. 임상의 중에는 하루 100mg에서 200mg을 사용하는 사람도 있으나, 이 정도의 양은 환자의 건강을 관찰할 수 있는 건강관리 전문가의 감독 하에서만 사용해야 한다.

최근 학자들은 프레그네놀론이 신경전달물질인 GABA(감마아미노부티릭산)의 수용체를 차단한다는 사실을 발견했다. GABA의 수치가 높으면 기억을 차단하는 작용을 하는데, 프레그네놀론이 이 효과를 상쇄하는 것 같다. 프레그네놀론은 또 뇌세포 활동을 증가시키기도 한다. 학습이나 기억에 문제가 있는 사람들은 프로그네놀론을 식간에 50mg에서 100mg 복용하면 효과를 볼 수 있지만 이 정도의 양을 복용할 때는 건강관리 전문가와 함께 호르몬 수치를 확인해야 한다.

코르티코스테로이드

코르티코스테로이드(corticosteroid)는 장기적인 스트레스에 대한 반응으로 부신피질에서 분비된다. 여기에는 코티솔(cortisol)도 포함되는데, 이것은 면역 반응을 조절하고 인슐린을 억제하며 간에서 단백질이 포도당으로 전환(gluconeogenesis)되도록 자극을 주는 글루코코르티코이드(glucocorticoid)이다. 그 밖의 코르티코스테로이드(코르티스테론 등)는 미네랄 균형 조절을 돕는다. 알도스테론은 이들 중 가장 강력한 것으로, 세뇨관(콩팥)에서 염분의 정체를 촉진하고 칼륨의 배출을 증가시키는 작용을 한다. 이 호르몬들을 코티손(cortisone)이라고도 하는데, 이것은 부신피질 호르몬을 일컫는 포괄적인 명칭이다. 이 호르몬들은 에너지 요구량을 높이는 스트레스 요인에 반응한다. 단식이나 감염, 격한 운동, 통증, 감정적 스트레스 등은 뇌의 시상하부에서 분비되는 호르몬의 배출을 자극하여 부신에서 더 많은 코티솔이 분비되게 한다. 코티솔이 혈액 속으로 방출되는 데는 일정한 주기가 있어서 아침과 늦은 오후에는 정점을 이루고 한낮이나 깊은 잠을 잘 때는 낮아진다.

코티솔은 스트레스를 방어하는 호르몬이기 때문에 스트레스 환경 하에서 있을 때 생존하는 데에 지극히 중요하다. 만일 동물에게 어떠한 스트레스도 없다면,

코티솔 부족이 생명을 위협하지는 않는다. 그렇지만 이 호르몬이 없으면 아주 약한 스트레스에도 생명을 부지할 수가 없다. 부신을 제거했거나, 부신에서 코티솔이 충분히 분비되지 않는 사람들은 가벼운 병에도 사망할 위험이 있다. 이런 사람들은 코티솔 대체 약품을 평생 사용해야 하며 스트레스가 조금이라도 더 생기거나 감염이 될 징후가 있으면 복용량을 늘여야 한다. 반면, 과다한 코티솔은 체간 비만(truncal obesity), 혈당상승, 고혈압, 둥근 얼굴(moon face), 목덜미 뒤와 흉부 위쪽에 지방층이 축적되어 생기는 '버팔로 혹(buffalo hump)', 골다공증 등이 발생하며, 쉽게 멍이 들고, 균류에 감염이 잘 되고, 면역계에 장애가 생기는 등의 여러 가지 부작용들을 낳기도 한다. 뇌하수체 호르몬에 의하여 부신피질이 과도하게 자극되면 과량의 코티솔이 분비되어 쿠싱 병이 생긴다. 뇌하수체로부터의 조절과는 별도로 부신에서의 분비가 지나쳐서 생기는 질환을 쿠싱 증후군이라고 부른다.

 만성 스트레스는 만성적으로 혈액 내 코티솔 수치를 높이기 때문에, 균형을 유지하려면 DHEA와 프로게스테론이 더 많이 필요하다. 쿠싱 병과 쿠싱 증후군의 증상뿐 아니라, 코티솔이 만성적으로 과다하면 뇌세포에 높은 독성을 가져다 주어 단기 기억 상실을 일으킬 수 있다. 평생 동안 코티솔 수치가 높으면 알츠하이머병이나 노인성 치매의 주요 원인이 된다. 코티솔 수치가 높으면 프로게스테론의 골형성 효과를 차단하기 때문에 골다공증을 유발하기도 한다. 과도한 코티솔은 스테로이드 호르몬과 갑상선의 작용을 차단하기도 한다.

 기존 의학에서 이 호르몬이 사용되는 방식은 호르몬의 생리학적 투여량과 약리학적 투여량의 차이를 극적으로 보여 주는 또 하나의 좋은 예이다. 항염 효과를 위해 프레드니손과 프레스니솔론, 덱사메타손 같은 강력한 합성 코티손 약품을 사용하는 사람들은 얼굴이 붓고, 여드름이 나며 얼굴과 몸에 원치 않는 털이 자라거나 감염에 대한 저항이 낮아지고 신체 중앙 부위를 중심으로 체중이 증가하며 월경 불순이 되고 우울이나 불안, 심하면 완전한 정신병에 이르는 정신병적 문제의 부작용으로 고생한다. 이러한 약품들을 장기적으로 사용하면 부신의 코티솔 생성이 완전히 중단되어, 약을 끊으면 치명적인 합병증을 일으킬 수 있다.

 반대로, 천연 하이드로코티손이나 코티손 아세테이트는 적은 용량을 하루에 여러 번에 걸쳐 사용하더라도 부작용이 매우 적고 부신기능부전(adrenal insufficiency)의 증상을 치료하는 데 성공적으로 사용되어 왔다. 천연 하이드로코티손이나 코티손 아세테이트를 매일 2회에서 4회 2.5~5mg씩 사용하면 쇠약해진 부신 기능을 안전하고 효과적으로 보충할 수 있다. 오후 늦게 너무 많이 복용하면 불면을 일으킬 수 있으므로 용량을 맞추어 조절하든가, 늦은 오후에는 복용하지 않는 것이 좋다. 천연 코티솔을 적절히 사용하면 천식과 류머티스 관절염, 만성 피로 등의 다양한 문제들을 바로잡을 수 있다. 그러나 코티손 보충제를 사용할 때는 충분한 휴식과 고른 영양 섭취, 호르몬 균형을 병행해야 하고 부신의 치료를 목표로 해야지 장기적으로 매일 사용해서는 안 된다. 일단 몸의 균형을 회복하고 난 뒤에는 증상을 봐 가며 필요한 때에만 사용해야 한다.

천연 코티손 보충제를 사용할 때는 건강 전문가의 안내를 받을 것을 권한다. 아무리 천연 코티손이라도 너무 많이 복용하면 안전하지 못하며, 균형을 유지하는 데는 세심한 주의가 필요하기 때문이다. 실제로 필요하지 않은데 복용하면 문제가 생길 수 있다. 천연 코티손은 잘못 사용하면 독약이 되고 잘 사용하면 보약이 될 수 있는 대표적인 보충제이다. 윌리엄 맥케이 제프리스의 선구적 저서 『코티솔의 안전한 사용』(찰스 C 토마스, 일리노이 스프링필드, 1998년)을 여러분의 담당 의사가 모르고 있다면, 생리학적 투여량의 천연 코티손을 언제, 어떻게 처방할 것인가에 관한 모든 정보들이 이 책에 담겨 있음을 알려 주어야 한다.

코티솔 부족의 증상이 없다 하더라도, 충분한 수면과 휴식을 취할 겨를도 없이 너무 열심히 일하고 매우 바쁘게 생활하고 있다면 여러분의 몸에서는 아마도 코티솔이 과잉 분비되고 있을 것이다. 부신이 지치지 않고 그런 에너지를 유지할 수 있다고 해도 만성적으로 높은 코티솔 수치는 여러분을 위험에 처하게 한다. 아무리 바쁘더라도 충분한 수면과 휴식을 취하면서 생활해야 한다. 최적의 건강 상태는 활동과 휴식이 균형을 이룸으로써 이루어지기 때문이다.

테스토스테론

프로게스테론 크림을 최소한 6개월 이상 사용했는데도 여전히 성욕이 낮다면, 테스토스테론과 DHEA 수치를 점검하여 문제의 원인이 낮은 안드로겐 때문은 아닌지 확인해야 한다. 이런 문제는 갑상선 호르몬 수치가 낮거나 코티솔 등의 스트레스 호르몬 수치가 높은 경우와 같은 다른 호르몬의 불균형으로 인한 경우가 많기 때문이다. 데이빗 자바 박사는 타액검사상 안드로겐 수치가 완벽하게 정상이거나 높게 나타나는데도 성욕이 떨어지는 여성들의 경우를 많이 보았다. 이러한 여성들은 대개 스트레스가 높거나 에스트로겐 우세로 인한 갑상선기능저하 증상 같은 다른 문제를 갖고 있는 경우가 많다. 과도한 에스트로겐이나 과도한 천연 프로게스테론 보충요법도 성욕을 억제할 수 있기 때문에, 이러한 호르몬을 사용하고 있다면 에스트라디올과 프로게스테론 수치를 점검하여 너무 많이 사용하는 것은 아닌지 확인해 보아야 한다.

테스토스테론 부족은 에너지 상실과 우울, 기억력쇠퇴, 질건조증, 요실금, 성욕상실 등을 야기할 수 있다. 부신기능부전이나 갑상선기능저하도 이러한 테스토스테론 부족 증상과 유사한 증세를 일으킨다. 이것 역시 의사가 구분해 줄 문제다.

데이빗 자바 박사는 전자궁적출술을 받은 대부분의 여성들이 낮은 안드로겐(테스토스테론, DHEA-S, 안드로스테네디온) 때문에 고생하고 있음을 타액검사를 통해 알아 냈다. 최근의 한 연구에서는 여성이 전자궁적출술(난소까지 제거한 경우)을 받은 뒤로 에너지가 떨어지고 우울증과 성욕저하를 경험할 수 있음을 밝혀 냈다. 보통의 혈액검사가 아닌 타액으로 '자유 테스토스테론(free testosterone)'을 측정한 결과 이 여성들이 테스토스테론 부족임이 드러났다. 경피용 테스토스테론을 하루에 0.15mg씩 사용한 결과 '자유 테스토스테론' 수치가 다섯 배로 증가하고 증상 완화에도 효과적이었다. 임상의들의 보고에 의하면 평균 하루 0.15mg에서 1mg씩을 사용한 결과 성공을 거두었으며, 폐경기 여성에게는 1일 0.5mg씩을 사용하면 된다고 한다.

테스토스테론은 크림 형태와 설하용 드롭스, 경구용 알약, 경피용 패치 형태로 구할 수 있다. 약사에게서는 테스토스테론 크림과 설하용 드롭스를 조제받을 수 있다. 테스토스테론 보충제를 사용하는 임상의들에게 문의한 결과 테스토스테론과 프로게스테론을 하나의 크림에 결합시키는 방법은 권장할 만하지 않다는 것을 알게 되었다. 여성들은 테스토스테론을 과다 사용하기가 쉽기 때문에 과잉으로 인한 증상이 발견되면 사용량을 조절해야 한다.

천연 테스토스테론은 처방을 받아야만 구할 수 있다. 사용에 관심이 있다면 의사와 상의하라. 메틸 테스토스테론과 같은 합성제품은 강력하고 나쁜 부작용을 낳을 수 있으므로 반드시 천연적인 형태의 약품만을 써야 한다.

안드로스테네디온

이 스테로이드 호르몬은 테스토스테론과 에스트로겐의 전구체이며 이론적으로는 DHEA의 전구체로 작용한다. 이것은 부신과 난소에서 분비되어 순환하며, 맡은 바 임무를 다 한 뒤에는 간에서 다른 호르몬으로 전환된다. 노인 여성들의 경우 안드로스테네디온은 난소에서 지방세포로 옮겨 가서 에스트로겐으로 전환된다.

안드로스테네디온은 보디빌더들에게 인기 있는 보조식품으로, 이들은 테스토스테론 수치를 높이고, 근육량을 증가시키고, 고된 운동에서 회복하는 시간을 줄이기 위하여 이것을 사용한다. 테스토스테론 보조제의 긍정적인 효과 중 많은 것들, 즉 에너지와 성욕, 활력 증가 등은 안드로스테네디온의 경우에도 똑같이 나타난다.

안드로스테네디온은 뼈의 힘을 유지하는 일과도 연관이 있는 것으로 보인다. 이것은 뼈 속에서 에스트라디올로 전환되며, 에스트라디올은 골 손실의 속도를 늦추어 준다.

폐경기 여성은 안드로스테네디온을 사용할 이유가 없다.

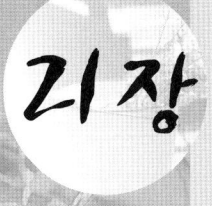

21장

호르몬 건강을 위한 영양 섭취

이 장에서는 생활 습관의 변화, 특히 좋은 영양의 도움을 받아 호르몬의 균형을 되찾는 법을 대략적으로 설명하고자 한다. 서문에서 언급한 바와 같이, 필자는 독자들이 프로게스테론을 무슨 마법의 탄환(부작용 없이 암이나 병원균만 파괴하는 약제)이나 마법의 약으로 생각하기를 원치 않는다. 이 장에 나오는 몇 가지 간단한 방법을 따라 식생활과 생활 습관을 바꾸는 것만으로도 호르몬 균형을 충분히 되찾을 수 있을 것이다. 최적의 환경을 제공한다면 우리의 몸은 눈에 띄게 탄력을 받아서 스스로를 치료하며 균형을 되찾을 수 있다.

폐경기와 폐경전기는 질병이 아니다. 자연적으로 변화하는 치료가 필요 없는 과도기일 뿐이다. 만일 이처럼 정상적인 생물학적 과정에 좋지 않은 증상이 동반된다면 그 여성들은 뭔가가 잘못되어 있는 것이다. 이러한 증상들은 상황적 스트레스나 영양 섭취와 같이 좋지 못한 환경이 정상적인 대사 과정을 스트레스로 바꾸기 때문에 생긴다. 이 장의 목표는 독자들에게 건강에 가장 좋은 영양 환경을 조성하는 법을 알려 주는 것이다. 이 책을 읽는 여러분의 과거 생활 습관이 어떠했든 간에, 너무 늦어서 건강을 찾지 못하는 경우는 절대 없다. 건강 개선을 향해 나아가는 작은 발걸음 하나하나가 커다란 차이를 낳는다.

만일 정제되고 가공된 음식을 먹고, 운동을 하지 않고, 환경 호르몬에 둘러싸인 채 수십 년을 살아 왔다면, 호르몬 균형을 향한 이런 발걸음이 처음에는 버거울지도 모른다. 습관을 바꾼다는 것은 쉬운 일이 아니며, 많은 가공식품들은 우리가 화가 났을 때나 영양이 필요할 때 먹었던 위문품이기도 하다. 스낵이나 사탕, 쿠키, 아이스크림, 빵 종류 등이 특히 그렇다. 마음을 편하게 해 주는 음식이 무엇인지 알고 있다면 어느 날 갑자기 또 완전히 그 음식을 끊으려고 하지 말아야 한다. 그것은 대부분의 사람들에게 너무나 가혹한 방법이 될 것이다. 만일 스스로를 위로하기 위해 어떤 음식을 먹던 중인데 갑자기 빼앗겨 버린다면, 우리 몸 속의 모든 부분들이 들고 일어날 것이다. 이 말은, 우리가 음식에 집착하고, 마구 먹으며, 죄책감을 갖게 된다는 뜻이다. 이것은 먹던 음식을 계속 먹는 것 못지 않게 건강에 나쁘다.

먹는 양을 점차 줄여 나가도록 한다. 전에 쿠키 10개를 먹었다면 앞으로는 2개만 먹는다. 스낵을 한 봉지 먹었다면 앞으로는 1/4 봉지만 먹는다. 큰 덩어리의 초콜릿을 먹어 왔다면 작은 초콜릿으로 바꾼다. 건강에도 좋고 마음에 안정도 되는 방법을 찾으면서, 이러한 음식들을 매일의 양식이 아니라 어쩌다 먹는 특식으로 생각하라는 것이다. 호르몬이 균형을 되찾기 시작하고 혈당이 안정되면 입맛이 변하여 달거나 짠 정크 푸드(junk food, 패스트푸드를 달리 부르는 말)를 덜 찾게 될 것이기 때문이다.

담배를 끊어야 한다고 굳이 되풀이할 필요가 없다. 혹시 담배를 피우는 사람이 있다면 지금 당장 끊어야 한다.

필자는 알코올 소비를 반대하는 입장은 전혀 아니지만 하루에 두 잔을 넘기지는 말라고 권하고 싶다. 그 이상은 간에 무리를 주고 영양을 고갈시키며 암의 위험을 높인다.

정제된 탄수화물

지방과 에스트로겐을 따로 떼어 생각할 수 없는 이유는 지방세포가 바로 에스트로겐 공장이기 때문이다. 체지방이 증가하여 에스트로겐 수치가 높아지는 사이클에 말려들면 에스트로겐은 점점 더욱 더 많은 체지방을 쌓게 된다. 예전에는 서구식 식단에 지방이 많아서 체중을 증가시킨다고 생각했지만 이제 우리는 그렇지 않다는 것을 잘 알고 있다. 증거는 도처에 널려 있다. 저지방 다이어트가 유행할 때 저지방이면서 탄수화물이 풍부한 음식을 많이 섭취해서 결국 시작할 때보다 살이 더 찐 사람들이 많다. 로버트 앳킨스 박사가 개발한 고단백 저지방 다이어트(황제다이어트)로 체중을 줄인 사람도 그렇게 많지 않다.

우리가 먹는 지방이 반드시 살을 찌우는 것은 아니다. 사실은 전형적인 서구 식단에 포함된 막대한 양의 당분과 정제된 탄수화물(빵, 케이크, 쿠키, 국수, 베이글)이 미국인들의 비만 확산을 더욱 더 부채질하고 있다. 체중을 줄이고 건강을 개선시킨다고 하면서 식단에서 지방을 빼버리고 나서는, 채소나 과일을 더 많이 먹는 대신에 열량이 높고 영양가는 거의 없는 가공된 저지방 고탄수화물 포장식품을 더 많이 먹기 때문이다.

IGF-1이라는 세포내 인슐린 유사 성장인자는 과잉이 되면 에스트로겐과 상호작용을 하여 인간 유방암세포의 복제율을 높일 위험이 크다. 여성의 몸에서 IGF-1 수치는 인슐린 저항성을 높이는데, 이것은 정제된 탄수화물 섭취와 체지방의 증가와 상호 연관되어 있다. 정제된 탄수화물이 많은 식단은 올리브유와 자연식품에 든 적당량의 지방보다 체중을 쉽게 증가시키고 에스트로겐의 양을 높인다.

지방 초과와 열량 초과

서구식 식단은 에너지 필요량에 비해 높은 열량을 가지고 있다. 서구 사회에서 대다수의 사람들은 일상적인 연료의 필요량보다 더 많은 열량을 섭취한다. 그러나 제3세계 식단은 비교적 섬유질이 많고 식물성 식품이 차지하는 부분이 커서 열량 섭취가 상당히 낮은 데 비하여 운동량은 꽤 많은 편이다.

에너지 필요량을 초과하는 열량이 지방으로 저장되어 에스트로겐 수치를 증가시킨다는 사실은 이제 분명하다. 에너지 필요량이 열량 섭취량보다 많으면 전체 체지방과 에스트로겐 수치는 내려간다. 열량 섭취가 에너지 필요량을 넘기면 에스트로겐은 따라서 높아진다. 이것은 식량이 귀할 때는 출산율을 낮추고 식량이 풍부할 때는 출산율을 높이는 자연의 이치이다. 하버드 대학의 피터 엘리슨 박사는 전 세계 여성들의 타액 호르몬 수치를 검사했는데, 산업화한 문화권의 폐경전기 여성들이 높은 에스트로겐 수치를 보이는 주된 원인은 과도한 열량 섭취 때문이라고 보았다. 서구식 식단에서 과도한 열량의 주요 공급원은 빵과 케이크, 머핀, 베이글, 팬케이크, 와플 등에서 얻을 수 있는 정제된 탄수화물이다. 대부분의 시리얼(cereal; 곡물)과 국수류, 사탕, 쿠키, 프렛즐, 탄산음료 및 기타 달콤한 음료수도 마찬가지다. 이런 음식들은 별 영양가도 없으면서 많은 열량을 제공한다는 점뿐만 아니라 혈당과 인슐린 수치를 청룡열차처럼 솟구쳤다가 떨어지게 함으로써 성인형 당뇨병을 유발하기 쉽다는 점 때문에도 좋지 않다. 최근의 연구에서는 인슐린 저항(주로 과도한 열량 섭취와 앉아서 생활하는 습관 때문에 생기는 당뇨병 전 단계)이 유방암 발병률을 높인다는 점과, 비만이 거의 모든 암을 유발하는 주요 요소라는 점이 입증되었다.

좋은 지방과 나쁜 지방

세포막과 콜레스테롤, 스테로이드 호르몬, 프로스타글란딘 등의 많은 부분을 우리 몸에서 형성하고 유지하려면 식사를 통해 지방을 섭취해야 한다. 프로스타글란딘은 호르몬의 한 종류로 몸 전체의 세포 속에서 생성된다. 프로스타글란딘은 혈압과 염증, 면역기능 등의 다양한 신체적 과정에 영향을 미친다. 프로스타글란딘 중에는 염증을 촉진하는 것도 있고, 억제하는 것도 있다. 그러나 염증을 촉진하는 프로스타글란딘이라고 해서 꼭 '나쁘지'만은 않다. 우리 몸에서는 이들 모든 종류의 호르몬이 적절하게 제대로 기능을 해야 한다. 어느 한 종류의 프로스타글란딘이 너무 많으면 문제가 발생한다. 건강한 균형은 건강한 몸의 열쇠이다.

프로스타글란딘의 생성은 대부분 우리가 먹는 지방(fat)과 기름(oil)에 의해 이루어진다. 따라서 우리 몸의 프로스타글란딘이 적절한 균형을 유지할 수 있게 해 주는 지방을 먹어야 한다. 예컨대 붉은색 육류를 너무 많이 먹으면 염증성 프로스타글란딘을 증가시키는 경향이 있는데, 이로 인하여 혈관 수축(혈관이 좁아지는 것)과 혈소판 응집(끈적끈적한 혈액)을 발생시키고 세포 증식을 높이며 면역체계를 억제하여 혈전과 심장마비의 위험을 높인다. 과하지 않은 적당량의 채소와 생선기름(fish oil)에는 항염성이 있으므로 혈관 확장(혈관을 넓힘)을 유도하고, 혈소판 응집을 막고, 세포 증식을 조절하며, 면역 체계를 향상시킨다.

프로스타글란딘은 인체 시스템이 건강을 유지하기 위해 역동적인 균형을 유지하는 법을 보여 주는 또 하나의 예이기도 하다. 지방과 프로스타글란딘 균형이라는 주제는 무척 복잡하지만, 우리가 반드시 알아야 할 점은 수천 년 동안 인간이 널리 섭취해 온 신선하고 가공되지 않은 천연 지방이 합성 전이지방(트랜스 지방산; Trans-fatty acids)보다 훨씬 자연스럽고 건강에 좋다는 사실이다. 합성 전이지방(트랜스 지방산)은 요즘의 가공된 종자유나 기름에 바싹 튀긴 음식에 많이 들어 있다. 이 주제에 관해 과학적으로 건전하고 상세한 정보를 원한다면, 메리 에니그(Mary Enig) 박사의 저서 『우리 몸의 지방 탐험』(Know Your Fats, Bethesda Press, 2000년)과, 앤드루 스톨(Andrew Stoll) 박사의 『오메가-3 연관』(Omega-3 Connection, Simon & Schuster, 2001년)을 권한다. 포화지방산이냐, 단순불포화지방산이냐, 복합불포화 지방산이냐를 분류하는 것보다는 천연 지방과 합성 전이지방을 구분하는 것이 건강에 훨씬 중요한 일이다. 합성 전이지방을 피하는 방법을 배운다. 이는 식품 겉표시에 대개 '경화유(hydrogenated oil)' 혹은 '부분 경화유'라고 적혀 있다. 일반적으로 식물성 기름은 쉽게 부패하기 때문에 경화(hydrogenated)시켜서 사용하는 경우가 많다. 경화란 액상 기름을 수소와 함께 가열해서 고형으로 만드는 것을 말한다. 마가린, 쇼트닝 등이 대표적인 경화유이다. 경화유는 유통기한은 늘려 주지만 건강에는 좋지 않다. 그런데 이러한 경화유들은 다량의 트랜스지방을 포함하고 있어서 문제가 된다. 트랜스지방은 좋은 콜레스트롤(HDL)을 떨어뜨리고, 나쁜 콜레스트롤(LDL)을 높이고, 동맥을 경화시키고, 인슐린 저항성을 일으킬 수 있으며, II형 당뇨병을 일으킬 수 있고, 심장병과도 관련이 있다는 보고가 있다.

지방 섭취 중에서 올리브유(고압이나 고열 처리 없이 올리브에서 추출된 것)를 많이 먹는 여성들은 트랜스지방을 주로 먹는 여성들에 비해 유방암 발병률이 낮은 것으로 나타났다. 시험관 연구와 동물 연구를 통해 밝혀진 바, 이것은 지방이 유방 프로스타글란딘 수치에 미치는 영향 때문으로 보인다. 예컨대, 붉은 색 육류를 지나치게 먹었을 때 증가하는 프로스타글란딘 E2는 유방세포 안에서 또 다른 스테로이드를 에스트로겐으로 전환시키는 효소인 아로마타제(aromatase)의 활동을 높인다. 쥐를 대상으로 한 연구에서는, 옥수수기름이나 홍화씨기름처럼 불포화된 기름에 들어 있는 오메가-6 지방이 염증성 프로스타글란딘의 생성을 증가시킴으로써 유방암의 성장기(promotion phase)를 가속화할 수 있음이 나타났다. 이 때 프로스타글란딘은 유해산소를 매개로 한 DNA 손상을 높이고 세포 증식을 자극하며 자유 에스트로겐 수치를 높인다. 반면, 오메가-3은 세포 증식을 억제하는 항염 프로스타글란딘의 작용을 도와 준다.

붉은 색 고기나 옥수수유를 먹지 말라는 얘기가 아니라, 이런 음식을 먹을 때는 다른 여러 가지 천연식품들과 균형을 맞춰 먹어야 한다는 뜻이다. 이 말이 갖는 의미를 좀더 자세히 살펴본다.

가장 중요한 원칙은 다음과 같다. "좋은 지방은 자연식품에서 나온다."는 것이다. 여기서 자연식품이란 생선과 채소, 견과류 및 씨앗류, 방사된 닭의 자연란, 통낟알 곡식, 콩류 등을 뜻한다. 고도로 가공된 종자유는 몸에 좋지 않다. 천연지방을 그 자체로 사용할 경우에는 몸에 이롭지만 보존기간을 늘리기 위해 가공 과정을 거쳐 전이지방(트랜스 지방)으로 전환하여 사용하면 몸에 해롭다.

올리브유와 적당량의 버터를 요리와 빵 굽기에 쓰는 일은 건강을 뒷받침하는 좋은 식생활 습관이다. 가능하면 고도로 가공된 기름 말고 올리브유를 쓰도록 한다. 짙은 초록색을 띤 엑스트라 버진 올리브유(extra virgin olive oils)를 찾는다. 가격은 비싸지만, 건강을 증진시키는 식생활 외에 더 가치 있는 투자처가 또 있는가? 올리브유는 맛이 아주 좋기 때문에 적은 양만 써도 충분하다. 아보카도 기름 역시 단순불포화지방으로 건강에 좋은 필수 지방산(EPA)이 풍부하게 들어 있다.

카놀라유도 단순불포화지방산이다. 그러나 시판 카놀라유는 고도의 가공을 거치기 때문에 트랜스 지방이 들어 있어 바람직하지 않다. 카놀라유는 아주 가끔씩만 사용하는 것이 좋다. 감자칩이나 콘칩을 너무 좋아해서 꼭 먹어야 한다면, 홍화씨기름이나 옥수수기름, 해바라기기름, 견과류의 기름이나 종자유처럼 많이 가공된 복합불포화지방으로 튀긴 것보다는 카놀라유로 튀긴 칩이 더 안전하다. 복합불포화지방은 사용하려고 뚜껑을 열 때 상하기가 무척 쉽다. 따라서 기름이 오랜 시간 가게의 진열대에 놓여 있거나 높은 열이 가해질 때, 튀김에 사용될 때 얼마나 상할지 상상해 보라. 콩류와 옥수수, 견과류 및 씨앗을 재료로 만든 복합불포화지방이나 경화유(hydrogenated oil)는 절대 삼가는 것이 좋다.

포화지방에는 버터와 코코넛기름, 라드 등이 있는데, 이것들은 실온에서 고체 상태이며 매우 안정적이다. 밖에 그냥 두어도 변질될 염려를 할 필요가 없고 가열할 때에도 유해산소가 발생하지 않는다. 정제되지 않은 코코넛기름과 버터는 빵을 구울 때 가장 좋다. 이들 지방은 악명을 떨치고 있지만 그것은 지나친 양을 섭취했을 때뿐으로 적당량을 섭취하면 건강에 도움이 된다.

경화유(hydrogenated oil)는 마가린과 빵류, 감자칩, 냉동 디저트 등의 식품을 만들 때 쓰이는 트랜스 지방산인데, 동맥 질환의 위험성 증가와 상호 관련이 있음이 최근 밝혀졌다. 경화지방은 혈관의 섬세한 내벽에 직접 손상을 주는 것으로 보인다. 또 좋은 지방의 활동을 막아 호르몬 균형을 방해하기도 한다.

오메가-3 지방은 고등어와 정어리, 청어, 대구 등 심해(깊은 바다)에서 잡힌 등푸른 생선에 가장 풍부하게 들어 있다. 그러나 최근 FDA에서는 고등어가 수은 함유량이 높은 까닭에 임신부들은 멀리하는 것이 좋다고 경고했다. 원양해에서 잡는 참치도 훌륭한 오메가-3 공급원이지만, 고등어보다는 적은 양의 수은이 역시 축적될 수 있어 임신부들은 기형아 출산의 위험이 있기 때문에 고등어와 더불어 참치 통조림을 피하는 것이 좋다. 수심이 깊고 수온이 찬 먼 바다에서 생활하는 조그만 생선일수록 오염이 적다. 생선기름은 필수 지방산인 EPA(eicosapentaenoic acid)와 DHA(docosahexaenoic acid)가 풍부하여 자라나는 어린이들의 두뇌성장(뇌기능 촉진)에 좋다고 알려져 있다. 필수 지방산은 몸 안에서 생성되지 않기 때문에 음식물을 통해 섭취해야 한다. 야생 태평양 연어(wild pacific salmon)도 오메가-3의 좋은 공급원인데, 신선한 연어에는 매우 부드러운 맛이 있어 어린이들도 좋아한다. 오메가-3 지방이 풍부하고 중금속에 오염이 안 된 생선을 골라서 매주 2회에서 3회 섭취하도록 한다.

초록색 엽채류와 호두도 오메가-3을 함유하고 있다.

아마씨(flaxseed)에는 특별히 오메가-3 지방이 풍부하다. 아마씨유(flaxseed oil)는 변질(산화되거나 상함)되기 쉬운데, 사실 아마씨유는 가장 불안정한 기름으로 알려져 있다. 아마씨를 사다가 집에서 작은 커피 분쇄기로 갈아서 시리얼(cereal; 곡물)이나 샐러드 위에 뿌려 먹는 방법도 있다. 오메가-3 지방이 좋다고 해서 많은 양을 섭취할 필요는 없다. 필자는 며칠에 한 번씩 아마씨를 3 티스푼 가득 전통적인 오트밀 같은 통곡식 시리얼(cereal)에 첨가하거나 오렌지 주스와 함께 섭취한다. 이 정도면 오메가-3 지방의 양으로는 꽤 적당하다. 아마씨에 풍부하게 들어 있는 식이섬유는 변비의 해결에 도움을 준다.

식물성 기름은 대부분 우리 몸에 이로운 오메가-3 지방산보다는 오메가-6 지방산을 더 많이 함유하고 있어서 많이 섭취하면 오히려 해로울 수가 있다. 식물성 기름은 쉽게 상하므로 기름보다는 신선한 채소를 많이 먹어서 섭취하는 방법이 가장 좋다.

자연식이 최고

우리가 섭취하는 몸에 좋은 지방산 말고도 잘 먹는 방법에는 여러 가지가 더 있다. 인기 있는 다이어트 서적 중에는 단백질과 탄수화물 섭취를 강조하는 것도 있고, 건강에 기적적인 효과를 발휘한다는 소위 '슈퍼 푸드'에 초점을 맞추는 것도 있다. 그런가 하면 건강 보조식품이나 좋은 음식을 통해 섭취하는 비타민, 미네랄, 그 밖의 영양소에 초점을 맞추는 책도 있다. 오늘날 식생활에 관한 조언들이 사방에 너무 많이 널려 있는 상황에서 자기에게 맞는 올바른 선택을 하기란 쉬운 일이 아니다.

만일 누가 나에게 건강을 향상시키는 데 가장 도움이 되는 조언을 한 가지만 하라고 한다면, 신선하고 자연적이며, 유기농이고, 가공되지 않은 식품을 적당량 섭취하라고 말할 것이다. 이들 식품에는 비타민과 미네랄, 그 밖에 우리에게 필요한 기타 영양소들이 풍부하게 들어 있고, 음식의 소화와 장내 이동, 호르몬 균형을 위해 매우 중요한 식이섬유도 많이 들어 있다.

자연식품(whole foods)을 먹는다는 것은 어떤 의미인가? 그것은 현미, 벌거(bulghur; 중동식 쿠스쿠스 등의 요리에 쓰이는 쪼갠 밀), 기장, 퀴노아(quinoa; 남아메리카 안데스산맥 고원에서 자라는 곡물), 아마란스(씨앗) 등을 통곡식으로 먹는 것을 의미하는데, 맛도 좋고 단독으로 조리하거나 볶아서 먹을 수도 있다. 가게에서 파는 빵의 성분 표시를 확인한다. 광고에서는 통밀이나 통호밀로 만들었다고 할지 모르지만, 나열된 내용을 보면 대개는 이들 곡물의 밀가루를 재료로 사용하고 있다. 밀가루란 섬유질과 미네랄이 풍부한 외피가 제거되고, 곡물의 '배아'와 배아에 든 지용성 비타민 역시 함께 제거되었다는 뜻이다. 현명한 구매자가 되어야 한다. 우리가 찾고 있는 것은 탈곡하지 않은 '통 곡식(whole grain)' 가루이다. 가게에서 좋은 빵을 팔지 않는다면 가게 책임자에게 좋은 빵을 주문해 달라고 부탁한다.

자연식품(whole foods)을 먹는다는 것은 콩을 먹는 것을 뜻하기도 하는데, 여기에는 두부나 템페(tempeh; 콩을 발효시켜 만든 인도네시아의 음식), 된장 등과 같이 전통적인 방법으로 만든 콩 식품도 포함되어 있다. 콩의 섭취량을 점차 늘려 간다면 대개의 사람들에게는 가스가 발생하지 않는다. 밤새 물에 담가두었다가 물을 버리고 남은 콩을 먹어도 도움이 된다. 신체가 효소를 만들 수 있을 때까지 '비노(Beano)'라는 제품을 사용해도 좋은데, 여기에는 콩을 소화하는 데 필요한 효소가 들어 있다. 콩을 먹기 전에 비노 몇 방울을 콩에 뿌리면 된다. 비노는 대부분의 건강 식품점과 약국에서 구할 수 있다.

가공하지 않은 자연식품을 섭취하려면 신선한 채소 또한 중요하다. 채소에는 암의 발생과 진행을 억제하는 수십 가지의 천연 항암 성분(피토케미컬)이 들어 있다. 채소가 죽같이 흐늘흐늘해지고 맛을 잃을 때까지 끓이는 것은 나쁜 습관이다. 채소 통조림도 맛이 없다. 냉동은 그래도 좀 나은 편이지만, 중요한 효소와 비타민이 냉동 과정에서 사라져 버린다. 신선한 채소는 날로 먹거나 살짝 쪄 먹을 때 맛이 있다. 비트, 당근, 순무, 양파, 마늘, 감자 등의 신선한 뿌리채소에 올리브유와 신선한 약초를 넣고 구우면 아주 좋다. 케일이나 배추처럼 좀더 이국적인 녹색 엽채류(잎이 달린 채소)도 섭취하여 본다. 겨자과(십자화과)의 채소들-브로컬리, 컬리플라워, 양배추, 싹양배추(brussels sprouts)-마늘과에 속한 야채들-마늘, 양파, 부추에는 강력한 항암성이 있다. 이런 식품들을 재료로 음식을 만들어 보면, 요리하기도 빠르고 간단하며 매우 맛있다는 것을 알게 될 것이다.

지방에 관한 설명에서 언급한 바와 같이, 자연적인 식생활에 생선을 추가하면 영양가가 더욱 높아진다. 이들 생선은 단백질의 훌륭한 공급원이며, EPA (eicosapentaenoic acid)와 DHA (docosahexaenoic acid) 등의 오메가-3 지방산을 함유하고 있는데, 이들은 두뇌 성장(뇌기능 촉진)에 도움을 줄 뿐만 아니라 심장병과 유방암도 막아 주는 것으로 보인다.

그리고 마지막으로 강조하고 싶은 중요한 점은, 가공되지 않은 자연식품을 섭취하기 위해서는 백설탕과 과당, 옥수수 시럽 등이 잔뜩 들어간 디저트(후식) 대신에 신선한 과일을 섭취하여야 한다는 점이다. 비싼 포도나 파파야에 돈을 얼마나 써야 되나 망설이기 전에, 파이, 케이크, 아이스크림에 여러분이 비용을 얼마를 쓰고 있는지 잠시 생각해 본다. 단 음식을 너무 좋아하는 사람은 사과, 배, 복숭아에 계피를 뿌리고 구워 먹어 본다. 단 이런 것도 너무 많이 먹어서는 안 된다. 이것은 주로 당분이기 때문에 너무 많이 먹으면 오히려 혈당에 나쁜 영향을 줄 것이다. 말린 과일은 과일의 당분을 고스란히 갖고 있다는 사실을 염두에 두고 적당량만 먹도록 한다. 과일 주스를 좋아한다면 과일 짜는 기계(juicer)에 투자해서 싱싱하게 짜낸 채소나 과일 주스만 마신다. 포장 주스는 살균하거나 저장하는 과정에서 주스의 영양소와 효소가 파괴된다.

자연 식품을 먹는 것의 반대는 당연히 가공 식품을 먹는 것이다. 극단을 택하라는 말은 아니지만, 대체로 흰 밀가루나 백설탕처럼 고도로 정제된 탄수화물과 식품 첨가물, 방부제, 색소가 든 식품은 피하는 것이 좋다. 아이스크림 콘(ice cream cone), 초코 칩, 쿠키를 가끔 먹으면 전체적인 균형을 유지하기는 쉬우나 단 음식을 매일 먹으면 건강상의 문제들이 꼬리를 물게 될 것이다. 한 개의 아이스크림 콘에 그치지 않고 계속 많은 설탕을 먹어야 한다면 아이스크림 콘을 아예 먹지 말아야 한다. 여러분의 상식을 발휘하도록 한다.

될 수 있으면 유기농 식품을

비유기농법은 토양을 지친 채로 내버려 두기 때문에 건강하고 병충해에 저항력 있는 작물을 기르는 데 필요한 미네랄이 고갈되고 만다. 이렇게 기가 고갈된 흙에서 식물이 죽지 않고 살아남아 시장까지 가려면 비료와 제초제, 살충제가 많이 필요하다. 슈퍼마켓 식품 코너에 진열된 크기가 다 똑같고 흠이 없어 보이나 맛이 없는 채소들은 교배를 통해 만드는데, 이 과정에서 더 많은 영양 성분이 사라져 버린다. 기존의 방식으로 재배한 과일과 채소는 영양가가 낮고 교배 과정을 거치며, 온갖 유독성 물질을 혼합해 약을 뿌리고 비료를 준 것들이다. 이 약 중 다수가 에스트로겐과 같은 성질을 갖고 있다. 이들 채소는 유기농으로 기른 농산물만큼 맛이 좋지 못하다. 빨갛고 보기 좋은 사과 한 개에 남아 있는 살충제의 양은 적을지 모르지만, 우리가 접하는 다른 살충제들에 더해서 싸이다 보면 그 독성은 감당하기 어려울 정도로 크게 될 수 있다.

유기농 농산물은 대개 그 지역에서 재배했기 때문에 기존의 농산물보다 신선하다. 여러분의 동네에 직거래 장터가 있다면 최대한 이용하라. 재배자에게서 직접 구매해 오기 때문에 많은 유기농 식품을 합리적인 가격에 살 수 있다. 직거래 장터가 없다면 여러분이 만들어 본다. 혹은 동네 슈퍼마켓 농산물 책임자에게 유기농 농산물을 갖다 놓으라고 요구해도 좋다. 이러한 품목에 대한 소비자들의 요구가 증가함에 따라 호르몬 없는 고기, 자연식품(whole foods), 유기농 농산물을 취급하는 슈퍼마켓의 수가 점차 늘고 있다. 이런 상점이 있다면 장을 볼 때 한 주에 몇 천 원쯤은 더 지출할 만한 가치가 있다. 여러분의 건강을 위한 장기적 투자라고 생각하라.

채식주의는 몸을 보호해 주는가?

철학적인 이유로 채식을 고집하는 사람들과 논쟁할 생각은 없다. 그러나 채식이라는 것이 반드시 건강에 좋은 것은 아니다. 채소를 많이 먹어서 건강해진 채식주의자도 있겠지만, 대다수는 고기나 유제품에서 얻어야 할 영양소의 부족으로 인한 영양실조를 안고 있다. 다시 말해, 채식을 하기 위해서는 자신이 하는 일을 올바로 알고 식생활에 대단히 많은 주의를 기울여야 한다는 뜻이다. 당근 토막과 베이글만 먹어서는 영양학적으로 건강에 도움이 되지 않는다. 가금류와 쇠고기는 영양가가 높으며, 채소와 통 곡식(whole grain)에도 잘 어울린다. 패스트푸드 햄버거나 커다란 스테이크를 너무 많이 먹는 경우가 아니라면 암을 방지하는 균형 잡힌 식단에 육류를 끼워 넣지 못할 이유는 없다. 고기를 주 요리로 하기보다 채소를 주 요리로 삼고 고기는 살짝 곁들인다는 생각을 하면 된다.

육류와 달걀은 방목해 기른 것으로

목장에 놓아서 기른 가축들은 자연히 날씬하다. 넓은 목장에서 풀을 뜯고 자란 소의 고기에는 안정적인 포화지방이 많은 데 반해, 공장식 농장에서 사육된 소의 고기에는 고도의 불포화지방과 포화지방, 화학물질과 호르몬들이 집적되어 있다. 공장식 농장에서 생산된 소들은 기름과 곡물, 화학비료로 기른 작물 찌꺼기, 다른 소들의 오줌에 절은 신문지, 심지어는 도살된 다른 소의 몸에서 팔고 남은 부분까지 전부 섞어서 뒤범벅이 된 사료를 먹는다.

많은 육우들은 살을 찌워서 내다 팔기 위하여 정기적으로 에스트로겐 주사를 맞는다. 이 에스트로겐이 들어 있는 고기는 그대로 우리 밥상에 오른다. 기존의 방법으로 공장식 농장에서 기른 닭에서 나온 고기와 달걀에는 닭들이 먹은 항생제와 석유화학 생체 이물질(살충제 등)이 들어 있다. 이러한 독성물질 중 대부분이 동물의 지방 조직에 모여 있으므로, 채소를 먹을 때보다 이런 식품을 먹을 때 훨씬 더 많은 독성물질을 섭취하게 되는 셈이다.

결론은 나와 내 가족을 위해 유기농 육류와 달걀을 먹는 것이 훨씬 좋다는 사실이다. 예산이 빠듯해서 유기농 식품을 많이 살 수 없다면 육류와 닭고기는 그렇다 치고, 계란만이라도 방목하고 호르몬 사료를 먹이지 않은 것으로 골라야 한다. 고기는 요리 방법에 따라서도 큰 차이가 생긴다. 고온의 그릴에서 불꽃으로 고기를 구우면 발암물질들이 나오게 되어 세포에 암을 발생시킨다. 그릴을 사용해서 불꽃으로 굽는 것보다는 오븐으로 굽거나 프라이 팬으로 볶는 것이 좋은 방법이다.

유제품이 몸에 맞는가?

대부분의 문화권 사람들은 우유에 알레르기가 있고, 사춘기가 지난 뒤에는 유당을 분해하는 효소가 부족해진다. 일부 북유럽 문화권에서는 어느 정도 우유를 잘 소화시키긴 하나, 대개의 경우에는 우유가 식단의 기본 요소가 되어야 할 이유를 마땅히 찾기가 어렵다. 수 백년 전 동 지중해에 살던 사람들은 유당을 소화하기 위하여 우유에 배양균을 넣어 유산으로 전환하는 법을 익혔으며, 유산균 요구르트라고 불리는 제품의 시큼한 맛은 바로 이 과정에서 나오는 것이다. 배양균으로는 락토바실러스 애시도필러스(Lactobacillus acidophilus)나 불가리쿠스(Lactobacillus bulgaricus), 그리고 유당을 발효시킬 수 있는 그 밖의 다른 균들이 있다. 이로써 우유를 마실 때 가스가 덜 생기고 유당 부족에서 오는 소화불량도 감소한다. 또 다른 우유 발효 제품인 치즈는 대부분 단백질로 구성되며 유당을 갖고 있지 않다. 우유 단백질을 발효시켜서 만드는 치즈는 심장병 등 액상 우유가 일으키는 문제와는 관계가 없다. 필자는 관상동맥질환의 가족력이 강한 사람으로, 의대 초년생이던 1951년부터 우유 마시기는 중단했지만 치즈는 계속 섭취해 왔다. 그로부터 55년이 지난 지금도 필자는 액상 우유는 피하되 우유로 만든 좋은 치즈는 사람들에게 권하고 있다.

칼슘이 뼈 형성에 사용되려면 마그네슘이 필요한데, 우유는 칼슘과 마그네슘의 비율이 좋지 못하다. 우유에 든 칼슘은 적당한 마그네슘이 없을 경우 칼슘이 필요한 뼈보다는 관절과 인대, 힘줄 등에 축적된다. 뿐만 아니라, 낙농업계에서 사육되는 젖소들은 견디기 어려울 정도로 건강하지 못한 상태에서 강제로 연명시켜야 하기 때문에 항생제와 각종 약을 잔뜩 먹여야 한다. 우유를 마실 때나 그 밖의 유제품을 먹을 때 우리는 이 약품들까지도 간접적으로 먹게 되는 것이다. 우유 한 잔에 든 양은 하찮을지 모르나, 다른 요인들과 함께 축적될 경우 이는 커다란 문제를 일으킨다.

우유가 몸에 좋지 않게 작용하는 이유에 관해 전반적인 지식을 얻고 싶다면 필자의 책 『새로 쓴 개정판 최적의 건강 가이드』(BLL 출판, 2000년)를 읽기 바란다.

피토케미컬을 먹자.

암에 대한 자연적인 방어(Natural Defenses)

피토케미컬(phytochemical)은 식물성 물질로, 이 중 다수가 건강을 북돋워 주는 효과를 갖고 있다. 우리가 섭취하는 식물에는 1만 가지 이상의 피토케미컬 복합물이 있는 것으로 추정된다. 식물 에스트로겐은 식물 피토케미컬의 한 종류로 에스트로겐과 약간 유사하게 작용한다. 이들의 화학구조는 체내에서 분비되는 에스트로겐과 상당히 비슷하며, 이러한 화학적 유사성 때문에 몸의 에스트로겐 수용체와 결합하여 그것을 활성화시킬 수 있다. 그렇지만 이 결합은 에스트라디올 같은 에스트로겐보다 훨씬 약하기 때문에 효과가 아주 미약하다. 수치가 아주 높아지면 이것들은 에스트라디올을 에스트로겐 수용체에서 쫓아내고 대신 에스트로겐 수용체를 차지하게 되어 약한 항에스트로겐으로 작용하게 된다. 피토케미컬은 몸 전체에서 에스트로겐 수용체를 놓고 경쟁을 벌이기 때문에 너무 강하거나 지나친 에스트로겐의 효과를 차단하는 것을 돕는다. 갖가지 신선한 채소를 먹고 1주에 몇 차례씩 콩발효 제품을 먹는다면 이와 같은 천연 에스트로겐 차단제의 혜택을 누릴 수 있을 것이다. 식물 에스트로겐은 붉은 클로버나 감초 뿌리, 아니스, 회향풀(fennel) 등의 약초에 함유되어 있으나, 이들 식물을 장기간 의학적으로 사용하고 싶다면 약초 전문가나 자연요법 의사와 상의하는 것이 좋다.

대두콩을 둘러싼 과대광고에 주의하라. 콩에는 호르몬 균형을 돕는 식물 에스트로겐도 있지만 한편으로는 아연이나 요드 등의 필수 영양소가 흡수되는 것을 막고 다른 영양소를 얻는 데 필요한 효소를 무력화시키는 피트산(phytates) 등의 피토케미컬도 있다. 발효 과정은 이러한 성질들을 변성시키기 때문에 콩의 영양소 차단 작용을 감소시킨다. 된장이나 템페 등의 발효 콩식품과 해조류를 조금씩 자주 섭취하는 아시아 사람들의 식단에는 칼슘과 마그네슘, 아연 등의 미네랄이 풍부하게 들어 있다.

식이섬유를 더 많이 먹자.

식이섬유는 소화가 되지 않는 식물성 물질로서 끝까지 소화가 되지 않은 채 소화기관을 통과하면서 그 대신 장의 노폐물들과 수분을 흡수해서 변을 부드럽게 하여 막혔던 곳을 뚫어주어 변비를 없애 주는 중요한 작용을 하고 난 후에 배설되는 기능을 한다. 식이섬유를 충분히 섭취하는 사람들은 각종 암의 발병률이 낮고, 그 중에서도 특히 결장암 발생이 적다. 식이섬유가 부족한 식사를 하면서 식이섬유 보조제를 먹는 방법은 결장암을 예방하거나 늦추는 데 도움이 되지 않는 것으로 보인다. 결국 교훈은 다음과 같다. 자연식품(whole foods)을 많이 섭취하는 것이다.

우리의 식생활에 식이섬유를 공급해 주는 것은 오로지 식물의 세포벽뿐이다. 식이섬유는 배변을 쉽게 해 주는 빗자루 역할을 할 뿐만 아니라, 우리 몸의 중요한 영양소의 공급원이면서 소화기관에 사는 유익한 균들에게도 중요한 영양소의 공급원이 되어 준다. 대부분의 식물성 식품에 들어 있는 섬유소는 소화기관 내의 수분과 결합하여 배출을 더 쉽게, 더 자주 일어나게 해 준다. 그 밖의 식이섬유는 젤을 형성하고, 음식으로 섭취된 콜레스테롤을 그 안에 붙잡아 두어 체내 흡수를 막는다. 식물성 점질류(mucilage)는 콩이나 씨앗의 촉촉한 내피를 둘러싸고 있는 식이섬유의 일종으로, 강력한 콜레스테롤 강하 효과를 갖고 있다. 리그닌(목질소; 아주 작은 불용성 식이섬유)은 분해되면 암을 막아 주는 화합물이 된다.

식사를 통해 식이섬유를 얻는 가장 좋은 방법은 가공하지 않은 자연 그대로의 식품을 먹는 것이다. 통곡식, 신선한 과일, 채소, 콩류, 그리고 견과류는 식이섬유가 많이 들어 있다. 만일 여러분의 식단이 대부분 가공식품으로 이루어져 있다면, 몸의 소화 시스템이 적응할 시간을 갖도록 식이섬유의 양을 점차 늘려 나가 보기 바란다.

식이섬유는 여분의 에스트로겐을 체외로 운반한다. 에스트로겐은 유방이나 자궁 같은 조직 안에서 성장과 발달을 활성화시키는 등 세포 내에서 할 일을 모두 마친 후에는 혈액으로 되돌아간다. 에스트로겐은 혈액을 타고 간까지 운반되어 가서는, 그 곳에서 비활동성 에스트로겐 결합체(inactive estrogen conjugate)로 대사된다. 그리고 나면 이 결합체는 담즙에 섞여서 위장관으로 운반된다. 이 곳에 가면 장내 미생물들이 비활동성 에스트로겐 접합체를 다시 '활동성' 에스트로겐으로 전환시켜 혈액에 흡수될 수 있게 해 준다. 식이섬유는 소화기관 안에서 활동성 에스트로겐 결합체와 비활동성 에스트로겐 결합체들을 흡수하여 재흡수를 막는다. 에스트로겐이 대변으로 배출되면 체내의 에스트로겐 양이 감소한다. 식이섬유 섭취가 부족한 여성들은 변비로 고생을 할 뿐만 아니라 에스트로겐이 재흡수되어 과잉의 에스트로겐이 체내에 남아 있으면서 온갖 에스트로겐 우세 증상을 일으키는 것이다. 에스트로겐이 많이 있으면 체지방이 쉽게 축적되고, 체지방은 더 많은 에스트로겐을 생성시킨다. 에스트로겐 우세 상태에서는 신체가 지방을 태워서 에너지를 낼 수 없다. 식이섬유를 항상 충분히 섭취하면 에스트로겐이 더 많이 배출되고 따라서 살이 덜 찐다. 그러므로 식이섬유 섭취가 양호한 여성들은 비만이나 유방암, 뇌졸중, 심장마비에 걸릴 가능성이 적다.

야생으로 살고 몸 크기가 인간 정도 되는 초식 동물들은 하루에 30g에서 90g의 식이섬유를 먹는다. 사람은 하루 평균 10g 정도만을 섭취한다. 대부분의 잡식성 동물들은 하루에 한 번 이상 식후에 배변한다. 우리가 추천하는 식단을 지킨다면 더 많은 식이섬유를 섭취할 수 있을 것이다. 그뿐만이 아니다. 식이섬유가 많은 식사를 하면 식이섬유가 낮은 식사를 하는 경우에 비해 적은 양으로도 포만감을 느낀다. 그래서 음식을 덜 먹게 되어 몇 kg 정도는 쉽게 줄일 수 있다.

그래도 식이섬유를 더 먹어야 한다면(예컨대 변비가 있는 경우) 아침마다 차전자피(psyllium seed husk) 1 티스푼을 물이나 주스 한 컵에 타서 먹으면 된다. 잘 휘저어 바로 마셔야 한다. 건강식품점에서 판매되는 순수 차전자피는 메타무실(Metamucil)이나 기타 유사제품들과 성분은 같으나 감미료와 보존료, 식용색소가 들어 있지 않다.

깨끗하고 좋은 물을 충분히 마시자.

우리의 몸은 바로 물이며 물은 바로 우리의 몸이다. 우리가 살고 있는 이 지구의 바다와 육지의 분포비율이 7:3인 것처럼, 우리 인체도 70% 정도가 물로 구성되어 있다. 우리 몸의 모든 대사작용이 제대로 기능을 하기 위해서는 물이라는 환경이 꼭 필요하다. 산업화한 국가에 사는 사람들 대부분은 물을 충분히 마시지 않고 있으며 만성적인 탈수상태에 처해 있다. 이들은 커피와 차, 주스, 탄산음료를 마시지만 물은 잘 마시지 않는다. 커피와 차, 탄산음료는 이뇨 작용을 하기 때문에 몸이 더 많은 수분을 잃게 되고 주스에는 상당량의 당분이 함유되어 있어서 많이 마시는 것은 바람직하지 않다. 더구나 알코올은 조직을 탈수시킨다. 탈수가 되면 미네랄 불균형이 생기고 이는 호르몬 불균형으로 이어진다.

상수도에서 나오는 물은 일련의 정수처리를 거친 물이지만 정수장에서 가정에 이르는 과정에서, 송수관에서 유래한 중금속, 미생물이 오염될 수 있으며, 가장 큰 문제는 염소가 첨가되어 있다는 것이다. 집에서 사용하는 상수도의 정수방법으로는 크게, 역삼투압(멤브레인 필터 방식), 알카리 이온수기 및 카본 블랙필터 (활성탄 방식) 등이 있고 이들은 각각 장단점이 있다.

건강한 식수는 염소, 중금속, 벤젠과 같은 방향족 불순물, 박테리아, 바이러스 등의 미생물이 제거되고, 우리 몸에 꼭 필요한 칼슘과 마그네슘 등의 중요한 미네랄을 충분히 함유한 깨끗한 물이다. 이와 같은 좋은 물은 암을 비롯한 여러 질병의 주요 원인인 산성 노폐물과 독소를 제거하는 데 큰 도움이 되며, 좋은 물을 선택하여 하루에 최소한 2 리터를 마시는 것이 건강유지에 매우 중요하다.

종합 비타민을 먹자.

오늘날 우리가 먹는 곡식에는 백 년 전의 곡식이 갖고 있던 영양소의 절반밖에 들어 있지 않으며, 우리는 필요 이상으로 많은 음식을 먹고 있으면서도 우리 조상들보다도 적은 영양소를 섭취하고 있다. 조상들은 하루의 대부분을 힘든 육체노동으로 보냈다. 실상 우리는 요리 과정에서 채소에 포함된 여러 가지 영양소를 잃어버리고, 자연식품보다는 가공식품을 많이 먹어서 대체로 소화를 잘 시키지 못하고 있다. 이것이 바로 산업화한 시대를 살아가는 현대인들의 영양 섭취가 보여주는 우울한 현실이다.

식품 공급이 이렇게 변화한 까닭에, 많은 사람들은 강력한 양질의 종합 비타민을 반드시 섭취해야 한다고 주장한다. 그러나 한 가지 영양소를 따로 섭취하거나, 다른 영양제와 함께 먹는 경우에도 자연적인 양질의 식사만큼 풍부한 영양을 얻을 수 있다는 과학적 증거는 없다. 비타민제는 영양 부족에 대비한 일종의 보험 정도로 여겨야 한다.

대부분의 고품질 비타민은 정제나 캡슐 형태로, 매끼 3알에서 6알 정도를 먹어야 한다. 이렇게 많은 약을 도저히 먹을 수 없다면 최소한 비타민 C와 마그네슘만은 매일 챙겨야 한다. 남성은 전립선 건강을 위하여 15mg에서 20mg의 아연과 셀레늄을 매일 섭취해야 한다. 중금속 오염 문제만 없다면 아연이 많이 들어 있는 굴을 적당히 먹어도 좋다. 사는 곳의 기후가 흐린 날이 많다면 비타민 D도 추가 섭취하는 것이 좋다. 항상 감염이 잘 된다면 비타민 A 보조제를 섭취한다.

대부분의 종합 비타민이 베타카로틴/카로티노이드를 함유하고 있지만 이것을 꼭 권하지는 않는다. 녹황색 채소에는 600가지의 카로틴이 함유되어 있어서 서로 상승 작용(synergy)을 하며 항산화 효과를 발휘한다. 베타카로틴만으로는 채소류의 강한 효과를 낼 수 없다.

종합 비타민의 종류가 워낙 많아서 하나를 택하기가 어려울 수 있지만, 그 선택이 조금이라도 쉬워질 수 있도록 반드시 포함되어야 할 비타민과 미네랄들을 안내하기로 한다. 종합 비타민제에는 다음과 같은 것이 반드시 함유되어야 한다.

비타민 A : 5,000-10,000 IU

이 항산화제는 지용성이며 장기간 간에 저장될 수 있다. 지용성이라는 말은 오랫동안 효과를 발휘할 수 있다는 의미를 포함한다. 그러나 1일 10,000 IU 이상을 장기 복용하면 독성이 높아질 수 있다는 의미이기도 하다. 생선과 생선간유에는 비타민 A가 풍부하다.

비타민 B군

티아민(B1) : 10~25mg

리보플라빈(B2) : 10~25mg

니아신(B3) : 50~100mg

판토테인 산(B5) : 10~50mg

피리독신(B6) : 1일 5mg

비타민 B12 : 1,000~2,000mcg(마이크로그램)

비오틴 : 100~300mg

콜린 : 50~100mg

엽산 : 400~800mcg

이노시톨 : 150~300mg

비타민 B군의 기능에는 여러 가지가 있는데, 음식을 세포 내 에너지로 변환시키고, 단백질 대사의 부산물로 생긴 호모시스테인이라는 독성물질을 중화하는 일 등이 그것이다. 혈중 또는 소변의 호모시스테인 수치가 높아지면 심혈관계가 위험하다는 것은 30여 년 전에 이미 발견되었는데, 이제는 이것이 혈관벽에 직접적인 손상을 주기 때문에 심장질환을 야기할 수 있는 위험한 주요 요소임이 인정되고 있다. 이를 치료하는 데 엽산과 B6, B12가 관여한다.

판토텐산은 정상적인 부신 기능에 필수적이고, 비타민 B12는 몇 가지 비타민이 제대로 흡수되는 데 필요하다. 비타민 B군은 통 곡식, 과일, 채소, 고기에 들어 있다. 비타민 B군은 시너지 효과가 있기 때문에 같이 섭취하는 것이 가장 좋다.

비타민 C : 1,000~2,000mg

라이너스 폴링 박사와 이완 카메론이 그 놀라운 면역력 향상 효과를 연구하기 시작한 뒤로, 이 강력한 항산화 영양소는 수십 년 간 계속해서 새로운 뉴스를 제공해 왔다. 비타민 C는 연결조직의 기본 구성 요소인 콜라겐을 형성하는 데에도 도움을 준다. 충분한 비타민 C가 없으면 연결조직이 퇴화하는 질병인 괴혈병이 생긴다. 비타민 C의 화학명은 아스코르빈산으로, 이것은 괴혈병을 방지하는 산이라는 뜻이다. 비타민 C는 수용성이므로 필요하지 않은 것은 배출된다. 부신은 적정량의 비타민 C에 의존하고 있다. 부신은 비타민 C를 100배로 농축해 둔다. 아프거나 스트레스를 받을 때 비타민 C는 빠르게 소모된다. 감기나 독감에 걸려 몸이 좋지 않을 때나 스트레스로 힘들 때는 비타민 C 병을 곁에 두고 더 많이 섭취하는 것이 좋다. 상태가 좋을 때는 하루 1g에서 2g(1,000~2,000mg)이면 충분하다. 좋은 공급원이 되는 식품으로는 감귤류와 토마토, 망고, 키위, 파프리카, 고추 등이 있다. 비타민 C는 열에 쉽게 파괴되므로 조리한 음식을 통해서는 비타민 C를 섭취할 수 없다는 사실을 기억한다.

비타민 D : 300~400 IU

밖에 나가 햇볕을 쬘 때 비타민 D가 생기기는 하지만, 특히 여성의 경우에는 좀 더 섭취하는 것이 좋다. 비타민 D는 칼슘 및 인(P)과 상호작용을 함으로써 튼튼하고 건강한 뼈를 형성한다. 이것은 지용성이며, 적정량 이상을 장기적으로 섭취하면 독성을 띄는 수준이 될 수도 있다. 비타민 D는 생선과 생선간유에 들어 있다.

비타민 E : 400~500 IU

요즘 들어 이 지용성 항산화 물질의 역할에 관한 연구들이 많이 행해지고 있다. 비타민 E는 유해산소가 세포를 손상시키지 못하도록 막아 주며, '임무를 다한' 항산화 물질들과 비타민 B를 재생시킨다. 피가 지나치게 끈끈해지는 것을 방지하며 부종(액체가 쌓이는 것)을 완화시키고 혈관벽을 튼튼하게 해 준다. 비타민 E는 모든 곡식과 견과류의 '씨눈'에 들어 있다.

기타 항산화 물질

최근 새로 발견되고 있는 강력한 항산화 물질들은 뛰어난 암 예방 효과를 보여 주고 있다. 효과가 특히 뛰어난 것들은 다음과 같다. 포도씨 추출물(grapeseed extract)에서 나온 proanthocyanidins(PCO)과, 보라색 포도주스와 적포도주에서 나오는 resveratrol, 바이오플라보노이드류(quercetin, hesperidin, rutin 등), 그리고 녹차에 있는 polyphenol 등의 식물 영양소들이 그것이다. CoQ10(coenzyme Q10)도 매우 강력한 항산화 물질로, 다수의 연구를 통해 유방암 조직의 성장을 차단하는 작용을 하는 것으로 알려지고 있으며, 다른 종류의 암의 치료에 대한 연구도 상당히 고무적인 결과를 보여 주고 있다.

미네랄

세포 안팎으로 벌어지는 미네랄의 이동은 미묘하게 균형 잡혀 있는 작업으로, 세포 하나하나를 둘러싸고 있는 세포막의 건강에 좌우된다. 실제로 프로게스틴(합성 프로게스테론)과 결합된 대량의 에스트로겐은 세포막의 기능을 해친다. 그러나 천연 프로게스테론은 세포막을 치료하고 정상적인 미네랄 균형의 회복을 돕는다. 이 때 마그네슘이 세포막의 안정화를 위해 반드시 필요한 미네랄로 작용한다. 종합 비타민을 고를 때는 다음의 미네랄이 적정량 함유되어 있는지 확인하자.

보론 : 1에서 5mg

이 미네랄은 건강한 뼈의 유지에 한 몫을 한다.

칼슘 : 300mg

필자는 다른 안내서 저자들만큼 칼슘을 많이 권하지는 않는다. 하루 총 칼슘 섭취량은 600mg에서 800mg 내외여야 하는데, 이는 우유를 먹지 않더라도 좋은 식단을 통해 쉽게 취할 수 있는 양이기 때문이다. 예컨대 시금치 한 컵에는 칼슘 300mg이 들어 있고 치즈 한 큰 술에도 300mg이 들어 있다.

칼슘은 뼈와 이를 형성하는 역할을 하는 것으로 유명하고 체내에 있는 칼슘 중 99%가 그러한 작업을 수행한 후에 저장되어 있다. 나머지 1%만이 혈중에서 자유롭게 이동하면서 신경 전달, 근육 수축, 심장 박동과 혈압 조절, 혈액 응고, 갑상선 기능 등에 필수 불가결한 역할을 담당한다. 두부와 광저기(동부, 쌍떡잎식물, 장미목 콩과의 한해살이 덩굴식물콩), 녹색 엽채류, 유제품, 브로컬리는 식생활의 좋은 칼슘 공급원이다.

크롬 : 200~400mcg(크로미움 피콜리네이트)

이 미네랄은 혈당을 일정하게 유지하도록 도움으로써 당분이나 정제된 밀가루에 대한 유혹을 물리쳐 주며, 콜레스테롤이나 지방산과 같은 영양소의 형성을 돕는다. 버섯과 쇠고기, 비트, 간, 통 곡식, 효모(영양보조식품으로도 사용되는), 비트 당으로 만든 당밀 등에 들어 있다. 저지방 가공식품으로 구성된 식단은 크롬 부족을 가져오는 경우가 많다.

구리 : 1~5mg

구리는 몸속에서 많은 역할을 담당한다. 상처를 치유하고, 혈액을 통해 산소를 운반하며(구리는 몸의 산소 운반 물질인 헤모글로빈의 구성성분이다), 신경과 피부, 뼈를 보전하는 등의 역할이 그것이다. 해산물과 콩, 아몬드, 통곡식, 녹색 엽채류는 훌륭한 구리 공급원이다.

마그네슘 : 300~400mg

마그네슘은 우리 몸의 생리활동의 거의 모든 면과 관련되어 있으며 350군데의 대사에 작용한다. 마그네슘은 우리 체중의 0.05%를 차지하며 뼈에 결합되어 있을 뿐 아니라 다른 신체 조직에도 퍼져 있다. 마그네슘의 가장 중요한 역할은 불안한 세포막을 안정화시키는 것이기 때문에 세포막 안정제(membrane stabilizer)라는 별명을 가지고 있다. 마그네슘의 작용은 세포 안에서도 일어나는데, 이것은 세포 내 효소의 가장 흔한 보조인자이며, 대개 그러한 역할을 비타민 B6과 공유하고 있다. 기존의 혈중 마그네슘 수치를 측정하는 것은 세포 안과는 전혀 다른 환경이므로 우리가 측정하고자 하는 세포 내 미네랄과는 전혀 관계가 없다. 의미 있는 수치를 원한다면 혈중 수치 대신 적혈구 마그네슘 검사가 대안이 될 수 있다. 칼슘과 마그네슘은 자신의 역할을 완수하기 위해 서로를 필요로 한다. 정맥내 마그네슘 주사는 심장마비를 비롯하여 심장 부정맥, 고혈압, 심부전, 천식을 치료하는 데 매우 성공적으로 사용되어 왔다. 임신한 여성의 자간(eclampsia) 때 산모의 고혈압과 경련에 대하여 항경련제인 Magrol(magnesium sulfate)을 투약함으로써 증상을 완화시킨다. 마그네슘은 약물 의존성을 동반하지 않는 효과적인 하제(변비 치료제)이기도 하다.

토양의 고갈로 인해 우리가 먹는 식물에는 마그네슘 함량이 부족하다. 대부분의 미국인들은 심한 마그네슘 부족을 겪고 있다. 마그네슘은 견과류와 씨앗류, 무화과, 옥수수, 사과, 우유, 대두, 밀 씨눈에 들어 있다. 헤모글로빈의 붉은 색을 철분이 띠게 하는 것처럼, 마그네슘은 엽록소가 초록색을 띠게 한다.

얼굴 한쪽에서 경련이 일거나 다리에 쥐가 날 때, 천식이나 만성 근육 수축, 고혈압이나 골다공증, 심장병에 걸릴 위험이 높다면 아침 저녁으로 각각 300mg씩 하루 총 600mg의 마그네슘을 섭취하자. 그로 인해 설사를 한다면 용량을 줄여본다.

망간 : 10mg

비타민 B군과 비타민 C가 작용하려면 망간이 필요하다. 이 미네랄은 또 갑상선과 난소의 호르몬 분비를 돕고 탄수화물, 지방산, 콜레스테롤, 단백질의 합성에 참여한다. 이것은 호르몬 균형뿐만 아니라 심장병과 당뇨병 예방에도 중요하다. 계란 노른자와 초록색 채소, 씨앗류, 통곡식, 견과류에는 망간이 넉넉히 들어 있다.

셀레늄 : 60~100mcg

이 미네랄은 대표적인 수용성 항산화 물질이다. 셀레늄과 비타민 E는 혈액 내 복합불포화지방의 산화를 막기 위해 함께 작용한다. 셀레늄이 없이는 프로스타글란딘이 생성되지 않는다. 셀레늄은 세포의 에너지 생성에 한 몫을 담당하고, 암과 싸우는 능력이 있으며, 항바이러스 성질을 갖고 있다. 전세계적으로 토양에 셀레늄이 고갈된 지역은 다른 지역보다 암 발생률이 높은 경향이 있다.

황산화 바나듐 : 10~25mcg

바나듐은 크롬과 공동으로 작용하여 혈당의 균형을 맞추는 또 하나의 미네랄이다.

아연 : 10~20mg

아연은 면역 체계에 도움을 주고, 비타민 A와 협동하여 작용하며 남성에게는 건강한 전립선과 고환의 기능을 위해 필요하다. 불임의 원인인 남성의 정자의 숫자가 부족하거나 기능을 제대로 못할 때 정상화시키는 역할을 한다. 중금속 오염 문제만 없다면 굴을 적당히 섭취함으로써 아연 부족을 해결할 수 있다.

필자가 권장하는 성분 중에 철분이 빠져 있음을 눈여겨 보라. 철 결핍이나 빈혈을 진단 받은 경우가 아니면 추가로 철분을 섭취할 이유가 없다. 과다한 철분은 유해산소를 형성시켜서 대단히 해로울 수 있다. 철분은 소변으로 배출되지 않는 단 하나의 미네랄이다. 과다한 철분은 심장병, 간암과 대장암, 관절의 류마티스성 퇴행의 위험을 높인다. 인구의 4% 이상에 혈색소침착증(hemochromatosis; 철분을 너무 많이 흡수함)이 있고 인구의 40% 정도가 이 질병의 열성유전자를 보유하고 있다. 자세한 사항을 보려면 222페이지로 돌아가기 바란다.

당신에게 꼭 맞는 식단

이제 최적의 영양을 위해 따라야 할 길잡이는 어느 정도 갖춰진 셈이나, 그렇다고 해서 조직적이고 정해진 계획을 마련할 필요는 없다. 모든 여성들에게 똑같은 방식으로 먹으라고 주문할 수도 없다. 여성의 몸은 사람마다 다르며 효과를 보는 식품의 조합도 다를 것이기 때문이다. 특정한 양의 지방과 탄수화물을 엄격하게 고수할 필요도 없다. 자신에게 맞지 않는 음식을 먹을 필요도 없다. 몸이 하는 소리에 귀를 기울이자. 그러면 몸은 당신에게 무엇이 필요한 지 알려 줄 것이다.

일례로, 콩을 많이 사용한 식단에 꽤 잘 적응하는 여성이 있는가 하면, 콩 식품만 먹으면 심한 소화불량에 걸리는 여성도 있다. 어떤 여성들은 1주일에 두어 번 붉은 고기를 몇 점 먹는 데서 보람을 느끼기도 하지만, 또 어떤 여성들은 붉은 고기가 너무 부담스럽고 먹고 나면 속이 거북하다고 한다. 채식을 해 보고 그것이 자기 몸에 맞는다는 것을 알아차리는 여성도 있고, 대부분의 끼니마다 단백질이 풍부한 식품을 먹지 않으면 속이 덜 찬 것 같은 여성도 있다. 특정 음식, 특히 밀과 콩, 유제품에 알레르기가 있는 사람도 많은데, 이런 사람들은 그 특정 식품을 식단에 넣지 말아야 편안해진다.

여성 개개인의 이상적인 식사는 세월이 가면서 바뀔 수 있다. 20세에 잘 맞았던 음식이 50대 즈음에는 맞지 않을 수도 있다. 결국 중요한 것은 남들이 먹는 대로 무작정 따라 먹으려 할 것이 아니라, 본인 자신만의 생리학적 조건에 가장 잘 들어맞는 조합을 찾아야 한다는 사실이다.

운동을 하자.

심장질환, 관절염, 암 등의 만성 질환은 대부분 좋지 않은 식습관과 운동부족, 그리고 운동부족에서 기인한 비만 때문이라고 볼 수 있다. 인간의 몸은 움직이도록 설계되어 있다. 장기와 순환계, 림프계, 근육과 뼈에 이르는 체내의 모든 시스템은 몸을 움직이고 규칙적으로 스트레칭을 해 줄 때 최고의 기능을 발휘한다. 호르몬 균형은 특히 더하다. 에스트로겐은 지방 조직에서 생성되고 저장되기 때문에 비만은 에스트로겐 우세의 주된 요인이 된다. 비만한 여성들은 인슐린 저항이 생기기 쉬운데, 이는 당이 혈액에서 제거되지 않고 제대로 사용되지 않는 현상을 말한다. 이는 부신에 불균형을 일으켜 생식기에 영향을 준다. 몸은 하나의 단위로 기능하게 되어 있다. 어느 한 부분이 균형을 잃으면 나머지도 그 뒤를 따르려 한다.

적당한 운동을 하고 싶다고 해서 당장 조깅을 시작하거나 체육관에 갈 필요는 없다. 대부분의 사람들에게는 빠른 걸음으로 매일 20분에서 30분 정도 걷는 것만으로도 충분하다. 필자의 경우는 말, 소, 닭, 거위, 고양이, 개를 키우기 때문에 하루에 두 번씩 자질구레한 일을 도맡아 하는 것으로 운동을 대신한다. 정원 가꾸기나 낙엽 긁어모으기, 잔디깎기, 눈치우기 등도 모두 훌륭한 운동이다. 수영, 자전거타기, 테니스와 골프도 좋다. 요가와 태극권 같은 운동과 기공 등도 몸을 가다듬고 유연하게 유지하는 데 좋은 운동이다. 무용을 할 수도 있고, 에어로빅 강습을 받을 수도 있고, 비디오를 보며 운동을 하거나, 운동기구를 활용해도 좋다. 중요한 것은 자신이 즐길 수 있는 운동을 하나 이상 찾아서 그것을 매일의 습관으로 만드는 것이다. 대부분의 사람들이 매일 운동을 하겠다고 계획하고는 결국 1주에 서너 차례만 운동을 하다가 나중에는 바쁘다는 핑계로 슬그머니 그만둔다.

부신은 어떻게 작용하나?

앞에서 이미 설명한 대로, 알맞은 호르몬 균형을 위해서는 반드시 부신이 건강해야 한다.

끊임없이 이어지는 만성적 스트레스 때문에 부신의 저장량이 부족하거나 부신이 탈진한 경우를 산업화한 문화권에서는 흔히 볼 수 있다. 이것은 몸을 허약하게 만드는 피로를 가져온다. 부신의 건강을 유지하기 위해서는 생활 속의 스트레스를 줄이고 잠을 푹 자며, 자연식 식단으로 이루어진 건강하고 균형 잡힌 식사를 해야 한다. 정신적 스트레스를 주로 받는 사람이라면 이완반응을 이끌어 내는 명상 등을 시작하라고 권하고 싶다. 운동으로도 긴장을 풀 수는 있지만, 부신의 기능이 불충분할 때 운동을 하면 오히려 더 피곤함을 느낄 수 있다. 당분은 부신을 자극하므로 몸을 위해서는 제일 먼저 식단에서 당분과 알코올을 빼야 한다. 프로게스테론은 부신피질 호르몬의 전구체이므로 이것을 사용하는 것도 상당히 도움이 된다.

만일 6개월간 위와 같은 지침을 따랐는데도 일상적으로 피로를 느낀다면 부신기능을 북돋기 위해 의사와 상의 하에 몇 달 동안 소량의 천연 하이드로코티손을 사용해 보라. 하이드로코티손은 천연 형태의 코티손이며(체내에 있는 것과 분자 구조가 동일함), 적은 생리학적 사용량으로는 다량의 합성 코티손을 사용할 때 같은 부작용이 나타나지 않는다. 사실, 미국에서의 코티손 사용에 얽힌 역사는 프로게스테론과 아주 비슷하다. 이것은 자연적인 형태로 소량을 사용하면 효과가 대단히 좋은 제품이지만, 천연 코티손 생산은 수익성이 없기 때문에, 제약회사들은 갖가지 부작용을 지닌 합성 형태의 약품 쪽으로 방향을 전환했다. 하이드로코티손에 대한 연구는 중단되었고 대부분은 잊혀진 약품으로 기억에서 사라져 버렸다. 진짜가 가장 잘 듣는다는 사실을 잊어버린 주류 의학 때문에 수백만의 사람들이 다량의 합성 코티손을 복용하며 괜한 고통을 겪고 있다. 이 주제에 관해 여러분이 직접, 혹은 여러분의 의사가 더 알기를 원한다면 윌리엄 맥케이 제프리스의 저서 『코티솔의 안전한 사용(*The Safe Use of Cortisole*)』을 적극 추천한다.

소화

소화는 건강과 호르몬 균형에 중요한 열쇠이다. 소화불량은 영양의 흡수를 방해하고 질병에 견디는 힘을 약화시키며 음식 알레르기나 과민증을 일으킨다. 소화가 잘 되지 않는데 전체적인 건강을 개선시키기란 불가능에 가깝다. 영양소를 제대로 흡수하지 못하면 호르몬을 전환시키는 데 필요한 비타민과 미네랄을 얻을 수 없다.

소화불량과 속쓰림을 일으키는 가장 흔한 요인은 너무 많은 지방이나 튀긴 음식, 질산이나 아질산으로 가공된 육류, 지나친 당분 섭취, 알코올, 초콜릿과 약품(특히 항생제), 스트레스 등이다. 만일 소화계에 염증이 있는 상태라면 커피와 감귤류, 토마토를 재료로 한 식품, 매운 음식 때문에 염증이 악화될 수 있다. 속쓰림이 있을 때는 커피만 끊어도 간단히 낫는 경우도 있다.

속쓰림이 있을 때는 제산제를 장기적으로 사용해서는 안 된다. 제산제는 한 시간 남짓 증상을 억제하지만 장기적으로는 상태를 악화시킨다. 제산제 의존증까지도 생길 수 있다. 제산제에는 알루미늄과 실리콘, 당분이 함유되어 있고 수많은 색소와 방부제들이 들어 있다. 이들 중 어느 것도 몸에 도움이 되지 않으며 오히려 해를 끼칠 수 있다. 그리고 광고와는 관계 없이, 씹어 먹는 제산제를 통해 칼슘을 얻으려는 행동은 절대 하지 말 것을 권한다. 그 칼슘에서 얻는 효능보다는 제산제로 인한 부작용이 훨씬 클 것이기 때문이다. 더욱이 그런 형태의 칼슘은 잘 흡수되지도 않는다.

FDA에서 처방전 없이 판매하도록 허가받은 펩시드, 잔탁, 타가메트 등의 H2 억제제들은 더 나쁘다. 이들은 위산 분비를 억제하고, 일일이 열거하기도 힘든 부작용을 많은 사람들에게 가져다 준다. 이들은 영양소의 흡수, 특히 칼슘의 흡수를 방해한다. 타가메트는 미국에서 가장 잘 팔리는 약에 속했지만 최악의 부작용을 수반하기 때문에 지금은 잘 사용되지 않는다. 이 약은 간에서 일어나는 에스트로겐의 대사와 배출을 방해하기 때문에 남성들의 유방 확대를 유발하는데, 소화가 잘 안 된다고 타가메트를 장기간 복용하다가 공연히 여자 유방처럼 커진 남자들이 많다. 타가메트는 많은 약들의 효과를 과잉으로 높이는데, 여기에는 심각한 부작용이 따를 수 있다. 위산은 해로운 세균에 대항하기 위한 최전방 방어선 중 하나다. 위산을 억제하면 다른 신체 시스템이 몸을 보호하기 위해 쉴 새 없이 일해야 한다.

텀스와 롤레이즈, 밀란타, 펩시드, 잔탁, 타가메트를 제조하는 업체들은 속쓰림의 원인을 너무 많은 위산 때문으로 여기고 있겠지만, 필자가 볼 때 위산 때문에 속쓰림이 생기는 경우는 드물다. 반대로 위산이 너무 적어서 생긴다고 생각된다. 사람은 나이가 들면서 위산 분비가 적어지는 경향이 있다. 위산이 충분하지 않으면 위에서 음식이 제대로 소화되지 않고 그대로 있기 쉽다. 특히 기름진 음식일 때는 더하다. 음식이 소화되지 않고 위에 오래 머무를수록 트림이 올라와 식도를 자극할 일이 많아지는데, 이것이 실제 속쓰림의 근원이 된다. 목에 뭔가 걸려 있는 듯한 느낌이 들면 분명히 위산이 너무 적다는 신호이다. 만성적인 속쓰림은 대개 식도가 위산에 지속적으로 노출되어 자극을 일으키기 때문에 생긴다.

속쓰림의 예방

- 먹자마자 눕지 말 것. 식도근육이 너무 이완되어 있거나 약하면 완전히 소화되지 않은 음식이 도로 목으로 올라온다.
- 조금씩 먹고 음식을 천천히 꼭꼭 씹어 먹을 것. 과식과 급히 먹는 것은 속쓰림의 가장 흔한 원인이다.
- 필요 없이 남아 도는 체중을 줄일 것. 비만은 속쓰림을 일으킬 수 있다.
- 알코올을 많이 마신다면 줄일 것(하루 두 잔 이하로). 이것은 장기적으로는 분명히 도움이 될 것이고, 증상이 있을 때 금주하면 치료속도가 훨씬 빨라진다.
- 단 음식을 피할 것. 단 음식은 속쓰림의 주범일 가능성이 있다. 이유는 모르지만 많은 경우 속쓰림을 악화시키기 때문이다.
- 처방받은 약들을 잘 살필 것. 속쓰림을 유발하는 약물이 많다. 현재 복용

중인 약이 속쓰림을 일으키지나 않는지 의사나 약사에게 문의하라.
- 담배를 끊을 것. 속쓰림이 사라질 것이다. 니코틴은 식도와 위를 구분하는 유문근육을 이완시켜 위산이 역류(트림)해 올라오게 만든다.
- 스트레스를 줄일 것. 스트레스는 위산을 자극하여 속쓰림을 크게 악화시킨다.

만성적인 속쓰림이 있는 사람 중 대부분이, 특히 50대 이상의 경우 염산(HCl) 수치가 낮다. 위의 염산은 강산으로서 식사와 함께 들어온 세균을 죽이고 음식을 녹이는 역할을 하는 중요한 소화산이다. 위산 부족의 가장 흔한 증상은 음식을 먹은 뒤에 속쓰림과 트림, 더부룩함, 거북한 느낌 등으로 나타난다. 만일 정상적인 식사를 하고 45분이 지난 뒤에도 아직 음식이 위에 있다는 느낌이 든다면 위의 기능이 충분하지 못한 것이다. 소화액 분비를 자극하는 한 가지 방법은 음식을 먹기 30분 전에 물 한 컵을 마시는 것이다. 어떤 이들은 사과식초 한 큰술을 물 1/3컵과 섞어서 식사 전에 마시기도 한다. 식초는 산성이 높기 때문에 소화를 빠르고 쉽게 하기에 충분한 산을 위장에 공급해 준다.

속쓰림을 예방하고 치료하는 방법들을 써 보아도 효과가 없다면, 베타인 염산(betaine hydrochloride) 보충제를 복용해 볼 수도 있다. 그러나 속쓰림 증상이 있을 때 식초를 먹거나 염산 보충을 시작해서는 안 된다. 오히려 식도가 더욱 자극을 받을 것이다. 나아질 때까지 기다렸다가 음식과 함께 한 알을 먹어 보라. 식사 때마다 두 알에서 세 알까지 복용량을 늘일 수 있으며, 위에 타는 듯한 느낌이 있다면 너무 많이 복용하고 있는 것이다. 베타인 염산 보충제는 건강식품점과 일부 약국에서 구입할 수 있다.

대장 돌보기 : 장내유익균(probiotics)

대장과 결장에서의 소화가 마지막 단계에 이르면 그 때까지 음식이었던 것들이 이제는 거의 노폐물이나 식이섬유, 물로 변한다. Helicobacter pylori는 제외하고 균이 없는 위장과 달리 직장에는 '좋은' 균과 '나쁜' 균 모두가 존재한다. 건강할 때는 좋은 균이 85%, 나쁜 균이 15%로 균형을 이루어 결장이 정상적인 기능을 할 수 있도록 한다. 장내유익균은 좋은 세균으로 입이나 비뇨기, 질 등의 다른 부위와 더불어 대장에도 존재한다. 전체적인 신체의 건강은 이 균의 건강과 밀접하게 연관되어 있다. 이 균들이 감소하여 아프면 사람도 아프다. 장내유익균은 소화효소와 함께 음식을 소화하고 몸 밖으로 운반하는 데 주된 역할을 한다.

유익균의 세 가지 가장 흔한 그룹에는 Lactobacillus acidophilus, Lactobacillus bulgaricus, Bifidobacterium bifidum 등이 있다. 이 다양한 분포의 균들은 장내의 위치나 개인의 생화학적 조건, 현재 몸에 침입한 나쁜 균의 유형에 따라 빠르게 변화하고 적응한다. 장내유익균은 천연 항생물질로, 유익한 균은 죽이지 않고 나쁜 균만 싸워 물리치도록 자연이 만들어 낸 걸작품이다. 결국 이야기는 간단하다. 우리가 이로운 균을 돌보면, 그 균들은 우리를 돌보아 줄 것이다.

장내유익균은 그 밖의 역할들도 수행한다. 면역계를 조절하고, 부신호르몬 생성에 주된 역할을 하는 비타민 B군을 생성하며, 콜레스테롤을 줄이고 모든 호르몬의 균형을 맞추도록 돕는다.

이로운 균을 곤경에 빠뜨리는 가장 확실한 방법은 나쁜 균뿐 아니라 좋은 균까지 죽이는 항생제를 이유 없이 많이 오랫동안 먹는 것이다. 항생제 치료를 한 뒤에는 반드시 2주 이상 장내유익균을 사용하라. 불량한 식생활, 스트레스, 위와 소장에서의 소화불량 등도 요인이 된다. 나이가 들면 장내유익균도 줄어들기 때문에, 소화 문제가 있거나 호르몬 균형을 되찾으려 한다면 식생활에서 장내유익균을 보충하거나 생배양(표시사항을 확인하도록) 요구르트를 매일 먹자. 많은 슈퍼마켓과 건강식품점에서도 생배양균이 함유된 유산균 유제품 음료를 판다. 장내유익균은 '살아 있으며', 유효기간이 몇 달 정도로 짧은 편이다. 장내유익균 보충제를 사용하고 싶다면 냉장 캡슐이나 액체 형태로 된 것을 구입하라. 건강식품점에서 구할 수 있다.

호르몬 균형을 위한 약초

많은 의사와 기타 건강관리 전문가들은 환자들이 호르몬 균형을 맞추는 것을 돕기 위해 균형 잡힌 식생활과 약간의 비타민과 미네랄 보충제, 운동 등과 결합하여 약초를 성공적으로 사용해 왔다. 어떤 약초들은 상대적으로 높은 수준의 식물 스테롤을 가지고 있고, 어떤 것들은 몸 전체에 더 나은 균형을 가져다 줌으로써 호르몬 균형을 맞추도록 도와 주는 것으로 보이는 물질을 함유하고 있다.

전체적으로 약초 팅크제(약초를 농축하여 알코올과 함께 액체 형태로 저장한 것)가 캡슐이나 정제보다 잘 듣고 신선한 식물에서 만든 팅크제가 건조식물의 경우보다 더 좋다.

약초들은 대개 그 작용이 약보다 안전하고 순하지만 처방을 받아서 사용해야 한다. 어떤 약이든지 다량을 섭취하는 것은 해로울 수 있다. 약초를 사용할 때는 분별력 있게 적정량을 써야 한다. 경험을 가진 건강관리 전문가의 지시를 받지 않고 임신부에게 함부로 이러한 약초들을 써서는 안 된다. 이 약초들에 대한 내용을 읽으면, 이 약초들이 식품 스테롤을 함유했다고 해서 모두 똑같은 효과를 갖지는 않는다는 사실을 알게 될 것이다. 예컨대 호로파(fenugreek; 장미목 콩과의 한해살이풀)는 유산을 촉진할 수 있지만 유니콘 뿌리는 유산을 막아 준다. 사람에 따라 아주 다른 효과를 보이기도 한다. 호르몬 균형을 맞추는 데 도움을 얻으려고 약초를 사용할 생각이라면, 한의사나 자연치료 의사 등의 경험 많은 약초전문가와 의논할 것을 권한다. 아래 설명은 사용법을 제공하기 위함이라기보다는 약초에 대한 오해 몇 가지를 해소하고자 함이다.

당귀 또는 안젤리카(Angelica sinensis, Angelical polymorpha)는 여성의 강장제라고 부르는 것이 좋을 것이다. 서양에서는 동양 의학에서 광범위하게 당귀가 사용되어 왔다는 사실을 최근에 와서야 알게 되었다. 사람들의 견해와는 반대로 당귀는 에스트로겐이나 식물성 에스트로겐을 함유하고 있지 않고 어떤 유형의 에스트로겐 기능도 갖고 있지 않다. 이것이 하는 일은 자궁근육을 수축하거나 이완하는 역할을 하고, 대사를 높이고, 간 기능을 향상시켜 호르몬의 배출을 향상시키고, 비타민 E의 사용을 돕고, 심장 박동을 안정화하고, 혈관을 확장시켜 혈압을 낮추고, 약한 진정작용을 한다. 종합적으로 당귀는 몸 전체에 더 나은 균형을 가져다 준다는 뜻으로 인삼과 같이 보약으로 표시하는 것이 좋겠다. 동양 사람들은 월경이 일어나도록 이것을 이용했고 막 출산한 여성들을 위한 강장제, 약한 진정제, 그리고 위통에 이용했다.

안젤리카 아르칸젤리카(*Angelica archangelica*)는 약간의 호르몬 작용을 가지고 있는 것으로 보이는 당귀 안젤리카(*Umbelliferae*)와는 다른 식물군(*Apiaceae*)으로 안젤리카의 또 다른 유형이다. 이 식물은 민간요법에서 진정제보다는 월경을 유도시키는 자극제로 쓰였다.

호로파(*Trigonella foenum-graecum*)는 메이플 시럽과 비슷한 맛이 있는 허브차로 잘 알려져 있다. 호로파씨에는 디오스게닌을 포함한 식물성 스테롤이 비교적 다량으로 들어 있다. 호로파는 옥시토신 같은 성질이 있어 자궁수축을 일으킬 수 있다. 이것은 월경이 늦어질 때는 도움이 되지만 이론적으로는 임신을 끝내게 된다. 호로파는 또한 혈당과 콜레스테롤을 낮추고 씨를 먹으면 하제로 작용한다.

유니콘 뿌리(*Aletris farinosa*)는 많이 연구가 되지 않았지만 디오스게닌을 함유하고 있고 일종의 호르몬 기능을 가지고 있는 것으로 알려져 있다. 약초 전문가들은 폐경기 증상을 완화하고 유산을 막으며 월경이 되도록 자극하는 데 이것을 사용한다. 이 두 가지는 반대인 것 같지만 강장 약초들은 균형을 잃었을 때 균형을 잡게 해 주는 작용을 하는 것 같다. 유니콘 뿌리는 폐경기 약초 중 가장 인기 있는 약초의 하나이므로 특히 다른 약초들과 함께 시도해 볼 만하다.

사르사파릴라(*Sarsaparilla*)(*Smilax spp.*)는 피를 깨끗하게 해 주고 고통스러운 모든 것을 치료한다고 여겨져 소다수나 강장음료로 많이 팔렸다. '사포닌(saponin)'이라고 부르는 식물 스테롤을 함유하고 있어, 실제로 '사르사사포게닌(sarsasapogenin)'이라고 부르는 그 구성성분이 인간의 어떤 스테로이드 호르몬과 유사한 구조를 가지고 있다. 남성 운동선수들이 이것을 스테로이드 대체물로 사용해 보았지만 이것이 실제로 작용했다는 사례는 듣지 못했다. 약초전문가 마이클 무어에 따르면, 순한 부신피질 흥분제와 유사한 성분으로, 특히 부신 질환이 있는 경우 호르몬의 균형을 잡아주는 데 유용하다고 한다.

감초(*Glycyrrhiza glabra and uralensis*)는 한약재 중 가장 흔한 성분이다. 우리는 이것이 궤양의 치료에 잘 듣는다고 알고 있는데, 아마 위의 내부를 둘러싼 보호 점막의 생성을 촉진하기 때문인 것 같다. 감초는 또 사람에 따라서는 호르몬 효과도 가지고 있다. 한의학에서는 감초를 모든 유형의 부신 질환을 치료하는 데 광범위하게 사용하고 있다. 글리시리친(glycyrrhizin)이라고 부르는 감초의 한 성분은 다량으로 장기간 복용하면 염분 정체와 칼륨 손실을 일으켜 혈압을 올릴 수도 있다. 많은 감초 팅크제는 글리시리친을 낮춘 형태로 나와 있어 그러한 염려를 없앴지만 호르몬 균형의 치료상의 효과를 제거할 가능성도 있다.

야생 얌(*Dioscorea villosa*)은 그 추출된 디오스게닌 성분으로부터 제약회사들이 프레그네놀론과 프로게스테론, DHEA, 에스트로겐, 테스토스테론, 코티손 등의 스테로이드 호르몬을 제조하기 위해 폭 넓게 사용해 왔으며 지금도 사용하고 있다. 많은 프로게스테론 크림에 든 프로게스테론이 '야생 얌 추출 성분'이라고 표시하는데, 이것은 불행하게도 회사들이 무관심하거나 혹은 이익을 추구하기 위해 크림에 디오스게닌을 첨가하여 그것이 프로게스테론과 같은 일을 한다고 주장하는 결과를 낳았다. 디오스게닌은 프로게스테론과 절대 같지 않다.

22장

천연 프로게스테론 사용에 관해 흔히 하는 질문들

세계 여러 나라에서 프로게스테론에 관해 수백 번의 강의를 하고, 수천 통의 편지와 이메일을 받으면서 필자는 똑같은 질문들이 반복해서 나온다는 것을 알게 되었다. 이 모든 질문들에 관한 답은 이 책의 본문에 이미 나와 있지만, 다음의 간단한 질의응답 내용을 여러분이 유용한 지침으로 삼고 그로써 대략의 내용을 되새겨 보기를 바란다.

Q: 자궁적출술을 받았지만 난소는 제거하지 않았습니다. 프로게스테론 크림을 어떻게 사용해야 합니까?

A: 자궁을 제거하면 난소 쪽으로 가는 혈류가 방해를 받는 것 같습니다. 난소는 자궁적출술을 받은 후 짧으면 1년, 길어도 2년이면 기능을 멈춥니다. 아직 배란이 일어나고 있는 것이 확실하다면, 월경이 사라지지 않은 여성에게 권하는 프로게스테론 사용법을 따르면 되지만, 확실히 알지 못한다면, 폐경기 여성에 대한 지침을 따르는 편이 좋습니다. 자궁과 난소를 모두 제거했다면 말 그대로 폐경기가 된 것이므로 여기에 따라 프로게스테론을 사용하면 됩니다.

Q: 골밀도검사를 받았는데 골다공증이 있다고 나왔습니다. 의사는 포사맥스(Fosamax)를 사용하자고 합니다. 제 뼈에 도움이 되겠습니까?

A: 먼저 골밀도가 낮은 것이 단순히 체구가 작아서 나타난 결과는 아닌지 확인해 봐야 합니다. 골격 자체가 작다면, 골밀도 조사로는 골다공증이 있다고 나올 것입니다. 대부분의 검사는 뼈가 작은 경우를 고려하지 않기 때문입니다. 따라서 제가 여성분들에게 권하는 것은, 40대에 골 미네랄 밀도(BMD)를 검사해 보고, 50대에 다시 한 번 검사를 실시하여 두 수치를 비교하는 방법입니다. 그런 다음, 이 책의 골다공증에 관한 부분을 다시 찾아서, 건강한 뼈를 만들고 유지하기 위해 제시된 방법들을 모두 실천하고 있는지 스스로 확인해 보기 바랍니다.

포사맥스는 뼈를 만들어 주지 않습니다. 뼈의 재흡수 속도를 늦춰 줄 뿐이죠. 이것을 사용하면 몇 년 동안은 골밀도검사 결과가 좋아 보이겠지만, 뼈가 건강을 유지하려면 끊임없이 새롭게 교체되어야 합니다. 달리 말하자면, 오래되어 잘 부러지는 뼈는 제거되거나 재흡수하여 그보다 새롭고 튼튼한 뼈를 만들어야 하는 것입니다. 새로운 뼈를 만들지 않고 뼈의 재흡수만 정지되어 있다면 결국은 뼈의 질이 불량해지고 더욱 잘 부러지게 됩니다.

Q: 프로게스테론 보충제는 얼마나 오래 사용해야 합니까?

A: 프로게스테론은 긍정적인 혜택을 많이 주고, 제 지침대로 사용할 경우 밝혀진 부작용도 없기 때문에 굳이 중단할 이유는 없습니다. 저는 폐경후기 여성들에게 프로게스테론을 96살까지 계속 사용하다가 그 때 가서 다시 생각해 보자고 말합니다. 만일 여러분이 폐경전기에 놓였고 월경이 아직 있다면 필요할 때만 사용하십시오. 호르몬의 균형을 완전히 되찾아서 배란이 일어나고 매달 충분한 양의 프로게스테론이 분비된다면 프로게스테론을 보충할 필요는 없습니다.

Q: 프로게스테론을 얼마나 많이 써야 합니까?

A: 우리의 목표는 한 달에 두세 주 동안만이라도 정상적인 생리학적 프로게스테론 수치를 회복하는 것입니다. 배란을 하는 여성이라면 매달 배란 후에 하루 20~24mg, 즉 한 달에 240mg의 프로게스테론을 사용하면 됩니다. 프로게스테론

크림 28g당 480mg(56g 한 통이면 960mg)의 프로게스테론이 들어 있는 경우에 이 한 통이면 3개월에서 4개월 간 쓸 수 있습니다. 제가 가장 흔히 보는 문제는 이보다 훨씬 많은 양의 프로게스테론을 사용하는 경우입니다. 이것은 역효과를 낳습니다. 너무 많이 쓰면 프로게스테론 수용체가 억제되고, 그로 인해 프로게스테론이 세포 속으로 들어가지 못해 몇 달 내로 에스트로겐 우세가 다시 생기기 때문입니다. 많이 쓴다고 좋은 것이 아닙니다. 필요한 만큼만 사용해야 합니다.

Q: 에스트로겐 보충제는 어떤 사람이 사용해야 합니까?

A: 에스트로겐은 특히 안면홍조와 질건조증에 잘 듣습니다. 이러한 증상들은 대개 에스트로겐 부족의 신호로 간주됩니다. 프로게스테론 수용체는 에스트로겐 수용체를 예민하게 만드는데(그 역도 성립합니다.), 프로게스테론만으로도 충분히 에스트로겐 수치를 정상으로 회복시키고 이러한 증상들을 없앨 수 있습니다. 만약 프로게스테론을 석 달 동안 시험 사용해 보고, 적절한 식생활과 마그네슘 및 비타민 B6을 보충했는데도 안면홍조나 질건조증이 개선되지 않는다면 소량의 천연 에스트로겐을 사용하여 도움을 받을 수 있을 것입니다(유방암이나 자궁내막암, 비만, 당뇨, 혈전이나 혈관장애 병력이 있는 여성들에게는 에스트로겐을 권장하지 않습니다.). 안면홍조 때문에 사용하는 경우라면 효과를 나타내는 최소한의 양을 찾으십시오. 질건조증 때문이라면 에스트리올이 함유된 질용 젤이나 크림을 추천합니다. 한 주에 두 차례씩, 매월 3주간만 질에 소량 발라 주면 놀라운 효과를 발휘할 것입니다.

Q: 저는 아직 월경이 있는데도 안면홍조와 수분정체, 수면부족, 급격한 기분 변화 같은 문제를 안고 있습니다.

A: 본격적인 폐경기를 몇 년 앞두고 에스트로겐의 양이 약간 감소할 수 있으며, 이 때는 배란이 중단되거나 거의 안 되는 경우가 많습니다. 배란이 되지 않으면 프로게스테론 분비량은 실질적으로 '0'이 되며, 아직도 분비되는 에스트로겐

을 받아들이는 에스트로겐 수용체의 민감성도 떨어집니다. 이것을 에스트로겐의 상대적 우세라고 합니다. 그런데도 불구하고 의사에게서는 에스트로겐을 처방받았을 것입니다. 이것은 부분적인 효과만을 가져올 뿐, 체액정체 등의 기타 문제들은 오히려 악화됩니다. 여기에 프로게스틴(경구용 피임약 등)까지 사용한다면 보통 나쁜 경과를 보이는데, 그 이유는 프로게스틴이 천연 프로게스테론과는 다른데다 부작용까지 일으키기 때문입니다. 가장 좋은 치료법은 당분이 적은 식단에 탄수화물과 비타민 E, 마그네슘, 비타민 B6 보조제를 추가하고 천연 프로게스테론을 사용하는 것입니다. 이 경우에 프로게스테론은 황체기, 즉 제 12일(배란기)부터 제 26일(월경예정일 48시간 전)까지 사용하면 됩니다. 폐경전기의 호르몬 균형을 더 자세히 알고 싶다면 저의 책 『폐경전기의 진실』을 읽어 보시기 바랍니다.

Q: 저는 월경이 드문드문 일어나며, 월경량이 어떨 때는 적고 어떨 때는 많고, 또 어떨 때는 빨라졌다가 늦어지기도 합니다.

A: 폐경기가 오기까지 몇 년 간 계속되는 불규칙한 월경은 폐경기가 다가온다는 신호 중 하나입니다. 이 경우는 배란이 매달 일어나지 않아서 프로게스테론이 부족한 것으로 보입니다. 자궁내막이 떨어져 나가면서 일어나는 출혈은 주로 배란이 있은 뒤 약 12일 후에 프로게스테론 수치가 떨어지기 때문입니다. 배란이 없다면 프로게스테론이 별로 분비되지 않을 것이고, 따라서 적당한 출혈을 일으킬 만큼 프로게스테론 수치가 떨어지지도 않는 것입니다. 위에서 나온 질문에 대한 조언대로 최소 3회 월경주기 이상 실천해 보면 월경이 규칙적으로 일어날 것입니다.

Q: 저는 43세이고 아직 월경도 있지만 성관계에 흥미를 잃었습니다. 무엇이 잘못된 것입니까?

A: 대부분의 의사들은 성욕이 에스트로겐에서 나온다고 잘못 생각하고 있습니다. 월경을 하고 있다는 사실은 아직 에스트로겐이 많이 분비된다는 얘기입니다.

그러나 프로게스테론 분비량이 낮은 것 같습니다. 프로게스테론은 성욕에 중요한 요소입니다. 테스토스테론도 리비도를 높여 줍니다. 대부분의 의사들은 이러한 프로게스테론의 역할을 알지 못하기 때문에 성욕이 감소한 여성에게 테스토스테론을 처방하는 의사도 있습니다. 그러나 테스토스테론 부족이 심각하지 않다면 이것은 바람직한 처방이 아닙니다. 위에서 나온 2개 질문에 대한 조언을 따른다면 성욕이 다시 정상화될 것입니다. 걱정하지 마시기 바랍니다. 그저 남자가 더 멋있어 보일 겁니다. 그뿐입니다. 만일 프로게스테론으로 증상이 개선되지 않는다면 타액 호르몬 수치를 검사해서 테스토스테론이 부족하지 않나 알아보십시오.

Q: 도와 주세요! 머리카락이 한 움큼씩 빠집니다.

A: 난포장애(배란이 안 되거나 난포 기능장애가 있어서)로 프로게스테론 수치가 떨어지면 신체는 이에 반응하기 위해 부신피질 스테로이드인 안드로스테네디온의 분비량을 늘립니다. 안드로겐성(남성적)인 안드로스테네디온은 다른 부신피질 호르몬 분비의 대체 전구체(alternative precursor)로 남성적 유형의 탈모를 일으킵니다. 프로게스테론을 보충하여 프로게스테론 수치가 올라가면 안드로스테네디온 수치는 점차 떨어질 것이고 결국 정상적인 모발 성장이 재개될 것입니다. 모발의 성장은 속도가 느리기 때문에 눈에 띄는 효과를 얻으려면 4개월에서 6개월이 소요됩니다.

Q: 저의 언니는 45세에 유방암이 발병했고 아직도 월경이 있습니다. 저는 43세인데 월경에 변화가 있습니다. 어떻게 해야 합니까?

A: 프로게스테론의 억제를 받지 않는 과다한 에스트로겐은 유방암의 주원인입니다. 산업화한 국가의 30대 중반 여성들에게는 프로게스테론 부족과 에스트로겐 우세가 널리 퍼져 있습니다. 아마도 석유화학물질 등의 생체 이물질의 독성이 배아 단계에서 난소 발달에 영향을 주기 때문인 것 같습니다. 에스트로겐 우세는 유방암의 위험성을 증가시킵니다. 호르몬 균형이 유방암 위험에 미치

는 영향을 자세히 알고 싶다면 『유방암의 진실』을 읽어보시기 바랍니다.

Q: 저를 진료하는 의사는 천연 프로게스테론에 관해 별로 아는 것이 없는 듯하며, 그러한 개념 자체를 우습게 여기는 것 같습니다. 어떻게 해야 합니까?

A: 그 의사가 우습게 여기는 이유는 잘 모르기 때문일 수도 있고, 자신이 모른다는 사실이 불편하기 때문일 수도 있으며, 어쩌면 둘 다일 수도 있습니다. 의사들이 생리학적 양의 천연 호르몬 사용에 본바탕이 되는 과학과 논리를 알게 되면 누구보다도 빨리 그 흐름을 타는 것을 저는 계속해서 지켜봐 왔습니다. 더욱이 제가 아는 의사들 중에 제가 권장하는 양과 시간에 맞춰 천연 호르몬을 사용하는 사람들은 누구나 많은 환자들을 진료하고 있으며 환자들 역시 대단히 행복해 하고 있습니다.

환자는 다른 의사를 찾아보든지, 아니면 그 의사가 모르는 것을 가르쳐 주든지 둘 중 하나를 선택할 수 있습니다. 저는 의사를 가르치는 쪽에 찬성입니다! 이 책이나, 제가 의사들을 위해 쓴 『천연 프로게스테론: 놀라운 호르몬의 다양한 역할』을 그 의사에게 선물해도 좋겠습니다.

Q: 어떤 프로게스테론 크림을 사용해야 합니까?

A: 28g당 적어도 400mg의 프로게스테론이 함유된 프로게스테론 크림을 사용하십시오. 시판 크림 중에는 28g 중 함량이 10mg도 안 되는 것도 있는데, 이런 제품은 제대로 작용할 수가 없습니다. 디오스게닌이나 갈아놓은 야생 얌 등, 소위 프로게스테론 전구체라는 것을 함유한 크림도 곤란합니다. 활성 성분으로 프로게스테론만을 함유한 크림이 좋으며, 여러 가지 호르몬(에스트로겐과 테스토스테론 등)을 한데 섞어 놓은 크림은 권장하지 않습니다.

Q: 프로게스테론 정제나 캡슐보다 크림을 선호하시는 이유는?

A: 대자연의 원리를 생각하면 됩니다. 난소에서 분비된 호르몬은 절대 위장으로 들어가지 않는데 여기에는 이유가 있습니다. 프로게스테론은 지용성이며, 위

장이나 장에서 흡수되면 문맥을 타고 간으로 직행해서 간에서 효과적인 대사를 거쳐 담즙으로 배출됩니다. 입으로 복용하면 85%에서 90%의 프로게스테론이 담즙으로 배출되거나 진짜 프로게스테론과는 다른 대사물질로 전환됩니다. 따라서 경구용 프로게스테론은 100mg에서 200mg씩을 매일 먹어야만 하루에 필요한 20~24mg을 얻을 수 있습니다. 고작 10%에서 25%의 프로게스테론을 혈류에서 얻으려고 간에게 이런 부담을 지울 이유가 없습니다.

천연 프로게스테론은 피부로 잘 흡수되고 카일로마이크론이나 적혈구막 같은 지방성 요소를 타고 혈액 속으로 들어갑니다. 프로게스테론은 지용성이기 때문에, 수분으로 이루어진 혈장에는 피부로 흡수된 양 중 극소량만이 존재합니다. 오스트레일리아에서 워델과 올리어리라는 연구원들이 수행한 연구에서, 프로게스테론의 경피 흡수치는 혈관 주사를 통한 프로게스테론 흡수치와 같음이 밝혀졌습니다.

우리의 목표는 정상적인 생리학적 프로게스테론 수치를 조성하는 것입니다. 경피용 프로게스테론은 이러한 목표를 쉽게 달성시켜 줍니다. 하루 100mg에서 200mg씩을 매일 복용할 필요는 없습니다. 간에 부담만 줄 뿐입니다.

Q: 제 호르몬 수치를 어떻게 검사하면 좋습니까?

A: 과거에는 혈중 수치를 이용했지만, 이 방법으로는 피부를 통해 흡수된 프로게스테론을 측정할 수 없습니다. 난소는 수분인 혈장을 타고 순환되도록 에스트로겐과 프로게스테론을 분비하면서, 이것들이 물에 녹을 수 있도록 단백질(에스트로겐은 성호르몬 결합글로불린, 프로게스테론은 코티솔 결합글로불린)과 결합시킵니다. 단백질과 결합한 호르몬은 체내에서 비활성인데, 이것이 혈중 호르몬 수치의 90% 이상을 차지합니다. 그러므로 혈중 수치는 체내에서 사용할 수 있는 호르몬의 양을 정확히 반영하지 못합니다. 경피용 프로게스테론은 체내에서 즉각적으로 사용이 가능합니다. 타액 호르몬 검사는 혈액검사보다 비용도 저렴하고 매우 정확하며 고통도 없어 받기도 쉬우므로 혈중검사보다 간단합니다.

프로게스테론 수치는 배란 2~3일 후에 가장 높아지므로, 그 달의 월경 시작일을 제1일로 삼아 월경주기의 제18일에서 21일 사이에 검사하는 것이 좋습니다. 만일 수치가 낮게 나온다면 아마도 그 달에는 배란이 되지 않았을 것이고 신체의 프로게스테론도 적을 것입니다.

Q: 프로게스테론을 피임용으로 사용할 수 있습니까?

A: 민간요법에서는 멕시코 야생 얌을 포함하는 식물성 재료나 약초를 사용해서 효과적으로 임신을 조절한다고 합니다. 이론적으로는 피임약에 든 프로게스틴처럼 월경주기 초기에 이들을 사용하면 배란이 억제되기 때문입니다. 저는 이와 같은 목적으로 천연 프로게스테론을 사용한 임상적 경험이 없으며, 이 가설을 실험한 어떠한 과학적 연구에 관하여도 아는 바가 없으므로 이 방법을 권할 수는 없습니다.

Q: 작년에 호르몬 대체요법(HRT)을 중단했는데 안면홍조가 생깁니다. 어떻게 해야 합니까?

A: 프레마린(Premarin)이나 그 밖의 유형의 에스트로겐을 별안간 중단하는 것은 잘못입니다. 기존 의학은 대체로 지나치게 많은 양의 에스트로겐을 처방하기 때문에 환자의 뇌도 많은 양에 익숙해집니다. 에스트로겐 섭취를 갑자기 중단하면 심각한 안면홍조와 식은땀, 짜증, 극심한 기분 변화, 우울, 사고력 저하 등의 금단 현상이 나타날 수 있습니다. 그보다는 양에 따라 2개월에서 6개월 정도를 두고 아주 서서히 에스트로겐 사용량을 줄이는 것이 좋습니다.

소량의 호르몬 보충이 여성들에게 필요 없다는 애기는 아닙니다. 기존의 프렘프로 등의 호르몬 대체요법(HRT)은 잘못되어 있습니다. 폐경후기 여성의 66% 정도는 폐경기가 지나도 최소한 80세까지 에스트로겐을 충분히 분비할 수 있는 체지방을 갖고 있습니다. 마른 여성들은 체지방이 적기 때문에 에스트로겐을 적게 분비하므로 약간의 에스트로겐 보충이 필요합니다. 약초에 함유된 식물에스트로겐이 잘 듣는 사람이 있는가 하면, 에스트론이나 에스트라디올 및 에스트리올 등의 진짜 에스트로겐을 써야 하는 사람도 있습니다. 이 모든 것들은 반드시 생리학적 투여량으로 소량 사용해야 안전하고 프로게스테론을 함께 투여해도 됩니다. 대개 기존 호르몬 대체요법에서 사용하는 것의 8분의 1 정도가 최적의 양입니다. (4장 에스트로겐 용량에 관한 지침 참조.)

Q: 저는 유방암으로 유방 절제술을 받고 타목시펜을 사용하고 있습니다. 프로게스테론을 타목시펜과 함께 사용해도 좋습니까?

A: 저는 프로게스테론을 써서 호르몬 균형을 바로잡는 것이 타목시펜보다 훨씬 중요하다고 생각합니다. 이 두 가지를 함께 써도 좋습니다. 하지만 제가 볼 때 타목시펜은 필요 없습니다. 효과가 있다는 증거도 의문이며, 몸에 해로울 가능성이 높습니다. 유방암과 타목시펜에 관하여 더 자세한 정보를 얻고 싶다면 저의 책 『유방암의 진실』을 읽어 보십시오.

Q: 유방암에 걸렸는데 의사가 아리미덱스(Arimidex)를 사용하라고 합니다. 어떻게 해야 합니까?

A: 아리미덱스는 아로마타제(aromatase)를 억제합니다. 아로마타제는 여성과 남성의 체지방에서 부신 안드로겐(남성 호르몬)을 에스트로겐인 에스트론으로 전환하는 효소입니다. 의사가 아리미덱스를 처방하는 이유는 유방암 재발 방지를 위해서 에스트로겐의 근원을 제거하고 싶기 때문입니다. 그러나 에스트로겐은 누구에게나 어느 정도는 필요합니다. 문제는 어떻게 최상의 호르몬 균형을 유지하느냐입니다. 대부분의 경우 해답은 다음과 같습니다. (1) 경피용 프로게스테론 사용 (2) 타액 호르몬 검사로 에스트라디올과 프로게스테론의 균형을 알아볼 것.

유방암과 호르몬 균형에 관한 내용을 더 자세히 알고 싶다면 저의 책 『유방암의 진실』을 읽어보시기 바랍니다.

Q: 저의 어머니는 고혈압과 갑상선 저하, 관절염 때문에 약을 복용하고 계십니다. 어머니가 프로게스테론 크림을 사용하면 약과 상호 작용을 일으키거나

효과를 간섭하지 않습니까?

A: 간혹, 자신이 먹는 약을 프로게스테론이 간섭하지는 않는지 문의해 오는 사람들이 있습니다. 생리학적인 소량의 프로게스테론은 비호르몬성 약품에 간섭을 일으키지 않습니다. 매달 일어나는 배란이 약물을 간섭하지 않는 것과 마찬가지입니다. 그러나 프로게스테론은 가끔씩 고혈압, 갑상선 저하, 관절염 등의 상태를 호전시키기도 하므로 어머님께서 한두 달 동안 혈압을 잘 체크하고 갑상선 기능도 확인해서 계속 약을 복용해야 하는지 알아보는 것이 좋습니다. 프로게스테론에는 항불안 효과도 있어서 많은 여성들이 프로게스테론을 사용한 뒤로 수면제나 항우울제가 필요 없어졌다고 말합니다. 그러나 지나치게 많은 양의 프로게스테론을 장기간 사용하면 여러 가지 약물과 같은 효과를 낼 수 있기 때문에 의사의 관리 감독을 받지 않고서는 다량의 프로게스테론을 다른 약품과 병행해서 사용하지 말아야 합니다.

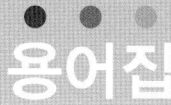
용어집 GLOSSARY

결합된 (conjugated)	생화학에서 한 화합물이 다른 화합물과 결합 하는 것
골세포 (osteocyte)	뼈세포를 뜻함. 조골세포나 파골세포로 될 수 있음
그램 (gram)	무게의 단위; 1온스의 약 28분의 1가량
나노그램 (nanogram)	1g의 10억분의 1 (10^{-9})
난모세포 (oocyte)	난자를 생성하는 세포
난소적출술 (oophorectomy)	난소를 수술로 제거하는 것
난포 (follicle)	세포로 구성된 아주 작은 주머니나 구멍. 예를 들어 난자를 만드는 난소의 난포 등
내분비 (endocrine)	호르몬을 분비하는 기관(샘)을 칭함
내인성 (endogenous)	인체 안에서 유래된
대사 (metabolism)	살아있는 유기체의 생화학적 과정으로 이를 통해 물질이 생성되고 유기체가 사용할 에너지가 만들어짐
DNA	디옥시리보 핵산. 염색체의 기본 분자 단위
마이크로그램 (microgram)	1g의 백만분의 1 (10^{-6})
무배란 (anovulatory)	배란이 정지되거나 중단되는 것
무월경 (amenorrhea)	월경이 없는 상태
미네랄코르티코이드 (mineralocorticoid)	무기질대사부신피질 호르몬이라고도 하는 염분, 칼륨, 수분 균형을 조절하는 부신호르몬
밀리그램 (milligram)	1g의 천분의 1 (10^{-3})
발암물질 (carcinogen)	암을 일으키는 물질
변연계 (limbic brain)	뇌량 아래, 시상하부 위에 있는 대뇌피질. 자동능, 항상성, 감정의 감각과 반응을 조절하고 면역 반응을 조절하는 신경 중추
뼈 모양의 (osteoid)	뼈의 교원질(膠原質, 콜라겐)으로 구성된 세포간질(間質)

사립체 (mitochondria)	당분을 에너지로 전환해 주는 세포질 내의 작은 세포 기관
생식선의 (gonadal)	생식체(예컨대 난소와 정소)를 만드는 분비선
성선자극성 (gonadotropic)	생식선에 영향을 주거나 자극하는 호르몬을 뜻함
성욕 (libido)	성적 욕구
세포질 (cytoplasm)	세포의 핵을 제외한 수분으로 이루어진 원형질
수산기첨가 (hydroxylation)	화합물에 수산기(-OH)를 더하는 것
스테로이드 (steroid)	콜레스테롤 분자를 기반으로 한 화합물 그룹의 이름. 성호르몬과 코르티코스테로이드(당질대사부신피질 호르몬) 등
스테롤 (sterol)	지용성의 단일 수산기(-OH)를 지닌 화합물로 식물과 동물에서 널리 발견됨. 콜레스테롤도 스테롤임.
시상하부 (hypothalamus)	내장활동과 수분균형, 수면, 뇌하수체 호르몬 분비 등을 조절하는 뇌하수체 바로위에 있는 변연계의 신경 중추
안드로게닉 (androgenic)	남성적 특징을 만드는
열생산의 (thermogenic)	온도 상승을 일으킬 수 있는
염색체 (chromosome)	유전자(게놈)를 구성하는 분자로 DNA나 RNA로 구성됨
외인성 (exogenous)	체외에서 유래하는
월경과다 (hypermenorrhea)	월경시의 과도한 출혈
월경통 (dysmenorrhea)	월경시의 통증
유방압통 (mastodynia)	유방의 통증
이뇨제 (diuretic)	소변 생성을 늘이는 물질
자궁내막 (endometrium)	자궁 내벽을 둘러싼 내피
자궁적출술 (hysterectomy)	수술로 자궁을 제거하는 것
재흡수 (resorption)	어떤 물질이 유실되거나 용해되어 없어지는 것
제노 (xeno-)	이상하거나 외계의 것을 뜻함
조골세포 (osteoblast)	새로운 뼈를 만드는 뼈세포
촉매 (catalyst)	화학 반응의 비율이나 속도를 높이는 모든 물질
코르티코스테로이드 (corticosteroid)	부신피질에서 생성되는 호르몬
트랜스 (trans-)	트랜스지방산처럼 자연의 상태로 부터 무엇인가 변화한 것

	을 뜻하는 접두사
파골세포 (osteoclast)	낡은 뼈를 재흡수하는 뼈세포
펩티드 (peptide)	몇 개의 아미노산으로 구성된 저분자 저중량 화합물 종류. 미니단백질
폐경전기 (premenopausal)	폐경기를 앞둔 시기로 'perimenopausal' 이라고도 부름
폐경주위기 (perimenopausal)	이 책에서 premenopausal로 칭한 시기. 호르몬 변화가 일어나는 폐경기 전의 기간을 뜻함
피코그램 (picogram)	1 g의 1 조분의 1(10^{-12})
피토 (phyto-)	식물과 관련되었음을 나타냄
항상성 (homeostasis)	안정된 내부 환경을 유지하는 인체의 능력
혈장 (plasma)	혈액성분중에서 적혈구, 백혈구, 혈소판 등의 고형성분을 제외한 액체성분
혈청 (serum)	혈액성분중에서 적혈구, 백혈구, 혈소판 등의 고형성분이 응고되고 남은, 수분으로 이루어진 비분자성 액체성분
활액 (滑液)의 (synovial)	관절에서 활액을 분비하는 활액강의 내면
황체 (corpus luteum)	배란(난자 배출) 후에 난포가 난소에 만드는 작은 황색 물체
황체형성 (luteinizing)	배란 후에 일어나는 난포의 성숙을 말하며, 그 기간에 난포는 프로게스테론을 생성하는 황체가 됨
효소 (enzyme)	유기화합물. 대개는 단백질로서. 특정한 화학 반응을 용이하게 만들어 줌

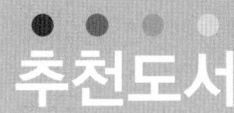

추천도서 RECOMMENDED READING

Creating a Toxin-Free Environment

Schultz, Warren. *The Chemical-Free Lawn: The Newest Varieties and Techniques to Grow Lush, Hardy Grass with No Pesticides, No Herbicides, No Chemical Fertilizers.* Emmaus, Penn.: Rodale Press.

Steinman, David. *Diet for a Poisoned Planet: How to Choose Safe Foods for You and Your Family.* New York: Ballantine Books, 1990.

Steinman, David, and Michael R. Wisner. *Living Healthy in a Toxic World.* New York: A Perigee Book, 1996.

Women's Health

The Boston Women's Health Collective. *The New Our Bodies, Ourselves.* New York: Simon & Schuster, 1992.

Love, Susan, MD. *Dr. Susan Love's Breast Book.* Redding, Mass.: Addison Wesley, 1990.

Northrup, Christiane, MD. *Women's Bodies, Women's Wisdom.* New York: Bantam Books, Revised Edition, 1998.

———. *The Wisdom of Menopause: Creating Physical and Emotional Health and Healing During the Change.* New York: Bantam Books, 2001.

Alternative Medicine and Nutrition

Batmanghelidj, F., MD. *Your Body's Many Cries for Water.* Falls Church, Va.: Global Health Solutions, 1995.

Braverman, Eric R., MD. *The Healing Nutrients Within: How to Use Amino Acids.* North Bergen, N.J.: Basic Health Publications, 2003.

Enig, Mary, PhD. *Know Your Fats: The Complete Primer for Understanding the Nutrition of Fats, Oils and Cholesterol.* Silver Spring, Md.: Bethesda Press, 2000.

Fallon, Sally. *Nourishing Traditions.* San Diego: ProMotion Publishing, 1995.

Galland, Leo, MD. *The Four Pillars of Healing.* New York: Random House, 1997.

Golan, Ralph, MD. *Optimal Wellness.* New York: Ballantine Books, 1995.

Kristal, Harold J., DDS. *The Nutrition Solution: A Guide to Your Metabolic Type.* Berkeley, Calif.: North Atlantic Books.

Mindell, Earl, RpH, PhD, and Virginia Hopkins. *Prescription Alternatives.* Chicago, Ill.: Keats Publishing, 1998.

Pizzorno, Joseph N. *Total Wellness.* Roseville, Calif.: Prima Publishing, 1996.

Raffelock, Dean, DC, Robert Rountree, MD, et al. *A Natural Guide to Pregnancy and Postpartum Health: The First Book by Doctors That Really Addresses Pregnancy Recovery.* New York: Avery/Penguin Putnam, 2002.

Rose, Marc, MD and Michael Rose, MD. *Save Your Sight.* New York: Warner Books, 1998.

Sears, Barry. *The Zone.* New York: HarperCollins, 1996.

Todd, Gary Price, MD. *Nutrition, Health and Disease.* West Chester, Penn.: Whitford Press, 1985.

Wilson, James L. ND, DC. *Adrenal Fatigue: The 21st Century Stress Syndrome.* Petaluma, Calif.: Smart Publications, 2001.

Hormones

Barnes, Broda. *Hypothyroidism: The Unsuspected Illness.* New York: Harper & Row, 1976.

Jefferies, William McK., MD. *Safe Uses of Cortisol.* Springfield, Ill.: Charles C Thomas Publishers, 1996.

Khalsa, Dharma Singh, MD. *Brain Longevity.* New York: Warner Books, 1997.

Lee, John R., MD, and Virginia Hopkins. *What Your Doctor May Not Tell You About Premenopause: Balance Your Hormones and Your Life from Thirty to Fifty.* New York: Warner Books, 1999.

Lee, John R., MD, David T. Zava, PhD, and Virginia Hopkins. *What Your Doctor May Not Tell You About Breast Cancer: How Hormone Balance Can Help Save Your Life*. New York: Warner Books, 1996.

Sahelian, Ray. *DHEA: A Practical Guide*. Garden City Park, N.Y.: Avery Publishing, 1996.

———. *Pregnenolone: A Practical Guide*. Marina del Rey, Calif.: Melatonin/DHEA Research Institute, 1996.

Drugs

Breggin, Peter. *Talking Back to Prozac*. New York: St. Martin's Press, 1994.

Fried, Stephen. *Bitter Pills: Inside the Hazardous World of Legal Drugs*. New York: Bantam Books, 1998.

Lappe, Marc. *When Antibiotics Fail: Restoring the Ecology of the Body*. Berkeley, Calif.: North Atlantic Books, 1995.

Schmidt, Michael, Lendon Smith, and Keith Sehnert. *Beyond Antibiotics*. Berkeley, Calif.: North Atlantic Books, 1994.

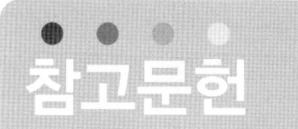

REFERENCES

Chapter 1: The Crux of the Matter: Menopausal Politics and Women's Hormone Cycles

Goodman, Louis S., and Alfred Gilman. *The Pharmacological Basis of Therapeutics*, 8th edition. Toronto: The Macmillan Company, 1990: Chapter 58.

Kolata, Gina. Hormone replacement study a shock to the medical system. *New York Times*, July 10, 2002.

Premarin Statistics: *Business Week Online*: September 27, 2002.

Textbook of Clinical Chemistry. Norbert W. Tietz, PhD., ed. Philadelphia: W.B. Saunders Co., 1986:1085–1171.

Thomas, J. Hywel, and Brian Gillham. *Will's Biochemical Basis of Medicine*, 2d edition. Oxford: Butterworth-Heinemann Ltd., 1989: Chapter 17.

Chapter 2: The Dance of the Steroids

Goodman, Louis S., and Alfred Gilman. *The Pharmacological Basis of Therapeutics*, 8th edition. Toronto: The Macmillan Company, 1990: Chapter 58.

Morley, John E., M.B., 1994. Nutrition modulation of behavior and immunocompetence. *Nutrition Reviews* August, 52(8):S6–S8.

Textbook of Clinical Chemistry. Norbert W. Tietz, PhD., ed. Philadelphia: W.B. Saunders Co., 1986:1085–1171.

Will's Biochemical Basis of Medicine, 2d edition. Oxford: Butterworth-Heinemann Ltd., 1989: Chapter 17.

Chapter 3: The History of Hormone Replacement Therapy and the Estrogen Myth

Albright, F. 1936. Studies in ovarian function III: The menopause. *Endocrinology* 20:24.

Barret-Conner, E. 1991. Postmenopausal estrogen and prevention bias. *Annals of Internal Medicine* 115:455–56.

Byyny, R. L., and L. Speroff. *A Clinical Guide for the Care of Older Women.* Baltimore: Williams & Wilkins, 1990.

Coney, Sandra. *The Menopause Industry.* Alameda, Calif.: Hunter House, 1994.

Coronary Drug Project Research Group. 1973 Coronary drug project: Findings leading to the discontinuation of the 2.5 mg/day estrogen group. *Journal of American Medical Association* (hereafter cited as *JAMA*) 226:652–57.

———.1978. Coronary Drug Project: estrogens and cancer (letter). *JAMA* 239:2758–59.

Gallagher, J. C., W. T. Kable, and D. Goldgar. 1991. The effect of progestin therapy on cortical and trabecular bone: Comparison with estrogen. *American Journal of Medicine* 90:171–78.

Jaszman, I., N. D. Van Lith, and J. C. Saat. 1969. The perimenopausal symptoms: The statistical analysis of a survey. Parts A and B. *Medical Gynecology Sociology* 4:268–76.

Jayo, M. J., D. S. Weaver, M. R. Adams, and S. E. Rankin. 1990. Effects on bone of surgical menopause and estrogen therapy with or without progesterone replacement in cynomolgus monkeys. *American Journal of Obstetrics and Gynecology* 614:618.

Kaufert, P. A., P. Gilbert, and R. Tate. 1987. Defining menopausal status: The impact of longitudinal data. *Maturitas* 9:217–26.

Lacey, J. V., P. J. Mink, J. H. Lubin, et al. Menopausal hormone replacement and risk of Ovarian cancer. *JAMA*, July 17, 2002, vol. 288, no. 3.

Leather, A. T., M. Savras, and J. W. Stuidd. 1991. Endometrial histology and bleeding patterns after eight years of continuous combined estrogen and progestin therapy in postmenopausal women. *Obstet Gynecol* 78:1008–10.

McKinlay, S. M., D. J. Brambilla, and J. G. Posner. 1992. The normal menopausal transition. *Maturitas* 14:103–15.

Neugarten, B. L., and R. J. Kraines. 1964. Menopausal symptoms in women of various ages. *Psychom Med* 27:266–73.

Prior, J. C. One Voice on Menopause. *JAMWA* 49, no. 1 (January/February 1994):27–29.

———.1990. Progesterone as a bone-trophic hormone. *Endocr Rev* 11:386–98.

———.1991. Postmenopausal estrogen therapy and cardiovascular disease (letter). *New England Journal of Medicine* 326:705–706.

Prior, J. C., B. Ho Yuen, P. Clement, et al. 1992. Reversible luteal phase changes and infertility associated with marathon training. *Lancet* 1:269–70.

Prior, J. C., and Y. M. Vigna. 1991. Ovulation disturbances and exercise training. *Clin Obstet Gynecol* 26:180–90.

Prior, J. C., and Y. M. Vigna, N. Alojado, et al. 1987. Conditioning exercise decreases premenstrual symptoms: A prospective controlled six-month trial. *FertilSteril* 47:402–406.

Prior, J. C., and Y. M. Vigna, M. T. Schechter, and A. E. Burgess. 1990. Spinal bone loss and ovulatory disturbances. *New England Journal of Medicine* 323:1221–27.

Reyes, F. L., J. S. Winter, and C. Paiman. 1977. Pituitary ovarian relationships preceding the menopause: a cross-sectional study of serum follicle-stimulating hormone, lutenizing hormone, prolactin, estradiol and progesterone levels. *American Journal of Obstetrics and Gynecology* 129:557–64.

Rinzler, Carol Ann. *Estrogen and Breast Cancer.* New York: Macmillan Publishing Co., 1993:31–32.

Seaman, Barbara, and Gideon Seaman. *Women and the Crisis in Sex Hormones.* New York: Rawson Associates, 1977:82.

Sherman, B. M., J. H. West, and S. G. Korenmam. 1976. The menopausal transition: Analysis of LH, FSH, estradiol and progesterone concentrations during menstrual cycles of older women. *J Clin Endocrinol Metab* 42:629–36.

Strauss, S. 1988. A capsulated history of drug law in the U.S. *U.S. Pharmacist.* November.

Tilt, E. J. *The Change of Life in Health and Disease. A Practical Treatise on the Nervous and Other Affections Incidental to Women at the Decline of Life.* Philadelphia: Lindsay and Blakiston, 1871.

Trial of HRT to prevent CHD halted early because of increased harm. *Lancet*, July 13, 2002, vol. 360, no. 9327.

Vaughn, Paul. *The Pill on Trial.* London: Weidenfeld and Nicolson, 1970:25.

Writing Group for the Women's Health Initiative Investigators, Risks and benefits of estrogen plus progestin in healthy postmenopausal women. *JAMA*, July 17, 2002, vol. 288, no. 3.

Chapter 4: What Is Estrogen?

Campbell, B. C., and P. T. Ellison. 1992. Menstrual variation in salivary testosterone among regularly cycling women. *Horm Res* 37:132–36.

DeMarco, Carolyn, M.D. *Take Charge of Your Body.* Winlaw, BC, V0G 2J0, Canada: The Well Woman Press, P.O. Box 66, 1994.

Documenta Geigy. *Scientific Tables.* 6th edition. Ardsley, NY: Geigy Pharmaceuticals: 493.

Ellison, P. T., C. Panter-Brick, S. F. Lipson, and M. T. O'Rourke. 1993. The ecological context of human ovarian function. *Human Reproduction* 8:2248–58.

Greer, Germaine. *The Change: Women, Aging and Menopause.* New York: Fawcett Columbine, 1991.

Hammar, M. L., M. B. Hammar-Henriksson, et al. Few oligo-amenorrheic athletes have vasomotor symptoms. *Maturitas* 2000 Mar 31; 34(3):219–25.

Human Reproduction, December 1993.

Ivarsson, T., A. C. Spetz, and M. Hammar. Physical exercise and vasomotor symptoms in postmenopausal women. *Maturitas* 1998 Jun 3; 29(2):139–46.

Lennon, H. M., H. H. Wotiz, L. Parsons, and P. J. Mozden. 1966. Reduced estriol excretion in patients with breast cancer prior to endocrine therapy. *JAMA* 196:112–20.

Leonetti, H. B., S. Longo, and J. N. Anasti. Transdermal progesterone cream for vasomotor symptoms and postmenopausal bone loss. *Obstetrics and Gynecology* 94 (1999):225–228.

Lipsett, M. P. Steroid hormones, in *Reproductive Endocrinology, Physiology, and Clinical Management.* S. S. C. Yen, and R. B. Jaffe, eds. Philadelphia: W. B. Saunders Co., 1978:80.

Novak's Textbook of Gynecology, 11th edition. Baltimore: Williams & Wilkins, 1987.

Overlie, I., M. H. Moen, A. Holte, and A. Finset. Androgens and estrogens in relation to hot flushes during the menopausal transition. *Maturitas* 2002 Jan 30: 41(1):69–77.

Raloff, J. 1993. Ecocancers. *Science News*, July 3, 144:10–13 and reported in article Sperm-count drop tied to pollution rise. *Medical Tribune*, March 26, 1992.

Raz, R., and W. E. Stamm. 1993. A controlled trial of intravaginal estriol in postmenopausal women with recurrent urinary tract infections. *New England Journal of Medicine* 329:753–56.

Rose, D. P. *Obstetrics & Gynecology*, 1977.

Vines, Gail. Oestrogen overdose. *British Vogue*.

Yahya, S., and N. Rehan. Age, pattern and symptoms of menopause among rural women of Lahore. *J Ayub Med Coll Abbottabad* 2002 Jul-Sep; 4(3):9–12.

Zhao, G., and L. Wang. Menopausal symptoms: experience of Chinese women. *Climacteric* 2000 Jun; 3(2):135–44.

Chapter 5: Hormone Balance, Xenobiotics, and Future Generations

Baj, Z., et al. The effect of chronic exposure to formaldehyde, phenol and organic chlorohydrocarbons on peripheral blood cells and the immune system in humans. *J Investig Allergol Clin Immunol* 1994 Jul-Aug; 4(4):186–91.

Begley, S., and D. Glick. 1994. The estrogen complex. *Newsweek*, March 21: 76–77.

Colborn, T., F. S. vom Saal, and A. M. Soto. 1993. Developmental effects of endocrine-disrupting chemicals in wildlife and humans. *Environmental Health Perspectives* 10:378–84.

Cone, Marla. 1994. Sexual confusion in the wild. Pollution's effect on sexual development fires debate. Battle looms on chemicals that disrupt hormones. 3-part series. *The Los Angeles Times*. October 2–4.

Faustini, A., et al. Immunological changes among farmers exposed to phenoxy herbicides: preliminary observations. *Occup Environ Med* 1996 Sep; 53(9):583–85.

Fitzgerald, E. F., et al. Polychlorinated biphenyl (PCB) and dichlorodiphenyl dichloroethylene (DDE) exposure among Native American men from contaminated Great Lakes fish and wildlife. *Toxicol Ind Health* 1996 May-Aug; 12(3–4):361–68.

Hagmar, L., et al. High consumption of fatty fish from the Baltic Sea is associated with changes in human lymphocyte subset levels. *Toxicol Lett* 1995 May; 77(1–3):335–42.

Hileman, Beth. 1994. Reproductive estrogens linked to reproductive abnormalities, cancer. *Chemical and Engineering News* January 31:19–23.

Hoy, Claire. *The Truth About Breast Cancer.* Stoddard, 1995.

Lemonick, Michael D. 1994. Not so fertile ground. *Time* September 19:68–70.

McLachlan, John. Diagram "Hormonal mimic" taken from 1993. Functional toxicology: A new approach to detect biologically active xenobiotics. *Environmental Health Perspectives* 10:386–87.

Nagayama, J., et al. Postnatal exposure to chlorinated dioxins and related chemicals on lymphocyte subsets in Japanese breast-fed infants. *Chemosphere* 1998 Oct–Nov; 37(9–12):1781-87.

Raloff, J. 1993. Ecocancers. *Science News* 144, July 3:10–13.

———.1994. The gender benders. *Science News* 145, Jan 8:24–27.

———.1994. That feminine touch. *Science News* 145, Jan 22:56–59.

Roof, R. L. Gender influences outcome of brain injury: Progesterone plays a protective role. *Brain Research* 1993, April 2; 607(1–2):333–36.

Ross, P. S., et al. Impaired cellular immune response in rats exposed perinatally to Baltic Sea herring oil or 2, 3, 7, 8-TCDD. *Arch Toxicol* 1997; 71(9):563–74.

Svensson, B. G., et al. Parameters of immunological competence in subjects with high consumption of fish contaminated with persistent organochlorine compounds. *Int Arch Occup Environ Health* 1994; 65(6):351–58.

Van Loveren, H., et al. Contaminant-induced immunosuppression and mass mortalities among harbor seals. *Toxicol Lett* 2000 Mar 15; 112–113:319–24.

Weiss, Rick. 1994. Estrogen in the environment. *The Washington Post*, January 25: 10–13.

Chapter 6: What Is Natural Progesterone?

Campbell, B. C., and P. T. Ellison. 1992. Menstrual variation in salivary testosterone among regularly cycling women. *Horm Res* 37:132–36.

DeBold, J. F., and C. A. Frye. 1994. Progesterone and the neural mechanisms of hamster sexual behavior. *Psychoneuroendocrinology* 19:563–66.

Elks, M. L. 1993. Peripheral effects of sex steroids implications for patient management. *JAMWA* 48:41–45.

Goodman, Louis S., and Alfred Gilman. *The Pharmacological Basis of Therapeutics*, 8th edition. Toronto: The Macmillan Company, 1990: Chapter 58.

History of progesterone as described by Goodman & Gilman. *The Pharmacological Basis of Therapeutics*, 6th edition, 1980: chapter 61 (Estrogens and Progestins: 1420), and *Textbook of Clinical Chemistry*. Norbert W. Tietz, Ph.D., ed. Philadelphia: W.B. Saunders Co., 1986:1085–1171.

Roof, Robin, et al. of Rutgers University. 1993. Reported in *The Economist*, December 11, 329:35.

Stampfer, M. J., G. A. Colditz, W. C. Willett, et al. 1991. Postmenopausal estrogen therapy and cardiovascular disease—Ten-year follow-up from the Nurses' Questionnaire Study. *New England Journal of Medicine* 325:756–62.

Swerdloff, R. S., and C. Wang. 1993. Androgen deficiency and aging in men. *WJM* 159:579–84.

Textbook of Clinical Chemistry. Norbert W. Tietz, Ph.D., ed. Philadelphia: W. B. Saunders Co., 1986:1085–1171.

Thomas, J. Hywel, and Brian Gillham. *Will's Biochemical Basis of Medicine*, 2d edition. Oxford: Butterworth-Heinemann Ltd., 1989: Chapter 17.

Witt, D. M., L. J. Young, and D. Crews. 1994. Progesterone and sexual behavior in males. *Psychoneuroendocrinology* 19:553–56.

Chapter 7: The Dramatic Difference Between Progesterone and Progestins

Bergkvist, L., H.-O. Adami, I. Persson, R. Hoover, and C. Schairer. 1989. The risk of breast cancer after estrogen and estrogen-progestin replacement. *New England Journal of Medicine* 321:293–97.

Crane, M. G., and J. J. Harris. Effects of gonadal hormones on plasma renin activity and aldosterone excretion rate. In *Metabolic Effects of Gonadal Hormones and Contraceptive Steroids*, H. A. Salhanick, D. M. Kipnis, and R. L. Vande Weile, eds. New York: Plenum Press, 1969:446–46, and discussion: 736.

Crane, M. G., J. J. Harris, and W. Winsor III. 1971. Hypertension, oral contraceptive agents, and conjugated estrogens. *Annals of Internal Medicine* 74:13–21.

Edgren, R. A. Progestagens. Reprinted from *Clinical Use of Sex Steroids*. Chicago: Year Book Medical Publishers, Inc., 1980.

Gambrell, R. D. 1982. The menopause: Benefits and risks of estrogen-progesterone replacement therapy. *Fertil Steril* 37:457–74.

Hargrove, J. T., W. S. Maxson, A. C. Wentz, and L. S. Burnett. 1989. Menopausal hormone replacement therapy with continuous daily oral micronized estradiol and progesterone. *Obstetrics & Gynecology* 71:606–12.

Landau, R. L., and K. Lugibihl. 1961. The catabolic and natriuretic effects of progesterone in man. *Recent Progress in Hormone Research* 17:249–81.

Medical Times. 1989. Sept:35–43.

Ottoson, U. B., B. G. Johansson, and B. von Schoultz. 1985. Subfractions of high-density lipoprotein cholesterol during estrogen replacement therapy: A comparison between progestogens and natural progesterone. *American Journal of Obstetrics and Gynecology* 151:746–50.

Scientific American Medicine, updated 1992. New York: *Scientific American*, chapter 15 (X):9.

Stevenson, J. C., K. F. Ganger, et al. 1990. Effects of transdermal versus oral hormone replacement therapy on bone density in spine and proximal femur in postmenopausal women. *Lancet* 336:265–269.

Whitehead, M. I., D. Fraser, L. Schenkel, D. Crook, and J. C. Stevenson. 1990. Transdermal administration of oes-trogen/pro-gestagen hormone replacement therapy. *Lancet* 335:310–12.

The Writing Group for the PEPI Trial, 1995. Effects of estrogen or estrogen/progestin regimens on heart disease risk factors in postmenopausal women: The postmenopausal estrogen/progestins interventions (PEPI) trial. *JAMA*, January 18. 273(3):240–41.

———. 1995. *JAMA* 273:199–208.

Chapter 8: Sex Hormones and the Brain

Backstrom, T., 1962. Epileptic seizures in women related to plasma oestrogen and progesterone during the menstrual cycle. *Acta Neurol Scand* 54:312–47.

Backstrom, T., et al. 1974. Estrogen and progesterone in plasma in relation to premenstrual tension. *J Steroid Biochem Mol Biol* 5:257–260.

Backstrom, T., et al. Effects of ovarian steroid hormones on brain excitability and their relation to epilepsy seizure variation during the menstrual cycle. *Advances in Epileptology*, XVth Epilepsy International Symposium, New York, Raven Press, 1993.

Braverman, Eric. 1993. New era in hormone therapy. *Total Health* 7, no. 4 (August):31.

———. 1991. Natural estrogen and progesterone research indicates health benefits of natural vs. synthetic hormones. *Total Health* 13, no. 5 (October): 55.

Gonzalez, Deniselle M. C., et al. 2002. Basis of progesterone protection in spinal cord neurodegeneration. *J Steroid Biochem Mol Biol* Dec; 83(1–5):199–209.

Harris, Brian. 1994. Maternity blues and major endocrine changes: Cardiff puerperal mood and hormone study II, Wales. *British Medical Journal*, April 19, 308:949–53.

Leary, Warren E. 1995. Progesterone may play major role in the prevention of nerve disease. *New York Times*, June 27, C3.

Peat, Ray, Ph.D. *Progesterone in Orthomolecular Medicine.* Self-published.

Roof, R. L., et al. 1993. Gender influences outcome of brain injury: Progesterone plays a protective role. *Brain Res.* April 2, 607(1–2):333–36.

———. 1994. Progesterone facilitates cognitive recovery and reduces secondary neuronal loss caused by cortical contusion injury in male rats. *Exp Neurol*, September, 129(1):64–69.

Chapter 9: What Are Androgens?

The Biologic Role of Dehydroepiandrosterone. M. Kalimi and W. Regelson, ed. Walter de Gruyter, 1990.

Ebeling, P., and V. A. Koivisto. 1994. Physiological importance of dehydroepiandrosterone. *Lancet* 343:1479–81.

Greenblatt, R. B. 1987. The use of androgens in the menopause and other gynetic disorders. *Obstet Gynecol Clin North Am.* Mar; 14(1):251–68.

Lissoni, P., et al. 1998. Dehydroepiandrosterone sulfate (DHEAS) secretion in early and advanced solid neoplasms: Selective deficiency in metastatic disease. *Int J Biol Markers.* Jul–Sep; 13(3):154–57.

Chapter 10: Hormone Balance and the Menstrual Cycle

Campbell, B. C., and P. T. Ellison. 1992. Menstrual variation in salivary testosterone among regularly cycling women. *Horm Res* 37:132–36.

Kaplan, Abraham, M.D. *The Nervous System*, Volume I, The Hypothalamus Supplement. Illustrated by Frank H. Netter, M.D. New York: CIBA, 1957:147–65. (A good presentation of the functions and neural systems of the limbic brain.)

Prior, J. C., Y. M. Vigna, M. T. Schechter, et al. 1990. Spinal bone loss and ovulatory disturbances. *New England Journal of Medicine* 323:1221–27.

Stevenson, J. C., K. F. Ganger, et al. 1990. Effects of transdermal versus oral hormone replacement therapy on bone density in spine and proximal femur in postmenopausal women. *Lancet* 336:265–69.

Chapter 11: Progesterone and Menopause Symptoms

Arafat, E. S., and J. T. Hargrove. 1988. Sedative and hypnotic effects of oral administration of micronized progesterone may be mediated through its metabolites. *American Journal of Obstetrics and Gynecology*, 159:1203–1209.

Belchetz, P. E. 1994. Hormonal treatment of postmenopausal women. *New England Journal of Medicine* 330:1062–71.

Lees, B., T. Molleson, T. R. Arnett, and J. C. Stevenson, 1993. Differences in proximal femur bone density over two centuries. *Lancet* 341:673–75.

Leridon, H. *Human Fertility: The Basic Components*. Chicago: University of Chicago Press, 1977:202.

Textbook of Clinical Chemistry. Philadelphia: W.B. Saunders Co., 1986:1088.

Van Noord-Zaadstra, B. M., C. W. N. Looman, H. Alsback, et al. 1991. Delaying childbearing: Effect of age on fecundity and outcome of pregnancy. *British Medical Journal* 302:1361–65.

Velde, E. R. 1993. Disappearing ovarian follicles and reproductive aging (letter). *Lancet* 341:1125.

Chapter 12: Hormone Balance and the Adrenal and Thyroid Glands

Bower, B. 1998. Stress hormones may speed up brain aging. *Science News*, vol. 153, no. 17:263.

Chapter 13: Hormone Balance, Nutrition, and Osteoporosis

Albright, F., P. H. Smith, and A. M. Richardson. 1941. Postmenopausal osteoporosis: Its clinical features. *JAMA* 116:2465–74.

Aitken, M., D. M. Hart and R. Lindsay. 1973. Oestrogen replacement therapy for prevention of osteoporosis after oopherectomy. *British Medical Journal* 3:515–18.

Barengolts, E. I., D. J. Curry, et al. 1991. Comparison of the effects of progesterone and estrogen on established bone loss in ovariectomized aged rats. *Cells and Materials* supplement 1 (pages 105–111).

Barengolts, E. I., H. F. Gajardo, et al. 1990. Effects of progesterone on post-ovariectomy bone loss in aged rats. *Journal of Bone Mineral Res* 5:1143–1147.

Barzel, U. S. 1988. Estrogens in the prevention and treatment of postmenopausal osteoporosis: a review. *American Journal of Medicine* 85:847–50.

Bayley, T. A., et al. 1990. Fluoride-induced fractures: relation to osteogenic effect. *Journal of Bone Mineral Res* Mar; 5 Suppl 1:S217–22.

Bone, H. G. et al. 2000. Alendronate and estrogen effects in postmenopausal women with low bone mineral density. *J Clin Endocrinol Metab* Feb; 85(2):720–26.

Christiansen, C., M. S. Christiansen, and I. Transbol. 1981. Bone mass in postmenopausal women after withdrawal of oestrogen/progestagen replacement therapy. *Lancet* February 28: 459–61.

Coats, C. 1990. Negative effects of a high-protein diet. *Family Practice Recertification* 12:80–88.

Cooper, C., C. A. C. Wickham, D. J. R. Barker, and S. J. Jacobsen. 1991. Water fluoridation and hip fracture (letter). *JAMA* 266:513–14.

Cummings, S. R., W. S. Browner, D. Bauer, K. Stone, et al. 1998. Endogenous hormones and the risk of hip and vertebral fracture among older women. *NEJM* 339:733–38.

Cummings, S. R., M. C. Nevitt, W. S. Browner, et al. 1995. Risk factors for hip fracture in white women. *New England Journal of Medicine* 332:767–73.

Cundy, T., M. Evans, H. Roberts, et al. 1991. Bone density in women receiving a depot medroxyprogesterone acetate for contraception. *British Medical Journal* 303:13–16.

Dalsky, G. P., K. S. Stocke, A. A. Ehsani, et al. 1988. Weight-bearing exercise training and femoral neck and lumbar spine bone mineral density. *Annals of Internal Medicine* 108:824–28.

Danielson, C., J. L. Lyon, M. Egger, and G. K. Goodenough. 1992. Hip fractures and fluoridation in Utah's elderly population. *JAMA* 268:746–47.

Delmas, P. D., K. E. Ensrud, et al. 2002. Efficacy of raloxifene on vertebral fracture risk reduction in postmenopausal women with osteoporosis: Four-year results from a randomized clinical trial. *Journal of Clinical Endocrinology and Metabolism* Aug; 87(8):3609–17.

Ellison, P. T., C. Panter-Brick, S. F. Lipson, and M. T. O'Rourke. 1993. The ecological context of human ovarian function. *Human Reproduction* 8:2248–58.

Ettinger, B., D. M. Black, B. H. Mitlak, R. K. Knickerbocker, et al. 1999. Reduction of vertebral fracture risk in postmenopausal women with osteoporosis treated with raloxifene. *JAMA* 282:637–45.

Ettinger, B., H. K. Genant, and C. E. Cann. 1985. Long-term estrogen replacement therapy prevents bone loss and fractures. *Annals of Internal Medicine* 102:319–24.

Felson, D. T., Y. Zhang, M. T. Hannan, D. P. Kiel, P. W. F. Wilson, and J. J. Anderson. 1993. The effect of postmenopausal estrogen therapy on bone density in elderly women. *New England Journal of Medicine* 329:1141–46.

Gordon, G. S., J. Picchi, and B. S. Root. 1973. Antifracture efficacy of long-term estrogens for osteoporosis. *Trans Assoc Am Physicians* 86:326–32.

Hammond, C. B., F. R. Jelvsek, K. L. Lee, W. T. Creasman, and R. T. Parker. 1979. Effects of long-term estrogen replacement therapy. I. Metabolic effects. *American Journal of Obstetrics and Gynecology* 133:525–36.

Hedlund, L. R., and J. C. Gallagher. 1989. Increased incidence of hip fracture in osteoporotic women treated with sodium fluoride. *J Bone & Miner Res* 4:223–25.

Hosking, D., C. E. Chilvers, C. Christiansen, P. Ravn, et al. 1998. Prevention of bone loss with alendronate in postmenopausal women under 60 years of age. *NEJM* 19 February 1998; 338:485–92.

Hutchinson, T. A., S. M. Polansky, and A. R. Feinstein. 1979. Postmenopausal oestrogens protect against fractures of hip and distal radius: A case control study. *Lancet* II:705–709.

Israel, E., et al. 2001. Effects of inhaled glucocorticoids on bone density in premenopausal women. *New England Journal of Medicine* 345:941–47.

Jacobsen, S. J., J. Goldberg, T. P. Miles, J. A. Brody, et al. 1990. Regional variation in the incidence of hip fractures: U.S. white women aged 65 years and older. *JAMA* 264:500–501.

Johansen, J. S., S. B. Jensen, B. J. Riis, et al. 1990. Bone formation is stimulated by combined estrogen, progestagen. *Metabolism* 39:1122–26.

Kass-Wolff, J. H. 2001. Bone loss in adolescents using Depo-Provera. *Journal of Society of Pediatric Nursing* Jan–Mar; 6(1):21–31.

Kleerekoper, M. E., E. Peterson, E. Phillips, D. Nelson, et al. 1989. Continuous sodium fluoride therapy does not reduce vertebral fracture rate in postmenopausal osteoporosis (abstract). *J Bone & Miner Res* 4 (Suppl.1):S376.

Lee, J. R. 1990. Osteoporosis reversal: The role of progesterone. *Intern Clin Nutr Rev* 10:384–91.

———. 1990. Osteoporosis reversal with transdermal progesterone (letter). *Lancet* 336:1327.

———. 1991. Is natural progesterone the missing link in osteoporosis prevention and treatment? *Medical Hypothesis* 35:316–18.

Lees, B., T. Molleson, T. R. Arnett, and J. C. Stevenson. 1993. Differences in proximal femur density over two centuries. *Lancet* 341:673–75.

Lees, C. J., T. C. Register, et al. 2002. Effects of raloxifene on bone density, biomarkers, and histomorphometric and biomechanical measures in ovariectomized cynomolgus monkeys. *Menopause* Sep–Oct; 9(5):320–28.

Lindsay, R., D. M. Hart, C. Forrest, and C. Baird. 1980. Prevention of spinal osteoporosis in oophorectomized women. *Lancet* II:1151–54.

Manolagas, S. C., R. L. Jilka, G. Hangoc, et al. 1992. Increased osteoclast development after estrogen loss: Mediation by interleukin-6. *Science* 257:88–91.

Munk-Jensen, N., S. P. Nielsen, E. B. Obel, and P. B. Eriksen. 1988. Reversal of postmenopausal vertebral bone loss by oestrogen and progestagen: A double-blind placebo-controlled study. *British Medical Journal* 296:1150–52.

Nolan, Charles R., M.D., et al. 1994. Aluminum and lead absorption from dietary sources in women ingesting calcium citrate. *Southern Medical Journal.* September; 87(9):894–98.

Osteoporosis prevention, diagnosis, and therapy. 2001. NIH Consensus Conference Report. *JAMA* 285:785–95.

Prior, J. C. 1990. Progesterone as a bone-trophic hormone. *Endocrine Reviews* 11:386–98.

Prior, J. C., and Y. M. Vigna. 1990. Spinal bone loss and ovulatory disturbances. *New England Journal of Medicine* 223:1221–27.

Prior, J. C., Y. M. Vigna, and N. Alojado. 1991. Progesterone and the prevention of osteoporosis. *Canadian Journal of Obstetrics/Gynecology & Women's Health Care* 3:178–84.

Prior, J. C., Y. M. Vigna, and R. Burgess. Medroxyprogesterone acetate increases trabecular bone density in women with menstrual disorder. Presented at the annual meeting of the Endocrine Society, Indianapolis, June 11, 1987.

Riggs, B. L., S. F. Hodgson, W. M. O'Fallon, E. Y. S. Chao, et al. 1990. Effect of fluoride treatment on the fracture rate in postmenopausal women with osteoporosis. *New England Journal of Medicine* 322:802–809.

Riggs, B. L., H. W. Wahner, L. J. Melton, et al. 1986. Rates of bone loss in the appendicular and axial skeleton of women: evidence of substantial vertebral bone loss before menopause. *J Clin Invest* 77:1487–91.

Rudy, D. R. 1990. Hormone replacement therapy. *Postgraduate Medicine* Dec; 157–64.

Schmidt, I. U., G. K. Wakely, et al. 2000. Effects of estrogen and progesterone on tibia histomorphometry in growing rats. *Calcif Tissues Int* 67(1):47–52.

Siris, E., et al. 2002. Effects of raloxifene on fracture severity in postmenopausal women with osteoporosis: results from the MORE study. *Osteoporosis International* Nov; 13(11):907–13.

Sowers, M. F. R., M. K. Clark, M. L. Jannausch, and R. B. Wallace. 1991. A prospective study of bone mineral content and fracture in communities with differential fluoride exposure. *American Journal of Epidemiology* 134:649–60.

Vieth, Reinhold. 1999. Vitamin D Supplementation, 25-hydroxyvitamin D concentrations, and safety. *American Journal of Clinical Nutrition*, vol. 69, no. 5, 842–856.

Weiss, N. S., C. L. Ure, J. H. Ballard, A. R. Williams, and J. R. Daling. 1980. Decreased risk of fracture of hip and lower forearm with postmenopausal use of estrogen. *New England Journal of Medicine* 303:1195–98.

Chapter 14: Women and Cardiovascular Disease

Barbagallo, M., L. J. Dominguez, et al. 2001. Vascular effects of progesterone: role of cellular calcium regulation. *Hypertension* 37:142–47.

Cheng, W., O. D. Lau, et al. 1999. Two antiatherogenic effects of progesterone on human macrophages: Inhibition of Cholesterol ester synthesis and block of its enhancement by glucocorticoids. *Journal of Clinical Endocrinology & Metabolism* 64:265–71.

ESPRIT team. 2002. Oestrogen therapy for prevention of re-infarction in postmenopausal women: a randomized placebo controlled trial. *Lancet* 360:2001–2008.

Herrington, D. M., D. M. Reboussin, et al. 2000. Effects of estrogen replacement on the progression of coronary-artery atherosclerosis. *NEJM* 343:522–37.

Huley, S., D. Grady, T. Bush, C. Furberg, et al. 1998. Randomized trial of estrogen plus progestin for secondary prevention of coronary heart disease in postmenstrual women. *JAMA* August 19; 280:605–613.

Miyagawa, K., J. Rosch, J. F. Stanczyk, and K. Hermsmeyer. 1997. Medroxyprogesterone acetate interferes with ovarian steroid protection against coronary vasospasm. *Nature Medicine* 3:324–27.

Moura, M. J., and F. K. Marcondes. 2001. Influence of estradiol and progesterone on the sensitivity of rat thoractic aorta to nonadrenaline. *Life Sciences* 68:881–88.

Otsuki, M., and H. Saito. 2001. Progesterone, but not medroy-progesterone, inhibits vascular cell adhesion molecule-1 expression in human endothelial cells. *Arteriosclerosis Thrombosis Vascular Biology* 21:243–48.

Prior, J. C. 1992. Letter. *New England Journal of Medicine* 326:705–706.

Ray, W. A., C. M. Stein, et al. 2002. Non-steroidal anti-inflammatory drugs and risk of serious coronary heart disease: An observational cohort study. *Lancet* 359:118–23.

Rodriguez, I., M. J. Kilborn, et al. 2001. Drug-induced QT prolongation in women during the menstrual cycle. *JAMA* 1322–26.

Rossouw, J. E. 2002. Commentary: Hormones for coronary disease—full circle. *Lancet* 360:1996–97.

Stampfer, M. J., G. A. Colditz, W. C. Willett, et al. 1991. Postmenopausal estrogen therapy and cardiovascular disease—10-year follow-up from the Nurses' Questionnaire Study. *New England Journal of Medicine* 325:756–62.

Tribble, D. L., and E. Frank. 1994. Dietary antioxidants, cancer, and atherosclerotic heart disease. *W J Med* 161:605–12.

Wilson, P. W. F., R. J. Garrison, and W. P. Castelli. 1985. Post-menopausal estrogen use, cigarette smoking, and cardiovascular morbidity in women over 50. *New England Journal of Medicine* 313:1038–43.

Writing Group for the WHI Investigation. 2002. Risks and benefits of estrogen plus progestin in healthy postmenopausal women. *JAMA* 17 July 2002; 288:321–333.

Chapter 15: Hormone Balance and Cancer

A report by Ruby Senie, Ph.D., of the Centers for Disease Control, at the annual science writers seminar sponsored by the American Cancer Society. Reported by the February 5, 1992, issue of *Health* and by the May 7, 1992, issue of *Medical Tribune*.

Astrow, Alan B., M.D. 1994. Rethinking cancer (letter). *Lancet* February 26.

Bergkvist, L., H.-O. Adami, I. Persson, R. Hoover, and C. Schairer. 1989. The risk of breast cancer after estrogen and estrogen-progestin replacement. *New England Journal of Medicine* 321:293–97.

Campbell, B. C., and P. T. Ellison. 1992. Menstrual variation in salivary testosterone among regularly cycling women. *Horm Res* (Switzerland) 37(4–5):132–36.

2002. The Canadian National Breast Screening Study—1: breast cancer mortality after 11 to 16 years of follow-up. A randomized screening trial of mammography in women age 40 to 49 years. *Ann Intern Med* Sep 3; 137(5 Part 1):305–12.

Cauley, J. A. 1999. Elevated serum estradiol and testosterone concentration associated with a high risk for breast cancer: Study of Osteoporotic Fractures Research Group. *Ann Intern Med* Feb 16; 130(4 Pt 1):270–77.

Chang, K. J., et al. 1995. Influences of percutaneous administration of estradiol and progesterone on human breast epithelial cell cycle in vivo. *Fertility and Sterility* 63:785–91.

Cowan, L. D., L. Gordis, J. A. Tonascia, and G. S. Jones. 1981. Breast cancer incidence in women with a history of progesterone deficiency. *American Journal of Epidemiology* 114:209–17.

Ellison, P. T. 1993. Measurements of salivary progesterone. *Annals of the New York Academy of Science* September 20, 694:161–76.

Ellison, P. T., S. F. Lipson, M. T. O'Rourke, et al. 1993. Population variation in ovarian function (letter). *Lancet* August 14, 342:433–34.

Ellison, P. T., C. Panter-Brick, S. F. Lipson, and M. T. O'Rourke. 1993. The ecological context of human ovarian function. *Human Reproduction* 8(12):2248–58.

Foidart, J. M., C. Colin, et al. 1998. Estradiol and progesterone regulate the proliferation of human breast epithelial cells. *Fertility and Sterility* May; 69(5):963–69.

Gruenigen, V. E., and J. R. Karlen. 1995. Carcinoma of the endometrium. *American Family Physician*, May 1:1531–36.

Henderson, B. E., R. K. Ross, M. C. Pike, and J. T. Casagrande. 1982. Endogenous hormones as a major factor in human cancer. *Cancer Research* 42:3232–39.

Hoover, R., L. A. Gray, Sr., P. Cole, and B. MacMahon. 1976. Menopausal estrogens and breast cancer. *New England Journal of Medicine* 295:401–405.

Hiatt, R. A., R. Bawol, G. D. Friedman, and R. Hoover. 1984. Exogenous estrogen and breast cancer after bilateral oophorectomy. *Cancer* 54:139–44.

Kerlikowske, K., D. Grady, S. M. Rubin, et al. 1995. Efficacy of screening mammography. *JAMA* 273:149–54.

La Vecchia, C., A. Decarli, F. Parazzini, A. Gentile, C. Liberati, and S. Franceschi. 1986. Noncontraceptive oes-trogens and the risk of breast cancer in women. *International Journal of Cancer* 38:853–58.

Malet, C., P. Spritzer, et al. 2000. Progesterone effect on cell growth, ultrastructural aspect and estradiol receptors of normal human breast epithelial (HBE) cells in culture. *Journal of Steroid Biochemistry and Molecular Biology*, vol. 73, issue 3/4, 171–181.

Miller, A. B., C. J. Baines, and T. Wall. 1992. Canadian national breast screening study 2: Breast cancer detection and death rates among women aged 50 to 59 years. *Canadian Medical Association Journal* 147:1477–88.

Pike, M. C., D. V. Spicer, L. Dahmoush, and M. F. Press. 1993. Estrogens, progestogens, normal breast proliferation, and breast cancer risk. *Epidem Rev* 15:64–82.

Raloff, Janet. 1993. Ecocancers: Do environmental factors underlie a breast cancer epidemic? *Science News*, July 3, 144:10–13.

Willett, W. C., M. J. Stampfer, M. B. Colditz, et al. 1987. Dietary fat and the risk of breast cancer. *New England Journal of Medicine* 316:22–28.

Chapter 17: Natural Hormone Balance and Pelvic Disorders

Bodner, K., and B. Bodner-Adler. 2003. Estrogen and progesterone receptor expression in patients with uterine leiomyosarcoma and correlation with different clinicopathological parameters. *Anticancer Res* Jan–Feb; 23(1B): 729–32.

Crane, M. G., and J. J. Harris. Effects of gonadal hormones on plasma rennin activity and aldosterone excretion rate. In H. A. Salhanick, D. M. Kipnis, and R. L. Vande Weile, eds. *Metabolic Effects of Gonadal Hormones and Contraceptive Steroids*. New York: Plenum Press, 1969:446–63, and discussion: 736.

Crane, M. G., J. J. Harris, and W. Widsor III. 1971. Hypertension, oral contraceptive agents and conjugated estrogens. *Annals of Internal Medicine* 74:13–21.

Dalton, K. *The Premenstrual Syndrome and Progesterone Therapy*. Chicago: Year Book Medical Publishers, Inc., 1977.

DeBold, J. F., and C. A. Frye. 1994. Progesterone and the neural mechanisms of hamster sexual behavior. *Psychoneuroendocrinology* 19:563–79.

De Leo, V., G. Morgante, et al. 2002. A benefit-risk assessment of medical treatment for uterine leiomyomas. *Drug Safety* 25(11):759–79.

Eisinger, S. H., S. Meldrum, et al. 2003. Low-dose mifepris-tone for uterine leiomyomata. *Obstetrics and Gynecolgy* Feb; 101(2):243–50.

Harris, B., L. Lovett, et al. 1994. Maternity blues and major endocrine changes: Cardiff puerperal mood and hormone study II. *British Medical Journal* Apr; 308:949–953.

Hodges, L. C., D. S. Hunter, et al. 2001. An in vivo/in vitro model to assess endocrine disrupting activity of xenoestrogens in uterine leiomyoma. *Annals of New York Academy of Sciences* Dec; 948:100–11.

Jefferies, William M.D. *The Safe Uses of Cortisol.* Springfield, IL: Charles C Thomas Publisher, 1981.

Kurachi, O., and H. Matsuo. 2001. Tumor necrosis factor-alpha expression in human uterine leiomyoma and its down-regulation by progesterone. *Journal of Clinical Endocrinology and Metabolism* May; 86(5):2275–80.

Shozu, M., K. Murakami, et al. 2003. Successful treatment of a symptomatic uterine leiomyoma in a perimenopausal woman with a nonsteroidal aromatase inhibitor. *Fertility and Sterility* Mar; 79(3)628–31.

Smith, E. P., J. Boyd, G. R. Frank, et al. 1994. Estrogen resistance caused by a mutation in the estrogen-receptor gene in a man. *New England Journal of Medicine* 331:1056–61.

Stampfer, M. J., G. A. Colditz, W. C. Willett, et al. 1991. Postmenopausal estrogen therapy and cardiovascular disease. *New England Journal of Medicine* 325:756–62.

Walker, C. L. 2002. Role of hormonal and reproductive factors in the etiology and treatment of uterine leiomyoma. *Recent Prog Horm Res* 57:277–94.

Witt, D. M., L. J. Young, and D. Crews. 1994. Progesterone and sexual behavior in males. *Psychoneuroendocrinology* 19:553–62.

Chapter 18: Hormone Balance and Other Common Health Problems

Diaz-Zagoya, J. C., J. Laguna, and J. Guzman-Garcia. 1971. Studies on the regulation of cholesterol metabolism by the use of the structural analogue, diosgenin. *Biochem Pharmacol* 20(12):3473–80.

Juarez-Oropeza, M. A., J. C. Diaz-Zagoya, and J. L. Rabinowitz. 1987. In vivo and in vitro studies of hypocholesterolemic effects of diosgenun in rats. *International Journal of Biochemistry* 19(8):679–83.

Melillo, Mark. 1994. Estrogen use may predispose women to lupus. *Medical Tribune*, November 17.

Odumosu, A. 1982. How vitamin C, clofibrate and diosgenin control cholesterol metabolism in male guinea-pigs. *Int J Vitam Nutr Res* Suppl (Switzerland) 23:187–95.

Tuppala, M., U. Bjorses, T. Wahlstrom, and O. Ylikorkala. 1991. Luteal phase defect in habitual abortion: Progesterone in saliva. *Fertile Steril* 56:41–44.

Chapter 19: How to Use Progesterone Supplementation

Anasti, J. N., H. B. Leonetti, and K. J. Wilson. 2001. Topical progesterone cream has antiproliferative effect on estrogen-stimulated endometrium. *Obstetrics and Gynecology* 97:510.

Beumont, P. J. L., et al. 1972. Lutenizing hormone and progesterone levels after hysterectomy. *BMJ*, 836:363.

Bourgain, C., et al. 1990. Effects of natural progesterone on the morphology of the endometrium in patients with primary ovarian failure. *Hum Reprod* 5:537–43.

Chakmakjian, Z. R., and N. Y. Zackariah. 1987. Bioavailability of progesterone with different modes of administration. *Journal of Reproductive Medicine* 32:443–48.

Chang, K. J., T. T. Y. Lee, G. Linares-Cruz, S. Fournier, and B. de Lignieres. 1995. Influences of precutaneous administration of estradiol and progesterone on human breast epi-thelial cell cycle in vivo. *Fertility and Sterility* 63:785–79.

Dabbs, J. 1990. Salivary testosterone measurements: reliability across hours, days and weeks. *Phys Behav* 48:83–86.

de Lignieres, B., L. Dennerstein, and T. Backstrom. 1995. Influence of route of administration on progesterone metabolism. *Maturitas* Apr; 21(3):251–57.

Devenuto, F., et al. 1969. Human erythrocyte membrane. Uptake of progesterone and chemical alterations. *Biochem Biophys Acta* 193:36–47.

Dollbaum, C. M., and G. F. Duwe. Absorption of progesterone after topical applications: serum and saliva levels. Presented at the 7th Annual Meeting of the American Meno-pause Society.

Foidart, J.M., C. Colin, X. Denoo, and J. Desroux, et al. 1998. Estradiol and progesterone regulate proliferation of human breast epithelial cell. *Fertility and Sterility* 69:963–69.

Johnson, M. E., et al. 1995. Permeation of steroids through human skin. *Journal of Pharmaceutical Science* 84:1144–46.

Koefoed, P., and J. Brahm. 1994. The permeability of the human red cell membrane to steroid sex hormones. *Biochem Biophys Acta* 1195:55–62.

Leonetti, H. B., S. Longo, and J. N. Anasti. 1999. Transdermal progesterone cream for vasomotor symptoms and post-menopausal bone loss. *Obstetrics and Gynecology* 94:225–28.

Levine, H., and N. Watson. 2000. Comparison of the pharmacokinetics of crinone 8% administered vaginally versus Prometrium administered orally in postmenopausal women. *Fertil Steril* Mar; 73(3):516–21.

Nahoul, K., and D. de Ziegler. 1993. "Validity" of serum progesterone levels after oral progesterone. *Fertil Steril* Jul; 60(1):26–33.

O'Leary P., P. Feddema, K. Chan, et al. 2000. Salivary, but not serum or urinary levels of progesterone are elevated after topical application of progesterone cream to pre- and postmenopausal women. *Clinical Endocrinology* 53:615–20.

Waddell B. J., and P. C. O'Leary. 2002. Distribution and metabolism of topically applied progesterone in a rat model. *Journal of Steroid Biochemistry and Molecular Biology* 80:449–55.

Wren, B. G., K. McFarland, L. Edwards, et al. 2000. Effect of sequential transdermal progesterone cream on endometrium, bleeding pattern, and plasma progesterone levels in postmenopausal women. *Climacteric* 3:155–60.

Chapter 20: How to Use Estrogen, DHEA, Pregnenolone, the Corticosteroids, Testosterone, and Androstenedione

Aardal-Eriksson, E., B. Karlberg, and A. Holm. 1998. Salivary cortisol, and alternative to serum cortisol determinations in dynamic function tests. *Clin Chem Lab Med* 36:215–222.

Andrews, R. V. Influence of adrenal gland on gonadal function. R. A. Thomas and R. L. Singhal, eds. *Advances in Sex Hormones Research, Vol. 3: Regulatory Mechanisms Affecting Gonadal Hormone Action.* Baltimore, University Park, MD, 1976:197–215.

The Biologic Role of Dehydroepiandrosterone. M. Kalimi and W. Regelson, eds. Walter de Gruyter, 1990.

Christiansen, K., and R. Knussmann. 1987. Androgen levels and components of aggressive behavior in men. *Hormones and Behavior* 21:170–80.

Navarro M., J. Nolla, M. Machuca, A. Gonzalaz, L. Mateo, R. Bonnin, and D. Roig-Escofet. 1998. Salivary testosterone in postmenopausal women with rheumatoid arthritis. *Journal of Rheumatology* 25:1059–62.

Shifren, J. L. 2000. Transdermal testosterone treatment in women with impaired sexual function after oophorectomy. *NEJM* Sep 7; 343(10):682–88.

Steptoe, A., M. Cropley, J. Griffith, and C. Kirschbaum. 2000. Job strain and anger expression predict early morning elevation in salivary cortisol. *Psychosomatic Medicine* 62:286–92.

Vedhara, K., J. Hyde, I. Gilchrist, M. Tytherleigh, and S. Plummer. 2000. Acute stress, memory, attention and cortisol. *Psychoneuroendocrinology* 25:535–49.

Young, M., R. Walker, Riad-Fahmy, and I. Hughes. 1988. Androstenedione rhythms in saliva in congenital adrenal hyperplasia. *Arch Dis Child* 63:624–28.

Chapter 21: Nutrition for Healthy Hormones

Austoker, Joan. 1994. Diet and cancer. *British Medical Journal* 308:1610–14.

Blaylock, Russell L., M.D. *Excitotoxins: The Taste That Kills.* Santa Fe, NM: Health Press, 1994.

Davies, N. T., and H. Reid. 1979. An evaluation of the phytate, zinc, copper, iron and manganese contents of, and zinc availability from, soya-based textured-vegetable-protein meat-substitutes or meat-extenders. *Br J Nutr* 41(3):579–89.

Diaz-Zagoya, J. C., J. Laguna, and J. Guzman-Garcia. 1971. Studies on the regulation of cholesterol metabolism by the use of the structural analogue, diosgenin. *Biochem Pharmacol* 20(12):3473–80.

Erasmus, Udo. *Fats That Heal, Fats That Kill.* Burnaby, BC, Canada: Alive Books, 1993.

Fallon, S. W., and M. G. Enig. 1995. Soy products for dairy products? Not so fast. *Health Freedom News*, September.

Foods that may prevent breast cancer: Studies are investigating soybeans, whole wheat and green tea among others. *Primary Care and Cancer* 14(2):10–11.

Fotsis, T. 1993. Genistein, a dietary-derived inhibitor or in vitro angiogenesis. *Proc Natl Acad Sci* 90:2690–94.

Hargreaves, D. F. et al. 1999. Two-week dietary soy supplementation has an estrogenic effect on normal premenopausal breast. *J Clin Endocrinol Metab* Nov; 84(11): 4017–24.

Juarez-Oropeza, M. A., J. C. Diaz-Zagoya, and J. L. Rabinowitz. 1987. In vivo and in vitro studies of hypocholesterolemic effects of diosgenin in rats. *International Journal of Biochemistry* 19(8):679–83.

Kushi, L. H. 1997. Physical activity and mortality in postmenopausal women. *JAMA* Apr 23/30; 277(16):1287–92.

LaPierre, A., et al. 1994. Exercise and psychoneuroimmunology. *Medicine and Science in Sports and Exercise* 26(2):182–190.

Laino, C. 1994. Trans-fatty acids in migraine can increase MI risk. *Circulation*, 89:94–101.

Leiner, I. E. 1994. Implications of antinutritional components in soybean foods. *Crit Rev Food Sci Nutr* 34:31–67.

Miller, A. B., et al. 1994. Diet in the etiology of cancer: A review. *European Journal of Cancer* 30A(2):207–28.

Odumosu, A. 1982. How vitamin C, clofibrate and diosgenin control cholesterol metabolism in male guinea-pigs. *Int J Vitam Nutr Res* Suppl (Switzerland) 23:187–95.

Rogers, Adrianne E., et al. 1993. Diet and carcinogenesis. *Carcinogenesis* 14(11):2205–17.

Sandberg, A. S. 1991. The effect of food processing on phylate hydrolysis and availability of iron and zinc. *Adv Exp Med Biol* 289:499–508.

Sandstrom, B., B. Kivisto, and A. Cederblad. 1987. Absorption of zinc from soy protein meals in humans. *J Nutr* 117:321–327.

Schell, O. *Modern Meat*. New York: Vintage Books, Random House, 1985:283–84 and 287.

Schmidt, Erik Berg, and Jorn Dyerberg. 1994. Omega-3 fatty acids—Current status in cardiovascular medicine. *Drugs* 47(3):405–24.

Semplicini, Andrea and Valle. 1994. Fish oils and their possible role in the treatment of cardiovascular disease. *Pharmac Ther* 61:385–97.

Slavin, J. L. 2000. Mechanisms for the impact of whole grain foods on cancer risk. *J Am Coll Nutr* June; 19(3 Suppl):300S–307S.

Toniolo, Paolo, et al. 1994. Consumption of meat, animal products, protein and fat and risk of breast cancer: A prospective cohort study in New York. *Epidemiology* July; 5(4):391–96.

Trichopoulous, Antonia, M.D., et al. 1995. Consumption of olive oil and specific food groups in relation to breast cancer risk in Greece. *Journal of the National Cancer Institute* Jan 18; 87(2):110–16.

Trichopoulous, A., et al. 2000. Cancer and the Mediterranean dietary traditions. *Cancer Epidemiol Biomarkers Prev* Sep; 9(9):869–73.

Verschuren, Monique W. M., et al. 1995. Serum total cholesterol and long-term coronary heart disease mortality in different cultures. *JAMA* July 12, 274(2).

Wilgus, H. S. Jr., et al. 1941. Goitrogenicity of soybeans. *J Nutr* 22:43–52.

Willett, W. C., M. J. Stampfer, G. A. Colditz, and F. E. Speizer, et al. 1993. Intake of trans-fatty acids and risk of coronary heart disease among women. *Lancet* 341:581–85.

Zava, D. T., and G. Duwe. 1997. Estrogenic and antiproliferative properties of genistein and other flavonoids in human breast cancer cells in vitro. *Nutrition and Cancer* 27:31–40.

찾아보기 INDEX

ㄱ

가공식품　46
가려움증　102
각질(keratoses)　295
간기능장애　100, 172
간질(epilepsy)　112
간호사 설문서 연구(Nurses' Questionnaire Study)　111
감초(Glycyrrhiza glabra and uralensis)　381
갑상선기능　160
갑상선기능저하　35, 288
갑상선기능저하증(hypothyroidism)　65, 111
갑상선기능항진증(hyperthyroidism)　201
갑상선 보충제 처방　151
갑상선 자극호르몬(TSH)　286
갑상선저항　289
갑상선종(goiter)　288
갑상선항진상태　166
갑상선 호르몬　164, 286
갱년기　6, 251
건선(psoriasis)　295
건염(tendonitis)　190
게스타겐(gestagens)　76
결절성홍반　102
경관확장내막소파술　260
경구피임약　141

경련(spasm)　214
경피용 프로게스테론 크림　313
경피흡수제형 프로게스테론　313
경화유(hydrogenated oil)　353, 355
고단백식사　190
고밀도 지단백질(HDL)　221
고혈압　221
고환 위축(atrophy of testes)　152
골감소증(osteopenia)　170, 193
골다공증　5, 50, 167, 262
골 미네랄 밀도(BMD)　174, 186, 206, 207
골 미네랄 손실　139
골밀도검사　205
골반염증성 질환(PID)　269, 271
골손실　178
골연화증(osteomalacia)　193
골증식　190
공기정화 스프레이　68
과잉반응성 방광　299
관상동맥 질환(coronary artery disease; CAD)　214
관상동맥폐색(coronary artery occlusion)　214
관상동맥혈전　227
관절염(arthritis)　5, 190, 297
광자계측법　208
광폭초음파 감쇄(BUA)　206
괴혈병　367

교원섬유(connective tissue)　140
구루병(rickets)　170, 193
구리　370
구연산염(citrate)　192
그레이브 병　299
그레이엄 콜디츠 박사　50
그린피스　61
근위대퇴골(proximal femur; 상부허벅지뼈)　193
근육단백질　197
근육손실　157
근육형성　160
글루코네이트(gluconate)　192
글루코스　217
글루코코르티코이드(glucocorticoid)　201, 343
글루쿠로니드(glucuronide)　315
기능독물학　57
긴장항진　221
길랭-바레 증후군(Guillain-Barre syndrome)

ㄴ

나노그램　58
나이아신(niacin)　221
난소　6
난소간질(ovarian stroma)　125
난소낭종(ovarian cyst)　75, 269, 271
난소물혹　141
난소암　47
난소종양　152
난소확대　152
난자　6
난포　6

난포 자극호르몬(follicle stimulating hormone; FSH)　9, 129
남성형탈모증(male pattern baldness)　121
남성호르몬　119
남성화(masculinizing)　119
내분비 교란물질(endocrine disruptor)　55
내분비 기관　55
내인성 에스트로겐(body's own estrogen)　42
노닐페놀(nonylphenol)　57, 63, 64
뇌신경세포　107
뇌졸중　100, 232
뇌출혈　232
뇌하수체전엽(anterior pituitary gland)　129
뇌하수체종양(prolactinoma)　172
뇌혈관 질환　100
뇌 호르몬　55
뉴가르텐(Neugarten)　30
뉴론(neuron)　113
닐스 스카케베크 박사(Niels Skakkebeak, PhD)　60

ㄷ

다낭성난소 증후군 (polycystic ovarian sydrome)　120, 272
다모증(hirsutism)　146
다발성 경화증(multiple sclerosis)　87, 108
WHI(Women's Health Initiative)　4, 37, 211
다이어트　151
다형성홍반(erythema multiforme)　102
다환방향족탄화수소(polycyclic aromatic

hydrocarbons; PAH) 152
단기기억력저하 139
단당류(simple sugar) 217
단백동화효과(anabolic effect) 122
단백질 197
단백질 소구체(protein globules) 19
단백질 합성 160
달(moon) 127
담낭(gallbladder) 305
담낭관(cystic duct) 305
담낭발작 304
담낭질환 35
담석 172
담즙 306
담즙울체성 황달(cholestatic jaundice) 101
담즙 찌꺼기(sludge) 307
당귀 379
당뇨병 123
당뇨병성 신경병증(diabetic neuropathy) 108
당부하(glucose tolerance) 101
당신생(gluconeogenesis) 163
대뇌피질(cerebral cortex) 109
대사(metabolize) 44
대사 산독증(metabolic acidosis) 188, 200
대사산물(metabolites) 41
대장 돌보기 377
대퇴골경부(femur neck) 169, 186
대퇴골경부골절 169, 199, 200
데이비드 자바 박사(David Zava, PhD) 160
데포 프로베라 202
독감 증후군(infuenza syndrome) 187
동맥경화증 232

두부외상(head trauma) 113
두통 35
둥근 얼굴(moon face) 344
등푸른 생선 355
디드로넬(etidronate) 184
DHEA(dehydroepiandrosterone) 13, 341
디오스게닌(diosgenin) 318
디하이드로테스토스테론 145

ㄹ

라식스(furosemide) 198
라이너스 폴링 박사 367
락토바실러스 애시도필러스(Lactobacillus acidophilus) 199, 361
란셋 340
랄록시펜(raloxifene) 186
레오네티 박사 183
레이 피트 박사 113
레진 시트럭-웨어 박사 291
로버트 A. 윌슨 박사 22
루소 박사 253
루프론(Lupron) 276
리처드 로즈 박사 37

ㅁ

마그네슘 190, 191, 228, 370
마모그램 255
마이클 프라이 박사(Michael Fry, PhD) 60
만성퇴행성 질환 216
만성피로 증후군 144
말초신경병증(peripheral neuropathy)

108
망간 371
망막혈전증 100
매니큐어 66
매독 104
맥래클란 박사 57
맹검(blind test) 32
메게이스(megestrol acetate) 143
메드록시프로게스테론(medroxyproges-
 terone acetate) 215
메이요(Mayo)클리닉 105
메타무실(Metamucil) 364
메티오닌(methionine) 225
모노아민산화효소(enzyme monoamine oxi-
 dase; MAO) 110
모발탈모 139
무기질화(bone mineralization) 190, 191
무배란(anovulatory) 8
무배란성 월경주기 51
무배란성 주기 88
무배란주기 132, 141, 152
무월경 131
무중력상태 196
미국 과학진흥협회(The American
 Association for the Advancement of
 Science; AAAS) 50
미국 국립보건원(NIH) 37, 57
미국 식품의약국(FDA) 243
미국 환경보호국(EPA) 243
미네랄 187, 369
미네랄 보조식품 28
미네랄 보조인자(cofactor) 15
미네랄 코르티코이드(mineralocorticoid)
 156, 157
미네랄 항산화제 228
미엘린(myelin) 108

미오글로빈 223
미토콘드리아(mitochondria) 287

ㅂ

바터 팽대부(Ampulla of Vater) 305
반응고리(feedback loop) 110
반응성저혈당증(reactive hypoglycemia)
 257
발륨(valium) 5, 22
발생인자(initiator) 242
발암물질 56, 360
방향제 68
배란통(mittelschmerz) 269, 272
배아세포 61
백체(corpus albicans) 140
버팔로 혹(buffalo hump) 344
벌거(bulghur) 356
베이비붐 시대 3
베타인 염산(betaine hydrochloride) 377
베타카로틴 192
벤 C. 캠벨 박사 153
변연계(limbic brain) 109
병원성 대장균(coliform pathogens) 300
보니바(ibandronate) 184
보조인자(cofactor) 110
보조촉매제(cocatalyst) 190, 192
복부팽만감 35
복합불포화지방 354
복합탄수화물 53
부갑상선 호르몬(parathyroid hormone;
 PTH) 190
부신 155
부신기능 374
부신기능부전(adrenal insufficiency) 345

부신수질   156
부신의 건강   374
부신탈진   158, 161, 285
부신피질   80, 150, 156
부신피질반응감소   132
부신피질의 소진   152
부신피질 호르몬   55
부인과학   54
불면   35
불소   199
불소화물(fluoride)인자   290
불안   35
비글(Beagle)종 개   100
비노(Beano)   357
비뇨기계감염   269
비불소화   200
비산업화 문화권   143
비유기농법   358
비타민   187, 366
비타민 D   368
비타민 보조제   228
비타민 B6(피리독신)
비타민 C   368
비타민 E   368
비타민 K   195
비텔로제닌(vitellogenin)   63

ㅅ

사르사사포게닌(sarsasapogenin)   380
사르사파릴라(Sarsaparilla)   380
사립체(mitochondria)   12, 80
사이토크롬(cytochrome)   223
사포닌(saponin)   380
산화작용   159

산화 환원 반응   16
산후우울증   116
살리신(salicin)   95
살리실산염   159
살충제   63
색전증   100
생리통   269
생리학적 호르몬   312
생선기름(fish oil)   353
생식계 호르몬   55
생식기 계통의 암   55
생식 내분비학(reproductive endocrinology)   30
생체이물질(xenobiotics)   55, 56, 62
생체자기제어(生體自己制御 ; biofeedback)   16, 109, 129, 284, 312
생체조직검사(biopsies)   246
생체항상성(homeostasis)   156
서구식 식단   262
석유화학살충제   65
선택적 세로토닌 재흡수억제제(selective serotonin reuptake inhibitors; SSRI)   97, 303
섬유낭성 유방질환(dense fibrocystic breast)   27, 47, 172, 257, 291, 292
섬터 타일러(Sumpter Tyler)   63
성선기능저하증(hypogonadism)   224
성선자극 호르몬 유리호르몬(gonadotropin-releasing hormone, GnRH)   129, 140
성욕감소   35, 139
성욕상실   50
성장인자(promoter)   242
성호르몬   164
성호르몬 감소   171
성호르몬 결합 글로불린(sex hormone

binding globulin; SHBG) 289, 316
세룰로플라스민(ceruloplasmin) 110
세침생검(needle biopsy) 257
세포내 부종(intracellular edema) 145
세포막 안정제(membrane stabilizer) 370
세포 저산소증(cellular hypoxia) 112
셀레늄 371
소마스타틴(somastatin) 304
소주골(trabecular bone, 속뼈) 171, 208
소화불량과 속쓰림 375
소화성궤양 132
속쓰림 376
솔벤트 65
쇼그렌 병 299
수면장애 132, 139
수분정체 27, 45, 78, 138, 198
수산화인회석 결정체(hydroxyapatite crystal) 195
수용성 비타민 228
수정과 불임 250
수지상 형성(ferning pattern) 128
수초(sheath) 108
슈반세포(Schwann cell) 86, 108
스테로이드성 항염진통제(nonsteroidal anti-inflammatory drugs; NSAID) 95
스테로이드 호르몬 17, 234
스트레스 85
스트레스 요인(stressor) 155
스프레이 모기약 65
승모판 탈출증(mitral valve prolapse) 228
시냅시스(synapsis) 107
C-반응성 단백질(CRP) 227
시상하부(hypothalamus) 16
시스테인(cysteine) 225
식물성 기름 356

식물성 점질류(mucilage) 363
식이섬유 307, 363
식이요법 182
신경과민 35
신경교세포(glial cell) 107
신경섬유의 수초(myelin sheath) 86
신경전달물질 108
신경전달물질 억제제(neurotransmitter inhibitor) 86
신장력(tensile strength) 199
신체조절물질(body regulators) 11
신트로이드(Synthroid) 287
심부전증(congestive heart failure) 229
심장마비 211, 229
심장병 123
심장질환 50, 211
심혈관계 부작용(cardiovascular events) 230
심혈관계통 211
심혈관발작(cardiovascular spasm) 214
17α-OH-프로게스테론(17α-OH-progesterone) 13
17-OH-프레그네놀론(pregnenolone) 13
싹양배추(brussels sprouts) 357
씨눈 368

ㅇ

아나볼릭 12
아니스(anise) 42
아로마타제(aromatase) 120, 146, 259, 354
아로마타제 억제제(aromatase inhibitor) 259
아마씨(flaxseed) 355

아마씨유(flaxseed oil)   355
아세틸살리실산(acetylsalicylic acid; ASA; Aspirin)   95
아스피린(acetyl salicylic acid)   95, 159, 229
아연   371
악력(握力; grip strength)   113
안드로겐(androgen)   119, 145, 156
안드로스테네디온(androstenedione)   13, 125, 347
안드로스테네디올(androstenediol)   13, 145
안면홍조   50, 137, 138, 141
안젤리카   379
안젤리카 아르칸젤리카(Angelica archangelica)   380
알도스테론(aldosterone)   14, 157
알레르기   123, 297
알로프레그나놀론(allopregnanolone)   41, 86
알츠하이머병   226
알코올 중독   169, 201
애디슨 병   159
액토넬(risedronate)   184
야생 고구마(wild yam)   95
야생 얌(Dioscorea villosa)   381
야생 얌 추출성분   318, 337
야생 태평양 연어(wild pacific salmon)   355
양광자 감마선 측정(DPA)   206
양광자계측법(DPA)   208
양성 유방질환(benign breast disease; BBD)   291
양적 전산화 단층촬영(QCT)   206
양적 초음파(QUS)   206
에스트라디올(estradiol; E2)   14, 40, 341

에스트로겐   6, 43, 45, 51, 62, 243
에스트로겐 과다복용   53
에스트로겐 보충요법(estrogen replacement therapy; ERT)   21, 22, 23, 27, 88, 340
에스트로겐 보충제   44
에스트로겐 부족증상   322
에스트로겐 분비량   45
에스트로겐 수용체(estrogen receptor)   41
에스트로겐 우세(estrogen dominance)   9
에스트론(estrone; E1)   14, 40, 341
에스트리올(estriol; E3)   14, 40, 44, 269, 341
에티닐에스트라디올(ethinylestradiol; EE)   63
에피네프린   156
엑스트라 버진 올리브유(extra virgin olive oils)   354
엘리슨 박사   52, 154
L-티록신(L-thyroxine)   201
여성 거세(female castration)   278
여성의 난소 호르몬   52
열생산 효과(thermogenic effect)   83
염화비페닐   290
오디 괄약근(sphincter of Oddi)   305
오메가-3 지방   355
5-알파 환원효소(5-alpha reductase)   121
5-알파 환원효소 억제제(5-alpha reductase inhibitor)   121
올리브유   354
요실금   300
요오드화물   291
요의절박(尿意切迫; urinary urgency)   299
요추밀도   197
우울   35

우울증 50, 322
운동부족 181
운동실조(incoordination) 66
월(month) 127
월경전 증후군(premenstrual syndrome; PMS) 47, 132, 281
월경주기 6, 51, 127
월경혈 6
웨스트 박사 278
위산과다 치료제 189
위산억제제 189
윌리엄 제프리스 박사 201
유관세포 과형성(breast duct cell hyperplasia) 251
유기농 농산물 359
유기염소 화합물(organochlorines) 56, 61
유니콘 뿌리(Aletris farinosa) 380
유도체(derivatives) 41
유리호르몬(thyrotropin releasing hormone; TRH) 286
유방결절(mammary nodules) 100
유방 섬유낭종(breast fibrocysts) 332
유방암 47, 152
유방암 발병률 239
유방암 사망률 239
유방암세포 254
유방암의 성장기(promotion phase) 354
유방암의 성장률 254
유방압통 172
유방의 도관세포(normal human breast duct cell) 246
유방절제술 244
유방조직분화(differentiation) 252
유방팽창 27
유섬유종 275

유즙누출증(galactorrhea) 101
유화제(emulsifier) 306
응고 비타민(Koagulationsvitamin) 195
이중 에너지 방사선 흡수계측(DEXA) 206, 208
인 190
인산염비료 200
인슐린 55, 197
인히빈(inhibin) 253
일과성허혈성발작(transient ischemic attack; TIA) 233
일차 통과손실(first pass loss) 316
임신황체 140
임질 104

ㅈ

자가면역기능장애 123
자가면역인자 288
자가면역 질환 299
자궁경부암 발병률 69
자궁경부 젤 68
자궁경부증식증(cervical hyperplasia) 141
자궁근조직(adenomyosis) 273
자궁근종(uterine fibroids) 47, 141, 172, 269, 275, 332
자궁내막 260
자궁내막세포 273
자궁내막암 105, 172, 260, 277
자궁내막 조직 273
자궁내막증 47, 141, 269, 273, 274, 331
자궁적출술 119, 188, 261, 277
자궁확장(enlargement) 187
자연살해세포(natural killer cell) 59

자연식품(whole foods)　356, 357
자유라디칼(free radical)　88, 223
자유 테스토스테론(free testosterone)
　346
자유호르몬(free hormone)　316
장내유익균(probiotics)　377
장내 정상 세균총　195
장투수 증후군(leaky gut syndrome)　294
저밀도 지단백질(LDL)　221
전구체(precursor)　15
전립선비대증(benign prostate hypertroph;
　BPH)　121
전립선암　92, 152
전암성 변화(precancerous change)　94
전자파(electromagnetic fields; EMF)　69
절제생검(open excision biopsy)　257
점액분비감소　269
정류고환(undescended testicles)　60
정맥혈색전증(venous thromboembli)
　187
정맥혈전　187
정신안정제　216
정자 수 감소　56, 152
정크푸드(junk food)　8, 197, 350
제노에스트로겐(xenoestrogen)　41, 55,
　56, 58, 62, 263
제릴린 C. 프라이어 박사(Jerilynn C. Prior,
　M.D.)　29, 179
제초제　63
조골세포(osteoblast)　170, 174, 191
조기폐경(early follicle failure)　115
존 맥래클란 박사(John McLachlan, PhD)
　57
졸로프트(zoloft)　95
주사(rosacea)　295
중성(intersex)　56

중추신경계(CNS; central nervous system)
　66
중탄산염(bicarbonate)　306
지루(seborrhrea)　295
지방　138
지방 형성　160
지주골(trabecular bone)　171
직장(rectum)　76
질건조증　138, 269
질염　269, 270
질위축(atrophy)　44

ㅊ

차전자피(psyllium seed husk)　364
찰스 타일러(Charles Tyler)　63
척추골절　177
척추압박골절　186
척추 이분증(Spina bifida)　113
천연 코티손 보충제　345
천연 프로게스테론　93, 145, 179, 319
천연 프로게스테론 크림　28, 337
천연 호르몬　16, 44
철분　223
철분과다　222
철분의 농도(concentration)　224
체간 비만(truncal obesity)　344
체내 지속성　105
체중부하운동　187, 196
체중증가　27, 35, 157
초기배아형성기　242
초콜렛　192
총간관(common hepatic duct)　305
총담관(common bile duct)　305
출혈성뇌졸중　229

출혈성발진   102
출혈장애   232
췌관(pancreatic duct)   305
췌장효소(pancreatic enzyme)   306
침윤성(invasive)   34

ㅋ

카놀라유   354
카세인(casein)   189
카타리나 돌튼 박사   113
카페인   151
칼슘 공급원   189
칼슘 보조제   189, 190
칼슘 보충제   189
칼슘 부족현상   189
칼슘 섭취량   189
칼시토닌-새먼(Calcimar)   185
캔디다(Candida)   296
캔디다균   296
커밍스 박사   340
케겔 운동(Kegel exercises)   300
코르티코스테로이드(corticosteroid)   91, 92, 133, 157, 343
코르티코스테론(corticosterone)   14
코티손(cortisone)   343
코티솔(cortisol)   14, 156, 163, 343
코티솔 결합글로불린(cortisol binding globulin; CBG)   316
코티솔 수치   123
콜디츠 박사   50
콜라겐   192
콜레스테롤   11, 84, 220
콜레스테롤 결정체(cholesterol monohydrate crystal)   307

콜레스테롤 수치   218
콜레스테롤 식사   15
콜레스테롤 혈전   215
콜레칼시페롤   193
콩(soybean)   95
쿠싱 병(Cushing's disease)   201
퀴노아(quinoa)   356
크레틴 병   291
크롬   370
킬머 매컬리 박사   225

ㅌ

타가멧(Tagamet, cimetidine)   176
타목시펜(tamoxifen)   186, 244, 259
타액검사   163, 317
타이레놀(Tylenol, acetaminophen)   95
탄수화물   53, 217
탈모증(alopecia; hair loss)   122
테스토스테론(testosterone)   14, 78, 91, 124, 145, 147, 188, 346
통 곡식(whole grain)   357, 360
통낟알 곡식(whole grains)   191
트랜스페린(transferrin)   224
트리글리세리드   218
트리요오드티로닌(triiodothyronone; T3)   166
티로신 키나제(tyrosine kinase; TK)   218
티록신(thyroxine; T4)   166

ㅍ

파골세포(osteoclast)   170, 174, 191
패스트푸드   8, 197, 350

페놀 A 고리(phenolated A-ring) 42
페니실린 104
페리틴(ferritin) 224
페젯씨 병(Paget's disease) 209
편두통 27, 293
폐경기 5
폐경기 장애 52
폐경기 증상 137, 140
폐경의 원인 139
폐경전기(premenopause) 4, 8, 53, 183
폐경주위기(perimenopause) 9
폐경후기 53
폐경후기 증상 50
폐색전(pulmonary emboli) 100, 187
폐색전증 (pulmonary embolism) 32
포도씨 추출물(grapeseed extract) 368
포사맥스(alendronate) 184
포유동물 193
포화지방 355, 360
폴리염화비페닐(polychlorinated biphenyls; PCB) 152, 290
프레그네놀론(pregnenolone) 12, 13, 342
프레마린(Premarin) 175
프렘프로(Prempro-Premarin) 34
프로게스테론(progesterone) 5, 13, 51, 75, 77, 78, 91, 146, 181, 183, 213, 255, 311
프로게스테론 약품(progestational agent) 76
프로게스테론 요법 114
프로게스테론 주사 78
프로게스테론 크림 159
프로게스토겐(progestogens) 76
프로게스틴(medroxyprogesterone acetate; MPA) 24, 26, 76, 93, 95, 213, 260
프로그네놀론 84

프로메트륨(Prometrium) 314
프로베라(medroxyprogesterone acetate) 93, 143
프로작(Prozac) 95, 303
프로톤 펌프 억제제(Proton pump inhibitors; PPI) 176
피리독신-5'-인산염 195
피리디늄 209
피질골(cortical bone, 겉뼈) 170
피터 T. 엘리슨 박사 52, 153
피토에스트로겐(phytoestrogen) 41, 53, 70, 134, 259, 340
피토케미칼(phytochemical) 362
피트산(phytates) 362

ㅎ

하시모토 갑상선염(Hashimoto's thyroiditis) 165, 299
하이드로코르티손(hydrocortisone) 156
하혈(breakthrough bleeding) 101
학습장애 132
한스 셀리에(Hans Selye) 155
합성 프로게스테론 4, 143, 179
항산화성분 53
항산화제 235
항생제 199, 216
항염진통제(NSAID) 298
항우울제 216
항프로게스테론(antiprogesterone) 82
허혈성뇌졸중(ischemic stroke) 111
헤모글로빈 223
헨릭 담(Henrik Dam) 195
혈관조영술 227
혈당불균형 157

혈당상승　344
혈당치(blood glucose)　113
혈색소침착증(hemochromatosis)　372
혈소판응집　230
혈액검사　317
혈장(plasma)　154
혈장 레닌(plasma renin)　221
혈장수치(plasma level)　251
혈장 호르몬 수치(plasma hormone level)　246
혈장 호모시스테인 수치(plasma homocysteine level)　226
혈전　35
혈전정맥염　100
혈전증(thrombosis)　32
혈청(serum)　202, 316
호로파(Trigonella foenum-graecum)　379, 380
호르몬 균형　295
호르몬 대체요법(hormone replacement therapy; HRT)　5, 27, 34, 265
호르몬 불균형　162

호르몬 장애　132
호모시스테인(homocysteine)　225, 229
홍반성낭창(lupus erythematosus)　299
환경친화세제　71
환경학설　241
환경호르몬 요인　290
활성산소(活性酸素)　88
활성성분　95
활액낭염(bursitis)　190
황산화 바나듐　371
황제다이어트　351
황체(corpus luteum)　7, 75
황체기(luteal phase)　128
황체기 오류(luteal phase failure)　328
황체형성호르몬(luteinizing hormone, LH)　9, 129
회향풀(fennel)　42, 362
효모 감염 치료제　296
효소보조인자(enzyme cofactor)　122
효소합성　197
후생학설(epigenetic theory)　241

여성호르몬의 진실

지은이 | John R. Lee
옮긴이 | 안우성

초판 1쇄 2007년 2월 22일
초판 2쇄 2007년 6월 20일

펴낸이 | 박복원
펴낸곳 | 실사구시
출판등록 2006년 5월 29일, 제300-2006-67호
주소 서울 종로구 내수동 용비어천가 1018호

보급처 | 배문사
전화 (02)393-7997
팩스 (02)313-2788
e-mail pmsa526@empas.com

ⓒ 안우성, 2007
ISBN 978-89-959156-0-8-03510

값 25,000원

* 낙장 및 파본은 교환하여 드립니다.

옮긴이 | **안우성**

서울대학교 의과대학 졸업(1976년)
서울대학교 의과대학 대학원 의학박사(병리학 전공)
대한민국 공군 항공의학연구원 연구부장
대한민국 공군군의관 소령예편
부산 인제대학교 의과대학 병리학 교수

미국 뉴욕주립대학병원 병리학 전문의 과정(SUNY Buffalo, NY)
미국 Mount Sinai 대학병원 병리학 전문의 과정수료(New York, NY)
미국 Mount Sinai 대학병원 내과 전문의 과정수료(New York, NY)

Roswell Park Memorial Institute (Buffalo, NY)
The Mount Sinai Medical Center (New York, NY)
The Bronx Veterans Administration Medical Center (New York, NY)
뉴저지주립대학병원(New Brunswick, NJ) 등에서 근무
현: 미국 캘리포니아주 Lakewood에서 내과전문의
현: Tri-City Regional Medical Center Attending Physician

한국 임상병리학 전문의
미국 병리학 전문의
미국 내과 전문의

E-mail : ahnws0814@yahoo.com